NURSING EDUCATION

院内教育プログラムの立案・実施・評価 第2版

●監修─── 舟島なをみ（千葉大学名誉教授，清泉女学院大学教授・看護学部）

●執筆─── 上國料美香（東京医療保健大学教授・東が丘看護学部）
定廣和香子（日本赤十字北海道看護大学教授・看護学部）
鈴木　美和（三育学院大学教授・大学院看護学研究科）
辰島美佐江（目白大学教授・看護学部）
中山登志子（千葉大学教授・大学院看護学研究科）
永野　光子（順天堂大学先任准教授・医療看護学部）
服部　美香（群馬県立県民健康科学大学准教授・看護学部）
舟島なをみ（千葉大学名誉教授，清泉女学院大学教授・看護学部）
松田　安弘（群馬県立県民健康科学大学教授・看護学部）
宮芝　智子（神奈川県立保健福祉大学教授・保健福祉学部）
山下　暢子（群馬県立県民健康科学大学教授・看護学部）
山澄　直美（長崎県立大学教授・看護栄養学部）
（五十音順）

医学書院

院内教育プログラムの立案・実施・評価

発　行	2007年 8 月15日	第 1 版第 1 刷
	2014年 8 月 1 日	第 1 版第 7 刷
	2015年12月 1 日	第 2 版第 1 刷Ⓒ
	2024年 6 月15日	第 2 版第 3 刷

監　修　舟島なをみ
　　　　ふなしま

発行者　株式会社　医学書院
　　　　代表取締役　金原　俊
　　　　〒113-8719　東京都文京区本郷 1-28-23
　　　　電話　03-3817-5600（社内案内）

印刷・製本　大日本法令印刷

本書の複製権・翻訳権・上映権・譲渡権・貸与権・公衆送信権（送信可能化権を含む）は株式会社医学書院が保有します.

ISBN978-4-260-02395-5

本書を無断で複製する行為（複写, スキャン, デジタルデータ化など）は,「私的使用のための複製」など著作権法上の限られた例外を除き禁じられています. 大学, 病院, 診療所, 企業などにおいて, 業務上使用する目的（診療, 研究活動を含む）で上記の行為を行うことは, その使用範囲が内部的であっても, 私的使用には該当せず, 違法です. また私的使用に該当する場合であっても, 代行業者等の第三者に依頼して上記の行為を行うことは違法となります.

JCOPY〈出版者著作権管理機構　委託出版物〉
本書の無断複製は著作権法上での例外を除き禁じられています. 複製される場合は, そのつど事前に, 出版者著作権管理機構（電話 03-5244-5088, FAX 03-5244-5089, info@jcopy.or.jp）の許諾を得てください.

序

『院内教育プログラムの立案・実施・評価』は，病院に就業し，院内教育を立案，実施，評価する役割を担う看護職者の皆様がこれまでの経験を重要視しながらも，明瞭な根拠をもってこの活動に従事するために必要な知識を整理，開発し，統合した書である。2007年に誕生し，2015年に第2版の出版を実現した。この間，初版を充実すべく研究を継続するとともに，読者となって下さった皆様の声を反映すべく努力を継続し，現在に至っている。初版から第2版の改訂は，主に次の4点である。

第1は，第2章に，院内教育の評価に活用可能な知識として，看護職者が院内教育の一環である研修を評価する基準を補充したことである。

第2は，同じく第2章に，研修の過程を評価する尺度を開発し，尺度とその活用ガイドを掲載したことである。この2点は，新たに著者の一人となった山澄直美さんが千葉大学大学院博士後期課程に在籍し，約4年半の年月をかけ実施した研究の成果である。この研究は，第1段階として，質的帰納的研究による看護職者が研修を評価する基準の解明，第2段階として，その基準を用いて研修過程を評価する尺度とその活用ガイドの開発，第3段階として，尺度と活用ガイドを用いた評価が研修の改善に有効であることの確認，この3段階を経た。研究者の努力とともに各段階のデータ提供を許諾して下さった病院，実際にデータ提供者となって下さった看護職者の皆様の理解と協力なくして，上記改訂は実現しなかった。

主要な改訂の第3は，「第4章　研修計画の作成と授業の展開」にある。初版は「研修計画の作成と授業の展開」の具体例として，プリセプター養成を目的とした研修1例のみを紹介したが，第2版は，「勤務帯リーダーとしての能力向上を目的とした研修」「患者の安全確保を目的とした研修」を具体例として加筆し，研修事例は合計3例となった。これは，「研修事例の紹介は，実際に研修計画作成に向け参考となる」「性質の異なる研修事例を紹介してほしい」という読者の皆様の声に応えた改訂である。

主要な改訂の第4は，「第5章　院内教育プログラムの展開に活用可能な測定用具」を新たにおこし，合計11種類の測定用具を紹介したことである。この11種類とは，看護師，助産師，院内教育担当者，実習指導者，看護師長用各々の学習ニードアセスメントツール，教育ニードアセスメントツール，研修過程評価スケール―院内教育用―である。このうち，看護師，助産師の学習ニードアセスメントツール，教育ニードアセスメントツール，研修過程評価スケール―院内教育用―は，『看護実践・教育のための測定用具ファイル第3版』（医学書院 刊）にも掲載されているが，院内教育担当者，実習指導者，看護師長用の学習ニードアセスメントツール，教育ニードアセスメントツールは，本書へ

の掲載に向け研究を累積した成果である．役割別，役職別の院内教育プログラムの立案に活用していただきたい．

　また，筆者らの開発した測定用具は既に多くの看護職者によって使用されており，測定用具の有効性を評価していただく一方，許諾手続きの煩雑さへの指摘も受けてきた．この声に応え，Webにより本書に掲載した学習・教育ニードアセスメントツール11種類に，勤務帯リーダー役割自己評価尺度，患者安全のための看護実践自己評価尺度を加え合計13種類の許諾を申請できるようになった．このシステムを活用することを通して，簡便かつ迅速に測定用具の使用許諾を得られるようになった．

　『院内教育プログラムの立案・実施・評価』の初版は，2名の著者によって執筆された．それから8年が経過し，初版からの著者1名に新たに11名が加わり，合計12名が毎月1回，編集会議を開催し，第2版の出版を実現した．12名の著者は全員，看護教育学を専門とし，看護教育学研究を中核に据え，活動している．本書は，看護教育学が看護継続教育，特に院内教育という領域に重要な責務を持ち，この責務を担い続けなければならないことを明言している．同時に，新たに加わった著者に，この責務を果たす能力をどのように高め，また，どのように責務を果たしていくのかという課題も明示している．

　本書の誕生に向け，多くの方々の支援を受けた．望月美知代さんは，本書の執筆に向け，重要な提案をするとともに，必要な資料収集や校正に尽力してくださった．また，医学書院の複数の方々が改訂の道を切り開き，完成に向け，惜しみない支援を提供してくださった．心から感謝申し上げる．

2015年10月

舟島なをみ

初版の序

　本書は，病院に就業し，院内教育を企画，実施，評価する役割を担う看護職者の皆様がこれまでの経験を重要視しながらも明瞭な根拠を持ってこの活動に従事するために必要な知識を整理，開発し，統合した書である。

　千葉大学看護学部看護教育学教育研究分野は，本書『院内教育プログラムの立案・実施・評価－「日本型看護職者キャリア・ディベロップメント支援システム」の活用』に結実した知識の整理と開発を，1998年に開始した。その契機は，筆者舟島の千葉大学看護学部における就職対策委員としての活動にあった。当時，助教授としてこの委員会のメンバーの一人であった筆者は，病院への就職を希望する看護学部4年次生の多くが，院内教育の充実度を選択の基準としていることを知った。筆者は，病院に就業する看護師として13年間の経験を持っており，院内教育にも関わっていた。しかし，当時，各病院がそこに就業する看護職員を対象にして提供している教育が，学生の学習ニードを充足するプログラムを提供しているか否かに関しては確たる事実を把握していなかった。また，文献を検索してみても筆者の疑問に答える内容を入手することはできなかった。数年間，就職対策委員を務めた筆者は，いつか機会を得て，院内教育がどのようになっているのかを明らかにする研究をしたいと考えていた。

　その機会は1998年の秋，突然，到来した。それは，当時，千葉大学看護学部に編入学した学生との出会いであり，その学生は，卒業論文の指導を受けるために看護教育学教育研究分野を選択した。学生は，編入学以前に12年間，病院の看護師として就業した経験を持ち，院内教育を受けた経験はもとより，副看護師長として院内教育を提供した経験も持っていた。研究テーマを焦点化していく過程を通して，筆者の関心と学生の問題意識が合致し，学生は，院内教育を卒業研究のテーマとして選択した。卒業研究の結果は，多くの病院が院内教育に多大なエネルギーを注いでいるものの，その内容や方法に確信が持てない状況を浮き彫りにした。これを契機として，千葉大学看護学部看護教育学教育研究分野における院内教育の研究は徐々に拡大した。

　また，2003年，千葉大学看護学部の「日本文化型看護学の創出・国際発信拠点」は，21世紀COEプログラムに採択され，筆者らはその活動を通して，「日本型看護職者キャリア・ディベロップメント支援システム」を開発した。これは，前述した研究の成果とこの活動を通して新たに産出された成果を統合し作成され，院内教育プログラムの立案，実施，評価の方法論として活用でき，既にその有効性が検証できたシステムである。この活動が，本書に掲載した知識の産出と統合を加速したことはいうまでもない。

　本書は，多くの方々の貢献なくして誕生することはなかった。先述したように本書のほとんどは筆者らが1998年から実施してきた研究成果により構成されている。それらの多

くを千葉大学大学院看護学研究科看護教育学専攻の修了生が担った。中でも松田安弘さんは執筆協力者として支援を提供し，望月美知代さんは本書の校正をすべて担当してくださった。また，ベルランド総合病院，山形済生病院の看護部の皆様は，「日本型看護職者キャリア・ディベロップメント支援システム」の開発に多大なる貢献をした。さらに，医学書院の杉之尾成一氏は，企画段階から本書の完成に向け的確な助言をくださった。加えて，群馬県立県民健康科学大学学長杉森みど里先生は，この過程を常に見守り，時には様々な困難にくじけそうになる筆者を激励し続けてくださった。

　これら多くの皆様に心から感謝申し上げる。

　最後に，看護教育学研究として院内教育に関わる内容を扱う契機となった卒業研究を行った編入生は，本書の共著者三浦弘恵さんであることを追記する。三浦さんは，千葉大学卒業に引き続き博士前期課程，後期課程へと進学し，博士号取得後はCOEフェローとして2年間，研究者として活動した。今，筆者は，修了生と共著書を作成できた「喜び」を的確に表す言葉を見つけられないでいる。しかし，教育の重要性と責務，その成果を得るために膨大な時間を要する事実を再認識し，これまで以上に教授者としての自己，学習者としての学生に誠実に向かい合いたいと考えている。

2007年夏

編者　　舟島なをみ

執筆者一覧 (五十音順)

■ 監修
舟島なをみ(千葉大学名誉教授,清泉女学院大学教授・看護学部)

■ 執筆
上國料美香(東京医療保健大学教授・東が丘看護学部)

定廣和香子(日本赤十字北海道看護大学教授・看護学部)

鈴木　美和(三育学院大学教授・大学院看護学研究科)

辰島美佐江(目白大学教授・看護学部)

中山登志子(千葉大学教授・大学院看護学研究科)

永野　光子(順天堂大学先任准教授・医療看護学部)

服部　美香(群馬県立県民健康科学大学准教授・看護学部)

舟島なをみ(千葉大学名誉教授,清泉女学院大学教授・看護学部)

松田　安弘(群馬県立県民健康科学大学教授・看護学部)

宮芝　智子(神奈川県立保健福祉大学教授・保健福祉学部)

山下　暢子(群馬県立県民健康科学大学教授・看護学部)

山澄　直美(長崎県立大学教授・看護栄養学部)

目次

第1章 看護師とそのキャリア・ディベロップメント
　　　　　　　　　　　　　　　　　　　　　　　　　　　（舟島なをみ）1
- Ⅰ 看護職者が学習を継続しなければならない理由　1
- Ⅱ 看護継続教育とその必要性　4
- Ⅲ 看護継続教育と看護職者のキャリア・ディベロップメント　5
- Ⅳ 看護職者のキャリア・ディベロップメントと院内教育　7
  - 1 看護師のキャリア・ディベロップメントと院内教育　7
  - 2 病院にとって魅力ある院内教育を提供する意義　8

第2章 院内教育プログラム立案・実施・評価に必要な基礎知識
　　　　　　　　　　　　　　　　　　　　　　　　　　　（舟島なをみ）11
- Ⅰ 院内教育の定義　12
- Ⅱ 院内教育プログラム立案に必要な基礎知識　14
  - 1 院内教育プログラムのタイプ　14
    - 1）院内教育プログラムの対象別分類　14
    - 2）院内教育プログラム各タイプの組み合わせ　16
  - 2 院内教育プログラムの内容　18
    - 1）教育内容としての7側面　18
    - 2）教育内容としての7側面の活用　20
  - 3 院内教育プログラム立案に影響する14要因　21
- Ⅲ 院内教育プログラムの展開に必要な基礎知識　22
  - 1 授業設計と授業の組織化　22
  - 2 授業の目的・目標の設定　24
  - 3 授業計画案作成に必要な知識　30
    - 1）授業形態の種類と特徴　31
    - 2）院内教育に活用可能な教授技術の種類と特徴　32
    - 3）院内教育に活用可能な教育機器の種類と特徴　33
  - 4 研修の評価に必要な知識　35
    - 1）教育評価の定義　35

　　　　2）授業評価　36
　　　　3）評価の基本形態　37
　Ⅳ　日本型看護職者キャリア・ディベロップメント支援システム活用に
　　必要な基礎知識　　　　　　　　　　　　　　　　（舟島なをみ・山澄直美）　39
　　❶　日本型看護職者キャリア・ディベロップメント支援システム　39
　　❷　教育ニードと教育ニードアセスメントツール　40
　　❸　学習ニードと学習ニードアセスメントツール　43
　　❹　看護職者が魅力を感じる院内教育　44
　　❺　看護職者が研修を評価する基準とその側面　46
　　❻　研修過程の評価　49

第3章　教育ニード・学習ニードの診断結果に基づく 教育プログラムの展開　　　　　　　　　　（舟島なをみ）　65

A　教育ニード優先型プログラムの展開　66
　Ⅰ　教育ニード優先型プログラムの展開に必要な基礎知識　66
　Ⅱ　教育ニード優先型プログラム展開の実際―Y病院の試み―　106

B　学習ニード優先型プログラムの展開　131
　Ⅰ　学習ニード優先型プログラムの展開に必要な基礎知識　131
　Ⅱ　学習ニード優先型プログラム展開の実際―H病院の試み―　171

第4章　研修計画の作成と授業の展開　193
　Ⅰ　新人看護師の指導を担当するプリセプター養成を目的とした研修
　　　　　　　　　　　　　　　　　　　　　　　　　　　（舟島なをみ）　194
　　❶　研修の構造となる知識　195
　　　　1）プリセプターシップの理解　196
　　　　2）新人看護師の理解　198
　　　　3）プリセプターの理解　201
　　❷　研修計画の作成　206
　　　　1）目標領域の決定　206
　　　　2）目標レベルの決定　206
　　　　3）目的・目標の記述　208
　　❸　研修の授業計画案の作成　210
　　　　1）各授業への目標の配分　210
　　　　2）授業計画案の作成　212

Ⅱ 勤務帯リーダーとしての能力向上を目的とした研修
（辰島美佐江・宮芝智子・舟島なをみ） 214
- ① 研修の構造となる知識　215
  - 1) 自己評価とキャリア・ディベロップメント　215
  - 2) 勤務帯リーダー役割遂行状況の自己評価　216
- ② 研修計画の作成　217
  - 1) 目標領域の決定　217
  - 2) 目標レベルの決定　219
  - 3) 目的・目標の記述　220
- ③ 研修の授業計画案の作成　221
  - 1) 各授業への目標の配分　222
  - 2) 授業計画案の作成　224

Ⅲ 患者の安全確保を目的とした研修　（定廣和香子・永野光子・舟島なをみ） 227
- ① 研修の構造となる知識　228
  - 1) 患者安全に向けた対策　228
  - 2) 患者安全のための看護実践の自己評価　230
  - 3) 安全対策としての確認とその構造　231
- ② 研修計画の作成　233
  - 1) 目標領域の決定　233
  - 2) 目標レベルの決定　233
  - 3) 目的・目標の記述　236
- ③ 研修の授業計画案の作成　238
  - 1) 各授業への目標の配分　238
  - 2) 授業計画案の作成　240

第5章　院内教育プログラムの展開に活用可能な測定用具
（舟島なをみ）245

A　看護師の学習ニード・教育ニードを測定する　247

Ⅰ 学習ニードアセスメントツール―臨床看護師用―　（松田安弘・舟島なをみ）247
- ① 概要　247　　1▶特徴　247　　2▶構成　247
- ② 作成過程　247　　1▶学習ニードの解明　247　　2▶尺度の構成　249
- ③ 信頼性と妥当性　250　　1▶信頼性　250　　2▶妥当性　250
- ④ 活用方法　251　　1▶測定の方法　251　　2▶測定結果の解釈　251
  　　　　　　　　　　3▶限界と留意点　254
- ■使用許諾の手続き　254

Ⅱ 教育ニードアセスメントツール―臨床看護師用―　　（松田安弘・舟島なをみ）　256
  ① 概要　256　　１▶特徴　256　　２▶構成　256
  ② 作成過程　258　　１▶望ましい状態の解明　258　　２▶尺度の構成　258
  ③ 信頼性と妥当性　260　　１▶信頼性　260　　２▶妥当性　260
  ④ 活用方法　261　　１▶測定の方法　261　　２▶測定結果の解釈　262
  　　　　　　　　　３▶限界と留意点　265
  ■使用許諾の手続き　265

B 助産師の学習ニード・教育ニードを測定する　266

Ⅰ 学習ニードアセスメントツール―助産師用―　　（中山登志子・舟島なをみ）　266
  ① 概要　266　　１▶特徴　266　　２▶構成　266
  ② 作成過程　268　　１▶学習ニードの解明　268　　２▶尺度の構成　268
  ③ 信頼性と妥当性　269　　１▶信頼性　269　　２▶妥当性　270
  ④ 活用方法　270　　１▶測定の方法　270　　２▶測定結果の解釈　271
  　　　　　　　　　３▶限界と留意点　273
  ■使用許諾の手続き　274

Ⅱ 教育ニードアセスメントツール―助産師用―　　（中山登志子・舟島なをみ）　275
  ① 概要　275　　１▶特徴　275　　２▶構成　275
  ② 作成過程　277　　１▶望ましい状態の解明　277　　２▶尺度の構成　278
  ③ 信頼性と妥当性　280　　１▶信頼性　280　　２▶妥当性　280
  ④ 活用方法　281　　１▶測定の方法　281　　２▶測定結果の解釈　281
  　　　　　　　　　３▶限界と留意点　284
  ■使用許諾の手続き　285

C 院内教育担当者の学習ニード・教育ニードを測定する　286

Ⅰ 学習ニードアセスメントツール―教育担当者用―　　（松田安弘・舟島なをみ）　286
  ① 概要　286　　１▶特徴　286　　２▶構成　286
  ② 作成過程　288　　１▶学習ニードの解明　288　　２▶尺度の構成　288
  ③ 信頼性と妥当性　289　　１▶信頼性　289　　２▶妥当性　290
  ④ 活用方法　290　　１▶測定の方法　290　　２▶測定結果の解釈　291
  　　　　　　　　　３▶限界と留意点　293
  ■使用許諾の手続き　294

Ⅱ 教育ニードアセスメントツール―教育担当者用―　　（服部美香・舟島なをみ）　295
  ① 概要　295　　１▶特徴　295　　２▶構成　295
  ② 作成過程　297　　１▶望ましい状態の解明　297　　２▶尺度の構成　297
  ③ 信頼性と妥当性　299　　１▶信頼性　299　　２▶妥当性　300

D 実習指導者の学習ニード・教育ニードを測定する　305

Ⅰ 学習ニードアセスメントツール―実習指導者用―　（中山登志子・舟島なをみ）　305
- ① 概要　305　　１▶特徴　305　　２▶構成　305
- ② 作成過程　307　　１▶学習ニードの解明　307　　２▶尺度の構成　307
- ③ 信頼性と妥当性　308　　１▶信頼性　308　　２▶妥当性　308
- ④ 活用方法　309　　１▶測定の方法　309　　２▶測定結果の解釈　309
　　　　　　　　　　　３▶限界と留意点　312
- ■使用許諾の手続き　313

Ⅱ 教育ニードアセスメントツール―実習指導者用―　（中山登志子・舟島なをみ）　314
- ① 概要　314　　１▶特徴　314　　２▶構成　314
- ② 作成過程　316　　１▶望ましい状態の解明　316　　２▶尺度の構成　316
- ③ 信頼性と妥当性　319　　１▶信頼性　319　　２▶妥当性　319
- ④ 活用方法　320　　１▶測定の方法　320　　２▶測定結果の解釈　320
　　　　　　　　　　　３▶限界と留意点　323
- ■使用許諾の手続き　324

E 看護師長の学習ニード・教育ニードを測定する　325

Ⅰ 学習ニードアセスメントツール―看護師長用―　（鈴木美和・山下暢子・舟島なをみ）　325
- ① 概要　325　　１▶特徴　325　　２▶構成　327
- ② 作成過程　327　　１▶学習ニードの解明　327　　２▶尺度の構成　327
- ③ 信頼性と妥当性　328　　１▶信頼性　328　　２▶妥当性　329
- ④ 活用方法　329　　１▶測定の方法　329　　２▶測定結果の解釈　330
　　　　　　　　　　　３▶限界と留意点　332
- ■使用許諾の手続き　333

Ⅱ 教育ニードアセスメントツール―看護師長用―　（上國料美香・舟島なをみ）　334
- ① 概要　334　　１▶特徴　334　　２▶構成　334
- ② 作成過程　336　　１▶望ましい状態の解明　336　　２▶尺度の構成　336
- ③ 信頼性と妥当性　338　　１▶信頼性　338　　２▶妥当性　339
- ④ 活用方法　339　　１▶測定の方法　339　　２▶測定結果の解釈　340
　　　　　　　　　　　３▶限界と留意点　343
- ■使用許諾の手続き　343

（冒頭）
- ④ 活用方法　300　　１▶測定の方法　300　　２▶測定結果の解釈　301
　　　　　　　　　　　３▶限界と留意点　304
- ■使用許諾の手続き　304

F 研修を測定する　345

① 研修過程評価スケール―院内教育用―　（山澄直美・舟島なをみ）345
- ① 概要　345　　1▶特徴　345　　2▶構成　347
- ② 作成過程　347　　1▶研修過程を評価する基準の解明　347　　2▶尺度の構成　347
- ③ 信頼性と妥当性　348　　1▶信頼性　348　　2▶妥当性　349
- ④ 活用方法　349　　1▶測定の方法　349　　2▶測定結果の解釈　350
  - 3▶限界と留意点　354
- ■使用許諾の手続き　354

用語解説　357

付録　365
- ① 使用許諾手続きの流れ　365

索引　367

第1章 看護師とそのキャリア・ディベロップメント

　今，多くの看護職者が厳しい仕事を続けながらも学習を継続している。学習の継続方法は様々である。ある看護職者は，看護師として病院に就業しており，病院が提供する教育には，必ず出席するようにしている。また，病院に就業する別の看護師は，病院が提供する教育とともに，1年に何度かは外部の教育機関等が提供する研修にも有給休暇を活用し，参加している。さらに，ある看護職者は，保健師として保健所に就業しており，在職のまま大学院に進学し，修士論文を書いている。このように既に免許を持つ看護職者が多様な方法により学習を継続している。また，その多くは，「看護職者として成長していかなければならない」「キャリアを伸ばしたい」という理由により学習を継続している。

　なぜ，学習しなければいけないのか，働いているだけでは看護職者として成長できないのか，キャリアを伸ばすとはどのようなことなのか。問い直すまでもないのかもしれないが，初めにこれを整理してみたい。

I　看護職者が学習を継続しなければならない理由

　キャリアは，人が一生を通過する過程を通して得た役割や経歴を表す広義の意味，また，職業上の能力の獲得と職業人としての成長の過程を述べる狭義の意味を持つ用語である[1]。また，キャリア・ディベロップメントは，看護職者個々が社会のニードや各人の能力およびその生活に応じて職業上の能力の獲得と職業人としての成長の過程をデザインし，自己の責任の基にその目標達成に必要な能力の向上に取り組むこと[2]と定義されている。

　看護職は専門職であり，専門職である看護師，保健師，助産師は職業活動を継続する限り，生涯，自律的に学習し続ける必要がある。この自律的・継続的な学習は，用語「キャリア・ディベロップメント」が示す「自己の責任に基づく目標達成に必要な能力向上への重要な取り組み」の一つであり，職業を継続する看護専門職者のキャリア・ディベロップメントを導く。それは専門職の5条件(表1-1)のうち，「①理論的知識に基づいた技術を必要とし，その獲得のために専門化された長期間に渡る教育訓練が必要とされる」を根拠とする。看護職は看護学という学問基盤を持つ職業であり，看護学の研究者は日々，理

表1-1　専門職の条件

①理論的知識に基づいた技術を必要とし，その獲得のために専門化された長期間にわたる教育訓練が必要とされる。
②その職業に従事するためには，国家ないしはそれにかわる団体による厳密な資格試験をパスすることが要求される。
③同業者集団としての職業団体を結成し，その組織としての統一性を維持するため，一定の行動規範が形成される。
④サービスの提供は，営利を主たる目的とすることなく，公共の利益を第一義的に重視して行われる。
⑤雇用者，上司，顧客などから職務上の判断措置について指揮・監督，命令を受けない職務上の自律性をもち，また，職業団体としての成員の養成・免許就業などについて一定の自己規制力をもつ。

［天野正子：看護婦の労働と意識―半専門職の専門職化に関する事例研究．社会学評論，22(3)；46，1972．］

論，知識，技術を発展させるために研究を行っている。これは，日々，発展し続ける理論，知識，技術に立ち後れることなく，最新の理論的知識に基づいて職業活動を展開できるように，看護職者が自律的継続的に学習し続けなければならないことを意味する。

　また，看護職者は専門職として職業団体を結成し，その職業活動に必要な規範，すなわち職業倫理を規定しなければならない。それは専門職の5条件のうち，「③同業者集団としての職業団体を結成し，その組織としての統一性を維持するため，一定の行動規範が形成される」を根拠とする。また，職業倫理とは，「働くこと・仕事・職業の意味の追及と，職業や労働という行為に対する心構え・態度・行動基準などを含む社会倫理」[3]を意味する。このような意味を持つ職業倫理の概念は，すべての職業に共通する倫理と各職業に特有の倫理を区別[4]し，整理する必要がある。

　このうちすべての職業に共通する倫理として，西洋においてはウェーバー(Weber, M.)[5]，わが国においては江戸時代初期の鈴木正三の考え方が代表的である。ウェーバーは，正直，勤勉，合理的な生活態度がすべての職業に共通する近代人の職業倫理として確立していると捉えた[3]。一方，鈴木正三は，正直，勤勉，役割分担をすべての職業に共通する職業倫理として提唱した[3]。これらは，洋の東西や職種に関わりなく，正直であること，勤勉であることが，職業に対する心構えや行動基準として高く価値づけられており，職業倫理を貫く重要な要素であることを示す。また，各職業に特有の倫理は，専門職団体が依頼者および同業者相互に対する行為規範を自主的に定めた倫理綱領[6]に表される。日本看護協会は，看護職の専門職能団体であり，1988年に「看護師の倫理規定」を定めた。2021年にこれを改訂し，「看護職の倫理綱領」(**表1-2**)として発表した。その条文の8は，「看護職は，常に，個人の責任として継続学習による能力の開発・維持・向上に努める」を提示している。これは，学習を継続することが看護職者にとって倫理的に必要不可欠な行動規範であることを示す。

　なぜ，私たち看護師は学習し続けなければならないのか。それは当然，看護職者個々のキャリア発達と看護の対象に提供される看護の質を維持・保証するためであり，それが学的基盤を持つ専門職業人として，また，専門職の職業倫理としても必要である。

表1-2 看護職の倫理綱領

看護職の倫理綱領

2021年　公益社団法人 日本看護協会

前文

　人々は，人間としての尊厳を保持し，健康で幸福であることを願っている。看護は，このような人間の普遍的なニーズに応え，人々の生涯にわたり健康な生活の実現に貢献することを使命としている。

　看護は，あらゆる年代の個人，家族，集団，地域社会を対象としている。さらに，健康の保持増進，疾病の予防，健康の回復，苦痛の緩和を行い，生涯を通して最期まで，その人らしく人生を全うできるようその人のもつ力に働きかけながら支援することを目的としている。

　看護職は，免許によって看護を実践する権限を与えられた者である。看護の実践にあたっては，人々の生きる権利，尊厳を保持される権利，敬意のこもった看護を受ける権利，平等な看護を受ける権利などの人権を尊重することが求められる。同時に，専門職としての誇りと自覚をもって看護を実践する。

　日本看護協会の『看護職の倫理綱領』は，あらゆる場で実践を行う看護職を対象とした行動指針であり，自己の実践を振り返る際の基盤を提供するものである。また，看護の実践について専門職として引き受ける責任の範囲を，社会に対して明示するものである。

条文

1. 看護職は，人間の生命，人間としての尊厳及び権利を尊重する。
2. 看護職は，対象となる人々に平等に看護を提供する。
3. 看護職は，対象となる人々との間に信頼関係を築き，その信頼関係に基づいて看護を提供する。
4. 看護職は，人々の権利を尊重し，人々が自らの意向や価値観にそった選択ができるよう支援する。
5. 看護職は，対象となる人々の秘密を保持し，取得した個人情報は適正に取り扱う。
6. 看護職は，対象となる人々に不利益や危害が生じているときは，人々を保護し安全を確保する。
7. 看護職は，自己の責任と能力を的確に把握し，実施した看護について個人としての責任をもつ。
8. 看護職は，常に，個人の責任として継続学習による能力の開発・維持・向上に努める。
9. 看護職は，多職種で協働し，よりよい保健・医療・福祉を実現する。
10. 看護職は，より質の高い看護を行うために，自らの職務に関する行動基準を設定し，それに基づき行動する。
11. 看護職は，研究や実践を通して，専門的知識・技術の創造と開発に努め，看護学の発展に寄与する。
12. 看護職は，より質の高い看護を行うため，看護職自身のウェルビーイングの向上に努める。
13. 看護職は，常に品位を保持し，看護職に対する社会の人々の信頼を高めるよう努める。
14. 看護職は，人々の生命と健康をまもるため，さまざまな問題について，社会正義の考え方をもって社会と責任を共有する。
15. 看護職は，専門職組織に所属し，看護の質を高めるための活動に参画し，よりよい社会づくりに貢献する。
16. 看護職は，様々な災害支援の担い手と協働し，災害によって影響を受けたすべての人々の生命，健康，生活をまもることに最善を尽くす。

Ⅱ 看護継続教育とその必要性

　看護学教育には，教育内容，教育対象など，いくつかの分類方法(図1-1)がある。成人看護学，小児看護学，老年看護学，精神看護学などは教育内容による分類であり，看護基礎教育，看護卒後教育，看護継続教育は教育対象と教育機関による分類である。

　このうち看護基礎教育は看護職の免許取得に関連する教育であり，対象は看護職を将来の職業としたいと考える，もしくは，看護学に興味関心のある一般の人々である。この教育は看護系大学学士課程や準学士課程，看護系の専修学校専門課程，看護系の各種学校によって提供される。看護卒後教育は，主に，看護職免許を取得し，学士に相当する学力を持ち，さらなる専門教育や研究に関する教育を希求する人々を対象とする。この教育は看護系大学院によって提供される。

　看護継続教育は，看護基礎教育の上に積み上げられる教育であり，既に看護職免許を持つすべての看護職者を対象とする。すべての看護職者の中には当然，看護卒後教育を修了した者も含まれる。また，看護職者が専門職としての条件を満たしつつ職業活動を展開し，キャリア・ディベロップメントを遂げるための重要な学習機会である。さらに，この教育は，看護協会に代表される看護継続教育機関，保健医療機関・教育機関など看護職者が所属する組織によって提供され，この教育の重要性は，近年，特に強調される傾向がある。それは，次のような理由による。

　第1に，医療の高度化，複雑化が進展し，看護職者は最新の知識や技術を修得したり，既習の知識や技術を補完するための学習を継続しない限り，対象に安全かつ安楽な看護を提供できない。第2に，看護基礎教育には臨床状況の変化や看護の対象の人権を擁護するといった観点から様々な制約が生じ，看護基礎教育を通して修得できる実践能力には限界がある。第3に，このような教育を受け免許を取得した看護職者の多くは，就職後も学習の継続を希求し，職場内教育の充実した機関を就職先として選定する傾向がある。

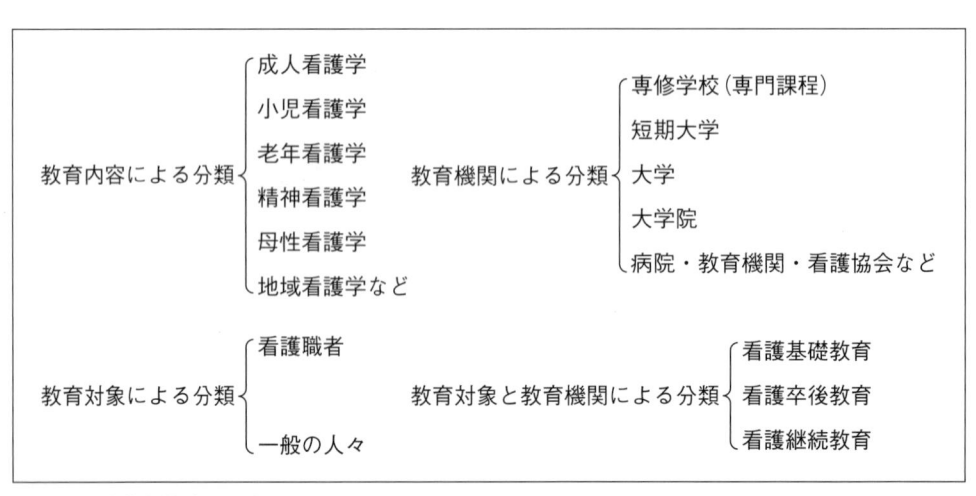

図1-1　看護学教育の分類

Ⅲ 看護継続教育と看護職者のキャリア・ディベロップメント

　看護継続教育は，看護職養成と連動する看護基礎教育，研究者もしくは高度専門職養成と連動する看護卒後教育と異なる特徴を持つ。それは，これまで述べてきたとおり，この教育の大部分が既に免許を取得した看護職者を対象としており，その多くが医療機関や教育機関，行政機関などに在職する看護職者であるという点にある。大部分という表現は，職業活動に従事していない看護職者，いわゆる潜在看護師を対象とした教育も企画されていることに起因する。

　このような特徴を前提とした看護継続教育の基本的なあり方は，看護職者のキャリア・ディベロップメントという視点から学習者である看護職者の存在とともに教育の企画・提供者としての看護職者の存在を視野に入れ検討する必要がある。それは，看護職者のキャリア・ディベロップメントと看護継続教育の関連を理解し，明瞭に位置づけていない限り，学習者は継続教育参加の目標を誤り，教育の企画・提供者は教育の目標設定を誤る可能性があることに起因する。

　1件の文献研究[7]が看護職者のキャリア・ディベロップメントに関する基本的な考え方を検討するためのヒントを提供している。これは，既に免許を持つ看護職者の学習・教育に関する研究5年分をデータとして，看護継続教育という視点から看護職者のキャリア・ディベロップメントに向けた教育的課題を明らかにするために行われた研究である。分析の結果，既に免許を持つ看護職者の学習・教育に関する研究は，次に示す3領域から行われていた。この3領域とは看護継続教育機関が提供する教育，看護職者が所属する組織が提供する教育，看護職者個々の自己学習とその支援である(図1-2)。これらは，看護職者のキャリア・ディベロップメントを検討するとき，看護継続教育機関，看護職者が所属する組織がどのような教育内容をどのように提供していくのかとともに，看護職者個々

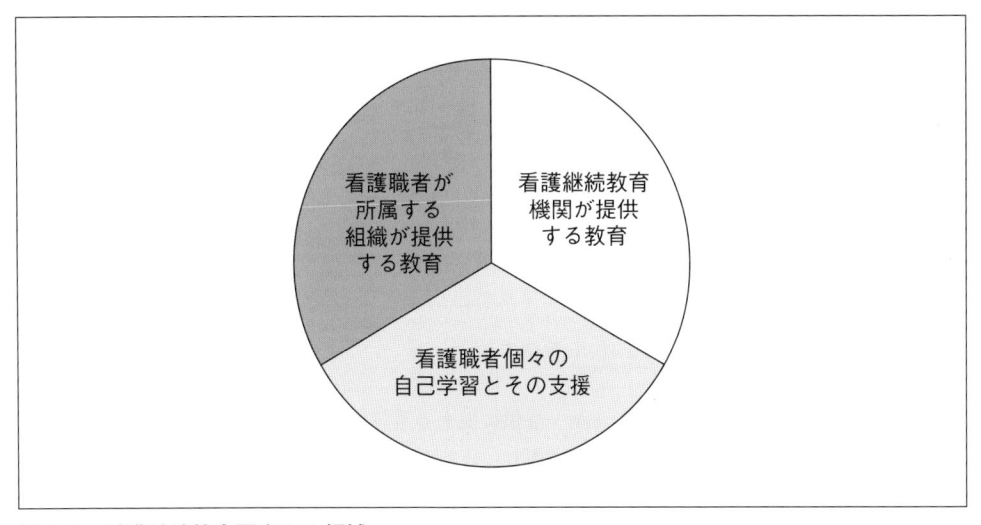

図1-2　看護継続教育研究の3領域

人の自己学習を範疇に入れる必要があることを示す。

以上は，看護職者のキャリア・ディベロップメントと看護継続教育について次の5点を示唆する。

1. 看護職は専門職であり，職業活動に従事する限り，自律的に生涯，学習を継続する必要があり，この学習は看護職者のキャリア・ディベロップメントを導く重要な取り組みの一つである。
2. 看護継続教育は，既に免許を持つ看護職者を対象としており，看護職者がキャリア・ディベロップメントを遂げるための重要な学習機会である。
3. 看護継続教育が対象とする看護職者の多くは保健医療機関や教育機関，行政機関などに雇用され，その職責を果たすことを通して報酬を得ている。
4. 看護継続教育は，看護継続教育機関，看護職者が所属する組織によって提供されている。
5. 看護職者のキャリア・ディベロップメントは，看護継続教育機関が提供する教育，看護職者が所属する組織が提供する教育，看護職者個々の自己学習という3側面から検討する必要がある。

この5点を前提として，本書は看護職者のキャリア・ディベロップメントに関して次のようにとらえる（図1-3）。

第1に，看護職者は既に免許を持つ専門職者であり，看護職者個々のキャリア・ディベロップメントに向けた最も重要な取り組みは自己学習である。看護職者個々は，キャリア・ディベロップメントに向け，重要かつ中心的な取り組みとして自己学習を位置づける必要がある。

第2に，看護職者個々は，次に示す3つの目的を達成するために看護継続教育を活用

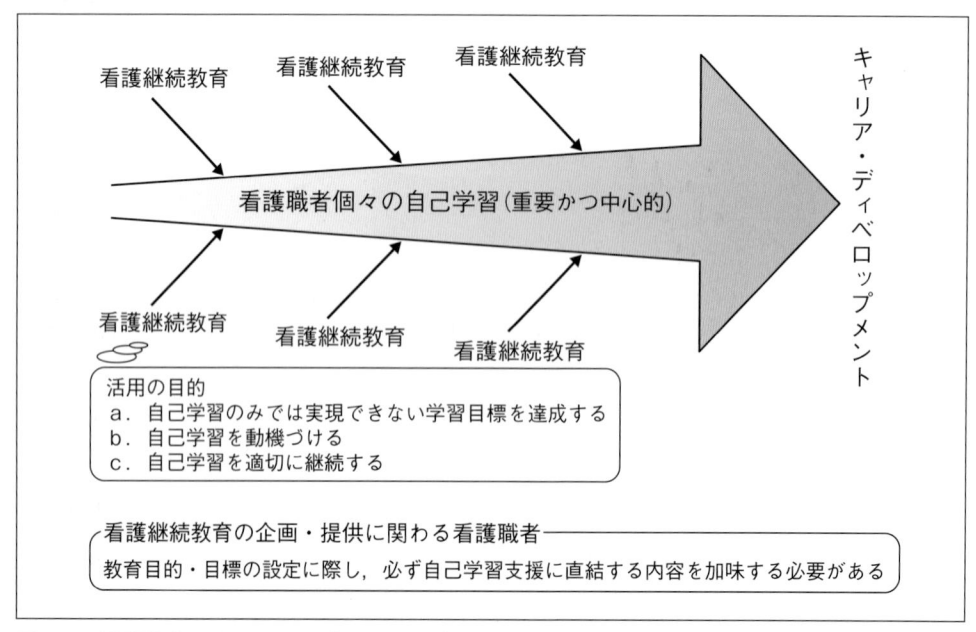

図1-3　看護職者のキャリア・ディベロップメントに向けた取り組み

できる。それは，a．自己学習のみでは実現できない学習目標を達成する，b．自己学習を動機づける，c．自己学習を適切に継続する，の3点である。

　第3に，看護継続教育の企画・提供に関わる看護職者は，教育目的・目標の設定に際し，必ず自己学習支援に直結する内容を加味する必要がある。

Ⅳ. 看護職者のキャリア・ディベロップメントと院内教育

　看護継続教育は，看護基礎教育の上に積み上げられる教育であり，既に看護職免許を持つすべての看護職者を対象とする。また，看護職者が専門職としての条件を満たしつつ職業活動を展開し，キャリア・ディベロップメントを遂げるための重要な学習機会である。さらに，この教育は，看護協会に代表される看護継続教育機関，保健医療機関・教育機関など看護職者が所属する組織によって提供される。院内教育とは，医療機関がそこに就業する看護職員を対象に提供する教育であり，看護職者が所属する組織によって提供される代表的な教育である。

1 看護師のキャリア・ディベロップメントと院内教育

　病院は，本来，そこを訪れる人々への医療の提供を主たる目的とする場であり，病院が提供する医療は，高度化，複雑化を進展させている。看護師は，24時間，クライエントの最も近くに存在し，高度化，複雑化した医療を円滑に受けられるようクライエントを個別に援助する責務を持つ。看護師がこの職責を果たし続けるためには，学習の継続が必要不可欠である。一方，看護師，保健師，助産師から構成される看護職は専門職であり，免許取得以降の学習も当然，自律して行わなければならず，自己学習が中心となる。

　以上は，看護師の学習と院内教育について次の2点を示唆する。第1に，病院に就業する看護師は，自己学習を学習活動の中心に据える必要がある。第2に，院内教育が，就職当初のオリエンテーションに代表されるようにその病院に就業する職員として職場適応を促すとともに，看護師の自己学習を支援，補完するという目的を持つ。

　現在，多くの病院が相当なエネルギーと時間，費用を投入し，この院内教育を企画・運営している。しかし，このような院内教育もそこに就業する看護師が魅力を感じないプログラムであった場合，参加率が低迷したり，「上司から行けと言われたから出席した」といった消極的な参加に終始してしまう可能性がある。それは，免許更新制度を確立し，それに必要な学習要件を定めている米国などとは異なり，日本の看護師にとって，免許取得後，学習をするかしないか，また，どのようにするかが本人の意思に任せられていることに起因する。その結果は，言うまでもなく職場適応の促進，自己学習の支援，補完といった教育目標が達成できないという事態を招いても，それは，現実的な問題となることはないと聞く。魅力的なプログラムを提供して，参加率を向上させるとともに，主体的な参加を促進しない限り，院内教育の目標は達成できない。

　魅力的な院内教育への参加を契機として，継続的な学習の重要性を自覚し，常に最新の

知識，不足知識を自己学習により修得，補完し続けたり，必要に応じて看護継続教育機関が提供する教育に参加するといった手段を用いることにより，看護師のキャリア・ディベロップメントが促進される。

❷ 病院にとって魅力ある院内教育を提供する意義

病院は，院内教育の企画，実施に際し，当然，人材，場所や教育機器などの確保，それらを確保するための費用を必要とする。また，充実した院内教育を行い，効果を上げようとすればするほど，担当者が負担する業務量や費用は増す。それにもかかわらず，なぜ病院は院内教育，しかも魅力ある教育を提供しなければならないのか。

それは，第1に院内教育の質がその病院の看護の質を決定づけることに起因する。先述したように医療は高度化，複雑化の一途を辿り，看護基礎教育によるこの状況への対応には限界がある。そのため，医療機関が雇用した新卒者を医療の高度化，複雑化に対応できるよう支援する必要が生じており，これなくして，その病院の看護の質は確保できない。同時に，多くの病院は新卒者以外にも経年別，役割別，役職別に教育を提供しており，院内教育により看護師の職業的発達が促進されれば，その病院の看護の質は向上する。

第2にこのような院内教育を魅力的なものにしなければならない理由は，看護師の多くが就職する病院を決定する際，院内教育提供の有無，その内容の充実度を基準とすることに起因する。就職先決定に関わる要因を質的帰納的に解明した研究[8]は，看護基礎教育課程に在籍した学生が28種類(表1-3)の理由により就職先としての病院を決定していたことを明らかにした。その内，「教育環境が充実している」という理由は，総記述数の5.7％を占め，この比率は7位にランクされた。しかし，1位から6位は，「その病院の所在地と生まれ育った地域の距離が希望に合致している」「設置主体・病床数・診療科・看護の特徴・勤務体制が希望に合致している」「興味ある領域の看護を実践できる」「実習病院であり，既知の人間関係・業務・組織が存在する」「納得のいく給与・労働時間・福利厚生等の労働条件を設定している」「希望する知識・技術を習得できる可能性がある」など，就職先を探す本人の好みや希望を反映している。これらは，1位から6位の理由への着眼と対応が困難であり，病院とって看護職者を確保するために着眼すべき理由の第1位が全体の第7位にランクされた「教育環境が充実している」であることを示す。また，現在，わが国は既に看護師不足を来しており，平成19年にはじまった18歳人口の激減に伴う大学全入時代の到来は，この傾向に一層拍車をかけた。このような社会情勢の下，必要数の看護職員を確保するためには院内教育の充実とそれを掲げた広報活動が必要不可欠である。

さらに，現在，新卒看護師の早期離職が社会的問題となっている。その多くが職場不適応[9]を理由としているが，中には，美しい装丁の看護師募集パンフレットから想像した院内教育と実際が大きく異なっていると感じ，それを理由に退職する看護師も存在すると聞く。

米国には，マグネットホスピタルという概念がある。これは，看護師不足の社会環境下

表 1-3 就職先選択理由と記録単位数

	就職先選択理由	記録単位数(%)
1	その病院の所在地と生まれ育った地域の距離が希望に合致している	167(15.6%)
2	設置主体・病床数・診療科・看護の特徴・勤務体制が希望に合致している	109(10.2%)
3	興味ある領域の看護を実践できる	87(8.1%)
4	実習病院であり，既知の人間関係・業務・組織が存在する	73(6.8%)
5	納得のいく給与・労働時間・福利厚生等の労働条件を設定している	68(6.3%)
6	希望する知識・技術を習得できる可能性がある	63(5.8%)
7	教育環境が充実している	61(5.7%)
8	友人・先輩・知人・親族が就業している	54(5.0%)
9	就職と引き替えに受給した奨学金の返還を免除される	47(4.4%)
10	その病院の所在する地域が希望に合致している	46(4.3%)
11	出身校の関連機関であった	38(3.5%)
12	建物が新しく，設備が整い，清潔である	35(3.3%)
13	実習や病院説明会時，患者・学生に対する看護師・医師の対応が良かった	35(3.3%)
14	看護師・職員等が良い雰囲気を醸し出していた	34(3.2%)
15	出身校の教員・事務職・卒業生および友人・知人・親族により推奨を受けた	34(3.2%)
16	患者・職員・地域住民等から良い評価を受けている	20(1.9%)
17	就職により，公務員の身分を獲得できる	17(1.6%)
18	就職試験の日時と難易度が希望に合致している	15(1.4%)
19	確実に就職できるという保証がある	11(1.0%)
20	一日看護体験や入院などの機会を通し，実践されている看護に親近感を抱いた	11(1.0%)
21	印象深い実習ができた	10(0.9%)
22	魅力を感じる理念や方針を掲げている	7(0.7%)
23	未知の人間関係・業務・組織が存在する可能性がある	6(0.6%)
24	将来，就職を希望する病院に異動できる	6(0.6%)
25	一定水準以上の医療・看護を提供している	5(0.5%)
26	実習病院であり，ロールモデルとなる看護師が存在する	5(0.5%)
27	知名度が高い	5(0.5%)
28	保健師と看護師両資格を生かせる	1(0.1%)
	記録単位総数	1,070(100%)

[大井千鶴，舟島なをみ他：看護基礎教育課程に在籍する学生の就職先選択に関する研究―病院に1年以上就業を継続できた看護師を対象として．看護教育学研究，18(1)；12, 2009. より転載]

にあっても，必要な質と量の看護職員を安定して確保できる病院[10]を意味する．日本においてもマグネットホスピタルであり続けるために，魅力的な院内教育の提供が必要な時代が到来している．

● 引用文献

1) 見藤隆子他編：看護学事典．第2版．「キャリア開発」の項．p.212, 日本看護協会出版会，2011.
2) 日本看護協会：継続教育の基準 ver.2. p.4, 2012.
3) 廣松渉他編：哲学・思想事典．「職業倫理」の項．p.788, 岩波書店，1998.
4) 尾高邦雄：職業の倫理．p.14, 中央公論社，1970.
5) Weber, M. 著．大塚久雄訳：プロテスタンティズムの倫理と資本主義の精神．岩波文庫，1989.
6) 細谷俊夫他編：新教育学大事典 6.「倫理綱領」の項．p.532, 第一法規，1990.
7) 舟島なをみ他：わが国における看護継続教育研究の動向．看護研究，35(6)；3-14, 2002.
8) 大井千鶴，舟島なをみ他：看護基礎教育課程に在籍する学生の就職先選択に関する研究—病院に1年以上就業を継続できた看護師を対象として．看護教育学研究，18(1)；7-20, 2009.
9) 日本看護協会中央ナースセンター：2004年新卒看護職員の早期離職等実態調査報告書．p.14, 日本看護協会，2005.
10) 1)に同．「マグネットホスピタル」の項．p.925.

第2章 院内教育プログラム立案・実施・評価に必要な基礎知識

　看護職者はなぜ，学習を継続しなければいけないのか，看護継続教育とその必要性，そして看護継続教育と看護職者のキャリア・ディベロップメントに関する基本的な考え方を第1章に整理した。そのなかでも述べたように，現在，看護職者の圧倒的多数は病院に看護師として就業し，病院の多くはそこに就業する看護師を対象とした教育，すなわち，院内教育を提供している。また，多くの病院は，その教育の企画・提供を主たる役割とする役職や委員会を組織の中に位置づけている。

　しかし院内教育担当者の多くは，どのように教育プログラムを立案してよいのかわからない，毎年，評価しながら見直しているけれど本当に適切な内容になっているのかどうかわからないなど多様な問題に直面している。また，この問題を克服できない原因が自己の学習不足にあるととらえている。

　本書執筆にあたり緻密な文献検索を反復した結果，院内教育に関しては多数の研究があるものの，教育プログラムをどのように立案するのか，評価するのかなどに関する知識は体系化されていないことを確認した。また，立案，実施，評価に向けてはその前提となる基礎知識が必要であることも確認した。これらは，現在，院内教育担当者が直面している問題の原因が学習不足ではなく，必要な知識体系化の遅滞にあったことを示している。

　以上を前提として，第2章は，院内教育プログラム立案・実施・評価に必要な基礎知識として次の4点について言及する。

　第1は，院内教育の同義語や日米の定義に関する歴史的背景を概観しつつ，「院内教育とは何か」に対する回答として院内教育の定義について言及する。

　また，本書は，「日本型看護職者キャリア・ディベロップメント支援システム」を活用し，院内教育プログラムを展開することを主たる目的としている。しかし，どのようなシステム，方法論を採用する場合であっても，院内教育プログラム立案に向け必要となる基本的な知識があり，無手勝流には実現できない。このような観点から，第2は，院内教育プログラムを立案するために必要な基礎知識について言及する。

　同様に，第3は，院内教育プログラムを構成する各研修を授業として対象者に提供する際，必要な基礎知識について言及する。

　第4は，本書の主目的である「日本型看護職者キャリア・ディベロップメント支援システム」を活用した院内教育プログラムを展開するために，システムそのものの理解とシ

ステム活用に必要な基礎知識について言及する。

I 院内教育の定義

　院内教育を定義するに当たり，わが国と米国の定義を比較した結果，次のような類似点・相違点があることがわかった。比較の対象を米国としたのは，米国が看護継続教育の先進的立場にあることに起因する。

　日本の院内教育の歴史は浅く，1950年以降，普及した活動であり，その契機は第2次世界大戦後の看護制度改革[1]にある。また，「院内教育」は，1960年代以降，現任教育，卒後教育，継続教育とともに使用されるようになった[2,3]用語である。これらは，明瞭な区別なく用いられてきており，「院内教育」という用語に対する見解も様々である[4,5,6]。また，この用語を経時的に整理してみると，日本の看護職者は，用語「院内教育」を「病院において企画・実施される教育」という場を強調した意味に用いている。また，1973年には院内教育の目的を組織人としての職場適応とともに職員の能力開発に設定している（表2-1）。

　一方，米国の院内教育の歴史は，日本より約50年ほど早く，1900年頃，看護師不足を解消する対策として看護師に教育を提供する病院が現れ始めた[7]。また，1920年以降，大学や看護継続教育機関が連邦・州政府，民間の慈善団体から財政的支援を受けながら，多くの看護継続教育プログラムを提供してきた[8,9]。さらに，1960年代後半から，各州が免許更新に伴う継続教育の受講義務の法制化[10]を推進し，これに伴い看護継続教育に関わる用語を整理し，定義する試みが活発化してきた。1970年代に入り，院内教育を継続

表2-1　院内教育の定義の変遷（日本）

西暦	定義
1973年	広義の意味は，実施機関の種類や公式・非公式を問わず，病院の目的に合わせて職員一人ひとりの能力を開発するために企画・実施される総合的な教育・訓練である。一方，狭義の意味は，職員教育のうち，病院において企画・実施されるあらゆる種類の教育・訓練である。　　　　　　　〔細貝怜子：看護職員の院内教育の実際．p.1, メヂカルフレンド社, 1973.〕
1979年	病院内で企画し，婦長などの指導者が行う施設内教育である。　　　　　　　〔草刈淳子：看護における生涯教育と大学．看護教育, 20(11)；686-687, 1979.〕
1979年	人として，専門職者として，より効果的に職務を遂行するために，職場において提供される計画的な学習経験である。　　　　　　　〔中西睦子：In-service education for nurses in Japan. 5 th Senior Nurses International Workshop Proceedings, p. 116, The International Nursing Foundation of Japan, 1979.〕
1988年	現任教育及び院内教育が in-service education から派生した用語であることを前提とし，現職の看護職者が受ける教育を現任教育と定義し，そのうち所属施設において実施されるものを院内教育と定義した。　　　　　　　〔池田明子：現任教育．看護 MOOK 29, 看護管理, p.140, 金原出版, 1988.〕
2000年	「継続教育の基準」を発表した。しかし，看護継続教育とキャリア開発という2つの用語を定義するにとどまっており，院内教育については定義していない。　　　　　　　〔日本看護協会：継続教育の基準．看護, 52(11)；72-77, 2000.〕

教育の一側面ではあるが同義語ではないとする見方が定着している。また，「staff development」を職場における教育活動を包括する概念として用いている。

先述したように，わが国の「院内教育」に関する定義にも職員個々の能力開発という側面が早くから織り込まれており，この点に関して米国とわが国の用語「院内教育」は，ほぼ同義であることを示した。さらに，米国の定義は職場における教育に，看護職者が組織の一員としての責務を遂行する能力の獲得・維持・向上を図ることへの支援，学習ニードを充足することへの支援という二重の目的が存在することを示す(表2-2)。

加えて，職場における教育を包括する概念 staff development には「看護スタッフとしてよりよくなることを助ける教育」という意味がある。看護スタッフとしてよりよくなり，その状態を維持するためには，よりよい状態と現状の差異を明確にし，その差を埋める教育，すなわち教育ニードを充足することへの支援が必要となる。

以上を前提とし，本書は，院内教育を次のように定義する。

院内教育とは，組織の一員である看護職者が組織の目標達成に向け看護専門職者としての責務を遂行するために必要な能力の獲得・維持・向上とともに看護職者個々の教育ニード，学習ニードを充足することへの支援を目的とし，病院の教育担当者が企画・実施する教育活動である。

表2-2 院内教育の定義の変遷（米国）

西暦	定義
1973年	各施設が職員に対して仕事をしながら勉強できるよう計画・実施する教育・訓練のためのプログラムであり，継続教育の一側面ではあるが同義語ではない。 ［Cooper, S. S. et al.: Continuing Nursing Education. p. 3, McGraw-Hill, 1973.；壁島あや子他訳：看護継続教育．p. 4, 医学書院，1983.］
1974年	特定の領域における能力の向上を図るために，雇用機関が職場において実施する計画的な教育・訓練プログラムである。継続教育の一側面ではあるが同義語ではない。 ［米国看護師協会：Standards for Continuing Education in Nursing. p. 10, American Nurses' Association, 1975.］
1975年	院内教育を継続教育の一側面として捉え，「患者に提供するサービスやケアの質を絶えず向上できるように，職員の知識・技能・態度を高めるために雇用機関が職場において実施するもの」と定義した。 ［Donovan, H. M.: Nursing Service Administration: Managing the Enterprise. p. 201, The C. V. Mosby Company, 1975.］
1982年	院内教育を「職員の仕事を向上させるために就業中に行われる全ての教育」と定義した。また，職場における教育には，組織の発展を目的とする教育活動の他に，個々人の成長と発展に向けた支援を目的とする教育活動があり，これらを包括する概念として staff development という用語を用いた。 ［Gillies, D. A.: Nursing Management: A Systems Approach. W. B. Saunders Company, 1982；矢野正子監訳：看護管理―システムアプローチ．pp. 273-274, 医学書院サウンダース，1986.］
1984年	「看護継続教育の基準」の改訂に伴い，院内教育を「看護師が雇用者から割り当てられた責務を遂行する能力の獲得・維持・向上を図ることを支援する活動」と再定義した。また，Gillies, D. A. と同様に，職場における教育を包括する概念として staff development という用語を用い，これを組織の目標・理念を反映する院内教育，オリエンテーション，学習者のニードを反映する継続教育の3要素から構成される活動として捉えた。 ［米国看護師協会：Standards for Continuing Education in Nursing. pp. 17-18, American Nurses' Association, 1984.］

II 院内教育プログラム立案に必要な基礎知識

1 院内教育プログラムのタイプ

　対象別にみたとき，院内教育プログラムは7タイプ[11]に分類される。院内教育プログラムは，その病院の特徴や看護師の教育ニード，学習ニードに応じて自由に立案できるが，これら7つの基本タイプを念頭に置くことにより，対象別のプログラム立案は円滑に進む（図2-1）。なお，本書は，「院内教育プログラム」を病院が看護職者を対象に企画・実施する教育計画の全般，もしくは一定のまとまりを指す用語として用い，これらが包含する個々の計画を研修あるいは研修会として区別する。

1) 院内教育プログラムの対象別分類
(1) 経年別プログラム
　経年別プログラムとは，臨床経験年数別に対象を分類し，対象となる看護師個々の所属部署における役割と責務の修得と発展を目的として，内容を検討・構成した教育計画である。新人看護師に対する教育計画がその代表的なものである。複数の病院が，2年目研修，3年目研修といった名称を用いて経年別プログラムを提供している。経年別プログラムの主な対象は，役職に就いていないスタッフ看護師である。

　経年別プログラムの立案に際し，看護基礎教育課程卒業直後からその病院に就業している看護師の目的・目標の設定は比較的容易である。それは，院内教育担当者が，経年別プログラムの対象者の経験や学習内容を把握しやすいことに起因する。しかし，他の病院から移動してきた看護師は，経験や学習の内容が異なるため，単純に経験年数に基づく分類

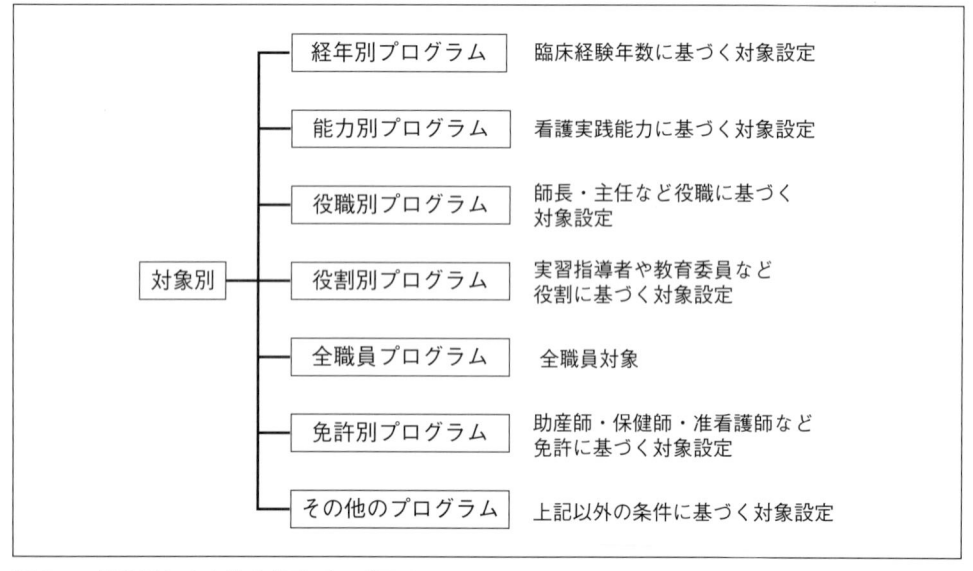

```
対象別 ─┬─ 経年別プログラム    臨床経験年数に基づく対象設定
        ├─ 能力別プログラム    看護実践能力に基づく対象設定
        ├─ 役職別プログラム    師長・主任など役職に基づく対象設定
        ├─ 役割別プログラム    実習指導者や教育委員など役割に基づく対象設定
        ├─ 全職員プログラム    全職員対象
        ├─ 免許別プログラム    助産師・保健師・准看護師など免許に基づく対象設定
        └─ その他のプログラム  上記以外の条件に基づく対象設定
```

図2-1　対象別にみた院内教育プログラム

によりプログラムを提供することが難しい。

また，経験年数の短い看護師を対象としたプログラムは立案・提供しやすいが，経験年数の長い看護師を対象としたプログラムは立案・提供に困難がつきまとう。それは，経験年数の長い看護師の能力や関心，職業に向かう態度に個別性が高いためである。中途採用者も同様であり，年度の中ほどで雇用されるため，このプログラムを適用しにくく，その後も教育の対象から抜け落ちてしまうことがある。

(2) 能力別プログラム

能力別プログラムとは，看護実践能力別に対象を分類し，その能力の向上を目的として，内容を検討・構成した教育計画である。このプログラムを採用している複数の病院が，看護実践能力の基準としてベナー(Benner, P.)の理論に基づき，新人1，新人2，一人前，中堅という分類を用いていた。また，独自の看護実践能力の基準として，レベル1，レベル2，レベル3という名称の分類を用いている病院もある。

能力別プログラムは対象者を看護実践能力に基づき分類するため，プログラム立案に向け，看護実践能力の測定方法を決定しなければならない。看護実践能力の判定基準が曖昧であったり，抽象的であったりすると，対象者がその判定を受け入れることができず，立案したプログラムも十分機能しない。客観的に看護実践能力を測定する尺度の活用が求められる。看護教育学研究の成果として産出された看護実践の卓越性自己評価尺度や看護師の問題解決行動自己評価尺度[12]は，看護師個々が看護実践能力を査定する尺度であり，この尺度の測定結果は能力判定に使用できる。

対象者の看護実践能力を判定する際には，倫理的配慮が必要不可欠である。測定の目的や方法について対象者に十分な説明を行い，同意を得る必要がある。また，このような能力判定を拒否する権利も保障しなければならない。

時折，能力別と経年別を混同してとらえているプログラムをみることがある。経験年数によって対象者を分類し，その経験年数に適した目的・目標を設定して教育を展開しているにもかかわらず，それを能力別プログラムと称している。もちろん，どのような名称にしても自由であり，経験年数は看護実践能力と深い関係を持つ。しかし，院内教育プログラム立案に際しては，経年別と能力別は明瞭に区別してとらえるべきである。それは，経験年数と看護実践能力が必ずしも等しくないことに起因する。

(3) 役職別プログラム

役職別プログラムとは，看護師長，副看護師長等の役職によって対象を分類し，その役職に付随する役割と責務の遂行と発展を目的として，内容を検討・構成した教育計画である。スタッフから管理職への移行に向けての教育として準備されることも多い。

経年別プログラムと能力別プログラムが，主に対象者個々の看護実践の経験量と能力に焦点を当てた教育計画であるのに対し，役職別プログラムは，対象者が管理を委譲される部署の人的・物的環境の維持・向上に焦点を当てた教育計画である。

役職名や何を役職とするのかは病院によって大きく異なる。

(4) 役割別プログラム

病院に就業する看護師は，看護の提供に関連する様々な役割を果たすことを求められ

る。役割別プログラムとは，看護師が担う必要のある看護の提供以外の役割によって対象を分類し，その役割を果たすための能力の修得と発展を目的として，内容を検討・構成した教育計画である。

病院に就業する看護師が担う看護の提供に関連する様々な役割には，新人看護師指導，実習指導，勤務帯リーダー，各種委員会等があり，これらの役割を円滑に遂行するために，役割別プログラムが機能する。

(5) 全職員プログラム

全職員プログラムとは，対象者を臨床経験年数，役職，役割により特定することなく，その病院に就業するすべての看護師に提供される教育計画である。計画は，看護師全体の学習ニードを反映した内容の場合もあれば，病院の経営者や看護管理者の方針に基づく内容の場合もある。

(6) 免許別プログラム

免許別プログラムとは，対象者を免許によって分類し，その免許に伴う役割，機能を果たすための能力の修得と発展を目的として，内容を検討・構成した教育計画である。病院に就業する看護職員の圧倒的多数は，看護師免許により就業する看護師である。しかし，その他にも助産師免許により就業する助産師，保健師免許により就業する保健師がいる。また，准看護師免許を持つ准看護師も就業している。

これまで紹介した経年別プログラム，能力別プログラム，役職別プログラム，役割別プログラムは，病院に就業する看護職員の圧倒的多数が看護師であるため，看護師免許により就業する者を対象に計画される場合が多い。これに対し，免許別プログラムは，その免許固有の能力の修得と発展を目標としており，助産師研修，准看護師研修などという名称により提供されることも多い。しかし，その免許を持つ看護職員が少ない場合には，独自の企画が困難な場合も多く，このタイプのプログラムを提供している病院は少ない。

(7) その他のプログラム

その他のプログラムとは，対象者を臨床経験年数，役職，役割，免許以外の分類により特定し，その看護師に提供される教育計画である。この分類には，非常勤看護職員，外来に所属する看護師，中途採用の看護師等がある。

2) 院内教育プログラム各タイプの組み合わせ

多くの病院は，前述した対象別プログラムの7タイプを組み合わせて院内教育を提供している。最も多く用いられているタイプは経年別プログラムであり，役職別プログラムや役割別プログラムも同様に多数の病院が用いている。本書の第3章に，教育ニード，学習ニードの得点を用いて，各病院がどのタイプをどのように組み合わせてプログラム全体を構造化できるのかを詳述する。そこに至らないまでも読者の所属する病院の教育プログラムを上記の用語を用いて分析的に整理してみると，各病院の院内教育プログラムの全体構造がある程度，概観できる。

院内教育担当者が各年度の教育プログラムの再編を検討するとき，特定の看護師を対象とした特定の内容を中心に考えることが多い。例えば，「中堅の看護師を対象とした研修

を考えなくては…」「新人が事故を起こしやすいので何とかしなければ…」「准看護師にも何か教育を企画しなければ…」などである。このようにしてプログラムを再編した場合，新しく企画した研修がどこにどのように組み込まれるのかが不明瞭になる。その結果としてある対象の研修は過多，他の対象の研修は不足もしくは欠落といった事態も生じる。研修数が多ければ多いほど，このような事態は生じやすい。このような事態を防ぐためにも，現在提供している研修のタイプを分類し，プログラムの全体構造を把握しておくことは重要である。

7タイプは，120通りの組み合わせがあるが，現実的かつ代表的なプログラムとしては，次のような組み合わせがある(図2-2)。

(1) 経年・全職員型

経年・全職員型とは，看護師個々の臨床経験年数に基づき対象を設定した経年別プログラムと，その病院に就業するすべての看護師に提供される全職員対象プログラムから成る院内教育プログラムを意味する。看護職員が少なく，複雑な役割や役職を担う必要のない病院の教育プログラムとして用いられている。

(2) 経年・役職型

経年・役職型とは，看護師個々の臨床経験年数に基づき対象を設定した経年別プログラムと，管理職に従事する看護師を対象に提供される役職別プログラムから成る院内教育プログラムを意味する。役職を持つ看護職員の教育ニード，学習ニードが高い病院の教育プログラムとして用いられる。

(3) 経年・役割型

経年・役割型とは，看護師個々の臨床経験年数に基づき対象を設定した経年別プログラムと，実習指導，感染予防など特定の役割を担う看護師を対象に提供される役割別プログラムから成る院内教育プログラムを意味する。役割を担う看護職員の教育ニード，学習ニードが高い病院の教育プログラムとして用いられる。

全体構造の名	対象別プログラムの組み合わせ
1) 経年・全職員型	→ 経年別　全職員
2) 経年・役職型	→ 経年別　役職別
3) 経年・役割型	→ 経年別　役割別
4) 経年・役割・全職員型	→ 経年別　役割別　全職員
5) 経年・役職・全職員型	→ 経年別　役職別　全職員
6) 経年・役割・役職・全職員型	→ 経年別　役割別　役職別　全職員
7) 能力・役割・役職・全職員型	→ 能力別　役割別　役職別　全職員

図2-2　代表的な院内教育プログラムの全体構造

(4)経年・役割・全職員型

経年・役割・全職員型とは，経年・役割型にその病院に就業するすべての看護師に提供される全職員対象プログラムが組み込まれた院内教育プログラムを意味する。

(5)経年・役職・全職員型

経年・役職・全職員型とは，経年・役職型にその病院に就業するすべての看護師に提供される全職員対象プログラムが組み込まれた院内教育プログラムを意味する。

(6)経年・役割・役職・全職員型

経年・役割・役職・全職員型とは，経年・役割・役職型にその病院に就業するすべての看護師に提供される全職員対象プログラムが組み込まれた院内教育プログラムを意味する。看護職員数が多く，複雑な役割や役職を担うことを求められる病院の教育プログラムとして用いられる。

(7)能力・役割・役職・全職員型

(1)から(6)は経年別プログラムを主軸に据えた院内教育である。これに対して，能力・役割・役職・全職員型は，能力別プログラムを主軸に据える。ここでいう能力とは看護実践能力であり，経年別プログラムと同様スタッフ看護師に焦点が当たっている。それに役割・役職型にその病院に就業するすべての看護師に提供される全職員対象プログラムが組み込まれた院内教育プログラムを意味する。

❷ 院内教育プログラムの内容

院内教育は，その病院に就業する看護職員の教育ニード，学習ニードに応じて提供される。また，その病院および看護部の理念によっても必要な内容が特定される。これは，院内教育が看護基礎教育や卒後教育，また，認定看護師など特定の資格取得に関わる教育とは異なり，その病院の考え方により自由に教育内容を決定できることを示す。

その一方，院内教育としてどのような内容が適しているのか，その概要を理解していないと看護職員の要望があっても，それをプログラムに反映しにくい。各病院が提供している教育は，概ね，次に示す7つの側面(図2-3)に集約される。

1)教育内容としての7側面

(1)組織の理解

組織の理解とは，看護職員がその病院組織を理解し，職場に適応することへの支援を目標として提供される教育内容である。病院の歴史，理念，方針，組織，看護部の目標や組織などがその具体的な内容であり，これらは，主に，新採用者を対象としたオリエンテーション等を通して提供される。

(2)日常看護の刷新と専門化

日常看護の刷新と専門化とは，日々の看護を円滑に展開するために必要な知識・技術の刷新，専門性の深化を目標とする。看護理論，看護過程，各専門領域別の看護などに関わる教育内容を指す。また，看護実践に関連する患者やその家族，他の医療従事者との関係を円滑にすることを目標として提供される個人の心理，集団の心理，患者・看護師関係な

```
              ┌─ 組織の理解
              │   病院の歴史，理念，方針，組織，看護部の目標や組織など
              ├─ 日常看護の刷新と専門化
              │   看護理論，看護過程，各専門領域別の看護，看護実践に関連する患者とその
              │   家族及び医療従事者との関係円滑化を目標に提供される個人・集団の心理など
              ├─ 看護研究の推進と成果の活用
              │   看護研究の意義・方法論，根拠に基づく看護に必要な知識・技術など
 教育内容 ─────┼─ 教育的機能の発揮と円滑化
              │   新人教育・実習指導に必要な知識・技術など
              ├─ 管理的機能の発揮と円滑化
              │   看護部長・師長・主任・リーダーの役割遂行に必要な知識・技術など
              ├─ 職業の継続と看護の専門職性の理解
              │   キャリアアップ，自己学習の方法，他職種との連携に必要な知識など
              └─ 社会情勢の先取りと対応
                  看護・医療に関する最新の話題や社会情勢の変化に伴い周知しておかなけれ
                  ばならない内容
```

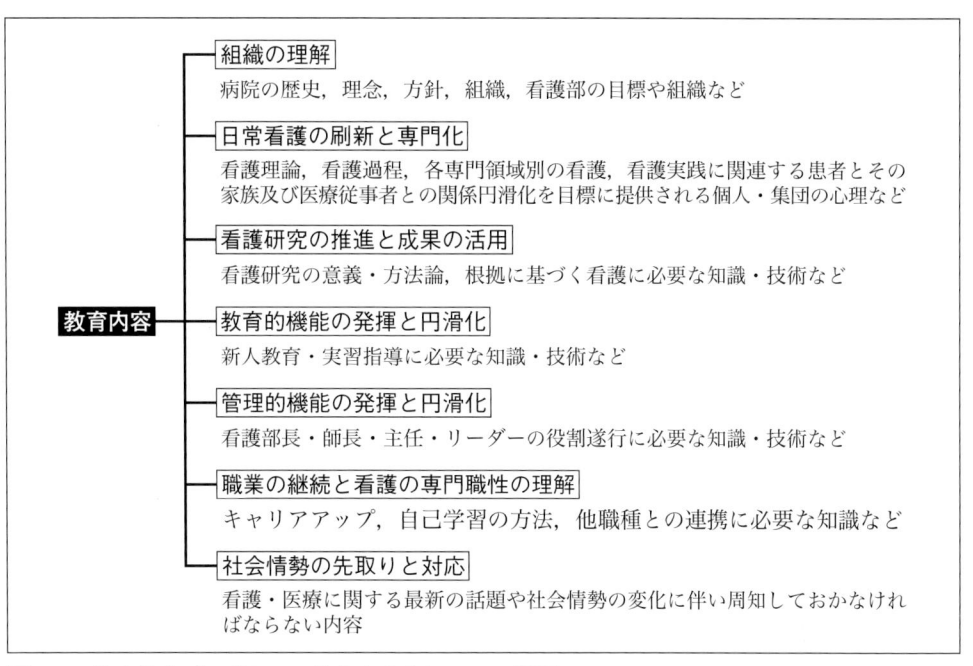

図 2-3　院内教育プログラムの教育内容としての 7 側面

どの内容もここに含まれる。

(3) 看護研究の推進と成果の活用

　現在，多くの病院は，看護職員に院内研究の実施と充実を求める。そのためには，研究の方法論の修得に加え，研究の質を高められるよう各テーマ別の指導が必要不可欠である。また，近年，根拠に基づく看護(EBN)の重要性が提唱されており，根拠として研究成果をどのように活用していくのか，また，どのようにすれば研究成果を活用できるようになるのかなども，看護研究の推進と成果の活用に関わる教育として重要視されている。

(4) 教育的機能の発揮と円滑化

　病院に就業する看護師も多様な教育的機能の発揮を求められる。その病院に来院するクライエントへの指導をはじめとして，看護基礎教育課程に在籍する学生を対象とした看護学実習の指導，その病院に就業する看護師を対象とした集合教育・分散教育などの担当がその具体例である。

　現在，病院に就業している看護師の多くは，看護基礎教育課程の卒業であり，看護基礎教育課程の教育は，前述したような教育的機能を発揮するために必要な内容を包含する授業を必須科目として設定していない。それにもかかわらず，看護師の多くは，就職後数年を経過すると必ずこの機能の発揮を求められる。教育的機能の発揮と円滑化に関わる教育内容は，このような観点から重要視されている。

(5) 管理的機能の発揮と円滑化

　病院に就業する看護師は，多様な管理的機能の発揮を求められる。その代表例は，看護部長や副看護部長，看護師長や副看護師長・主任などとともに各勤務帯のリーダーなどの役割に付随する機能である。

教育的機能と同様に，看護基礎教育課程の教育は前述したような管理的機能を発揮するために必要な内容を包含する授業を必須科目として設定していない場合が多い。「看護管理」という授業科目を設定していても，看護学の初学者である学生が授業を通して修得できる内容は限定される。それにもかかわらず，看護師の多くは，就職後数年どころか数ヶ月を経過すると勤務帯リーダーの役割を担うことを必然とされ，この機能の発揮を求められる。また，管理は，その環境に多大なる影響を受け，環境を反映したその職場独自のあり方が存在する。管理的機能の発揮と円滑化に関わる教育内容は，このような観点から重要視されている。

(6) 職業の継続と看護の専門職性の理解

看護師は専門職であり，看護専門職者として向上し続ける必要がある。そのため，前述した(1)から(5)の内容に加え，多くの病院は看護師が職業的に発達していくためにどうしていったらよいのか，例えば，看護師のキャリアアップ，自己学習の方法などを学習するための機会を提供している。また，看護専門職者としてどのような経験を積んでいくべきかなどといった内容を提供している病院もある。

前述の(1)から(5)は，日常の職務そのものに焦点が当たった教育内容である。それに対し，職業の継続と看護の専門職性の理解に関わる教育内容は，病院に就業し，日常の職務を遂行するその人自身に焦点が当たっているという特徴がある。また，この側面の教育を充実できたとき，(1)から(5)の教育に看護師が積極的に参加できるようになるという間接的な効果を持つという特徴もある。

(7) 社会情勢の先取りと対応

多くの病院は，前述の内容に加え，看護・医療に関する最新の話題や社会情勢の変化に伴い，周知しておかなければならない内容に関する学習の機会を提供している。

2) 教育内容としての7側面の活用

前述したように院内教育は，看護基礎教育や卒後教育，また，認定看護師など特定の資格取得に関わる教育とは異なり，その病院の考え方により自由に教育内容を決定できる。そのため，この7側面は，院内教育として必須の内容ではなく，次のように活用できる。

例えば，Y病院の教育担当者は院内教育の内容に偏向があるように感じていたとする。その際，各研修を7側面に分類してみると，Y病院の研修は，**組織の理解**と**日常看護の刷新と専門化**に集中しており，他の側面に分類される内容を全く提供していないことがわかった。そこで改めて学習ニーズを調査した。その結果，Y病院は看護学生の実習指導を引き受けており，また，毎年，多数の新卒看護師を受け入れるため，看護職員は**教育的機能の発揮と円滑化**に関わる学習を要望していることが明らかになった。

内容を表す7側面をこのように活用することを通して，偏向のない教育を提供できる。

③ 院内教育プログラム立案に影響する 14 要因

　院内教育プログラムは，その病院の考え方により自由に立案できる。看護基礎教育や卒後教育，特定の資格取得に結びつく教育とは異なり，提供するかしないか，どのような内容を提供するか，どのような方法により提供するかに関する規定は存在しない。そのため，一概に院内教育といっても系統的にすべての看護職員を対象として計画的に提供されている場合もあれば，外部から講師を招き，1 年に 1 回，講演会を開催するといった場合もある。

　院内教育プログラム立案に関連するこのような相違は，様々な要因に影響を受けて生じる。例えば，A 病院は，看護師募集のための病院案内に院内教育を提供していることを明言していた。しかし，その実態は 1 年に 1 回の講演会の開催のみであった。病院長である医師は看護職員に教育を提供する必要性を感じており，看護部長にその意向と予算の確保を伝えていた。しかし，A 病院の看護部は看護部長 1 名と事務員 2 名から構成されており，部長自身が激務の間隙を縫い考え実行できたことは，1 年に 1 回の講演会の開催のみであった。A 病院の看護部長は，この実態に問題を感じ，同規模の診療科，病床，看護職員から構成される B 病院，C 病院の実態について聞き取り調査を行った。その結果，B 病院は看護部に教育担当の副看護部長の役職があること，また，教育担当副看護部長を長とし，複数の看護師長により構成される教育委員会があることを知った。そこで，A 病院の看護部長は，次年度，院内教育を充実させるために教育委員会を組織するための活動を開始した。

　A 病院の院内教育の問題と改善に最も強く影響を及ぼしている要因は，説明するまでもなく，院内教育プログラムの展開に必要な人的資源である。これらは，院内教育プログラム立案が複数の要因に影響を受け，立案に先立ちこれらの要因がどのようになっているのかをまず把握する必要があることを示す。

　この要因はおおよそ次の 14 種類[11]に分類できる(**表 2-3**)。この 14 要因とは，〔1. 病

表 2-3　院内教育プログラム立案に影響する 14 要因

1. 病院設置主体・病院の特徴と理念
2. 看護職の特性
3. 看護部の目的・目標
4. 看護部の理念
5. 看護職に期待する看護実践能力
6. 看護職に期待する看護実践能力と現実の差異
7. 看護体制の変化
8. 診療体制の変化
9. 院内教育プログラムに対する看護職の要望
10. 院内教育プログラム運営に確保可能な人員数
11. 院内教育プログラム運営に確保可能な予算
12. 院内教育プログラム実施に確保可能な時間
13. 他院の院内教育プログラム
14. 院内教育プログラム立案者の教育に対する信念

院設置主体・病院の特徴と理念〕〔2. 看護職の特性〕〔3. 看護部の目的・目標〕〔4. 看護部の理念〕〔5. 看護職に期待する看護実践能力〕〔6. 看護職に期待する看護実践能力と現実の差異〕〔7. 看護体制の変化〕〔8. 診療体制の変化〕〔9. 院内教育プログラムに対する看護職の要望〕〔10. 院内教育プログラム運営に確保可能な人員数〕〔11. 院内教育プログラム運営に確保可能な予算〕〔12. 院内教育プログラム実施に確保可能な時間〕〔13. 他院の院内教育プログラム〕〔14. 院内教育プログラム立案者の教育に対する信念〕である。

院内教育プログラム立案や再編成に向け，14要因の中から必要な要因を抽出し，言語化し共有する必要がある。

III 院内教育プログラムの展開に必要な基礎知識

　医療機関などに所属して，その組織の教育を担当する看護職者は教育プログラムの全体構造を検討し，その結果に基づき，各年度ごとに教育計画を立案する。立案した教育計画の実施に際し，専門家を外部から招聘する場合もある。しかし，プログラムの大半は，プログラムを立案した教育担当者自身もしくはその組織の看護職員が研修を授業として組み立て，対象となる看護職員に提供している。

　院内教育プログラムの展開は，次の4要素を包含する活動である。これらは，①プログラムの全体を構造化し，②全体を構成する各研修を授業として対象者に提供し，③その結果を査定し，④それらを反映した次年度のプログラムを再編成するという要素である。

　このうち，②全体を構成する各研修を授業として対象者に提供するという要素は，さらに各研修を授業として組織化し，それに基づき授業を提供し，提供した授業を評価するという活動を必要とする。先述したように看護師自身がこの活動を担う必然性があり，看護師の多くは，クライエントに看護を提供するために必要な専門的知識や技術を修得している。しかし，同僚である看護師に教育を提供するための知識，技術を修得する機会がないままその役割を担わなければならない場合も多い。

　本項は，このような状況を想定し，各研修を授業として提供し，評価するために必要な知識と技術として次の4点について言及する。第1に授業設計と授業の組織化，第2に授業の目的・目標の設定について言及する。第3に授業計画案作成に必要な知識として，授業形態，教授技術，教育機器について言及する。また，教育はすべからく目的的・計画的な営みであり，目的の達成状況の評価は必要不可欠である。そこで，第4に各研修の評価に必要な知識について言及する。

❶ 授業設計と授業の組織化

　看護師Sは，その病院の教育委員会から臨床経験3年以上の看護師を対象とするリーダー研修の講師を依頼された。看護師Sは，看護継続教育機関が提供する研修も自主的に受講しており，リーダーシップに関する基礎知識を修得していると自負していた。また，看護師Sは副看護師長であり，修得した知識を病棟の管理に活用できていると感じ

ていた。そのため，教育委員会からこの依頼を受けたとき，依頼に応えられると判断し，引き受けた。しかし，決定された日時が近づき授業の準備をしようと考えたが，何をどうしてよいのかわからず，この仕事を引き受けたことが誤りであったのではないかと考えるようになってしまった。また，看護師Sは，このとき，自身が教育に向いていないのではないかと感じた。

　これは看護師Sが実際に経験したことである。この状況は，授業の提供という観点からみると，次のように整理できる。

　授業を提供する際，必要な知識や技術は2種類に大別できる。第1は，授業の内容そのものに関する知識である。看護師Sの場合，リーダーシップに関してこれまでの学習成果，累積してきた経験に基づく知識がこれに該当する。第2は，授業の内容を対象者にどのように提供するのかという授業の展開に関する知識である。看護師Sは，授業の内容そのものに関する知識や経験を十分に持っていた。しかし，授業の目的を達成するために，どのような授業形態を採用し，どのように授業計画案を作成するのかに関する知識を修得していなかった。また，どのような教授技術や教育機器を使用し，授業を行うのかという授業の展開に関する知識も修得していなかったため，このような状況に直面してしまった。

　授業の展開に関わるこのような知識は，軽んじられる傾向が少なからず存在する。それは，内容に関する知識や技術もしくは経験さえ豊富に持っていれば，質の高い授業を提供できるという考え方である。しかし，看護過程の展開にこの状況を置き換えてみるとそうではないことが一目瞭然である。すなわち，白血病に罹患した青年期のMさんの看護過程を展開しようとしたとき，白血病の病態生理，治療，青年期の発達課題，白血病の看護の原理原則，Mさんの背景などは看護の内容に関する知識や情報である。これなくして看護過程は展開できない。しかし，これのみでも看護過程は展開できない。看護過程とは何か，どのようにアセスメントし，計画を立案し，立案した計画を評価するのかという展開に関わる知識が必要である。研究も同様であり，解明したいという状況，すなわち研究の内容に関することだけに精通していても，その状況を解明することはできない。その状況をどのような方法論，データ収集方法，分析方法を用いれば解明できるのかという研究を遂行するための知識や技術が必要不可欠である。

　さて，それでは看護師Sがリーダーシップに関する授業を提供するために第1に必要となるのはどのような知識であったのか。答えは，授業設計と授業の組織化に関する知識である。

　授業設計とは，授業の実施に先立って行われる授業についての計画，分析，教材作成などの準備活動を意味する[13]。授業設計を綿密に行うことは，教育目標を達成するうえで必要不可欠である。また，授業の組織化とは，授業の目的の達成に向け，内容の選択と決定，学習方法の適切性を考え，それを与えられた条件のなかで最適なものにするために諸因子を組み合わせて，授業の効率を高めていくことを意味する。授業設計と授業の組織化は，次に示す4つのステップを必要とする。

> **Step 1**
> 　研修の目的・目標を明確にし，設定する段階である。研修の目的・目標は，提供する教育内容の要素とその病院組織の理念，院内教育の目的・目標，対象者の背景にも影響を受ける。
>
> **Step 2**
> 　目的・目標を達成するために必要な時間や授業形態を検討，決定する段階である。あらかじめ時間が定められている場合にはその範囲内で，最も効率よい目的・目標の達成を検討する。
>
> **Step 3**
> 　Step 1，2で決定したことを研修計画書に記述する。研修計画書は教育提供者と学習者の両者がその研修について共有すべき内容を網羅したものであり，院内教育におけるシラバス(授業概要)に該当する。いつ，誰が，どこで，どのように，何を使用し，その授業の目的・目標を達成していくのかを評価方法を含め，簡潔に表現する。
>
> **Step 4**
> 　研修計画書に沿って授業担当者が授業計画案を具体的に立案する段階である。授業計画案の様式に従って，決められた時間内で目標を到達できるように，授業進行に沿って教授活動，学習活動，留意点等を具体的に記述していく。

　このうち，**Step 1** は，研修の目的・目標を明確にし，設定する段階であり，授業設計や授業の組織化のなかでも最も重要な段階である。それは，教育は目的的・計画的な営みであり，**Step 2** 以後の段階が設定した目的・目標の効率のよい達成を目指す活動であることに起因する。誰が，何を学ぶ研修を計画しているのか，それを熟考しつつ，目的・目標を定める必要がある。この際，**教育目標分類学(タキソノミー)に関する知識**[14]を活用することが有用であり，次項に概説する。

　Step 3 に示した研修計画書の様式の一例を**図 2-4**(様式の記入例は第 4 章参照)に示した。多くの場合，教育担当者が **Step 3** まで実施し，各担当者に依頼する。先に紹介した看護師 S は，副看護師長であるが教育担当者ではない。教育担当者が作成した研修計画書に基づき授業を提供することを依頼されており，**Step 4** の授業計画案作成から準備を開始することになる。授業計画案の様式の一例を**図 2-5**(様式の記入例は第 4 章参照)に示した。

❷ 授業の目的・目標の設定

　教育は，目的的・計画的な営みであり，このような教育の計画，実施，評価に向けては，教育目的・目標を適切に設定する必要がある。教育の目的・目標は，学習の成果を現し，学習成果を評価する際の基準となる。

　院内教育であってもこの原則には変わりがない。各研修の目的・目標を適切に設定できなければ，担当者がどのように努力しても目標を達成できず，それに関わるすべての人々に不全感を残すことになる。また，多くの院内教育担当者が研修の評価について悩んでいる。研修の成果を適切に測定するためには，教育評価に関する知識とともに適切な目的・

Ⅲ．院内教育プログラムの展開に必要な基礎知識

研修名	
対象者	
方　法 (授業形態)	
目　的	
目　標	
内　容	
評価方法	
講　師	
日時/会場	
担当教育委員	

図2-4　研修計画書の様式例

研修名：
日時：
会場：
対象：
授業形態：

目的：

目標：

教材：
教育機器：
研修室の設定：

進行予定

時刻	目標	教授活動	学習活動	教材	授業進行上の留意点

- 予定時刻を記入する。
- 右記の教授活動に関連する目標などを記入する。
- 目標を達成するために行う実際の教授活動を記入する。説明内容，対象者への対応など具体的に記入する。
- 予想される対象者の活動・反応などを記入する。
- 使用教材を記入する。
- 進行していく上での留意点を記入する。
- 進行・内容的な区切りを点線で示す。

図2-5　授業計画案の様式例

目標設定に関する知識が必要である。この実現に向けては，教育目標分類学[15]の活用が有効である。

教育目標分類学(タキソノミー)とは，1948年，ボストンで開催されたアメリカ心理学会に集まった測定・評価に関心を持つ研究者集団が母体となって産出した研究成果である。その成果をブルーム(Bloom, B. S.)らが，教育目標分類学「taxonomy(分類学)」として体系化した理論である。この理論は「分類」を表現するために「classification(分類)」を使用せず，「taxonomy(分類学)」を用いた。これは，単に目標を分類するだけではなく，目標間の関係を明瞭にし，その系列性を重視する立場をとるためである。このような観点から，教育において達成されるべき目標の全体を認知領域，精神運動領域，情意領域の3領域に分け，それぞれの領域ごとに目標系列を明らかにした。また，認知領域6段階，精神運動領域と情意領域は各々5段階の目標レベルが複数の研究者により明らかにされている。

教育目標分類学(タキソノミー)の特徴は，目標が教育内容ではなく，その内容を活用する「能力」に焦点を当て設定するという点にある。何をどこまで学ぶのか，または何をどこまで教えるのかという表現がある。前者は学習者，後者は教授者の視点からの表現である。この表現のうち，「何を」は学習内容，「どこまで」はその内容を活用する能力に該当する。すなわち，**教育目標分類学(タキソノミー)**は，学習内容として特定された内容をどこまで，すなわちどのレベルまで学習すること，教授することを目標とするのかを明示するために有用である。

(1) 教育目標分類学(タキソノミー)における目標の3領域

○認知領域

　知的活動に関わる教育目標を扱う領域であり，この目標は知識の記憶と再生，一般的な知的能力，知的技能の獲得に関わる内容を含む。認知領域には，「知識」「理解」「応用」「分析」「総合」「評価」(表2-4)[16]という6つのレベルがあり，「知識」「理解」「応用」「分析」「総合」「評価」の順に学習は単純から複雑へと移行する。

○精神運動領域

　様々な技術を展開するときに必要となる能力や技能に関わる教育目標を扱う領域である。この目標は，真似ることから始まり，その技能を巧みに使いこなすといった数段階にわたり身体的調整を必要とする運動志向的な活動の獲得に関わる内容を含む。この活動は，認知領域，後に述べる情意領域の目標両者に影響を受ける。特に看護職者に求められる技能は，その基盤となる知識，それに関わる看護職者自身の価値観や態度によりその質は決定づけられる。

　精神運動領域には，複数の研究者によるレベル分類がある。本書は院内教育という観点から最も適切な分類として「模倣」「操作」「精確化」「分節化」「自然化」(表2-5)[16]を提示する。「模倣」「操作」「精確化」「分節化」「自然化」の順に，定着の度合いは強くなる。

○情意領域

　価値，態度，信念の発達に関わる教育目標を扱う領域であり，この領域の目標は専門職の実践と密接に関わり，価値，態度，信念を内在化していく過程を含む。情意領域には，

表2-4　認知領域各レベル（Bloomらによる）と目標例

知識	事実と特定の情報の想起。特性の記憶。 目標例：「リンパ浮腫」という用語を定義する。
理解	わかること。素材を記述し、説明する能力。 目標例：リンパ節の機能について記述する。
応用	新しい状況における情報の使用。新しい状況の中で知識を用いる能力。 目標例：乳がんに罹患したクライエントの乳房切除術と術後のリンパ浮腫発生のメカニズムを関連づける。
分析	資料を構成要素や部分に分析し、それら相互の関連を明らかにする能力。 目標例：乳房切除がクライエントの身体・心理・社会的側面に及ぼす影響を分析する。
総合	1つのまとまったものを新たに作り上げる能力。新たなものを作り上げる際には、複数の要素を結合する。 目標例：乳房切除術を受けるクライエントの術前・術後の看護計画を立案する。
評価	内的外的基準に基づく価値判断。資料や目的がその基準に合致する程度。 目標例：設定された基準に基づいて看護計画を評価する。

[Oermann, M. H. et al. 著，舟島なをみ監訳：看護学教育における講義・演習・実習の評価．p.16, 医学書院，2001の表1-3に加筆．]

表2-5　精神運動領域各レベル（Daveによる）と目標例

模倣	教授者による演示やマルチメディアの視聴に続く技術の実施。模倣学習。 目標例：例に倣って体位交換を行う。
操作	指示どおりに行う能力（手順や技能の観察を通して模倣するのではない）。 目標例：設定された手順に従って患者の採血を行う。
精確化	モデルや指示なしに、独力で正確に技術を実施する能力。 目標例：正確に血糖値を測定する。
分節化	技術を適切な時間枠の中で実施できるように調整する。 目標例：術直後で出血傾向のあるクライエントの寝衣交換を行う。
自然化	習熟度が高い。ケアにおける技能の統合。 目標例：レスピレータ装着中のクライエントの気管内吸引を迅速かつ巧みに実施する。

[Oermann, M. H. et al. 著，舟島なをみ監訳：看護学教育における講義・演習・実習の評価．p.20, 医学書院，2001の表1-6に加筆．]

「受容」「反応」「価値づけ」「価値の組織化」「価値の個性化」（表2-6）[16]というレベルがあり、「受容」「反応」「価値づけ」「価値の組織化」「価値の個性化」の順に内在化のレベルは深くなる。情意領域の学習成果には2つの側面がある。第1は価値、態度、信念に関する知識と関連しており、この知識の獲得状況は、試験によっても評価できる。第2は価値、態度、信念を受け入れたかどうか、意思決定や行動に反映するように内在化しているかどうかに関連している。価値の受け入れ、内在化の状況は、筆記試験によりその評価を行うことは困難であり、行動を一定期間観察しなければ判定できない。

表2-6 情意領域各レベル（Krathwohl らによる）と目標例

受容	看護実践における重要な価値，態度，信念への気づき。クライエント，臨床状況，問題に対する敏感さ。 目標例：看護実践にクライエントの意思を反映する必要性に気づいていることを表現する。
反応	状況に気づき，そして反応すること。学習者がそこに含まれる現象に対して自らを関与させること。 目標例：クライエントの意思を尊重した看護の重要性を自発的に他者と共有しようとする。
価値づけ	価値の内在化。価値を承認するとともに，行動の基盤としてその価値を主体的に用いる。 目標例：クライエントが自己の生活様式や看護に関する決定に関与する権利を擁護する。
価値の組織化	複雑な価値体系を発達させること。価値体系の組織化。 目標例：費用と看護の質に関する問題に対し，自己の見解を形成する。
価値の個性化	実践上の理念となる価値体系の内在化。 目標例：クライエントや家族が看護に関する意思決定に関与できるよう一貫して行動する。

[Oermann, M. H. et al. 著，舟島なをみ監訳：看護学教育における講義・演習・実習の評価．p.19, 医学書院，2001 の表1-5 に加筆]

(2) 目標の設定

研修計画立案に向け，各研修の目標設定は，次の4段階（図2-6）を必要とする。

●第1段階　研修内容の特定

目標設定の第1は，研修を通し，修得を目指す内容を特定する段階である。

乳房切除術後のリンパ浮腫に関する研修（表2-7）を例にとり説明する。この研修は乳房切除術とリンパ節郭清術を受けた乳がん患者に生じやすいリンパ浮腫のメカニズムを理解し，浮腫予防と緩和に必要な知識・技術を修得することを目的としている。目的が示すようにこの研修を通して修得を目指す内容は，①乳房切除術とリンパ節郭清術の理解，②それを受けた乳がん患者に生じやすいリンパ浮腫のメカニズムの理解，③浮腫予防と緩和に必要な知識・技術の修得，という3種類から構成される。①から③が何をどこまで学ぶのか，教えるのかの「何を」に該当する部分であり，特定できた修得を目指す内容である。先述したように教育目標分類学は，目標を教育内容の視点から設定するのではなく，その内容を活用できる能力の視点から設定する。これは，内容を特定するこの段階に教育目標分類学を活用できないことを示す。活用は第2段階以降である。

●第2段階　研修内容に対応する目標領域の決定

目標設定の第2は，それぞれの内容が認知，精神運動，情意の3領域，どれに対応するのかを考え，決定する段階である。例えば，「①乳房切除術とリンパ節郭清術の理解」と「②それを受けた乳がん患者に生じやすいリンパ浮腫のメカニズムの理解」は，知的活動に関わる内容であり，認知領域の目標設定が必要である。これに対して，「③浮腫予防と緩和に必要な知識・技術の修得」は，リンパ浮腫予防と緩和のための技術を展開するときに必要となる能力や技能に関わる内容であり，精神運動領域の目標設定が必要である。また，リンパ浮腫予防と緩和のための技術は，この技術の基盤となる知識やこの技術を提

Ⅲ．院内教育プログラムの展開に必要な基礎知識

第1段階　研修内容の特定
研修を通し，修得を目指す内容を特定する

第2段階　研修内容に対応する目標領域の決定
第1段階において特定した修得を目指すそれぞれの内容が，認知，精神運動，情意のどの領域に対応するのかを考え，決定する

第3段階　研修各内容の目標レベルの決定
第2段階を通して決定した目標領域のどのレベルを目指すのかを決定する

第4段階　決定したレベルに応じた目標の記述
各領域とそのレベルに応じた「動詞」を用いて目標を記述する

図2-6　研修の目標設定に必要な4段階

表2-7　乳房切除術後のリンパ浮腫に関する研修

研修名	乳房切除術後のリンパ浮腫―予防と緩和―
対象者	就職後4ヶ月目の新人看護師
授業形態	180分の集合教育1回
目的	乳房切除術とリンパ節郭清を受けた乳がん患者に生じやすいリンパ浮腫のメカニズムを理解し，浮腫予防と緩和に必要な知識・技術を修得する。
目標	1. 人体のリンパ節の機能について説明する。 2. 乳房切除術とリンパ節郭清の概要・必要性について説明する。 3. リンパ節郭清後のリンパ浮腫のメカニズムについて説明する。 4. 乳房切除術後の患者にとってのリンパ浮腫予防の重要性を認める。 5. リンパ浮腫の徴候と症状を列挙する。 6. リンパ浮腫予防の必要性について説明する。 7. リンパ浮腫予防に向けた日常生活上の注意点を説明する。 8. リンパ浮腫予防と緩和に向けたマッサージを手順に従って実践する。
内容	1. リンパ節とは何？ 2. 乳房切除術とリンパ節郭清ってどんな手術？（術式，意義と必要性） 3. リンパ浮腫って何？（リンパ浮腫のメカニズム，徴候と症状，その観察） 4. リンパ浮腫って予防できるの？ 5. リンパ浮腫の予防と緩和に向けたマッサージ
評価	1. 成果の評価は，研修時の技術修得状況，終了後レポートにより評価する。 ［終了後レポートのテーマ］ 乳房切除術後のリンパ浮腫発生のメカニズムとその予防及び緩和 2. 企画と過程の評価は，研修終了時，研修評価表を全員に配布し，記載を依頼しその結果により評価する。
日時・場所	12月1日 15:00から18:00 大会議室
留意点	マッサージを行うため，ユニフォームもしくは軽装にて参加

供する看護専門職としての価値観，信念などに影響を受ける。そのため，③浮腫予防と緩和に必要な知識・技術の修得には，精神運動領域に加え，認知領域，情意領域の目標設定が必要である。

●第3段階　研修各内容の目標レベルの決定

目標設定の第3は，何をどこまで学ぶのか，教えるのかの「どこまで」に該当する部分を決定する段階であり，第2段階を通して決定した目標領域のどのレベルを目指すのかを決定する。レベルは，対象者の背景，研修時間なども吟味したうえで決定する必要がある。「①乳房切除術とリンパ節郭清術の理解」と「②それを受けた乳がん患者に生じやすいリンパ浮腫のメカニズムの理解」は，認知領域の目標設定が必要であった。このレベルを決定する際，対象者が就職後4ヶ月目の新人看護師であり，研修時間は3時間と決定されていたとする。この場合，「知識」「理解」「応用」「分析」「総合」「評価」のうち，どのレベルを目指すのかは自ずと決定される。対象者の特性と研修時間から考えると「総合」「評価」に到達することは不可能であろう。また，もし，「総合」「評価」にレベルを決定したい，すなわち，その研修をより複雑な知的活動を目標とするものにしたいのならば，研修時間を延長するような努力が必要となる。

●第4段階　決定したレベルに応じた目標の記述

目標設定の第4は，各領域とそのレベルに応じた「動詞」を用いて目標を記述する段階である。その際，次の4点に留意する必要がある。

①1目標には1つの行動のみを含むよう目標を設定する。
②その目標の実現可能性を十分考慮する。
③学習成果としての行動を表現する。
④単純から複雑へという学習の原理原則を遵守する。

このうち，「③学習成果としての行動を表現する」という留意点は特に重要である。例えば，精神運動領域の目標として「リンパ浮腫予防と緩和に向けたマッサージができる」という目標は教育目標分類学を活用した目標設定として適切ではない。「リンパ浮腫予防と緩和に向けたマッサージができる」という精神運動領域の活動は，「模倣」「操作」「精確化」「分節化」「自然化」のうち，どのレベルを目指しているのか，それを決定し，そのレベルに応じた「動詞」(**表2-8**)を用いて目標を記述する必要がある。

また，「④単純から複雑へという学習の原理原則を遵守する」も重要であり，低次のレベルを飛ばして高次のレベルの目標を到達することは不可能であり，これは，認知領域のみならず，情意領域，精神運動領域すべてに該当する。

3　授業計画案作成に必要な知識

授業計画案作成時，教授者は授業の目的・目標の設定を始めとして，その目的・目標を達成するために，どのような授業形態が最適か，また，どのような教育機器，教授技術を活用するのかを決定する必要がある。さらに，授業の目的・目標の達成度を確認するために評価の方法も決定する必要がある。言い換えると，次に示すような授業形態，教授技術，教育機器，教育評価に関する知識なくして授業計画案を立案することはできない。

表2-8　3領域のレベルとそれを表す動詞

認知領域	情意領域	精神運動領域
知識 　定義する 　識別する 　列挙する 　命名する 　想起する 理解 　〜を用いて説明する 　記述する 　区別する 　結論を述べる 　理由を述べる 　例を述べる 　解釈を述べる 　選択する 応用 　適用する 　関連づける 　用いる 分析 　分析する 　比較する 　対比する 　見つけ出す 　識別する 　関連づける 総合 　構成する 　計画する 　開発する 　つくり出す 　総合する 評価 　承認する 　アセスメントする 　批評する 　評価する 　判断する	受容 　認める 　気づきを示す 反応 　自発的に行動する 　自発的に支持する 　応答する 　機会を求める 価値づけ 　承認する 　責任を負う 　参加する 　尊重する 　支持する 　価値を認める 価値の組織化 　賛成する 　討論する 　明言する 　擁護する 　見解を示す 価値の個性化 　一貫性をもって活動する 　主張する	模倣 　例に倣う 　模倣する 操作 　手順に基づいて実行する 　手順に従う 　手順に従って実践する 精確化 　技能を演示する 　正確に実施する 分節化 　正確かつ適切な時間内に実施する 自然化 　有能である 　有能にやり遂げる 　技能をケアに統合する

〔出典〕 Reilly, D. E. & Oermann, M. H.: Behavioral Objectives: Evaluation in Nursing. 3rd ed., pp. 85-86. NLN, New York, 1990. Copyright 1990 by National League for Nursing より許可を得て改変.
[Oermann, M. H. et al. 著, 舟島なをみ監訳：看護学教育における講義・演習・実習の評価. p.13, 医学書院, 2001 の表1-2]

1) 授業形態の種類と特徴

　授業は様々な形態によって提供される。この形態は，教授者を基準に考えるとき，それは教授形態であり，学習者を基準に考えるとき，それは学習形態であり，授業形態とは学習者と教授者両者の活動を包含する総称である。

　授業形態には，3種類の分類がある。第1は，教授者と学習者の活動による分類であり，

講義，演習，実習という授業形態である(表2-9)。授業の形態といったとき，講義のみを思い浮かべる授業提供者がいると聞くが，教授者と学習者の活動によるこのような形態があり，どの形態が最も効率よくその授業の目的を達成するかという観点から最適な授業形態を選択する必要がある。第2は，学習者の集合状況による分類であり，集合教育，分散教育という形態である(表2-10)。第3は，学習の場による分類であり，OJT，Off JTという形態である(表2-11)。どの形態を選択するのかは，先述したとおり授業の目的に多大なる影響を受ける。

2) 院内教育に活用可能な教授技術の種類と特徴

看護目標を達成するために看護師は多様な技術を用いる。それらは，コミュニケーション，食事，排泄，移動，安全，安楽など多岐にわたる。

同様に教育目標を達成するために，教授者は多様な技術を用いる。それらは，説得，ゆさぶり，発問，質問，説明，指示，板書，演示など多岐にわたる(表2-12)。これらをどのように用いるかは，各研修の目的・目標や対象者に多大なる影響を受ける。逆に教授技術の活用方法は，目的・目標の達成度に多大なる影響を及ぼし，授業計画案の作成時には

表2-9　授業形態の種類と特徴─教授者と学習者の活動による分類

講義	教員が事前に計画した思考の筋道に即しながら，口述によって一定の知識内容を正確に，体系的に，能率的に学習者に伝達する授業の一形態である。
演習	高等教育の一般教育及び専門教育の目標を達成するために用いられる。このうち，専門教育に用いられる演習は，特定の職業領域に共通する実技や職業活動の基盤となる能力の獲得を目指し，系統的に展開される学内の授業の一形態である。
実習	技術の教育において，技法を身につけたり，知識を応用・実践したりするために，実際に働きかける授業の一形態である。

[青木一他編：現代教育学事典，「講義法」の項，p.273, 労働旬報社, 1988. 天城勲他編：現代教育用語辞典，「講義法」の項，pp.175-176, 第一法規, 1979. 宮芝智子他：看護学演習における教授活動の解明─援助技術の習得を目標とした演習に焦点を当てて. 看護教育学研究, 14(1) ; 10-11, 2005. 細谷俊夫他編：新教育学大事典3，「実習」の項, pp.463-464, 第一法規, 1990.]

表2-10　授業形態の種類と特徴─学習者の集合状況による分類

集合教育	対象となる学習者が，一堂に会して受ける教育である。
分散教育	対象となる学習者が，所属する部署において受ける教育である。

[杉森みど里, 舟島なをみ：看護教育学. 第8版, p.455, 医学書院, 2024.]

表2-11　授業形態の種類と特徴─学習の場による分類

OJT (On-the-Job Training)	職場(内)訓練と呼ばれ，職員が仕事を通して業務遂行に必要な能力を身につけるための教育である。
Off JT (Off-the-Job Training)	職場外訓練と呼ばれ，職員が職場の内外において，一堂に会して仕事上の必要な知識，技能・技術を修得するための教育である。

[濱嶋朗他編：社会学小辞典, 新版，「OJTとOff JT」の項, p.45, 有斐閣, 2003. 森岡清美他編：新社会学辞典,「OJT／Off JT」の項, p.119, 有斐閣, 2000.]

表 2-12　一般的教授技術の種類と特徴

種類	特徴
説得 （レトリック）	人々の断絶や意見の対立を前提とする言論行為であり，容易に通じ合えないような状況において求められる。教授者が教えたいことと学習者が学びたいこと，専門用語と日常用語，科学と常識といった種々の断絶，学習者同士の様々な階層化や対立状況の中に存在する断絶や対立を乗り越えていくための活動である。
ゆさぶり	広義には，授業において学習者の応答的能動を呼び起こす教員の働きかけの一つであり，すぐれた教授行為の典型とされる。狭義には，学習者の認識発展の否定的媒介の契機となる問いかけ（否定的発問）とされる。先入観や生活的概念（既知）と法則や科学的概念（未知）との間の葛藤を生じさせる活動である。
発問	授業中になされる教員の問いかけであり，教育内容に即して学習者の思考活動を促し，彼らが主体的に教材と対決していく学習活動を組織することを意図して，問いかける活動である。
質問	問題に関する既習知識や事実，特定の情報などの想起を目的として問いかける活動である。
説明	選択・配列した教育内容を学習者に語り，確実に伝達する活動である。
指示	授業の目標達成のために，その過程において学習者の活動を方向づけたり，要請したりする活動である。
助言	授業時間内の学習者の自主的な学習活動を支え，励まし，援助するための教授活動である。同時に，学習者の学習行為を適切に構成しつつ指導するための活動である。
評価	学習者の思考や表現の質を深めていくために，学習者の反応や応答について柔軟に受け止め，刻々に方向づけ，査定していく活動である。
板書	学習課題や学習目標の提示，課題追究・思考の方法や作業手順の説明，学習内容の解説などのために，黒板やホワイトボードに文字や絵図などを用いて提示する活動である。
演示（示範）	一定の内容を説明する際に，視覚に訴える具体的な物や道具，身体表現などをもとに説明する活動である。
指さし	ただ具体物を指し示すだけでなく，その行為で何かを意味したり，伝達したりするための活動である。

［吉本均編：現代授業研究大事典，「説得」「ゆさぶり」「発問」「説明」「指示」「助言」「評価」「指さし」「演示」の項，pp.493-504，明治図書，1987．Oermann, M.H. et al. 著，舟島なをみ監訳：看護学教育における講義・演習・実習の評価，p.146，医学書院，2001．今野喜清他編：新版学校教育辞典，「板書」の項，p.594，教育出版，2003．］

その研修の目的と目標，対象者を念頭に置き，多様かつ適切な教授技術を組み込んでいく必要がある。各研修の講師を担当する看護師にも，目的・目標に即して多様な教授技術を使いこなせる能力が求められる。

3）院内教育に活用可能な教育機器の種類と特徴

「教育機器」とは，教育活動に際し，教員が用いる各種器具や機械類の総称[17]である。教育機器は，「教材提示装置」「個別学習装置」に分類できる。本項は，院内教育に活用可能という観点から特に「教材提示装置」を表2-13に示した。この内，DVDやコンピュータ／プロジェクタの普及により，スライドプロジェクタ，ビデオデッキ／ビデオ，OHPなどは，ほとんど使用されなくなった。授業計画案の作成時には，どのような教材提示装置が使用できるのかを確認して，それぞれの特徴を考慮したうえで選択する必要がある。

表 2-13 「教材提示装置」の種類と特徴・使用上の留意点

種類	特徴・使用上の留意点
黒板・ホワイトボード	・普及率の高い教材提示装置であり，教育活動が行われる多くの場所に設置されている ・事前に作成した模造紙，磁石付きのカードなどを貼るためにも使用できる。この方法を用いれば，提示内容を後で再提示したり，移動したりすることもできる
DVDプレイヤー (DVD Player)	・DVDに保存した内容を再生する装置 ・デジタルビデオで撮影した情報をDVDに保存すれば，教材にできる ・DVDの特徴・使用上の留意点は，ビデオに準じる ・ビデオと異なる点は，情報がデジタルデータとして保存されているため，視聴したい部分へのランダムなアクセスが容易なことである
実物投影機 (Visual Presenter)	・OHPと同様の機能を果たすが，光源からの光による投映ではなく，カメラ機能により撮影する装置である 特徴 ①特別な教材を作成する必要がなく，写真・カタログ・絵はがきなどをそのまま原色で拡大したり，立体物をそのまま映せる ②写真だけでなく，フィルムも映写できる 使用上の留意点 ・室内をやや暗くする必要があり，学習者がメモを取りにくい。また，学習者の状況を把握しにくい
コンピュータ／プロジェクタ (Presentation Soft)	・コンピュータのプレゼンテーション画面作成ソフトを用いて画面を作成しプロジェクタで映写する方法 特徴 ①静止画，動画，音声を含む多様な情報を多様に提示できる ②複雑な内容を理解しやすく伝えられる 使用上の留意点 ①様々な提示方法を盛り込みすぎると，その斬新さに目を奪われ，内容を伝わりにくくする可能性がある ②画面作成にある程度の技術を要する
スライドプロジェクタ (Slide Projector)	・スライド写真を提示する装置である 特徴 ①静止画で拡大投影でき，細部の観察や分析が容易 ②実物を映像化でき，具体的なイメージが形成しやすく，印象的 ③事物・事象を近似的に表現でき，臨場感がある ④投影速度の制御，提示情報の組み替え，口頭説明ができる ⑤連続的な提示により，ストーリー性を持たせられる ⑥自作教材の作成が容易 ⑦教材の保存性が高く，必要な時にいつでも活用できる 使用上の留意点 　室内を暗くする必要があり，学習者がメモを取れない，学習者の状況を把握しにくい
ビデオデッキ／ビデオ (VTR)	・ビデオテープに録画した内容を再生する装置であり，小型ビデオカメラを用いて，学習者の実態や学習の展開に即した自作の教材を作成できる 特徴 ①見たい時すぐに，動画で再生(再現)できる ②拡大やスローまたはストップモーション，コマ送りなどができる ③必要な部分だけを見せたり，編集や自作もできる ④一斉視聴も，個別視聴もできる ⑤興味・関心を持った部分を繰り返して視聴できる ⑥音声も加わり，感性に訴えられる ⑦教材の保存性が高く，必要な時にいつでも活用できる 使用上の留意点 　動画でリアルな状況を視聴できるため，学習者が状況を理解できたと思いこんでしまう危険性がある
OHP (Over Head Projector)	・「トランスペアレンシー」に記載した内容を光源を使って投映する装置である 特徴 ①明るい場所でも鮮明な画像が得られ，板書などと併用できる ②学習者と対面した状態で使用でき，反応を観察しながら提示できる ③スクリーンから至近距離で投映できるので，教卓の近くで操作可能 ④機器の構造が単純，操作が簡単であり，専門的な技能は不要 ⑤教材の提示速度を自由に変えられ，情報の加除，修正も自由にできると共に，提示中でも直接シートに書き込むことが可能 ⑥シートは反復して使用でき，持ち運びも比較的容易 使用上の留意点 ①動きのある内容や音声は表現できない ②光を通さない材質や立体物は提示できない

4 研修の評価に必要な知識

　教育は目的的・計画的な営みであり，目的が達成できたか否か，計画が妥当であったか否かを教育の過程と成果の両側面から評価し，その結果を次なる活動に反映させる必要がある。これは，評価が教育に必要不可欠な要素であることを示す。このような観点から院内教育の提供者も多くの場合，何らかの方法を用いて招聘した講師の展開した教育，同僚が提供した教育を評価している。しかし，その結果をどのように活用したらよいのか，また，評価の方法や基準そのものが適切であるのかといった疑問を持ったまま評価を行っている場合も少なからず存在する。

　評価活動に対して問題意識を持つ教育担当者の多くは，教育と評価が不可分な関係にあることを理解しているが，評価に関する基本的知識を持っていない。評価に対する基本的知識とは，教育評価の定義，目的や方法，対象などである。これらを前提とすることなく経験にのみ依拠した評価は，その結果を次なる教育活動に反映できない。

　例えば，看護師長Mは，新人看護職員を対象とした研修「院内感染の予防」の講師を担当した。授業形態は集合教育の講義であり，与えられた時間は120分であった。看護師長Mは，一生懸命，経験に基づき授業計画案を作成し講義したが，参加者の半数以上は講義中，居眠りをしていた。講義終了後，参加者から質問紙を用いて評価を受けた。その結果，内容は概ね理解できたと回答した者が半数以上であるが，評価表の自由記述欄はほとんど空欄であった。講義中の参加者の態度と質問紙の結果を合わせると何らかの改善を要する問題があることは理解できたが，何をどうすればよいのか皆目見当がつかなかった。

　このような状況を打開するためには，第1に教育評価の定義，意義，目的を知ったうえで，何を目的に評価するのかを決定する必要がある。第2にその決定に基づき評価をする場合，何を対象に，いつ，どのような方法を用いて評価できるのかを検討し，決定する必要がある。第3にこれまで実施していた前述のような評価活動は，必要な活動のうち，何を充足していて何を充足していないのかを検討し，不足部分を充足する必要がある。また，不要部分があった場合は，それを削除する必要がある。

　教育評価の基礎知識を持たないまま研修の評価をした場合，その多くは研修の企画や過程の評価にとどまり，研修の成果を評価できていない。これらを前提として，本項は，教育評価とは何かに対する回答として教育評価の定義，研修は多様な形態を用いる授業であり，研修の評価とは何かに対する回答として授業評価の定義，授業評価の多様な方法を理解するために評価の基本形態について言及する。

1）教育評価の定義

　教育評価は，いくつかの定義[18]を持つ概念である。このうち本書は次に示す定義を採用する。すなわち，「教育評価とは主体者が何らかの教育上の目的を持って，何らかの方法で対象に関するデータを収集し，それを一定の基準に照らして解釈する過程である」。これは，教育評価の構成要素を含んだ定義である。この要素とは，誰が評価するのかとい

う評価主体，何をもしくは誰を評価するのかという評価対象，何のために評価するのかという評価の目的，どのように評価するのかという評価のためのデータ収集および方法，何を基準に良否もしくは可不可を決定するのかという評価基準から構成される。

教育評価の理解が，学習者の学習成果に直結されるように狭小な範囲にとどまっている場合も少なからず存在する。しかし，前述の定義は「何らかの教育上の目的を持って」とその目的を示す。何らかの教育上の目的とは，院内教育を想定した場合，各研修の効果を確認することに加え，その医療機関が看護職員に提供する教育の全体構造を見直す，教育に必要な人的，物的環境を向上させる，予算措置の適切性を確認するなどの内容をも含む。これらを教育評価の専門家は，評価の水準[19]という表現を用い，プログラムもしくはカリキュラム全体といった広範な内容から各授業もしくは研修の効果といった内容を階層別に整理する。

本項は，院内教育の展開に必要な基礎知識のうち，特に各研修の評価に必要な知識を選択し，それらについて言及する。

2) 授業評価

先述したように院内教育として提供される研修は，多様な授業形態を用いて実施され，研修は授業であるといっても誤りではない。そこで，「研修の評価とは何か」に対する回答は，授業評価の定義のなかにそのヒントを得られると考え，授業評価という用語を複数の事典類を用いて調べてみた。その結果，授業評価も教育評価と同様，複数の定義（表2-14）を持つ概念であることがわかった。

これらの定義を統合してみると，次のように整理できる。授業評価は，学習者の目標達成度を向上させるために教授活動を見直し，問題がある場合には修正・改善することを目的とする活動である。また，過程と成果の両側面を単一の方法ではなく多様な方法を使用して評価する必要がある。これは，適切な授業評価に向け，多様な方法のなかから目的に適った評価方法を選択し，それに基づき授業を評価する必要があることを示す。また，そ

表2-14　「授業評価」の定義

定義1	授業評価とは，授業を進めるに当たり，教員の指導過程を絶えず吟味し，価値判断して調整するフィードバック活動である。授業評価の典型例は学習者の目標達成度から指導の効果を計る目的で行われる様々なテストである。また，クラスの雰囲気や学習者の反応など，多様な情報を受け止めながら総合的に価値判断し，次の指導に生かしていく。 ［今野喜清他編：新版学校教育辞典．p.391，教育出版，2003．］
定義2	授業評価とは，授業を教授・学習過程ととらえた上で，そこでの教育方法・技術，授業の全体的過程，学習集団のあり方，教授者・学習者・教材の相互関係などの良し悪しを目標に照らして評価すること。 ［安彦忠彦他編：新版現代学校教育大辞典．第3巻，p.556，ぎょうせい，2002．］
定義3	授業評価とは，明確な目標を持った意図的・計画的な営みである授業の成果を向上させるために，多様な視点，多様な方法により評価し，その結果を関連づけることにより有効なフィードバック情報を得て授業設計や展開を見直し，修正改善していく過程である。また，授業評価は授業の過程と授業の成果の両側面からみる必要がある。 ［細谷俊夫他編：新教育学大事典．第4巻，p.74，第一法規，1990．］

のためには授業評価を行おうとする者が評価にどのような種類があるのかを知る必要があることを示す。

　研修の評価も同様であり，自分が行った研修，もしくは外部から招聘した講師が行った研修を評価しようとするとき，次項に示すような評価の種類，方法に関する知識を必要とする。これなくして研修を評価しても，その目的を達成できないことが多い。

3) 評価の基本形態

　評価には，複数の分類がある。この分類とは，どのような目的を達成するために評価を行うのかという目的別の分類，どのような基準を用いて評価するのかという基準別の分類，誰が誰を評価するのかという評価主体と評価対象別の分類である。研修の評価のあり方を検討する際にもこれらの基本的知識を活用する必要がある。

(1) 目的別にみた評価の分類

　ここに分類される形態は，**診断的評価，形成的評価，総括的評価**の3種類である。

　このうち**診断的評価**とは，教授者が，実際の教授活動に先立ち，学習者の現状・実態を把握し，最適な教授活動を準備するために行われる。事前テストなどが，学校教育に従事する教員が行う代表的な診断的評価とされる。研修や授業に先立ち実施する診断的評価は，研修や授業の目的・目標と学習者の位置関係を明らかにするために行われるべきであり，研修や授業の目的・目標の観点から学習者の現状を把握する必要がある。それは，研修や授業に先立ち実施する診断的評価が，目的・目標の達成に向け，学習者にとって最適な教授活動を準備するという目的を持つためである。

　また**形成的評価**とは，教授者が，授業の過程を通して，学習者の学習状況を把握し，その結果に基づき，教授活動の軌道を修正したり，確認したりするために行われる評価活動である。毎回の授業終了時の小テストや授業内容の理解の程度を問う質問などが代表的な形成的評価とされる。研修や授業の過程を通して実施する形成的評価は，診断的評価と同様，研修や授業の目的・目標の観点から学習者の学習状況を把握する必要がある。それは，形成的評価が教授者にとって計画した研修や授業の終了時に，学習者全員の目的・目標の達成を支援することを目指す活動であることに起因する。その実現に向けては，形成的評価に際しても，研修や授業の目的・目標から離れられない。

　総括的評価とは，学校教育において単元終了時，学期末，学年末などに，目的・目標の達成度を総括的に明らかにしようとする評価活動である。主に，成績判定に向け実施され，計画された授業をすべて終了した後実施されるペーパーテスト，実技試験，レポートなどが代表的な総括的評価とされる。

　各研修の効果を確認しようとしたとき，多くの場合，その視点は各研修の終了時点に集中する。それは誤りではない。しかし，各研修の効果を高めるために評価という方法を活用しようとするならば，その活動は研修前から開始する必要があることを診断的評価，形成的評価，総括的評価という3つの基本形態は示している。これが教授活動と評価活動が表裏一体の関係にあるという根拠であり，これを成立させるためには各研修の目的・目標を具体化かつ明瞭化することが必然である。それは，この3つの基本形態が常に目的・

目標とその時点の学習者の状態の関連を明らかにしていくことに起因する。目的・目標が抽象的すぎたり，その時間内では到達できないような高い水準に設定されている場合には，診断的評価，形成的評価，総括的評価に関する知識があっても，それは機能しない。

(2) 基準別にみた評価の分類

ここに分類される形態は，**絶対評価，相対評価，個人内評価**の3種類である。

このうち，**絶対評価**とは，教育目標を基準とし，教育目標の達成の有無やその程度を判定する方法であり，目標基準準拠的解釈，達成度評価ともいわれる。また，**相対評価**とは，評価対象が所属する集団の成績を基準とし，その対象の成績の相対的地位を判定する方法であり，集団基準準拠的解釈ともいわれる。さらに，**個人内評価**とは，個人を基準とし，個人を解釈する方法であり，横断的解釈，縦断的解釈という2つの解釈法を含む。このうち，横断的解釈は個人内差違，縦断的解釈は時系列的変化に着目する。

かつて，学校教育の場は相対評価を用いていたが，現在は絶対評価優位である。また，現在，高等教育に従事する教員の関心を集めるポートフォリオは，個人内評価の考え方を反映した方略である。

研修の成果を評価する際，絶対評価，もしくは個人内評価を用いることが多い。しかし，いずれの評価基準を用いるにしても，研修の目的・目標が具体的かつ適切に設定されていないと評価を適切に行うことができない。

(3) 評価主体と評価対象別にみた評価の分類

ここに分類される形態は，**自己評価，他者評価，相互評価**の3種類である。

このうち，**自己評価**とは，自分で自分の学業，行動，性格，態度などを査定し，それによって得た知見によって自分を確認し，自分の今後の学習や行動を改善，調整するという一連の過程である。また，**他者評価**とは，自分以外の他者の行動や事象の特質などを評価し，その結果を目標との関連で解釈し，それに基づき教育活動の意思決定を行うという一連の過程である。さらに，**相互評価**とは，教授者と学習者がお互いに評価しあい，自己評価の要素に他者評価の結果を含め，教育効果の向上を目指す一連の過程である。

院内教育のみならずすべての看護継続教育の対象は，成人期以上の発達段階に位置し，看護継続教育の対象者を成人学習者であると言い換えることができる。成人学習者は，次のような特徴[20]を持つ存在である。

> ① 学習者としての自己概念が，依存的パーソナリティから脱皮し自己管理性を増大する方向へと変化する。
> ② 経験が，自他の豊かな学習資源となる。
> ③ 学習へのレディネスが，生活課題や生活問題から発達する。
> ④ 学習へのオリエンテーションが，学科中心から生活上の課題や問題中心へと変化する。
> ⑤ 学習への動機づけにおいて，外部から与えられる報酬や処罰よりも，内発的な要因がより重要となる。

成人期にある看護職者が主体的に学習活動を展開していくためには，他者評価とともに自己評価を効果的に取り入れることが求められる。それは，成人学習者の特徴①が示すよ

うに，成人学習者は他者から教えを受けるという依存的な態度ではなく，自らの学生生活や学習活動を自己管理し，自発的に学習を展開していく存在であることに起因する。また，特徴⑤が示すように，成人学習者の学習意欲は，内発的な動機づけに支えられており，自己評価はまさに成人学習者を内発的に動機づける手段であることに起因する。

Ⅳ. 日本型看護職者キャリア・ディベロップメント支援システム活用に必要な基礎知識

　第2章の冒頭に述べたように，本書の目的の1つは，「日本型看護職者キャリア・ディベロップメント支援システム」を活用した院内教育を含む看護継続教育プログラムを展開することである。これまで論述してきた内容の多くは，院内教育に関する一連の研究によって産出できた知識である。同様に，「日本型看護職者キャリア・ディベロップメント支援システム」も複数の研究の統合によって開発され，その有効性は検証された。これは，日本型看護職者キャリア・ディベロップメント支援システムを活用した教育プログラムの立案，実施，評価が教育を担当する看護職者，また，このシステムによって開発されたプログラムがそれに参加する看護職者にとって有益であることを示す。

　このシステムを使用し，実際にどのようにプログラムを編成していくのかについては第3章に詳述する。本項はそれに先立ち，「日本型看護職者キャリア・ディベロップメント支援システム」とはどのようなものか，また，このシステムを活用するために必要な基礎知識として教育ニード，学習ニードについて言及する。教育ニード，学習ニードの言及に際し，本書はニーズという英語の複数形の表現を用いず，両者ともニードという表現を用いることとした。さらに，「日本型看護職者キャリア・ディベロップメント支援システム」を活用して立案する教育プログラムは，対象者の主体的な参加を動機づけるために看護職者が魅力的であると感じる要素をその教育プログラムの中に加味する。そこで，その要素に関する知識についても言及する。

1 日本型看護職者キャリア・ディベロップメント支援システム

　「日本型看護職者キャリア・ディベロップメント支援システム」（図2-7）は，看護職者に高品質な看護継続教育を提供し職業的発達を支援することを通して，看護実践・教育の質向上を目的とする。このシステムは，日本型という命名が表すように，わが国の看護職養成教育が長きにわたり他職種に隷属してきたという歴史的経緯の状況を負の文化として受け止めつつ，既に免許を取得している看護職者の職業的発達の支援を目指すという特徴を持つ。

　「日本型看護職者キャリア・ディベロップメント支援システム」の主要概念は，「**他律から自律への移行**」である。これまで日本の看護職者の圧倒的多数は，医師主導の他律的な環境の中で養成され，免許取得後は自律的なキャリアアップを求められるという矛盾の中にいる。このような状況は，米国，カナダ，オーストラリアなどの看護先進国には既に見られず，「**他律から自律への移行**」を推進することこそが日本の看護継続教育を成功に導

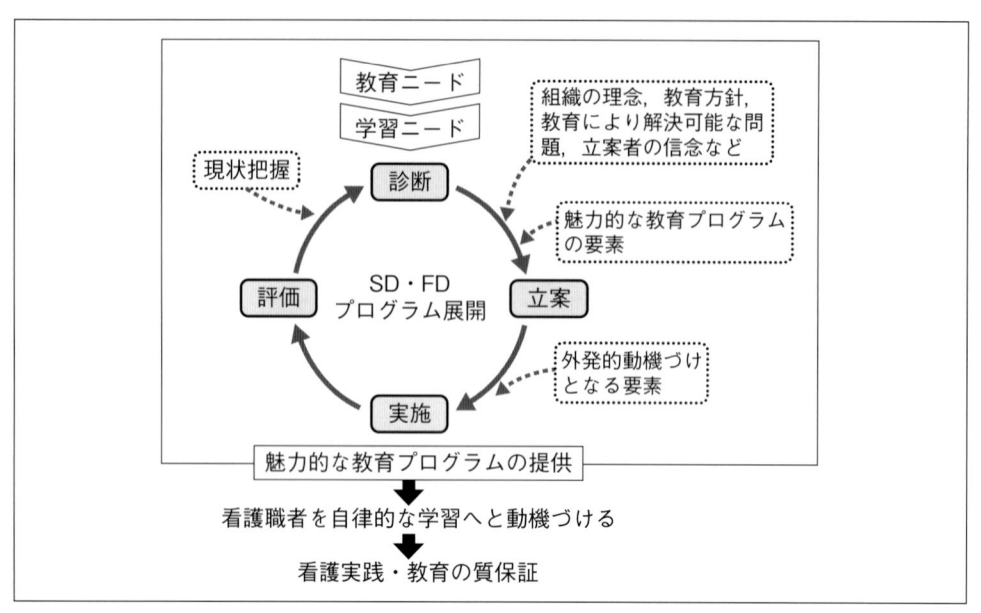

図2-7 日本型看護職者キャリア・ディベロップメント支援システム

く鍵となる。これは，日本の看護職養成教育の歴史研究，看護継続教育の異文化間比較の結果，明らかになった。

　他律的環境の中で養成された看護職者を自律的な学習へと円滑に移行させるためには，魅力的な教育プログラムの提供が最も重要である。それは，魅力的な教育プログラムに参加した看護職者が，そのプログラムへの参加を通して学習そのものへの興味関心を喚起すれば，自律的に学習できる存在へと変化できる可能性があることに起因する。

　「日本型看護職者キャリア・ディベロップメント支援システム」は，そのための系統的な方法であり，第1に教育を提供している保健医療機関・教育機関等の現状を把握するとともにそこに就業する看護職者の教育ニード，学習ニードを診断する。第2に診断を受けた看護職者がどのような教育プログラムを魅力的だと感じるのかを明らかにする。第3に診断結果に魅力的だと感じる要素を加味しながら，組織の現状に即した教育プログラムを立案する。また，プログラムへの参加を強く動機づけるための要素も加味し，それらを実施，評価する。このシステムは立案・実施・評価のサイクルを循環させながら，医療機関や教育機関で staff development (SD)，faculty development (FD)を目的とした魅力的な教育プログラムを編成し，日本の看護継続教育の主要命題である「『他律から自律への移行』の推進」をはかる。

❷ 教育ニードと教育ニードアセスメントツール

　看護継続教育の中でも，看護職者が所属する組織の教育を考えるとき，注意しなければならないことがある。例えば，看護職者が所属する組織の教育の代表例として院内教育を想定したとき，その病院は自由に看護職員を対象にした教育を考案し，実施できる。そのとき，その病院が望ましいと思うあり方に看護職員が近づけるような内容の教育を提供す

ることには何ら問題はない。しかし，ここで考えなければならないのは，その病院の教育担当者が考えた望ましさが看護専門職として普遍的に妥当であるかということである。看護師は専門職であり，専門職としての望ましいあり方の本質は，組織が異なっても変化することがない。

　看護継続教育のうち，特に看護職者が所属する組織が提供する教育は，特定の監査等を受ける必要がない。そのため，どのような教育を提供するのかを検討する際，教育担当者は常に組織が異なっても変化することのない，普遍的妥当性のある看護専門職としての望ましさを念頭に置く必要がある。このような前提に立ち，「日本型看護職者キャリア・ディベロップメント支援システム」は，看護職者が所属する組織が提供する教育を検討する際，教育ニードを特に必要不可欠な要素として位置づけた。

　本書はこの用語を次のように定義する。**教育ニードとは，望ましい状態と現状の間にある乖離であり，乖離のある看護職者が看護専門職者としての望ましい状態に近づくための教育の必要性**である。もう少し，簡単に表現してみると，教育の必要性と必要な教育の内容ともいえる。

　また，「**教育ニードアセスメントツール―臨床看護師用―**」[21]（図2-8）は，看護専門職者としての望ましい状態と現状の乖離の程度を明らかにし，その乖離を小さくするために教育を要する側面を特定する測定用具である。

　教育ニードアセスメントツールは，7下位尺度35質問項目から構成される。下位尺度Ⅰは，【成熟度の高い社会性を示しながら職業活動を展開する】である。この下位尺度は，感情をコントロールする，礼儀正しい態度で接する，周囲の人と良い関係を作るなど，成熟した社会性を発揮しながら仕事を行える状態に近づくための教育の必要性を測定する5項目から構成されている。

　下位尺度Ⅱは，【信念に従い，目標達成に向けてその責務を全うする】である。この下位尺度は，自己の信念や価値観に基づき仕事に取り組むなど，自律的に職務を遂行できる状態に近づくための教育の必要性を測定する5項目から構成されている。

　下位尺度Ⅲは，【看護師・社会人として複数の役割を十分に果たす】である。この下位尺度は，状況に応じて立場を転換したり，並行して複数の役割を果たすなど，複数の役割を十分果たせる状態に近づくための教育の必要性を測定する5項目から構成されている。

　下位尺度Ⅳは，【問題の本質を見極め，計画的に効率よく独創的な発想により目標の達成を目指す】である。この下位尺度は，問題の本質を見極める，計画的な解決をはかる，最適な解決方法を探索するなど，効果的・効率的に問題解決をはかれる状態に近づくための教育の必要性を測定する5項目から構成されている。

　下位尺度Ⅴは，【専門的な知識・技術を活用し，クライエントの個別性と人権に配慮しながらあらゆる事態に対処する】である。この下位尺度は，クライエントの個別性・人権を重視した看護，起こりうる事態を予測した看護など，専門的な知識・技術を駆使して看護を実践できる状態に近づくための教育の必要性を測定する5項目から構成されている。

　下位尺度Ⅵは，【看護職・病院・病棟全体の発展を考慮し，その機能の維持・向上に努める】である。この下位尺度は，組織の人材育成，職場の士気向上，組織活動への参加な

このアセスメントツールは，看護師の皆様の教育の必要性の高さと学習を要する側面を把握するためのものです。あなたが日々行っている職業活動を振り返り，該当する番号に○をつけてください。

	非常に当てはまる	かなり当てはまる	やや当てはまる	ほとんど当てはまらない

Ⅰ．成熟度の高い社会性を示しながら職業活動を展開する
1. 自己の感情をコントロールしながら仕事をしている ……………… 1　2　3　4
2. 誰に対しても礼儀正しい態度で接している ……………………… 1　2　3　4
3. いつも身だしなみを整えている …………………………………… 1　2　3　4
4. 周囲の人と良い関係を作るよう努めている ……………………… 1　2　3　4
5. 誰に対しても公平な態度で接している …………………………… 1　2　3　4

Ⅱ．信念に従い，目標達成に向けてその責務を全うする
6. 正しいと思うことは主張している ………………………………… 1　2　3　4
7. 常に毅然とした態度で仕事に取り組んでいる …………………… 1　2　3　4
8. どのような仕事にも積極的に取り組んでいる …………………… 1　2　3　4
9. 納得のいく成果が上がるまで仕事に取り組み続けている ……… 1　2　3　4
10. 自己の倫理観に基づき誠実に仕事に取り組んでいる …………… 1　2　3　4

Ⅲ．看護師・社会人として複数の役割を十分に果たす
11. 病棟の日常業務を行いながらクライエントの情報を収集している …… 1　2　3　4
12. 食事や清潔の援助を行いながらクライエントの状況をアセスメントしている …… 1　2　3　4
13. 状況に応じてリーダー役割とメンバー役割を同時に果たしている …… 1　2　3　4
14. 優先順位や効率を考慮しながら複数の役割を同時に果たしている …… 1　2　3　4
15. 人的・物的資源を効果的に活用して複数の役割を同時に果たしている …… 1　2　3　4

Ⅳ．問題の本質を見極め，計画的に効率よく独創的な発想により目標の達成を目指す
16. 事実に基づき問題の本質を見極めている ………………………… 1　2　3　4
17. 優先順位を考え効率よく問題解決に取り組んでいる …………… 1　2　3　4
18. 計画的に問題解決に取り組んでいる ……………………………… 1　2　3　4
19. 根気強く問題解決に取り組んでいる ……………………………… 1　2　3　4
20. 試行錯誤しながら最適な問題解決の方法を見いだしている …… 1　2　3　4

Ⅴ．専門的な知識・技術を活用し，クライエントの個別性と人権に配慮しながらあらゆる事態に対処する
21. 専門的な知識・技術に基づき日々の看護を実践している ……… 1　2　3　4
22. クライエントの個別状況にあった看護を実践している ………… 1　2　3　4
23. クライエントの苦痛・不安の軽減を最優先し看護を実践している …… 1　2　3　4
24. 常にクライエントの人権に配慮しながら看護を実践している … 1　2　3　4
25. 起こりうる事態を予測しながら看護を実践している …………… 1　2　3　4

Ⅵ．看護職・病院・病棟全体の発展を考慮し，その機能の維持・向上に努める
26. 組織の人材育成に向け部下・同僚・後輩に教育的に関わっている …… 1　2　3　4
27. 部下・同僚・後輩の相談や悩みに親身になって応じている …… 1　2　3　4
28. 部下・同僚・後輩と交流をはかり職場のやる気を高めている … 1　2　3　4
29. 看護職・組織の発展に向けた活動にはできる限り主体的に参加している …… 1　2　3　4
30. 組織のメンバーと目標を共有する機会を作っている …………… 1　2　3　4

Ⅶ．主体的に学習・研究を行い，看護専門職者としての発達を志向する
31. 院内や院外の研修会に主体的に参加している …………………… 1　2　3　4
32. 専門誌に目を通して最新の情報を得ている ……………………… 1　2　3　4
33. 研究成果を実践に活用している …………………………………… 1　2　3　4
34. 一貫したテーマをもって研究に取り組んでいる ………………… 1　2　3　4
35. 自己評価の結果に基づき不足部分を補う学習を行っている …… 1　2　3　4

注：この尺度の使用許諾の手続きは，365から366頁を参照

図2-8　教育ニーズアセスメントツール―臨床看護師用―

ど，看護職・組織の発展に尽力できる状態に近づくための教育の必要性を測定する5項目から構成されている。

　下位尺度Ⅶは，【**主体的に学習・研究を行い，看護専門職者としての発達を志向する**】である。この下位尺度は，研修会への主体的参加，最新情報の獲得，研究活動への取り組みなど，主体的に自己のキャリア・ディベロップメントをはかれる状態に近づくための教育の必要性を測定する5項目から構成されている。

　教育ニードアセスメントツールは，総得点が高いほど教育の必要性が高く，看護専門職者として普遍的かつ妥当な望ましさから離れていることを示す。逆に総得点が低いほど教育の必要性は低く，看護専門職者として普遍的かつ妥当な望ましさを充足していることを示す。また，各下位尺度ごとの得点も総得点と同様に解釈する。

　教育ニードアセスメントツール－臨床看護師用－の特徴や開発過程を第5章に詳述した。また，教育ニードアセスメントツール－臨床看護師用－を使用し，看護師全体を対象として調査した結果，実習指導者や院内教育担当者など，その病院内の特定の役割を担う看護師の教育ニードの得点が高く，これらの役割を担う看護師を対象とした研修を計画する必要性に迫られたと想定しよう。このような場合，さらにこれらの役割を担う看護師専用の教育ニードアセスメントツールを用い調査し，その結果を反映した研修を計画，実施することを通してより効果的かつ魅力的な研修を提供できる。このような観点から，実習指導者，教育担当者，看護師長，助産師用の教育ニードアセスメントツールが既に開発された。これらも第5章に詳述した。

　これらの尺度は，信頼性と妥当性を確保しており，「日本型看護職者キャリア・ディベロップメント支援システム」の最大の特徴である。

3　学習ニードと学習ニードアセスメントツール

　教育ニードと同様に学習ニードは，「日本型看護職者キャリア・ディベロップメント支援システム」を構成する重要な要素である。それは，先述したようにこのシステムの主要概念が「他律から自律への移行」であり，「他律から自律への移行」の推進こそがこのシステム成功の鍵であることに起因する。看護職者が看護や教育の質向上に向け自律的に学習を継続できるようになるためには，各自がどのような興味や関心を持っているのかを明瞭に自覚する必要がある。看護職者を対象とした教育は，多様な組織により提供されており，この組織とは，病院に代表される保健医療機関，大学，大学院，看護協会などに代表される看護継続教育機関などである。このうち，看護職者を対象とした教育で代表的なものは，看護職者が所属する病院が提供する院内教育である。院内教育の担当者は，看護職員の学習ニードを把握することによって，対象者の興味関心を知ることができ，それを反映した教育プログラムを立案できる。また，学習者である看護職者は，各自の学習ニードを把握することによって，その学習ニードを充足するためにはどのようにしたらよいのかを検討できる。

　このような前提に立ち，「日本型看護職者キャリア・ディベロップメント支援システム」は学習ニードを必要不可欠な要素として位置づけた。

本書はこの用語を次のように定義する。**学習ニードとは，学習者の興味・関心，もしくは，学習者が目標達成に必要であると感じている知識・技術・態度であり，これは，学習経験により充足または獲得可能である**[22]。もう少し，簡単に表現してみると，学習を要望する程度と要望する学習の内容ともいえる。

また，「**学習ニードアセスメントツール—臨床看護師用—**」[23]（図2-9）とは，看護職者の学習への要望の高さと要望の高い学習内容を特定する測定用具である。学習ニードアセスメントツール—臨床看護師用—は28種類の質問項目により構成されており，総得点が高いほど学習への要望が高いことを示す。逆に総得点が低いほど学習への要望は低いことを示す。また，各質問項目ごとの得点も総得点と同様に解釈する。

学習ニードアセスメントツール—臨床看護師用—の特徴や開発過程を第5章に詳述した。また，学習ニードアセスメントツール—臨床看護師用—を使用し，看護師全体を対象として調査した結果，実習指導者や院内教育担当者など，その病院内の特定の役割を担う看護師の学習ニードの得点が高く，これらの役割を担う看護師を対象とした研修を計画する必要性に迫られたと想定しよう。このような場合，さらにこれらの役割を担う看護師専用の学習ニードアセスメントツールを用い調査し，その結果を反映した研修を計画，実施することを通してより効果的かつ魅力的な研修を提供できる。このような観点から，実習指導者，教育担当者，看護師長，助産師用の学習ニードアセスメントツールが既に開発された。これらも第5章に詳述した。

これらの尺度は，教育ニードアセスメントツールと同様に信頼性と妥当性を確保しており，「日本型看護職者キャリア・ディベロップメント支援システム」の最大の特徴である。

❹ 看護職者が魅力を感じる院内教育

先述したように，「日本型看護職者キャリア・ディベロップメント支援システム」を活用して立案する教育プログラムは，対象者の主体的な参加を動機づけるために看護職者が魅力的であると感じる要素をその教育プログラムのなかに加味する。

「日本型看護職者キャリア・ディベロップメント支援システム」の有効性を検証するための一連の研究は，看護師がどのような院内教育を魅力的だと感じるのであろうかという疑問に対する回答を提供した。その回答から看護師が院内教育を魅力的だと感じる33要素を抽出できた[24]。この33要素は，さらに10要因に分類された（**表2-15**）。

10要因は，院内教育を魅力的なものにするか否かが，教育の目的，方法，参加条件，講師の選択など多様な要因に影響を受けることを示している。また，そのなかでも特に「⑧職員が必ず持つべき知識を学習内容に含む」，「⑨興味と一致した内容を計画的に学習していくことができる」は着目に値する必要のある要因である。それは，⑧が教育ニード，⑨が学習ニードを表していることに起因する。前項に述べたように教育ニードとは，看護専門職者として望ましい状態に近づくための教育の必要性であり，学習ニードとは，看護職者が学習を要望する程度と要望する学習内容である。教育ニード，学習ニードを反映した内容を適切な時期や方法，講師により提供すれば，それ以外の要因も充足でき，魅力的な院内教育になる可能性が高い。

Ⅳ. 日本型看護職者キャリア・ディベロップメント支援システム活用に必要な基礎知識

　このアセスメントツールは，看護師の皆様の学習への要望の高さと学習したい内容を把握するためのものです。
　あなたは，次の28項目に関する学習を現在どの程度必要としていますか。日々の仕事を振り返り，該当する箇所に○をつけてください。

	とても必要	必要	少し必要	あまり必要なし	必要なし	全く必要なし
1. 所属部署で日々の看護を実践するために必要な基本的な知識・技術・態度	6	5	4	3	2	1
2. 所属部署の特殊性や患者の個別状況にあった看護過程を展開するために必要な知識・技術	6	5	4	3	2	1
3. 所属部署の特殊性や患者の個別状況にあった急変時の対応方法	6	5	4	3	2	1
4. 安全に配慮しながら日々の看護を実践するために必要な感染予防の方法	6	5	4	3	2	1
5. 所属部署の特殊性や患者の個別状況にあった看護記録の方法	6	5	4	3	2	1
6. 患者を理解し日々の看護を実践するために必要な検査データの解釈方法	6	5	4	3	2	1
7. 所属部署で患者と良い関係性を維持・形成するために必要なコミュニケーション技術	6	5	4	3	2	1
8. 所属部署の特殊性や患者の個別状況にあった対象理解の方法	6	5	4	3	2	1
9. 患者の人権を擁護しながら日々の看護を実践するために必要な倫理的配慮	6	5	4	3	2	1
10. 所属部署での学生指導，スタッフ教育，患者教育に必要な理論・知識・技術・態度	6	5	4	3	2	1
11. 職場内で互いに協力し仕事を進めていくために必要なリーダー・メンバーシップ	6	5	4	3	2	1
12. 職場での自分の役割と責任を理解し仕事をしていくために必要な管理に関わる知識・技術	6	5	4	3	2	1
13. 現状の問題を解決するために必要な看護研究の方法	6	5	4	3	2	1
14. 効果的な看護を実践するために必要な研究成果の活用方法	6	5	4	3	2	1
15. 研究の実施や成果活用により業務を整理・改善する方法	6	5	4	3	2	1
16. 日々の進歩に立ち遅れず看護を実践していくために必要な看護・医療・福祉の最新の知識	6	5	4	3	2	1
17. 科学的根拠に基づく看護を実践していくために必要な医学・薬理学・栄養学の知識	6	5	4	3	2	1
18. 看護理論を活用しながら看護を実践していけるようになるために必要な知識	6	5	4	3	2	1
19. 今後も増加し続ける在宅療養患者に対応していくために必要な地域・在宅看護の知識	6	5	4	3	2	1
20. 科学技術の進歩に対応していくために必要な最新の医療機器やコンピュータの操作方法	6	5	4	3	2	1
21. 多様化する患者のニードに対応していくために必要な法律・制度とその活用方法	6	5	4	3	2	1
22. 社会の変化に対応していくために必要な社会情勢に関わる知識	6	5	4	3	2	1
23. 多様化する患者の価値観を理解していくために必要な宗教的信条に関わる知識	6	5	4	3	2	1
24. 学生やスタッフ・患者の問題解決を支援していくために活用可能なカウンセリング技法	6	5	4	3	2	1
25. 他部署や他領域でも看護を実践していけるようになるために必要な知識・技術	6	5	4	3	2	1
26. 常識ある社会人へと成長していくために必要な知識・教養	6	5	4	3	2	1
27. 看護専門職者として成長していくために必要な看護の専門性に関わる知識	6	5	4	3	2	1
28. 自律性の高い職業人へと成長していくために必要な自己管理・自己評価の方法	6	5	4	3	2	1

注：この尺度の使用許諾の手続きは，365から366頁を参照

図2-9　学習ニードアセスメントツール―臨床看護師用―

表2-15 病院の看護師が魅力的だと感じる院内教育プログラムの10要因

①日々の業務を改善し，所属施設および看護単位の看護の質向上につながる
②学習内容の理解が進むように授業の構成や方法が工夫されている
③意欲的・自立的に，そして楽しく学ぶことができる
④対象者が限定されず，自己査定に基づき自由に受講できる
⑤職業的発達・能力開発につながる
⑥時期・期間・回数が適切であり，受講時間が確保されている
⑦院外の著名な講師，看護以外の講師が担当する
⑧職員が必ず持つべき知識を学習内容に含む
⑨興味と一致した内容を計画的に学習していくことができる
⑩ストレス解消方法など看護学以外の学習内容を含む

また，この10要因は，各研修の魅力度を測定する基準としても使用できる。特に，できるだけ多くの看護職員に参加してほしい研修であるにもかかわらず，参加者が低迷するような研修をどのように改善すればよいかといった検討に際しては有効であろう。

5 看護職者が研修を評価する基準とその側面

「日本型看護職者キャリア・ディベロップメント支援システム」は，看護職者に魅力的な教育プログラムを提供するための系統的な方法である。この方法は，教育ニード，学習ニードの診断，それを反映した教育プログラムの立案，実施，評価を含み，このうち，評価は，プログラムの効果を確認したり，問題を発見し，改善するために特に重要である。また，教育プログラム全体の評価は，プログラムを構成する各研修の評価の累積とその統合によって実現する。

教育評価は，主体者が何らかの教育上の目的を持って，何らかの方法で対象に関するデータを収集し，それを一定の基準に照らして解釈する過程であり[25]，教育評価を実施するとき，評価の基準が重要であることを既に確認した(35頁)。「日本型看護職者キャリア・ディベロップメント支援システム」の一側面である評価もこの教育評価に該当する。これらは，院内教育プログラムを構成する各研修を評価するための基準に関する知識が，「日本型看護職者キャリア・ディベロップメント支援システム」を活用するために必要不可欠であることを示す。また，院内教育の対象者である看護職者は，成人期にある学習者，すなわち成人学習者である。成人学習者が教育を受け獲得する成果は，提供されたその教育に対する知覚，すなわち教育への満足度や充足感に影響を受ける。これらは，研修による目標達成度の向上や研修の改善を目的とした評価に向けて，看護職者個々が持つ「研修を評価する基準」を用いる必要があることを示す。

院内教育の対象となる看護職者が研修を評価する基準は，既に研究[26]を通して明らかになっている。この基準は32項目(表2-16)から構成され，さらに32の基準は，「企画」「過程」「成果」の3種類に大別される。これらは，研修に参加する看護職者が32の基準を用い，「企画」「過程」「成果」の3側面から研修を評価していることを示す。同時に，「企画」「過程」「成果」の3側面から研修を評価し，改善することにより，参加者が満足感や充足感を感じる研修となり，研修の目標達成度を向上できることを示す。

表 2-16　院内教育に参加する看護職者が研修を評価する基準と評価の側面

	評価の基準	評価の側面
基準 1	研修内容と学習ニードの合致の程度	企画
基準 2	内容に対する受講経験の有無	企画
基準 3	研修内容の難易度と専門性の適否	企画
基準 4	講師の知名度と新奇性の程度	企画
基準 5	自由意志による参加の可否	企画
基準 6	受講者数の適否	企画
基準 7	看護実践の現状と研修内容の適合度	企画および過程
基準 8	研修内容の系統性の程度	企画および過程
基準 9	明確な目的設定の有無	企画および過程
基準 10	時間設定，配分，管理の適否	企画および過程
基準 11	受講環境の良否	企画および過程
基準 12	主体的な参加を要する学習活動の有無	過程
基準 13	視聴覚教材の質の良否と量の適否	過程
基準 14	講師・受講者間相互行為の質の良否と量の適否	過程
基準 15	抽象と具象を関連づける説明の有無	過程
基準 16	講師の話術の巧拙	過程
基準 17	視聴覚教材活用の適否	過程
基準 18	受講者間交流の有無と難易	過程
基準 19	学習成果把握機会の有無	過程
基準 20	用語の難易度と専門性の適否	過程
基準 21	自己学習課題や情報獲得の可否と量の適否	過程
基準 22	科学的根拠提示の有無と量の適否	過程
基準 23	目標達成に必要な支援獲得の有無	過程
基準 24	緊張緩和のための活動や配慮の有無	過程
基準 25	学習権保障獲得の可否	過程
基準 26	研修評価の必要性理解に向けた説明の有無	過程
基準 27	講師の事前準備の良否	過程
基準 28	講師の態度の良否	過程
基準 29	提示された目的と学習内容の適合度	過程
基準 30	学習成果獲得実感の有無	成果
基準 31	受講過程を通した研修の印象の良否	印象
基準 32	受講過程を通して抱いた講師に対する好感度の高低	印象

32基準のうち，研修の「企画」を評価する基準は，【研修内容と学習ニーズの合致の程度】【研修内容の難易度と専門性の適否】など11基準(表2-16 基準1から基準11)である。これらの評価基準は，研修の企画段階に実施される研修の内容や目的の決定，講師や受講条件，時間や環境の設定など，いずれも研修開始後には変更が不可能な側面である。これは，11基準が院内教育を企画・運営する看護職者にとって，研修企画の洗練や質向上に向け有用であることを示す。

研修の「過程」を評価する基準は，32基準のうちの【主体的な参加を要する学習活動の有無】【視聴覚教材の質の良否と量の適否】など23基準(表2-16 基準7から基準29)である。これらは，研修の展開のしかたやその研修の教授者が示す態度など，いずれも研修過程において教授者が決定権を持つ側面に関わる内容を含む基準である。これは，23基準が各研修の教授者となる看護職者にとって自己の教授活動を改善するために有用であることを示す。

なお，基準7から基準11は，研修の企画と過程の両側面に関わる内容を含む。このうち【看護実践の現状と研修内容の適合度】は，研修の内容が看護実践の現状と適合している程度を問う基準である。これは，過程を通して教授者となる看護職者が実際に提供した内容とともに，研修の主題と現状の看護実践の適合度を問い，前者は研修の過程，後者は研修の企画段階に決定される側面である。同様に，【研修内容の系統性の程度】は，研修の過程を通して教授者となる看護職者が提供した内容の系統性とともに，教育プログラムにおける研修の位置づけや配置といったプログラムの系統性を含み，前者は研修の過程，後者は企画段階に決定される側面である。さらに，【時間設定，配分，管理の適否】は，研修時間の適切さ，研修進行過程における時間配分の適切さ，何にどの程度時間を使用したか，定刻に開始し定刻に終了したかといった時間管理の適切さを問う基準である。このうち，研修の時間の配分や管理は研修の過程を通して教授者となる看護職者が行うが，研修開催時間の設定は企画段階に決定される。【明確な目的設定の有無】が示す研修の目的は，一般に研修の企画の段階に決定されるが，研修の教授者となる看護職者が決定する場合もある。また，目的は，参加者が十分理解できるよう教授者となる看護職者により説明される必要があり，研修の企画と過程の両側面に関わる。加えて，【受講環境の良否】が示す受講時の環境は，研修の過程を通して教授者となる看護職者が整える側面と研修会場の選定やスタッフの数など企画段階に決定される側面を含む。

32の基準のうち，基準30【学習成果獲得実感の有無】は，看護職者が，学習の「成果」の獲得を実感しているか否かを評価の基準としていることを示す。院内教育として提供される研修は授業とみなすことができる。授業すなわち研修の「成果」は，研修目標の達成度により判定する必要がある。例えば，乳房切除術後のリンパ浮腫に関する研修(表2-7，29頁参照)は，次の8項目の目標を設定している。

> 1. 人体のリンパ節の機能について説明する。
> 2. 乳房切除術とリンパ節郭清の概要・必要性について説明する。
> 3. リンパ節郭清後のリンパ浮腫のメカニズムについて説明する。
> 4. 乳房切除術後の患者にとってのリンパ浮腫予防の重要性を認める。
> 5. リンパ浮腫の徴候と症状を列挙する。
> 6. リンパ浮腫予防の必要性について説明する。
> 7. リンパ浮腫予防に向けた日常生活上の注意点を説明する。
> 8. リンパ浮腫予防と緩和に向けたマッサージを手順に従って実践する。

　この8項目の目標が達成できているか否か，すなわち成果は，試験の結果，質問への回答，研修終了後のレポートの採点により評価できる。具体的には，目標1の達成度の評価に研修終了後のレポートを適用したと想定する。この場合，「人体のリンパ節の機能」というテーマを課し，受講した看護職者がそれについて正確に記述したレポートを提出してきたとき，この目標を達成できた，すなわち，成果を獲得できたと判断できる。また，目標1の達成度の評価に試験を適用したと想定する。この場合，「人体のリンパ節の機能を説明しなさい」という問題に正確に解答していれば，成果を獲得できたと判断できる。

　しかし，この研修の成果である目標達成度が，参加者の「学習成果を獲得できた」という知覚とは必ずしも一致しない可能性がある。例えば，研修参加者が「目標を達成できた」と感じていたとしても，レポートや試験を採点した結果，ある看護師はリンパ節の機能を正確に記述できず，目標達成に至っていないという場合もある。研修の「成果」は，あくまでも実際の目標達成度により評価する必要がある。

　ただし，基準30【学習成果獲得実感の有無】は，実際の目標達成度にかかわらず，「学習成果を獲得できた」と実感できることが，参加者にとって満足度や充実感を感じられる研修の条件となることを示唆している。研修の企画，提供の役割を担う看護職者は，この点を十分に理解しておく必要がある。

　最後に，基準31【受講過程を通した研修の印象の良否】，基準32【受講過程を通して抱いた講師に対する好感度の高低】は，看護職者が研修の「印象」を評価の基準としていることを示す。具体的には，この研修はおもしろい，興味深い，わかりやすいなどが良い印象の研修であり，おもしろくない，眠くなった，退屈であったなどが良くない印象の研修である。このような印象を問う質問を用いて研修を評価しても，その結果を反映した研修の改善へは結びつけにくい。それは，印象が，ある対象に対して抱く感覚的な知覚による判断であり，客観的な知覚でなく，主観的であり，感情に左右される[27]ことに起因する。そのため，研修の改善に向けた評価基準として用いても，具体的な改善の方向性が見いだすことが難しい。また，その研修をおもしろい，もしくはおもしろくないと感じた原因がもしあるならば，そこに働きかけない限り，印象が変化することはない。

6 研修過程の評価

　研修の「過程」とは，研修開始から終了に至るまでの講師として研修を提供する看護職

者と受講者として研修に参加する看護職者の相互行為を意味する。この相互行為は，研修の目標達成度，すなわち成果に強く影響を及ぼすため，研修の過程を改善することを通し，成果である目標達成度を向上できる。「研修過程評価スケール－院内教育用－」[28]（図2-10）は，このような観点から開発された測定用具である。

「研修過程評価スケール－院内教育用－」は，「研修過程の質」を測定するスケールであり，研修に参加した看護職者から研修の過程の評価を受け，講師として研修を提供する看護職者がその結果を反映し，次回の研修に向け教授活動を改善できるという機能を持つ。教授活動の改善は，研修の質改善に直結する。スケールは，34質問項目から構成され，「全く当てはまらない（1点）」から「非常に当てはまる（5点）」までの5段階により評定する。総得点が高いほど研修過程の質が高く，研修の過程に対する参加者の満足度は高い。また，「研修過程評価スケール－院内教育用－」は信頼性と妥当性を確保しているため，スケールを用いた評価結果に基づく教授活動の改善は，確実に研修の質を向上させる。

しかし，研修過程の評価にあたっては，留意すべき点がある。それは，参加者による評価の結果に忠実に応えることが必ずしも研修の質改善につながらない場合もあり，研修の特徴によって，参加者の評価が低くならざるを得ない場合がある点である。具体的には，次のような状況を意味する。例えば「リンパ浮腫の徴候と症状を列挙する」を目標とし，30分の研修を実施したとしよう。研修の講師は，短時間に正確な知識の修得が必要と判断し，講義という授業形態を選択した。しかし，参加者は「講義ではなくもっと主体的に参加できる研修がよかった」という反応を示した。この場合，講師が研修の目的達成に向けて，講義という形態が最善であると判断したのであれば，講義の中にも主体的に参加できる活動を取り入れることを検討する必要はあるが，講義という授業形態そのものを変更する必要はない。このように講師として研修を提供する看護職者は，参加者による研修過程評価の結果とともに，研修の特徴を併せて考慮し，教授活動改善の方向性を検討する必要がある。

また，スケールを用いた評価活動を教授活動の改善につなげるためには，結果の解釈や活用に関する知識の獲得が必要である。そこで，「研修過程評価スケール－院内教育用－」を用いた評価結果を教授活動の確実な改善につなげるために，スケールを用いた評価の方法と結果の解釈の方法などを解説した「『研修過程評価スケール－院内教育用－』活用ガイド」を開発した。

「『研修過程評価スケール－院内教育用－』活用ガイド」（52～62頁）は，①ガイドの目的，②スケールの特徴，③スケールを用いた研修評価の過程（評価の実施，分析，解釈，改善策の検討）と方法，④教授活動改善のための具体的方法により構成されている。活用ガイドは，講師として研修を提供した看護職者が，研修の参加者から自身が提供した研修過程の評価を受け，その結果に基づき教授活動を改善するための具体的な方法を見出すことを助ける。スケールとガイドを用いた評価活動により，教授活動が改善され，研修過程の質が高まることは，研究により実証されている[29]。

この尺度は，研修に参加した皆様から本日の研修を評価していただくためのものです。
　評価していただいた結果は，研修を担当した講師が，教授活動を改善していくために活用させていただきます。本日の研修について，あなたの感じたままをお答えください。

※該当する番号に○をつけてください。

	非常に当てはまる	かなり当てはまる	わりに当てはまる	あまり当てはまらない	全く当てはまらない
1. 研修の目的は明確であった	5	4	3	2	1
2. 研修の目的と内容は一致していた	5	4	3	2	1
3. 研修の内容は過不足なく厳選されていた	5	4	3	2	1
4. 看護実践に活用できる内容であった	5	4	3	2	1
5. 臨床の現状に合う内容であった	5	4	3	2	1
6. 研修の内容は一貫しており順序立てて整理されていた	5	4	3	2	1
7. グループワークや技術演習など主体的に参加できる活動があった	5	4	3	2	1
8. 一方的な説明だけでなく質問などのやりとりもあった	5	4	3	2	1
9. 質問や発言がしやすい研修であった	5	4	3	2	1
10. 抽象論に終始することなく具体的な説明があった	5	4	3	2	1
11. 実践例や事例なども取り入れられた研修であった	5	4	3	2	1
12. パワーポイントや配布資料を読みあげるだけでなく説明が加えられていた	5	4	3	2	1
13. パワーポイントや配布資料の内容と説明にくい違いはなかった	5	4	3	2	1
14. 配布資料などの教材は多すぎることも少なすぎることもなかった	5	4	3	2	1
15. 実物を見せたり写真や動画を取り入れるなど工夫された教材が用いられていた	5	4	3	2	1
16. 使用された用語の難易度や専門性は高すぎることも低すぎることもなかった	5	4	3	2	1
17. なぜそうするのかなど実践の根拠も提示されていた	5	4	3	2	1
18. 講師は受講者の理解度を確認しながら研修を進めていた	5	4	3	2	1
19. 取り組んだ課題や成果に対して講師から助言が得られた	5	4	3	2	1
20. 目標達成に向けて講師や研修担当者から十分な支援があった	5	4	3	2	1
21. 講師の声や話す速度は聞き取りやすかった	5	4	3	2	1
22. 講師の話し方は単調でなくメリハリがあった	5	4	3	2	1
23. 講師が十分に準備していることが伝わる研修であった	5	4	3	2	1
24. 講師は受講者やその所属組織を尊重した態度で研修を展開していた	5	4	3	2	1
25. 講師の熱意が伝わる研修であった	5	4	3	2	1
26. 受講前後に取り組む課題の量は多すぎることも少なすぎることもなかった	5	4	3	2	1
27. 参考文献など自己学習に活用できる情報の提供があった	5	4	3	2	1
28. 時間配分は適切であった	5	4	3	2	1
29. 時間通りに開始し，終了した研修であった	5	4	3	2	1
30. 室温や照明などの環境は適切であった	5	4	3	2	1
31. 受講者の緊張をやわらげるように配慮された研修であった	5	4	3	2	1
32. 学習の機会が平等に得られるように配慮された研修であった	5	4	3	2	1
33. 他の受講者の意見を知る機会がある研修であった	5	4	3	2	1
34. 終了後に回答するアンケートの必要性を理解できる説明があった	5	4	3	2	1

注：この尺度の使用許諾の手続きは，365から366頁を参照

図2-10　研修過程評価スケール―院内教育用―

「研修過程評価スケール―院内教育用―」活用ガイド

☆ガイドの目的

　これは，院内教育の講師を担当する皆様によりよい研修の提供に向けて，「研修過程評価スケール―院内教育用―」を活用していただくためのガイドです。

　院内教育の目的は，参加者が研修の目的を達成し，知識や技術を修得し，提供する看護の質を向上させることにあります。研修の目的達成には，参加者が研修の過程をよりよいもの，満足できるものと感じることが影響すると言われています。このガイドを手引きとして，「研修過程評価スケール―院内教育用―」を用いて参加者から研修への評価を受け，その結果を解釈し，次の研修に向けて何をどのように改善していけばよいかを見出してください。

☆「研修過程評価スケール―院内教育用―」の特徴

◇参加者がよりよいと感じ，満足できる研修に近づけるための指標になります。

　スケールの質問項目は，看護職者を対象とした調査の結果，明らかになった研修を評価する視点に基づき作成しました。これは，スケールの質問項目に参加者が研修を評価する視点が反映されていることを示します。そのため，このスケールを使った研修評価の結果から，参加者がよりよいと感じ満足できる研修に近づけるために改善が必要な部分を明らかにすることができます。

◇講師が自分自身のどのような活動を改善すればよいかを検討できます。

　研修の成果に影響する要因は，様々ですが，「研修過程評価スケール―院内教育用―」の質問項目は，講師自身が変化させることが可能な内容から構成されています。そのため，質問項目を手がかりに講師は自分の活動の改善点を見出すことができます。

☆研修評価を始めましょう

Step 1　参加者から研修評価を受ける

◇研修の参加者から協力が得られるように次の点に留意して研修評価を実施しましょう。

1) 参加者に評価を実施する目的をわかりやすく説明します。

　スケールの表紙に，評価の目的が書かれていますが，講師自身が評価の結果をどのように活用しようと考えているのかを口頭で具体的に伝えましょう。（例えば，「評価の結果に基づき，どのような点の改善が必要かを明らかにして，次回の研修に反映させていきたいと考えています」など）評価の必要性を十分に理解してもらうことが，多くの参加者から協力を得ることにつながります。

2) 回答は任意であり，回答の有無が業務上の評価などに影響を与えないことを説明します。

3) 回収は，個人が特定されない方法により行います。

　会場の出口など講師や院内教育の関係者が回答者を確認できない場所に回収用の箱や袋を設置するなどの方法をとることをおすすめします。

4）10分程度の回答時間を確保しましょう。

回答時間を確保することにより，参加者は質問内容を理解し十分に考えて回答することができます。

Step 2　結果を分析する

◇ここからは，「『研修過程評価スケール―院内教育用―』評価結果活用シート」（62頁，ガイドの最後に添付しています）に記載しながら進めましょう。

1）回答を集計・分析する

次の①から⑥の内容を計算し，「『研修過程評価スケール―院内教育用―』評価結果活用シート」の該当欄に記入します（**表1参照**）。

①質問項目ごとの各選択肢への回答者数と回答者数に各得点をかけた値
②回答者数に各得点をかけた値の合計〔$a×5+b×4+c×3+d×2+e×1$〕
③各質問項目への回答者数〔$a+b+c+d+e$〕
④各質問項目得点の平均値〔②÷③〕
⑤各質問項目得点の平均値の合計〔④の合計〕
⑥全質問項目得点の平均値〔⑤÷34〕

表1 「研修過程評価スケール―院内教育用―」評価結果活用シート記入方法

質問項目	非常に当てはまる(5点) 回答者数	回答者数×5点	かなり当てはまる(4点) 回答者数	回答者数×4点	わりに当てはまる(3点) 回答者数	回答者数×3点	あまり当てはまらない(2点) 回答者数	回答者数×2点	全く当てはまらない(1点) 回答者数	回答者数×1点
1. 研修の目的は明確であった	a	a×5	b	b×4	c	c×3	d	d×2	e	e×1
2. 研修の目的と内容は一致していた										
3. 研修の内容は過不足なく厳選されていた										
4. 看護実践に活用できる内容であった										
5. 臨床の現状に合う内容であった										
6. 研修の内容は一貫しており順序立てて整理されていた										
7. グループワークや技術演習など主体的に参加できる活動があった										
8. 一方的な説明だけでなく質問などのやりとりもあった										
9. 質問や発言がしやすい研修であった										
10. 抽象論に終始することなく具体的な説明があった										
11. 実践例や事例なども取り入れられた研修であった										
12. パワーポイントや配布資料を読み上げるだけでなく説明が加えられていた										
13. パワーポイントや配布資料の内容と説明にくい違いはなかった										
14. 配布資料などの教材は多すぎることも少なすぎることもなかった										
15. 実物を見せたり写真や動画を取り入れるなど工夫された教材が用いられていた										
16. 使用された用語の難易度や専門性は高すぎることも低すぎることもなかった										
17. なぜそうするのかなど実践の根拠も提示されていた										
18. 講師は受講者の理解度を確認しながら研修を進めていた										
19. 取り組んだ課題や成果に対して講師から助言が得られた										
20. 目標達成に向けて講師や研修担当者から十分な支援があった										
21. 講師の声や話す速度は聞き取りやすかった										
22. 講師の話し方は単調でなくメリハリがあった										
23. 講師が十分に準備していることが伝わる研修であった										
24. 講師は受講者やその所属組織を尊重した態度で研修を展開していた										
25. 講師の熱意が伝わる研修であった										
26. 受講前後に取り組む課題の量は多すぎることも少なすぎることもなかった										
27. 参考文献など自己学習に活用できる情報の提供があった										
28. 時間配分は適切であった										
29. 時間通りに開始し,終了した研修であった										
30. 室温や照明などの環境は適切であった										
31. 受講者の緊張をやわらげるように配慮された研修であった										
32. 学習の機会が平等に得られるように配慮された研修であった										
33. 他の受講者の意見を知る機会がある研修であった										
34. 終了後に回答するアンケートの必要性を理解できる説明があった										

①

Ⅳ．日本型看護職者キャリア・ディベロップメント支援システム活用に必要な基礎知識

表1 「研修過程評価スケール―院内教育用―」評価結果活用シート記入方法（続き）

【テーマ：　　　　　　　　　　　　　　　　　（実施日　　　　　　　）】

質問項目	(回答者数×得点)の合計	回答者数	平均値	参考データの平均値	得点の解釈	改善が必要な項目	教授活動改善のための具体策
1.				4.25			
2.				4.19			
3.				3.87			
4.				4.08			
5.				4.01			
6.				4.06			
7.				4.04			
8.				3.84			
9.				3.68			
10.				3.90			
11.				3.82			
12.				3.92			
13.				4.02			
14.				4.14			
15.				3.54			
16.				4.07			
17.	②	③	④	3.87			
18.				3.88			
19.				3.69			
20.				3.78			
21.				4.20			
22.				4.05			
23.				4.17			
24.				4.09			
25.				4.06			
26.				3.80			
27.				3.25			
28.				3.75			
29.				3.80			
30.				3.81			
31.				4.01			
32.				3.96			
33.				4.08			
34.				3.91			
	各質問項目得点の平均値の合計		⑤				
	全質問項目得点の平均値		⑥				

②: a×5＋b×4＋c×3＋d×2＋e×1
③: a＋b＋c＋d＋e
④: ②÷③
⑥: ⑤÷34

Step 3　結果を解釈する

1) 各質問項目得点の平均値(④)を解釈する

　各質問項目の得点は，1点から5点の範囲に分布します。Step 2で算出した各質問項目得点の平均値(④)を次の3つ基準に基づいて解釈します。まず初めに最も簡単なAの基準を用いて解釈してみましょう。

A．3点を基準に解釈する

　5段階の中央に該当する「わりに当てはまる(3点)」を中程度とし，各質問項目の得点を解釈します。3点を上回っている場合は，その項目が表す内容を参加者が中程度以上と評価していることを意味します。一方，下回っている場合は，これに満たないと評価していることを意味し，これは，質問項目の内容について改善を必要とする可能性があると解釈できます。

　大部分の項目の得点が3点以上の場合には，さらによりよい研修にしていくために，次のB，Cの基準に基づき得点を解釈し，改善点を見つけてください。

B．全質問項目得点の平均値(⑥)を基準に解釈する

　Step 2で算出した全質問項目の平均値(⑥)を基準に，各質問項目の得点を解釈します。全質問項目の平均値を上回っている場合は，参加者がその項目が表す内容を他の項目と比較して高く評価していることを意味します。一方，下回っている場合は，他の項目と比較して低く評価していることを意味し，これは，質問項目の内容について改善を必要とする可能性があると解釈できます。

C．参考データの平均値を基準に解釈する

　参考データの平均値(「研修過程評価スケール―院内教育用―」評価結果活用シート参照)を基準に，各質問項目の得点を解釈します。参考データは，このスケールを開発するために実施した23研修を受講した454名に対する調査の結果です。参考データの平均値を下回っている場合は，質問項目の内容について改善を必要とする可能性があると解釈できます。

2) 改善が必要な項目を決定する

　AからCを基準に各質問項目得点の平均値を解釈しますが，研修の内容，目的，学習形態などそれぞれの研修が持つ特徴によって，その質問項目が低くならざるを得ず，得点が低いことが改善の必要性を示していないと判断できる場合もあります。しかし，研修の特徴による限界がある中でも，より参加者の評価視点にあった研修にしていくための改善ができる場合もあります。そこで，これまでの過程で改善を必要とする可能性があると解釈した項目について，研修の特徴を考慮した上で，研修の目的達成という視点からみて改善が必要かを検討し，最終的に改善が必要な項目を決定します。

例① 参加者と対話しながら研修を進行し，視聴覚教材をほとんど使用しなかったため「15. 実物を見せたり写真や動画を取り入れるなど工夫された教材が用いられていた」の得点が低かった。

⇨ 参加者と対話をしながらの進行が研修の目的達成に効果的であったと判断できた場合には，視聴覚教材等を用いる必然性はなく，項目15の内容は改善を必要としない。

例② 講義のみの研修であったため，「7. グループワークや技術演習など主体的に参加できる活動があった」の得点が低かった。

⇨ 研修の目的を達成するためには，グループワークや演習ではなく講義で展開することが妥当であると判断した。しかし，講義のみの展開であっても，参加者が主体的に参加できる活動を取り入れる方法は考えられるため（「教授活動改善のためのヒント」本書58頁参照），項目7の内容は次回に向けて改善を検討する必要がある。

Step 4 教授活動改善のための具体策を検討する

「Step 3　結果を解釈する」までに，改善が必要と判断した項目について，教授活動をどのように改善していけばよいかを検討し，具体策を「『**研修過程評価スケール―院内教育用―**』評価結果活用シート」の「教授活動改善のための具体策」の欄に記入していきましょう。

質問項目ごとの「教授活動改善のためのヒント」（本書58頁）は，「研修過程評価スケール―院内教育用―」の質問項目作成の基盤とした看護職者が研修を評価する基準に基づいて提案されています。具体策を考えて行く際の参考にしてください。ヒントはあくまでも一例ですので，次回の研修に向けて様々な具体策を自由に考えてみましょう。

Step 5 検討した具体策を次の研修の計画に取り入れる

「『**研修過程評価スケール―院内教育用―**』評価結果活用シート」の「教授活動改善のための具体策」の欄に記入した内容を，次の研修の計画に取り入れ，意識的に実行してみましょう。

☆教授活動改善のためのヒント

質問項目	教授活動改善のためのヒント
1. 研修の目的は明確であった	・目的を研修の初めに読み上げるなどして参加者と共に確認する。 ・配布資料やホワイトボードなど参加者が常に読むことができるところに目的を提示しておく。 ・グループワークなど参加者が主体的な学習活動を行う時には，開始する前にその活動の目的を参加者と共に確認する。
2. 研修の目的と内容は一致していた	・提示した目的が実際に提供した研修の内容にあっているかという視点から研修の内容を確認する。 ・研修の目的の設定が適切か否かを再検討する。
3. 研修の内容は過不足なく厳選されていた	・研修の目的に対して内容は不足していなかったか，余分な部分はなかったかを確認する。
4. 看護実践に活用できる内容であった	・理論的な内容や概論的な内容であっても，実践とどのようにつながるのか，活用できるのかを具体的に説明する。
5. 臨床の現状に合う内容であった	・臨床の現状に合った事例や具体例を提示する。 ・一部の参加者ではなく，できるだけ参加者全員が共通して理解できる事例や実践例を提示する。
6. 研修の内容は一貫しており順序立てて整理されていた	・前に説明した内容とのつながりが理解しやすい説明になっているかを確認する。 ・演習と講義，グループワークなど異なる学習形態を組み合わせる場合には，それらの関連が参加者に理解できる展開になっているかを検討する(例えば，講義から演習に入る前に演習の目的を講義に関連づけて説明したり，講義の中に演習の内容を取り入れながら説明する)。
7. グループワークや技術演習など主体的に参加できる活動があった	・目的に応じて各自がその場で体験したり，実施してみるような活動を取り入れる。 ・講義のみの研修であっても，質問したり，問題を提示したりして，個々の参加者が考える時間を意図的に設ける。 ・質問や問題について隣の人と話し合う時間を設ける。 ・質問する場合には，個人に問うのではなく全員に考えてもらうように問いかけてみる(例えば，「○○ということについて，皆さんはどのように考えますか？」など)。
8. 一方的な説明だけでなく質問などのやりとりもあった	・内容についての参加者の病棟での実施状況などを尋ねてみるなど参加者の意見を聞く機会を設ける。 ・参加者の発言内容に対して，必ず助言や感想などを伝える。 ・研修の途中に参加者への質問をいくつか取り入れてみる。
9. 質問や発言がしやすい研修であった	・研修の途中や最後に質問の有無を尋ね，質問があるまである程度時間をとって待つ。 ・参加者からの質問にその場で回答できない場合は，そのことを率直に伝え，回答する方法を伝える(後日，個人的に回答するなど)。 ・参加者の発言内容を否定するような反応を示さないように気をつける。
10. 抽象論に終始することなく具体的な説明があった	・理論などの抽象的な内容であっても，参加者が身近に感じられる例を示すなどにより具体的に説明をする。 ・提示した実践例や事例などが，参加者にとって身近な内容，実際にイメージできる内容になっているかを確認する。

(つづく)

質問項目	教授活動改善のためのヒント
11. 実践例や事例なども取り入れられた研修であった	・自分が経験した事例や体験，実践している内容などを例にして説明する。 ・目的に応じて事例を用いたグループワークなどの活動を取り入れる。
12. パワーポイントや配布資料を読みあげるだけでなく説明が加えられていた	・パワーポイントや配布資料には要点を掲載する。 ・内容を一字一句資料にするのではなく，具体例などの説明を加えながら研修を進める。
13. パワーポイントや配布資料の内容と説明にくい違いはなかった	・説明する内容と資料やパワーポイントに提示した内容にくい違っている部分がないかを確認する。 ・複数の教材を用いる場合に，それぞれに記載している内容が一致しているかを確認する。
14. 配布資料などの教材は多すぎることも少なすぎることもなかった	・配布資料の量が多すぎたり，少なすぎたりしないか確認する。 ・研修中に配布資料をすべて説明できない場合には，資料をどのように活用するのかを説明する（例えば，「今説明したことについて詳しい内容が書かれているので，各自読んでおいてください」などと説明する）。 ・パワーポイントに示す内容は参加者が説明を聴きながら読み取ることができる量であるかを確認する。
15. 実物を見せたり写真や動画を取り入れるなど工夫された教材が用いられていた	・必要に応じて，実際に使用する物品を見せたり，実際に技術を実施してみせながら説明する。 ・必要に応じて，実際をイメージできるように資料やパワーポイントに写真や図，絵などを取り入れる。 ・パワーポイントの文字は，会場のどの場所からも読める大きさであることを確認する。
16. 使用された用語の難易度や専門性は高すぎることも低すぎることもなかった	・使用する専門用語や略語を理解できるか否かを事前に参加者と同じ背景を持つ人に尋ねるなどして確認する。 ・研修進行中に専門用語や略語を理解できているかを参加者に確認する。 ・必要に応じて専門用語や略語の意味を解説する。
17. なぜそうするのかなど実践の根拠も提示されていた	・実践方法などを提示する場合には，その根拠を説明する。 ・実践の裏付けとなる理論や研究の成果などを説明に取り入れる。 ・データを提示する場合には，そのデータが何を示しているかを関連づけて考えられるように説明する。
18. 講師は受講者の理解度を確認しながら研修を進めていた	・研修進行中に質問や理解できない点がないかを参加者に確認する。 ・参加者の表情を観察しながら研修を進める。
19. 取り組んだ課題や成果に対して講師から助言が得られた	・事前課題や研修の中で取り組んだ課題の成果に対しては，助言や感想など必ず何らかのフィードバックを返す。 ・課題や成果に対して，修正が必要な場合には修正が必要な理由を説明し，必要に応じて学習すべき内容や方法などについて助言する。
20. 目標達成に向けて講師や研修担当者から十分な支援があった	・グループワークなどを複数の担当者が担当する場合には，事前に打ち合わせを十分に行う。 ・グループワークの支援方法について担当者間で振り返りをし，次回に向けた改善点を検討する。 ・参加者が困ったり，支援を求めていないか注意して観察する。

(つづく)

質問項目	教授活動改善のためのヒント
21. 講師の声や話す速度は聞き取りやすかった	・声の大きさや話す速度は，事前に誰かに聞いてもらう，レコーダに録音して聞いてみるなどによって確認する。 ・研修中に，参加者に話す速度や声の大きさがちょうどよいかどうかを尋ねてみる。
22. 講師の話し方は単調でなくメリハリがあった	・強調が必要な部分はゆっくり説明するなど話し方に緩急を付ける。 ・できるだけ参加者の表情などを観察し，反応を受け止めながら話す（例えば，参加者が戸惑っている様子が見られたら，説明を繰り返すなど）。
23. 講師が十分に準備していることが伝わる研修であった	・研修前にはリハーサルを行い，起こる可能性がある問題をある程度予測しておく（例えば，質問にどのような回答があると予想されるか，技術を実施して見せる場合にはどの席からは見えにくいかなど）。 ・できるだけの準備を行ったあとは，自信を持って臨む。 ・使用物品や配布資料などに不備や数の不足がないかを事前に確認しておく。
24. 講師は受講者やその所属組織を尊重した態度で研修を展開していた	・研修の中で話す内容が院内の特定の部署や個人を批判する内容になっていないかを確認する。 ・自分の考えに偏った内容になっていないかを確認する。
25. 講師の熱意が伝わる研修であった	・自分が実践していること，実践してきたことを自信を持って伝える。 ・研修の内容がなぜ重要なのか，参加者に何を伝えたいかについて自分の考えや思いを書き表してみる。
26. 受講前後に取り組む課題の量は多すぎることも少なすぎることもなかった	・受講前に課す課題が，研修の目的達成に必要であり，受講に不可欠な内容となっているかを確認する。 ・受講後に課す課題が，研修の成果を確認するために妥当な内容と量であることを確認する。 ・受講前後の課題が，研修の目的達成に必要であることを研修の中で参加者に十分説明する。
27. 参考文献など自己学習に活用できる情報の提供があった	・参考文献を口頭で紹介したり，資料やスライドの画面に掲載するなど自己学習に活用できる情報を提示する。 ・研修内容について自分が実施してきた学習の方法を紹介するなど具体的な学習方法を提案してみる。
28. 時間配分は適切であった	・時間どおりに進行しなかった場合には，研修時間の長さに対して内容が多すぎたり，少なすぎたりする可能性があるため，時間配分や研修内容の過不足を見直す。 ・研修時間が長い場合には，適宜休憩時間を確保する。
29. 時間通りに開始し，終了した研修であった	・開始，終了時間は厳守する。 ・開始，終了時間が変更になる場合には，参加者にその理由を説明し，了解を得る。
30. 室温や照明などの環境は適切であった	・研修前に室温や照明，座席数，マイクの音量等学習環境を確認する。 ・研修中の参加者の反応を確認し，室温等を適宜調整する。 ・眠気が誘発されるため，プロジェクタ等を使用する場合には，画面の見えやすさを考慮しつつ照明を暗くしすぎない。

（つづく）

質問項目	教授活動改善のためのヒント
31. 受講者の緊張をやわらげるように配慮された研修であった	・研修の開始時などに参加者の緊張が感じられる場合には，緊張をほぐすような言葉をかけたり，身近な話題から話を始めてみる。 ・研修時間が長くなる場合や参加者が疲労している様子が見られる場合など，必要時には研修の途中でストレッチや軽い体操などを取り入れてみる。
32. 学習の機会が平等に得られるように配慮された研修であった	・技術演習などを行う場合には，できるだけすべての参加者が同じように実施の機会を得られるように人員配置や時間を計画する。 ・やむをえず時間内に全員が経験できない場合には，その理由を説明する。また，研修時間外に経験できる方法をできるだけ確保しておく。 ・グループワークの発表時間などが，平等に確保できるように計画する。 ・配布資料などが不足することがないように準備し，全員に行き渡っていることを確認する。
33. 他の受講者の意見を知る機会がある研修であった	・講義のみの研修であっても，質問し，参加者の意見を話してもらう機会を設ける(質問された参加者以外にとっては，他の参加者の意見を知る機会となる)。 ・講義のみの研修であっても，必要に応じて参加者同士で話し合う機会を設ける。 ・グループワークや演習などでは，参加者間のコミュニケーションがとれているかを確認し，必要時には支援する。
34. 終了後に回答するアンケートの必要性を理解できる説明があった	・結果をどのように活用するのか，その目的をわかりやすく説明した上で，研修評価への協力を求める。 ・研修評価を受けた場合には，その結果を次の研修の改善に必ず役立てる。 ・研修評価のアンケートへの回答は，任意とした上で，研修の改善に向けてぜひ回答してほしいことを伝える。

第2章 院内教育プログラム立案・実施・評価に必要な基礎知識

「研修過程評価スケール-院内教育用-」評価結果活用シート

【テーマ： 　　　　　　　　　　　　　　　】　　　　　（実施日　　　　　　　）

質問項目	非常に当てはまる(5点) 回答者数 ×5点	かなり当てはまる(4点) 回答者数 ×4点	わりに当てはまる(3点) 回答者数 ×3点	あまり当てはまらない(2点) 回答者数 ×2点	全く当てはまらない(1点) 回答者数 ×1点	(回答者数×得点)の合計	回答者数	平均値	参考データの平均値	得点の解釈	改善が必要な項目	教授活動改善のための具体策
1. 研修の目的は明確であった									4.25			
2. 研修の目的と内容は一致していた									4.19			
3. 研修の内容は過不足なく厳選されていた									3.87			
4. 看護実践に活用できる内容であった									4.08			
5. 臨床の現状に合う内容であった									4.01			
6. 研修の内容は一貫しており順序立てて整理されていた									4.06			
7. グループワークや技術演習など主体的に参加できる活動があった									4.04			
8. 一方的な説明だけでなく質問などのやりとりもあった									3.84			
9. 質問や発言がしやすい研修であった									3.68			
10. 抽象論に終始することなく具体的な説明があった									3.90			
11. 実践例や事例なども取り入れられた研修であった									3.82			
12. パワーポイントや配布資料を読みあげるだけでなく説明が加えられていた									3.92			
13. パワーポイントや配布資料の内容と説明に食い違いはなかった									4.02			
14. 配布資料などの教材は多すぎることも少なすぎることもなかった									4.14			
15. 実物を見せたり写真や動画を取り入れるなど工夫された教材が用いられていた									3.54			
16. 使用された用語の難易度や専門性は高すぎることも低すぎることもなかった									4.07			
17. なぜそうするのかなど実践の根拠も提示されていた									3.87			
18. 講師は受講者の理解度を確認しながら研修を進めていた									3.88			
19. 取り組んだ課題や成果に対して講師から助言が得られた									3.69			
20. 目標達成に向けて講師や研修担当者から十分な支援があった									3.78			
21. 講師の声や話す速度は聞き取りやすかった									4.20			
22. 講師の話し方は棒読みでなくメリハリがあった									4.05			
23. 講師が十分に準備していることが伝わる研修であった									4.17			
24. 講師は受講者やその所属組織を尊重した態度で研修を展開していた									4.09			
25. 講師の熱意が伝わってくる研修であった									4.06			
26. 受講前後に取り組む課題の量は多すぎることも少なすぎることもなかった									3.80			
27. 参考文献など自己学習に活用できる情報の提供があった									3.25			
28. 時間配分は適切であった									3.75			
29. 時間通りに開始し、終了した研修であった									3.80			
30. 室温や照明などの環境は適切であった									3.81			
31. 受講者の緊張をやわらげるように配慮された研修であった									4.01			
32. 学習の機会が平等に得られるように配慮された研修であった									3.96			
33. 他の受講者の意見を知る機会がある研修であった									4.08			
34. 終了後に回答するアンケートの必要性を理解できる説明があった									3.91			
各質問項目得点の平均値の合計												
全質問項目得点の平均値												

● 引用文献

1) 玄田公子他：看護継続教育に関する制度史的研究．日本看護研究学会雑誌，21(3)；97，1998．
2) 田中京子他：文献からみた看護継続教育に関する一考察(2)．看護展望，8(11)；36-45，1983．
3) 鵜沢陽子：戦後看護教育と継続教育．日本看護研究学会雑誌，7(1・2)；60-64，1984．
4) 2)に同，p.37．
5) 池田明子：現任教育．看護MOOK29，看護管理，p.139，金原出版，1988．
6) 草刈淳子：看護における生涯教育と大学．看護教育，20(11)；686-689，1979．
7) Stein, A. M.: History of Continuing Nursing Education in the United States. The Journal of Continuing Education in Nursing, 29(6); 245-252, 1998.
8) Cooper, S. S. et al. 著，壁島あや子他訳：看護継続教育．pp.32-43，医学書院，1983．
9) ライダーレイコ：アメリカにおける継続教育―専門職看護婦としての責務．看護，32(4)；44-55，1980．
10) 島内節他：アメリカの看護継続教育の発展．看護，33(10)；68-79，1981．
11) 三浦弘恵，永野光子，舟島なをみ：院内教育プログラムの現状に関する研究―全国調査のための質問紙作成を目指して．千葉看護学会会誌，6(2)；17-23，2000．
12) 舟島なをみ監修：看護実践・教育のための測定用具ファイル．第3版，第3章看護実践の質を測定する C.看護実践の卓越性自己評価尺度，pp.64-74，B.看護師の問題解決行動自己評価尺度，pp.54-63，医学書院，2015．
13) 細谷俊夫他編：新教育学大事典4．「授業設計」の項，p.69，第一法規出版，1990．
14) 行動目標化に関する知識
・Bloom, B. S. et al. 著，梶田叡一他訳：教育評価法ハンドブック．第一法規出版，1979．
・小金井正巳他：行動目標と授業の科学化．明治図書，1975．
・Reilly, D. E. 著，近藤潤子他訳：看護教育における行動目標と評価．医学書院，1980．
・杉森みど里，舟島なをみ：看護教育学．第5版増補版，pp.136-137，pp.233-246，医学書院，2014．
15) Bloom, B. S. et al. 著，梶田叡一他訳：教育評価法ハンドブック．第一法規出版，1979．
16) Oermann, M. H. et al. 著，舟島なをみ監訳：看護学教育における講義・演習・実習の評価．pp.16-20，医学書院，2001．
17) 今野喜清他編：新版学校教育辞典．「教育機器」の項，p.188，教育出版，2003．
18) 細谷俊夫他編：新教育学大事典2．「教育評価」の項，pp.352-353，第一法規出版，1990．
19) 梶田叡一：教育における評価の理論．pp.23-27，金子書房，1984．
20) 細谷俊夫他編：新教育学大事典1．「アンドラゴジー」の項，p.79，第一法規出版，1990．
21) 12)に同，第9章教育ニードを測定する，A.教育ニードアセスメントツール―臨床看護師用―，pp.371-381．
22) 杉森みど里，舟島なをみ：看護教育学．第8版，p.460，医学書院，2024．
23) 12)に同，第8章学習ニードを測定する，A.学習ニードアセスメントツール―臨床看護師用―，pp.319-327．
24) 鈴木美和，舟島なをみ他：看護師が知覚する魅力的な院内教育プログラム―2病院の調査結果から．第25回日本看護科学学会学術集会講演集，p.138，2005．
25) 18)に同，p.353．
26) 山澄直美，舟島なをみ，中山登志子：「研修過程評価スケール―院内教育用―」の開発．看護教育学研究，22(1)；25-40，2013．
27) 外林大作他編：誠信心理学辞典．「印象」の項，p.28，誠信書房，1981．
28) 26)に同．
29) 山澄直美，舟島なをみ，中山登志子：「研修過程評価スケール―院内教育用―」を用いた評価活動の有効性検証．看護教育学研究，23(1)；1-16，2014．

第3章 教育ニード・学習ニードの診断結果に基づく教育プログラムの展開

　本書は、その第1章と2章に院内教育プログラムの立案と展開に関わる基礎的な知識を集約し、提示した。

　現在、多くの病院が院内教育を実施しており、看護職者は多忙な業務と並行しながら、院内教育の実施に必要な方法・ルール・手順などを大量に産出している。このような看護職者の努力があるにもかかわらず、研究の立ち後れが産出された方法・ルール・手順などの言語化や系統的な提供を阻み、それらの知識は臨床知として病院個々、そして看護職者個々の内面に埋没していた。そのため、院内教育プログラムを立案する看護職者や教育を実際に提供する看護職者は、その多くを自己の経験に頼り、実施しなくしてはならない状況におかれていた。第1章と2章に提示した知識のほとんどは、個々の病院や看護職者が産出した大量の臨床知を研究を通して整理、統合、普遍化し、集約したものである。これらは、現行の院内教育プログラムの見直しや改善に活用できる。

　その一方、院内教育の対象者のなかには、「学習したい内容が提供されていない」「院内教育には魅力がない」と感じている看護職者が少なからず存在する。同様に、院内教育の提供者のなかにも、「必死にやってはいるものの、教育ニードや学習ニードに合致していない」と感じている看護職者が少なからず存在する。

　第3章は、学習者、院内教育提供者のこのような問題に着眼する。そして、問題の打開に向けた一方策として、第2章の末尾にその概要を紹介した「日本型看護職者キャリア・ディベロップメント支援システム」の具体的な展開方法を詳述する。これらも第1章と2章同様、研究を通して開発された知識であり、システム展開に関わるすべての知識はアクション・リサーチ[1,2,3]により、既にその有効性の検証を完了した。「日本型看護職者キャリア・ディベロップメント支援システム」は、組織の理念を中核に据えつつ、学習者の教育ニード、学習ニードを反映し、しかも学習者が魅力を感じる院内教育プログラムの展開を目指している。

　第1に、教育ニード充足への支援を優先した教育プログラム、すなわち、教育ニード優先型プログラムの展開方法を提示した。このプログラムは、「どのような特性を持つ看護職者集団にどのような教育を提供する必要があるか」、すなわち、教育ニードを優先的に検討し、教育対象・内容などを構築する。そのため、このタイプのプログラムは、教育担当者がある看護職者集団に漠然とした問題を感じており、その問題を特定するとともに

それを克服することを目指している病院に適している。

そして、第2に、学習ニード充足への支援を優先した教育プログラム、すなわち、学習ニード優先型プログラムの展開方法を提示した。このプログラムは、「看護職者の要望に応じ、どのような学習内容を提供する必要があるか」、すなわち、学習ニードを優先的に検討し、教育対象・内容などを構築する。そのため、このタイプのプログラムは、看護職者の数が極めて多いあるいは少ないため提供できる研修数は限られているが、要望の高い学習内容を提供したいと考える病院に適している。

A 教育ニード優先型プログラムの展開

教育ニード充足への支援を優先した教育プログラムは、「どのような特性を持つ看護職者集団にどのような教育を提供する必要があるか」、すなわち、教育ニードを優先的に検討し、教育対象・内容などを構築する。そのため、このタイプのプログラムは、教育担当者がある看護職者集団に漠然とした問題を感じており、その問題を特定するとともにそれを克服することを目指している病院に適している。

I 教育ニード優先型プログラムの展開に必要な基礎知識

本項には、教育ニード優先型プログラムの展開に必要な基礎知識を提示する。教育ニード優先型プログラムは、教育の必要性の高い集団を特定・診断し、立案・実施・評価するという11段階を経て展開できる（図3-1）。

■第1段階：所属施設の現状把握に必要なデータを収集・分析し、その結果を成文化する
第1段階は、所属施設の現状把握に必要なデータを収集・分析し、その結果を成文化する段階である。この段階は、所属施設の現状に即した院内教育プログラムの立案に不可欠である。立案担当者は、**現状分析フォーム**（図3-2）の項目に沿って討議することを通して、所属施設の現状把握に必要なデータを系統的に収集・分析し、その結果を成文化できる。

現状分析フォームは10項目から構成されている。10項目とは、①病院の理念、②病院の方針、③看護部の理念、④次年度の看護部の方針、⑤次年度の教育目的・目標、⑥院内教育に対する立案者の信念、⑦院内教育により解決可能な問題の有無、⑧立案組織の形成と担当者、⑨次年度の院内教育に使用可能な経費・場所・時間、⑩現行の院内教育プログラムの問題点である。

A-I. 教育ニード優先型プログラムの展開に必要な基礎知識　67

第1段階：所属施設の現状把握に必要なデータを収集・分析し，その結果を成文化する

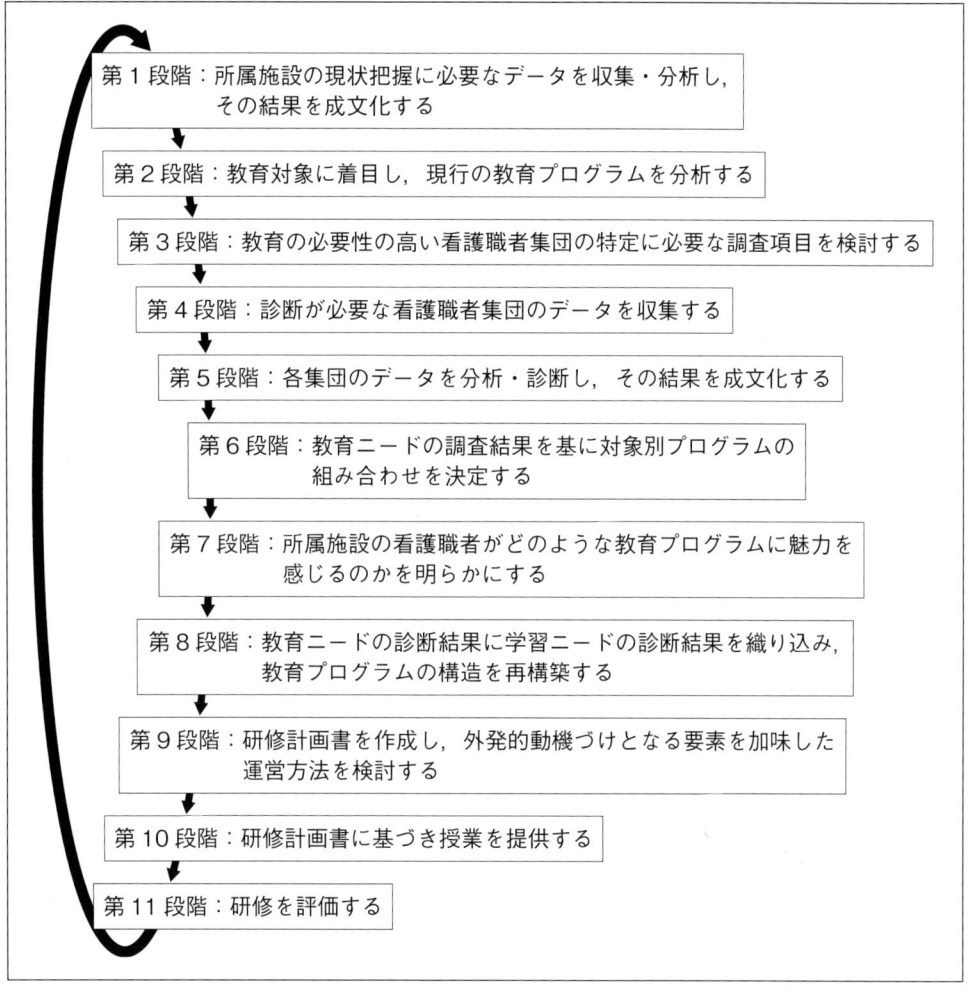

第2段階：教育対象に着目し，現行の教育プログラムを分析する

第3段階：教育の必要性の高い看護職者集団の特定に必要な調査項目を検討する

第4段階：診断が必要な看護職者集団のデータを収集する

第5段階：各集団のデータを分析・診断し，その結果を成文化する

第6段階：教育ニードの調査結果を基に対象別プログラムの組み合わせを決定する

第7段階：所属施設の看護職者がどのような教育プログラムに魅力を感じるのかを明らかにする

第8段階：教育ニードの診断結果に学習ニードの診断結果を織り込み，教育プログラムの構造を再構築する

第9段階：研修計画書を作成し，外発的動機づけとなる要素を加味した運営方法を検討する

第10段階：研修計画書に基づき授業を提供する

第11段階：研修を評価する

図3-1　教育ニード優先型プログラムの展開過程

これら10項目は，次のような病院の状況を示す。

a．どのような理念を持つ組織なのか。
b．クライエントにどのような医療・看護を提供することを目指しているのか。
c．bを達成するために看護職者はどのような能力を持っていなければならないのか。
d．cの基準により在職する看護職者を評価したとき，基準の充足率はどの程度なのか。
e．院内教育により解決可能な問題はあるか。
f．院内教育プログラムの立案・実施に関わる組織は形成できているか。
g．教育に要する経費，場所，時間はどの程度確保できているか。
h．現行の院内教育プログラムの問題点はどこか。

多くの病院は，院内教育プログラムを毎年更新していく[4]。立案担当者は，教育プログラムの更新の時期にさしかかった頃，**現状分析フォーム**の①から⑩の項目に沿って討議

```
【現状分析フォーム】

①病院の理念

②病院の方針

③看護部の理念

④次年度の看護部の方針

⑤次年度の教育目的・目標

⑥院内教育に対する立案者の信念

⑦院内教育により解決可能な問題の有無

⑧立案組織の形成と担当者

⑨次年度の院内教育に使用可能な経費・場所・時間

　・経費

　・場所

　・時間

⑩現行の院内教育プログラムの問題点
```

図3-2　現状分析フォーム

し，討議結果を記述することを通し，次年度の院内教育の方向性を確認・共有できる。教育プログラムの立案もしくは更新の時期が，秋頃の病院もあれば，年度末の病院もある。いずれにせよ，従来よりもゆとりをもって長期・短期計画を立て，第1段階に着手することを推奨する。

　10項目のなかには，④次年度の看護部の方針，⑤次年度の教育目的・目標など，看護管理責任者である看護部長の意思を反映する項目が含まれている。院内教育の最終的な意思決定者は看護部長である場合が多く，⑥院内教育に対する立案者の信念にも看護部長の意思が強く反映される。これらは，「日本型看護職者キャリア・ディベロップメント支援システム」の導入に看護管理責任者の推進力が不可欠であることを示す。逆を言えば，院内教育プログラムの立案担当者の一人が「日本型看護職者キャリア・ディベロップメント支援システム」を活用したいと思っていても，看護管理責任者の理解と賛同が得られなけ

れば，このシステムの導入は不可能である。

　多くの病院は，看護部，教育委員会，あるいは両者が連携し，院内教育プログラムを立案している[4]。しかし，立案担当者全員が院内教育の前提となる病院の理念や方針を共有できているとは限らない。

　例えば，災害拠点として機能することを求められている病院の場合，その病院の看護職者には災害看護に必要な知識・技術の修得が不可欠であり，その内容を含む教育が全看護職者に提供されて然るべきである。こんなことは当たり前だと思われる方も多いに違いない。しかし，実際には，それはそれ，これはこれ，というように，病院の理念や目標・機能と関連なく，「来年の教育計画はどうしよう」と悩んでいる立案担当者も多い。

　このような状況に陥らないためにも，**現状分析フォーム**の完成は必要不可欠である。それは，立案担当者にとって，この過程が「私たちの病院に今必要な院内教育は何か」を考える機会となることに起因する。また，完成した現状分析フォームは，第8段階に入り，教育プログラムの構造を再構築する際，意思決定の拠り所となる。そのため，第8段階に入るまでには完成しておく必要がある。

■第2段階：教育対象に着目し，現行の教育プログラムを分析する

　第2段階は，教育対象に着目し，現行の教育プログラムを分析する段階である。第2章に提示した**「院内教育プログラム立案に必要な基礎知識」**を活用すれば，現行の院内教育プログラムを客観的に分析できる。この手続きにより，立案担当者は，現行の院内教育プログラムがどのような構造や特徴を持っているのかを明らかにできる。

　院内教育プログラムは，対象別にみたとき，7タイプに分類できる。7タイプとは，〔経年別プログラム〕，〔能力別プログラム〕，〔役職別プログラム〕，〔役割別プログラム〕，〔全職員プログラム〕，〔免許別プログラム〕，〔その他のプログラム〕である。これら7タイプと研修の対象となっている看護職者集団の特性を照合することを通し，現行の研修は各々どのタイプに該当するのか，また，それらをどのように組み合わせて，院内教育を提供しているのかを明らかにする。

●G病院の場合

> 　G病院は，約450床，12看護単位を有する一般病院である。就業する看護職者は約400名であり，毎年約10名の新卒看護師を採用している。また，院内教育プログラムの立案担当者は，教育担当の副看護部長と教育委員の役割を担っている看護師長・副看護師長の合計10名である。
>
> 　現在，G病院は，1年目研修，2年目研修，3年目研修，プリセプター研修，教育委員研修，看護師長研修，副看護師長研修，主任研修，講演会，看護研究発表会の計10研修を提供している。
>
> 　G病院の立案担当者は，**「院内教育プログラム立案に必要な基礎知識」**を活用し，現行の院内教育プログラムを分析した(**図3-3**)。その結果，上記10研修のうち，1年目研修，2年目研修，3年目研修は，臨床経験年数に基づき対象者を設定した〔経年別プログラム〕に該当することを確認できた。同様に，プリセプター研修，教育委員研修は〔役割別プログラム〕，看護師長研修，副看護師長研修，主任研修は〔役職別プログラム〕，講演会，看護研究発表会は〔全職員プログラム〕に該当することを確認できた。また，G病院の院内教育プログラムがこれらの組み合わせであり，経年・役割・役職・全職員型と表現できることも確認できた。

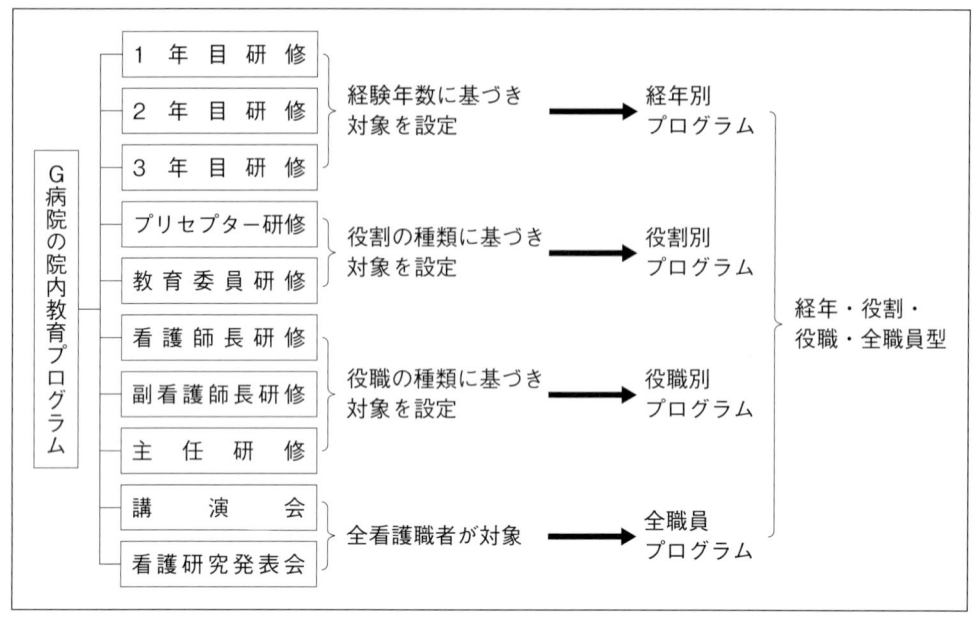

図3-3 G病院の院内教育プログラムを対象別にタイプ分類した過程

■**第3段階：教育の必要性の高い看護職者集団の特定に必要な調査項目を検討する**

　第3段階は，教育の必要性の高い看護職者集団の特定に必要な調査項目を検討する段階である。調査項目は，現在，研修の対象となっている看護職者集団の他にどのような特性を持つ集団に教育の必要性を感じるのか，あるいは，教育の必要性を調査してみたいと感じる集団はどのような特性を持つ集団なのかを討議することにより明らかになる。この段階は，調査の成功を左右する最初の関門であり，その病院の院内教育を熟知した看護職者の経験と直感に委ねられている。

　現行の研修の対象者は，教育の必要性の高い看護職者集団である可能性が極めて高い。しかし，客観的な指標を用いて他集団と比較しない限り，現行の研修の対象者が本当に教育の必要性の高い看護職者集団であるか否かは断言できない。そのように言われると，現在，研修の対象としている看護職者に本当に教育を提供する必要があるか確信が持てないといったような思いが立案担当者の心中に生じはしないだろうか。あるいは，研修の対象にはなっていないが，教育の必要性を感じ，常日頃気にかかる集団が思い浮かびはしないだろうか。そのような気にかかる集団をすべて列挙し，それらの集団への教育の必要性を吟味するために必要な項目や選択肢を調査紙に設定する。

　次の7項目は，気にかかる看護職者集団を特定する際に重要な機能を果たす。

①臨床経験年数　②卒後年数　③現病院の勤務年数　④職種　⑤職位
⑥役割の有無　⑦役割の種類

　上記項目は，**受講状況調査紙**(図3-4)にすべて含まれている。立案担当者は，教育の必

要性の高い看護職者集団の特定に必要な調査項目として，どの項目を採用するかを検討する必要がある。それは，対象者の負担を最小限にとどめるという倫理的配慮につながる。また，前記7項目のうち，⑤職位，⑦役割の種類は，病院によって異なる可能性がある。病院の状況，あるいは調査対象の範囲に応じ，職位や役割を問う選択肢の数・表現の検討が必要である。最終的には，病院内の数名の看護職者に依頼し，試験的に調査することにより，自分の病院の看護職者が回答できる質問項目になっているか，あるいは，適切な選択肢表現になっているかを確認できる。

受講状況調査紙は，看護職者の特性に関わるデータのみならず，院内・院外の研修受講状況，受講した研修への満足度，院内の研修に関心・魅力を感じる程度を把握するためのデータの収集を目的としている。第4段階の調査には，「**受講状況調査紙**」と「**教育ニードアセスメントツール－臨床看護師用－**」，「**学習ニードアセスメントツール－臨床看護師用－**」を用いる。「**教育ニードアセスメントツール－臨床看護師用－**」，「**学習ニードアセスメントツール－臨床看護師用－**」は，第5章に提示した。

●G病院の場合

現在，G病院は，1年目研修，2年目研修，3年目研修，プリセプター研修，教育委員研修，看護師長研修，副看護師長研修，主任研修，講演会，看護研究発表会の計10研修を立案・提供している。

臨床経験年数別にみると，G病院は，3年以上の臨床経験を持ち役職に就いていない看護師(以後，4年目以上のスタッフ看護師と略す)に研修を提供していない。しかし，立案担当者の多くが，4年目以上のスタッフ看護師にも教育の必要性を感じており，客観的データに基づき検討したいと考えていた。そこで，一度の研修の定員として受け入れ可能な人数を考慮し，4年目以上の看護師を4-6年目，7-10年目，11年目以上の3つの集団に分割し，各々のデータを比較・分析することに決定した。

また，役割別にみると，G病院は，プリセプターと教育委員以外の役割を担っている看護師に研修を提供していない。しかし，立案担当者の多くが，感染防止委員，記録委員，チームリーダー，実習指導者の役割を担っている看護師には研修を提供しなくてよいのか，確信を持てずにいた。そこで，それらの役割を持つ6つの看護師集団のデータを比較・分析することに決定した。

さらに，役職別にみると，G病院は，看護師長，副看護師長，主任に研修を提供している。しかし，立案担当者の多くが，これらの研修の必要性を再確認したいと考えていた。そこで，看護師長，副看護師長，主任の職位にある3つの看護師集団のデータを比較・分析することに決定した。

以上のような検討を通し，G病院の立案担当者は，**受講状況調査紙**(図3-4)のなかにある職位，役割の有無・種類，臨床経験年数を問う，問10，問11，問13を採用した。また，対象者の負担を最小限にするために，**受講状況調査紙**のなかにある職種，現病院の勤務年数，卒後年数を問う，問9，問12，問14を削除した。さらに，職位を問う選択肢「1. 看護師長，2. 副看護師長，3. スタッフ看護師」を「1. 看護師長，2. 副看護師長，3. 主任，4. スタッフ看護師」に修正した。併せて，役割を問う選択肢「1. チームリーダー，2. プリセプター，3. 臨床実習指導者，4. 教育委員，5. 業務関連の委員，6. 記録関連の委員，7. 感染対策委員」を「1. チームリーダー，2. プリセプター，3. 実習指導者，4. 教育委員，5. 記録委員，6. 感染防止委員」に修正し，**受講状況調査紙－G病院版－**(図3-5)が完成した。

問1. 今年度，院内で開催された研修会を受講しましたか．
　1. 受講した　　　　　　　　　2. 受講しなかった ──→ 問2へ

問1-a. 受講理由について，最も当てはまる番号に1つ○をつけて下さい．
　1. 自主的に受講した　　2. 上司のすすめで受講した　　3. 同僚のすすめで受講した
　4. 業務命令で受講した　5. その他（　　　　　　　　　　　　　　　　）

問1-b. 院内の研修会を通算何日受講しましたか．　　　　　　　　　　　　　日

問1-c. 受講時の状況について，最も当てはまる番号に1つ○をつけて下さい．
　1. 職務の一環として受講した　　2. 勤務終了後に受講した
　3. 休みを使って受講した　　　　4. その他（　　　　　　　　　　　　　　　　）

問1-d. 受講した研修会はいかがでしたか．最も当てはまる番号に1つ○をつけて下さい．
　1. とても満足　　2. まあまあ満足　　3. あまり満足ではなかった　　4. 不満足であった

問1-e. そのようにお感じになった理由について，具体的にお書き下さい．

↓ 問3へ

問2. 院内で行われた研修会を受講しなかった理由について，最も当てはまる番号に1つ○をつけて下さい．
　1. 希望するプログラムがなかった　2. 興味がなかった　3. 勤務のため受講できなかった
　4. 参加する余裕がなかった　　　　5. その他（　　　　　　　　　　　　　　　　）

問3. 今年度の院内教育について，どの程度魅力を感じましたか．最も当てはまる番号に1つ○をつけて下さい．
　1. 非常に感じた　　2. 少し感じた　　3. あまり感じなかった　　4. 全く感じなかった

問4. あなたにとって魅力的なプログラムについて，当てはまる番号に○をつけて下さい．

	非常に魅力的	かなり魅力的	やや魅力的	殆ど魅力的でない
1. 日々の業務を改善し，所属施設および看護単位の看護の質向上につながる	4	3	2	1
2. 学習内容の理解が進むように授業の構成や方法が工夫されている	4	3	2	1
3. 意欲的・自立的に，そして楽しく学ぶことができる	4	3	2	1
4. 対象者が限定されず，自己査定に基づき自由に受講できる	4	3	2	1
5. 職業的発達・能力開発につながる	4	3	2	1
6. 時期・期間・回数が適切であり，受講時間が確約されている	4	3	2	1
7. 院外の著名な講師，看護以外の講師が担当する	4	3	2	1
8. 職員が必ず持つべき知識を学習内容に含む	4	3	2	1
9. 興味と一致した内容を計画的に学習していくことができる	4	3	2	1
10. ストレス解消方法など看護学以外の学習内容を含む	4	3	2	1

問5. 院内教育について，どの程度関心をお持ちですか．当てはまる番号に1つ○をつけて下さい．
　1. とても関心がある　　2. やや関心がある　　3. あまり関心がない　　4. 全く関心がない

図3-4　受講状況調査紙　　　　　　　　　　　　　　　　　　　　　（次頁につづく）

問6. 今年度，院外で開催された研修会・講習会を受講しましたか。
- 1. 受講した
- 2. 受講しなかった ──▶ 問7へ

問6-a. 受講理由について，最も当てはまる番号に1つ○をつけて下さい。
- 1. 自主的に受講した
- 2. 上司のすすめで受講した
- 3. 同僚のすすめで受講した
- 4. 業務命令で受講した
- 5. その他（　　　　　　）

問6-b. 院外の研修会・講習会を通算何日受講しましたか。　　　　日

問6-c. 院外の研修会・講習会受講時の状況について，最も当てはまる番号に1つ○をつけて下さい。
- 1. 職務の一環として受講した
- 2. 勤務終了後に受講した
- 3. 休みを使って受講した
- 4. その他（　　　　　　）

問6-d. 受講した研修会・講習会の主催機関について，当てはまる番号に1つ○をつけて下さい。
- 1. 都道府県看護協会
- 2. 日本看護協会
- 3. その他（　　　　　　）

問6-e. 受講した研修会・講習会はいかがでしたか。最も当てはまる番号に1つ○をつけて下さい。
- 1. とても満足
- 2. まあまあ満足
- 3. あまり満足ではなかった
- 4. 不満足であった

問6-f. そのようにお感じになった理由について，具体的にお書き下さい。

↓ 問8へ

問7. 院外の研修会・講習会を受講しなかった理由について，最も当てはまる番号に1つ○をつけて下さい。
- 1. 希望するプログラムがなかった
- 2. 興味がなかった
- 3. 勤務のため受講できなかった
- 4. 参加する余裕がなかった
- 5. その他（　　　　　　）

問8. 学術集会への参加状況について，最も当てはまる番号に1つ○をつけて下さい。
- 1. できる限り学術集会で発表している
- 2. 毎年，関心のある学術集会に参加している
- 3. 時々，学術集会に参加している
- 4. 関心はあるが参加していない
- 5. 関心がない

問9. あなたの現在の職種について，当てはまる番号に1つ○をつけて下さい。
- 1. 看護師
- 2. 助産師
- 3. 保健師
- 4. 准看護師

問10. あなたの現在の職位について，当てはまる番号に1つ○をつけて下さい。
- 1. 看護師長
- 2. 副看護師長
- 3. スタッフ看護師

問11. あなたは現在，病院や病棟の中で何か特定の役割を持っていますか。
- 1. 持っている
- 2. 持っていない ──▶ 問12へ

問11-a. 具体的にはどのような役割ですか。当てはまる番号に全て○をつけて下さい。
- 1. チームリーダー
- 2. プリセプター
- 3. 臨床実習指導者
- 4. 教育委員
- 5. 業務関連の委員
- 6. 記録関連の委員
- 7. 感染対策委員

問12. この病院に勤務して何年何ヶ月経ちましたか。　　　年　　　ヶ月

問13. 臨床経験年数は通算何年何ヶ月ですか。　　　年　　　ヶ月

問14. 看護基礎教育を修了して何年何ヶ月経ちましたか。　　　年　　　ヶ月

（図3-4　つづき）

問1．今年度，院内で開催された研修会を受講しましたか。
1．受講した　　　　　　　　　2．受講しなかった ──→ 問2へ

問1-a．受講理由について，最も当てはまる番号に1つ○をつけて下さい。
1．自主的に受講した　　2．上司のすすめで受講した　　3．同僚のすすめで受講した
4．業務命令で受講した　5．その他（　　　　　　　　　　　　　　　　　　　　）

問1-b．院内の研修会を通算何日受講しましたか。　　　　　　　　　　　　　　日

問1-c．受講時の状況について，最も当てはまる番号に1つ○をつけて下さい。
1．職務の一環として受講した　　2．勤務終了後に受講した
3．休みを使って受講した　　　　4．その他（　　　　　　　　　　　　　　　）

問1-d．受講した研修会はいかがでしたか。最も当てはまる番号に1つ○をつけて下さい。
1．とても満足　　2．まあまあ満足　　3．あまり満足ではなかった　　4．不満足であった

問1-e．そのようにお感じになった理由について，具体的にお書き下さい。

↓
問3へ

問2．院内で行われた研修会を受講しなかった理由について，最も当てはまる番号に1つ○をつけて下さい。
1．希望するプログラムがなかった　2．興味がなかった　　3．勤務のため受講できなかった
4．参加する余裕がなかった　　　　5．その他（　　　　　　　　　　　　　　　　）

問3．今年度の院内教育について，どの程度魅力を感じましたか。最も当てはまる番号に1つ○をつけて下さい。
1．非常に感じた　　2．少し感じた　　3．あまり感じなかった　　4．全く感じなかった

問4．あなたにとって魅力的なプログラムについて，当てはまる番号に○をつけて下さい。

	非常に魅力的	かなり魅力的	やや魅力的	殆ど魅力的でない
1．日々の業務を改善し，所属施設および看護単位の看護の質向上につながる	4	3	2	1
2．学習内容の理解が進むように授業の構成や方法が工夫されている	4	3	2	1
3．意欲的・自立的に，そして楽しく学ぶことができる	4	3	2	1
4．対象者が限定されず，自己査定に基づき自由に受講できる	4	3	2	1
5．職業的発達・能力開発につながる	4	3	2	1
6．時期・期間・回数が適切であり，受講時間が確約されている	4	3	2	1
7．院外の著名な講師，看護以外の講師が担当する	4	3	2	1
8．職員が必ず持つべき知識を学習内容に含む	4	3	2	1
9．興味と一致した内容を計画的に学習していくことができる	4	3	2	1
10．ストレス解消方法など看護学以外の学習内容を含む	4	3	2	1

問5．院内教育について，どの程度関心をお持ちですか。当てはまる番号に1つ○をつけて下さい。
1．とても関心がある　　2．やや関心がある　　3．あまり関心がない　　4．全く関心がない

図3-5　受講状況調査紙―G病院版―　　　　　　　　　　　　　　　（次頁につづく）

問6．今年度，院外で開催された研修会・講習会を受講しましたか。
| 1．受講した | 2．受講しなかった | → 問7へ |

問6-a．受講理由について，最も当てはまる番号に1つ○をつけて下さい。
| 1．自主的に受講した | 2．上司のすすめで受講した | 3．同僚のすすめで受講した |
| 4．業務命令で受講した | 5．その他（　　　　　　　　　） | |

問6-b．院外の研修会・講習会を通算何日受講しましたか。　　　　　　　　　日

問6-c．院外の研修会・講習会受講時の状況について，最も当てはまる番号に1つ○をつけて下さい。
| 1．職務の一環として受講した | 2．勤務終了後に受講した |
| 3．休みを使って受講した | 4．その他（　　　　　　　） |

問6-d．受講した研修会・講習会の主催機関について，当てはまる番号に1つ○をつけて下さい。
| 1．都道府県看護協会 | 2．日本看護協会 | 3．その他（　　　　　　） |

問6-e．受講した研修会・講習会はいかがでしたか。最も当てはまる番号に1つ○をつけて下さい。
| 1．とても満足 | 2．まあまあ満足 | 3．あまり満足ではなかった | 4．不満足であった |

問6-f．そのようにお感じになった理由について，具体的にお書き下さい。

→ 問8へ

問7．院外の研修会・講習会を受講しなかった理由について，最も当てはまる番号に1つ○をつけて下さい。
| 1．希望するプログラムがなかった | 2．興味がなかった | 3．勤務のため受講できなかった |
| 4．参加する余裕がなかった | 5．その他（　　　　　　　　　） | |

問8．学術集会への参加状況について，最も当てはまる番号に1つ○をつけて下さい。
1．できる限り学術集会で発表している	2．毎年，関心のある学術集会に参加している
3．時々，学術集会に参加している	4．関心はあるが参加していない
5．関心がない	

問9．あなたの現在の職位について，当てはまる番号に1つ○をつけて下さい。
| 1．看護師長 | 2．副看護師長 | 3．主任 | 4．スタッフ看護師 |

問10．あなたは現在，病院や病棟の中で何か特定の役割を持っていますか。
| 1．持っている | 2．持っていない | → 問11へ |

問10-a．具体的にはどのような役割ですか。当てはまる番号に全て○をつけて下さい。
| 1．チームリーダー | 2．プリセプター | 3．実習指導者 |
| 4．教育委員 | 5．記録委員 | 6．感染防止委員 |

問11．臨床経験年数は通算何年何ヶ月ですか。　　　　　　　　年　　　ヶ月

（図3-5　つづき）

■第4段階：診断が必要な看護職者集団のデータを収集する

　第4段階は，診断が必要な看護職者集団のデータを収集する段階である。この段階は，看護職者の現状に即した院内教育プログラムの立案に不可欠である。質問紙調査を通し，看護職者の現状として，aからhまでの8項目が明らかになる。

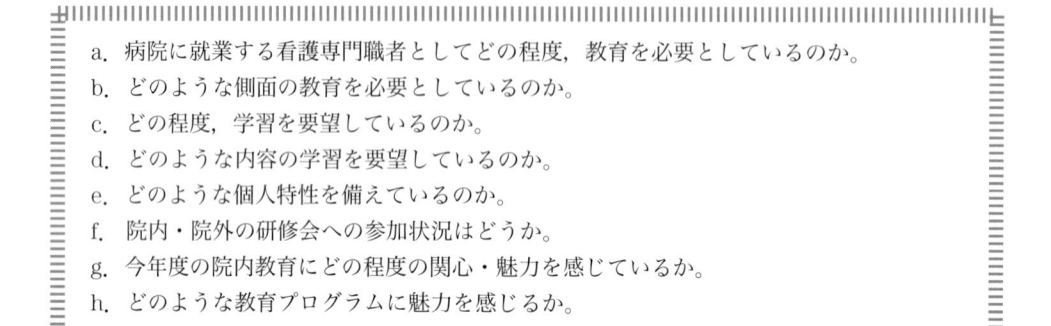

> a. 病院に就業する看護専門職者としてどの程度，教育を必要としているのか。
> b. どのような側面の教育を必要としているのか。
> c. どの程度，学習を要望しているのか。
> d. どのような内容の学習を要望しているのか。
> e. どのような個人特性を備えているのか。
> f. 院内・院外の研修会への参加状況はどうか。
> g. 今年度の院内教育にどの程度の関心・魅力を感じているか。
> h. どのような教育プログラムに魅力を感じるか。

　調査には，「**教育ニードアセスメントツールー臨床看護師用ー**」，「**学習ニードアセスメントツールー臨床看護師用ー**」，「**受講状況調査紙**」を用いる。この調査を成功に導くためには，調査対象となる看護職者を「日本型看護職者キャリア・ディベロップメント支援システム」に巻き込むための戦略が必要である。

　第1の戦略は，病院内の合意を得ることである。なかでも看護師長の理解と協力は，極めて重要である。それは，看護師長が各看護単位の責任者であり，そこに所属する看護職者に直接的な影響を及ぼすことに起因する。立案担当者は，看護師長会などの場を活用し，「日本型看護職者キャリア・ディベロップメント支援システム」を導入する意義や価値を説明し，看護師長の理解と賛同を得ることが不可欠である。

　第2の戦略は，広報活動である。調査対象となる看護職者の院内教育プログラムに対する興味・関心をどの程度喚起できるかが成功の鍵を握っている。この戦略は，院内教育プログラムが，立案担当者により提供され，受講者が受動的にそれに参加するのではなく，看護職者個々が自己の状況や要望を表現し，自らも院内教育プログラムの立案に参画しているという意識を高めるためにも重要である。看護職者の院内教育に対する興味・関心を喚起できれば，研修受講への内発的な動機づけにつながる可能性も高い。具体的には，目立つ場所に調査協力を求める**ポスター**（図3-6）を貼ったり，説明会を開くなどの工夫が有効である。

　また，調査に際し，対象者の人権を擁護することも忘れてはならない。口頭，あるいは，依頼状などを用い，調査の必要性を説明したり，負担にならないように調査の時期や期間を設定するなどの配慮も必要である。無記名・個別投函を通し，対象者の任意の参加を保障できるよう，回収箱の形状，設置場所を検討することも必要である。これまでの経験によれば，対象者の任意の参加を保障した場合，回収率は約50％である。

　配布時には，3種類の質問紙が離ればなれにならないように，質問紙を1名分ずつ束ね，左端を数箇所ホッチキスで留めておく。個別投函用の封筒，調査協力依頼状，質問紙の順

図3-6 調査協力を求めるポスターの一例

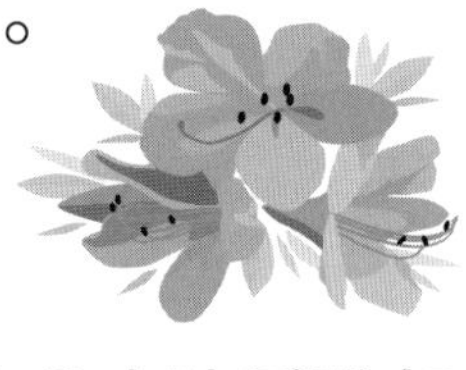

に重ね，クリップで留めておけば，確実に対象者に配布できる．

　第1段階の完了までには約3ヶ月を要する．そのため，第1段階にやや遅れる形で第2段階を開始し，これらの段階を並行して行うことが望ましい(図3-7)．

　調査の時期は，この全体計画とのかねあいから決定すればよいが，いずれにせよ現行の院内教育プログラムの終了を待たずして行うことになる．遅ければ遅いほど，今年度の研修受講状況などを正確に把握できるという利点がある一方，第5段階以降に費やす時間が確保しづらいという欠点も生じやすい．このような可能性も含め，適切な時期を事前に決定しておく必要がある．

第1段階：所属施設の現状把握に必要なデータを収集・分析し，その結果を成文化する

第2段階：教育対象に着目し，現行の教育プログラムを分析する

第3段階：教育の必要性の高い看護職者集団の特定に必要な調査項目を検討する

第4段階：診断が必要な看護職者集団のデータを収集する

第5段階：各集団のデータを分析・診断し，その結果を成文化する

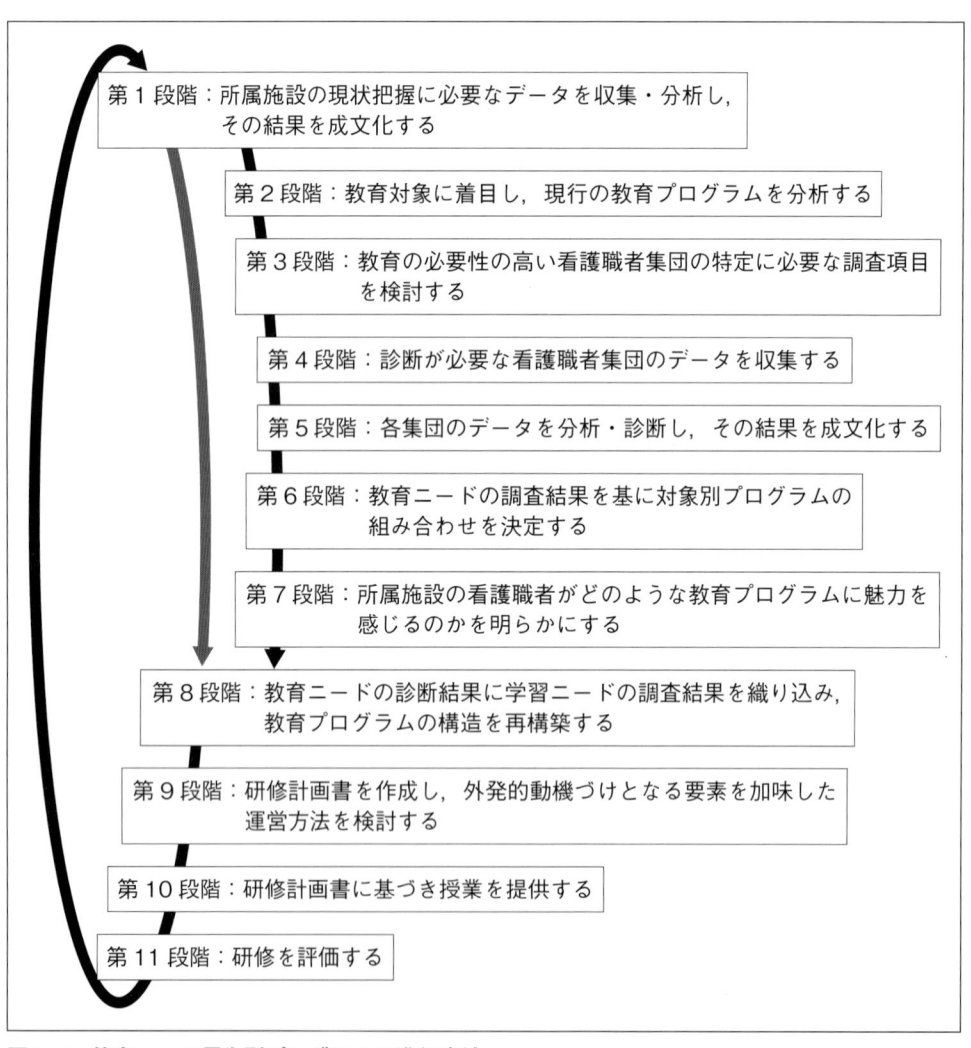

第6段階：教育ニードの調査結果を基に対象別プログラムの組み合わせを決定する

第7段階：所属施設の看護職者がどのような教育プログラムに魅力を感じるのかを明らかにする

第8段階：教育ニードの診断結果に学習ニードの調査結果を織り込み，教育プログラムの構造を再構築する

第9段階：研修計画書を作成し，外発的動機づけとなる要素を加味した運営方法を検討する

第10段階：研修計画書に基づき授業を提供する

第11段階：研修を評価する

図3-7　教育ニード優先型プログラムの進行方法

■第5段階：各集団のデータを分析・診断し，その結果を成文化する

第5段階は，各集団のデータを分析・診断し，その結果を成文化する段階である。この段階は，次のような手順を通して進めていく。

> 1) 立案担当者が分担してコンピュータにデータ入力できるようその手続きを決定し，記述する
> 2) 回収できた質問紙の回答を確認し，コンピュータに入力する
> 3) 入力状態を確認し，必要に応じて修正する
> 4) 有効回答を選定する
> 5) 各集団のデータを抽出・分析し，その結果を教育ニード・学習ニード診断書に1枚ずつ記入する

手順1) 立案担当者が分担してコンピュータにデータ入力できるようその手続きを決定し，記述する

手順1は，立案担当者が分担してコンピュータにデータ入力できるようその手続きを決定し，記述することである。看護職者400名を対象に調査を行った場合，約200名分の質問紙の回収が見込まれる。手間暇かけてようやく収集したデータであっても，それらが正確に入力されない限り，現状を明らかにすることはできない。そのため，立案担当者が分担して作業を行い，3種類の質問紙に記入された200名分の回答を効率よくかつ正確に入力する必要がある。立案担当者が2名1組になり，当番を決め，その日に回収できたデータを毎日，同じファイルに追加入力していく方法がある。あるいは，調査終了後に立案担当者が一堂に集まり，データを分担し一斉に入力する方法もある。

どちらの方法をとるにしても，最終的に1つのデータとして統合できるよう統一した手順を書き記した**入力手順書**(図3-8)を作成する必要がある。手順書の作成を担当する者は，各質問紙の回答をどのように入力すればよいのかをすべて手順書に記述しておく。データ入力の担当者が手順書をみながら迷わず入力できれば，完成である。

● G病院の入力手順書の例

> 立案担当者は，**受講状況調査紙－G病院版－**(図3-5：74頁)に沿って，**入力手順書**(図3-8)を修正することにより，**入力手順書－G病院版－**(図3-9：85頁)を作成した。修正した点は，次の2点であった。
> ◆削除した質問項目の入力手順を削除する
>   →職種，現病院の勤務年数，卒後年数に関わる入力手順を削除した。
> ◆病院の現状にあった選択肢に変更する
>   →職位，役割に関わる選択肢の変更に伴い，入力コードを修正した。

★表計算ソフトを使用します。
1. 手順書の読み方
   ・【　】内には，各質問紙の項目の番号と質問内容の要約が記入してあります。
   ・〈　〉の前に変数の通し番号となる数字が入力してあります。
   ・〈　〉内には，4文字以内となるよう変数名が記入してあります。
2. 入力についての留意事項
   ・無回答は入力せず，空欄にしておきます。
   ・番号1つに○をつけるよう求めているにもかかわらず2つ以上に○がある場合は空欄にします。
★データは，下記の要領でファイル1から3に分けて入力します。

★ファイル1：質問紙の量的データー入力方法は1頁から5頁の手順を参照
　・データの「整理番号」，受講状況調査紙，教育ニードアセスメントツール，学習ニードアセスメントツールの回答を次に示す手順に沿って順番に入力して下さい。
　〈入力済み画面(イメージ)〉

整理番号	院内受講	院内理由		EN1		LN28
1	1	2	………	1	………	1
2						

←〈　〉内の変数名を入力してください。

★ファイル2：受講状況調査紙の問1-e《自由記述》—5頁の入力手順を参照

★ファイル3：受講状況調査紙の問6-f《自由記述》—　　〃

■ファイル1の入力手順■

1. 〈整理番号〉
＊質問紙の表紙右肩に記入している整理番号を入力してください。

～受講状況調査紙～
【問1　院内研修会受講の有無】
2. 〈院内受講〉　　　　　　　　　　　　　　　　　　　　　　入力コード
　　1. 受講した………………………………………………………1
　　2. 受講しなかった………………………………………………2

【問1-a　院内研修会の受講理由】
3. 〈院内理由〉　　　　　　　　　　　　　　　　　　　　　　入力コード
　　1. 自主的に受講した……………………………………………1
　　2. 上司のすすめで受講した……………………………………2
　　3. 同僚のすすめで受講した……………………………………3
　　4. 業務命令で受講した…………………………………………4
　　5. その他…………………………………………………………5

入力コードとは，実際に入力する数値を指します。

【問1-b　院内研修会の受講日数】
4. 〈院内日数〉
　　日数をコードとする(2桁)　　＊小数点があるものは四捨五入する

【問1-c　院内研修会の受講状況】
5. 〈院内状況〉　　　　　　　　　　　　　　　　　　　　　　入力コード
　　1. 職務の一環として受講した…………………………………1
　　2. 勤務終了後に受講した………………………………………2
　　3. 休みを使って受講した………………………………………3
　　4. その他…………………………………………………………4

1/5

図3-8　入力手順書　　　　　　　　　　　　　　　　　　　　　（次頁につづく）

【問1-d　院内研修会の満足度】
6.〈院内満足〉　　　　　　　　　　　　　　　　入力コード
　　1. とても満足 ··· 1
　　2. まあまあ満足 ····································· 2
　　3. あまり満足ではなかった ····················· 3
　　4. 不満足であった ································· 4

【問1-e　院内研修会の満足度の理由】
7.〈記述1〉　　　　　　　　　　　　　　　　　　入力コード
　　1. 記述あり ·· 1
　　2. 記述なし ·· 2

【問2　院内研修会を受講しなかった理由】
8.〈院内不理〉　　　　　　　　　　　　　　　　入力コード
　　1. 希望するプログラムがなかった ············ 1
　　2. 興味がなかった ································· 2
　　3. 勤務のため受講できなかった ············· 3
　　4. 参加する余裕がなかった ···················· 4
　　5. その他 ··· 5

【問3　今年度院内教育の魅力】
9.〈今年魅力〉　　　　　　　　　　　　　　　　入力コード
　　1. 非常に感じた ····································· 1
　　2. 少し感じた ·· 2
　　3. あまり感じなかった ··························· 3
　　4. 全く感じなかった ······························ 4

【問4　魅力ある院内教育プログラム】
10～19.〈魅力1～10〉　　　　　　　　　　　　入力コード
　　1. 1に〇印記入あり ······························· 1
　　2. 2に〇印記入あり ······························· 2
　　3. 3に〇印記入あり ······························· 3
　　4. 4に〇印記入あり ······························· 4

【問5　院内教育への関心度】
20.〈院内関心〉　　　　　　　　　　　　　　　入力コード
　　1. とても関心がある ······························ 1
　　2. やや関心がある ································· 2
　　3. あまり関心がない ······························ 3
　　4. 全く関心がない ································· 4

【問6　院外研修会受講の有無】
21.〈院外受講〉　　　　　　　　　　　　　　　入力コード
　　1. 受講した ··· 1
　　2. 受講しなかった ································· 2

【問6-a　院外研修会の受講理由】
22.〈院外理由〉　　　　　　　　　　　　　　　入力コード
　　1. 自主的に受講した ······························ 1
　　2. 上司のすすめで受講した ···················· 2
　　3. 同僚のすすめで受講した ···················· 3
　　4. 業務命令で受講した ·························· 4
　　5. その他 ··· 5

（図3-8　つづき）

【問6-b　院外研修会の受講日数】
23. 〈院外日数〉
　　　日数を入力コードとする(3桁)

【問6-c　院外研修会の受講状況】
24. 〈院外状況〉　　　　　　　　　　　　　　　入力コード
　　1. 職務の一環として受講した……………………… 1
　　2. 勤務終了後に受講した…………………………… 2
　　3. 休みを使って受講した…………………………… 3
　　4. その他……………………………………………… 4

【問6-d　院外研修会の主催機関】
25. 〈主催機関〉　　　　　　　　　　　　　　　入力コード
　　1. 都道府県看護協会………………………………… 1
　　2. 日本看護協会……………………………………… 2
　　3. その他……………………………………………… 3

【問6-e　院外研修会の満足度】
26. 〈院外満足〉　　　　　　　　　　　　　　　入力コード
　　1. とても満足………………………………………… 1
　　2. まあまあ満足……………………………………… 2
　　3. あまり満足ではなかった………………………… 3
　　4. 不満足であった…………………………………… 4

【問6-f　院外研修会の満足度の理由】
27. 〈記述2〉　　　　　　　　　　　　　　　　入力コード
　　1. 記述あり…………………………………………… 1
　　2. 記述なし…………………………………………… 2

【問7　院外研修会を受講しなかった理由】
28. 〈院外不理〉　　　　　　　　　　　　　　　入力コード
　　1. 希望するプログラムがなかった………………… 1
　　2. 興味がなかった…………………………………… 2
　　3. 勤務のため受講できなかった…………………… 3
　　4. 参加する余裕がなかった………………………… 4
　　5. その他……………………………………………… 5

【問8　学術集会への参加状況】
29. 〈学会参加〉　　　　　　　　　　　　　　　入力コード
　　1. できる限り学術集会で発表している…………… 1
　　2. 毎年, 関心のある学術集会に参加している…… 2
　　3. 時々, 学術集会に参加している………………… 3
　　4. 関心はあるが参加していない…………………… 4
　　5. 関心がない………………………………………… 5

【問9　現在の職種】
30. 〈職種〉　　　　　　　　　　　　　　　　　入力コード
　　1. 看護師……………………………………………… 1
　　2. 助産師……………………………………………… 2
　　3. 保健師……………………………………………… 3
　　4. 准看護師…………………………………………… 4

(図3-8　入力手順書　つづき)

【問10　現在の職位】
31. 〈職位〉　　　　　　　　　　　　　　　　　　入力コード
　　1. 看護師長 ……………………………………… 1
　　2. 副看護師長 …………………………………… 2
　　3. スタッフ看護師 ……………………………… 3

【問11　役割の有無】
32. 〈役割有無〉　　　　　　　　　　　　　　　　入力コード
　　1. 持っている …………………………………… 1
　　2. 持っていない ………………………………… 2

【問11-a　役割の種類】
33. 〈役割種類〉　　　　　　　　　　　　　　　　入力コード
　　1. 重複回答あり ………………………………… 1
　　2. 重複回答なし ………………………………… 2

34. 〈リーダー〉　　　　　　　　　　　　　　　　入力コード
　　○印記入あり …………………………………… 1
　　○印記入なし …………………………………… 2

35. 〈プリセプ〉　　　　　　　　　　　　　　　　入力コード
　　○印記入あり …………………………………… 1
　　○印記入なし …………………………………… 2

36. 〈臨床実習〉　　　　　　　　　　　　　　　　入力コード
　　○印記入あり …………………………………… 1
　　○印記入なし …………………………………… 2

37. 〈教育委員〉　　　　　　　　　　　　　　　　入力コード
　　○印記入あり …………………………………… 1
　　○印記入なし …………………………………… 2

38. 〈業務関連〉　　　　　　　　　　　　　　　　入力コード
　　○印記入あり …………………………………… 1
　　○印記入なし …………………………………… 2

39. 〈記録関連〉　　　　　　　　　　　　　　　　入力コード
　　○印記入あり …………………………………… 1
　　○印記入なし …………………………………… 2

40. 〈感染対策〉　　　　　　　　　　　　　　　　入力コード
　　○印記入あり …………………………………… 1
　　○印記入なし …………………………………… 2

【問12　勤務年数】
41. 〈勤務年数〉
　　年数を入力コードとする(2桁)

【問13　臨床経験年数】
42. 〈経験年数〉
　　年数を入力コードとする(2桁)

【問14　卒後年数】
43. 〈卒後年数〉
　　年数を入力コードとする(2桁)

(図3-8　つづき)

~教育ニードアセスメントツール~
44～78.〈EN1～EN35〉　　　　　　　　　　　　　入力コード
　　1. 1に○印記入あり …………………………………… 1
　　2. 2に○印記入あり …………………………………… 2
　　3. 3に○印記入あり …………………………………… 3
　　4. 4に○印記入あり …………………………………… 4

~学習ニードアセスメントツール~
79～106.〈LN1～LN28〉　　　　　　　　　　　　　入力コード
　　1. 1に○印記入あり …………………………………… 1
　　2. 2に○印記入あり …………………………………… 2
　　3. 3に○印記入あり …………………………………… 3
　　4. 4に○印記入あり …………………………………… 4
　　5. 5に○印記入あり …………………………………… 5
　　6. 6に○印記入あり …………………………………… 6
　EN：教育ニードアセスメントツール
　LN：学習ニードアセスメントツール

■ファイル2の入力手順■
　受講状況調査紙の問1-e《自由記述》入力方法
・各文章のはじめに，それぞれ整理番号を入力してください。
・記入されている文章をそのまま入力してください。
・一連の文章の句点(。)で切り，一文が終る毎に改行し，01，02…と番号をつけてください。

※整理番号1の質問紙の回答例

問1-d．受講した研修会はいかがでしたか。最も当てはまる番号に1つ○をつけて下さい。
①．とても満足　　2．まあまあ満足　　3．あまり満足ではなかった　　4．不満足であった

問1-e．そのようにお感じになった理由について，具体的にお書き下さい。
　　最新の感染予防について勉強したいと考えていたところだったので，とてもタイムリーだった。講義の内容もわかりやすく，今までよくわかっていなかった部分の理解も深まった。

⇩

〈入力済み画面（イメージ）〉

番号	記述
1-01	最新の感染予防について勉強したいと考えていたところだったので，とてもタイムリーだった。
1-02	講義の内容もわかりやすく，今までよくわかっていなかった部分の理解も深まった。

■ファイル3の入力手順■
　受講状況調査紙の問6-f《自由記述》入力方法
・上記ファイル2と同様に入力してください。

（図3-8　入力手順書　つづき）

★表計算ソフトを使用します。
1. 手順書の読み方
   ・【 】内には，各質問紙の項目の番号と質問内容の要約が記入してあります。
   ・〈 〉の前に変数の通し番号となる数字が入力してあります。
   ・〈 〉内には，4文字以内となるよう変数名が記入してあります。
2. 入力についての留意事項
   ・無回答は入力せず，空欄にしておきます。
   ・番号1つに○をつけるよう求めているにもかかわらず2つ以上に○がある場合は空欄にします。
★データは，下記の要領でファイル1から3に分けて入力します。

★ファイル1：質問紙の量的データ―入力方法は1頁から4頁の手順を参照
   ・データの「整理番号」，受講状況調査紙，教育ニードアセスメントツール，学習ニードアセスメントツールの回答を次に示す手順に沿って順番に入力して下さい。
   〈入力済み画面(イメージ)〉

整理番号	院内受講	院内理由	………	EN1	………	LN28
1	1	2	………	1	………	1
2						

←〈 〉内の変数名を入力してください。

★ファイル2：受講状況調査紙の問1-e《自由記述》―5頁の入力手順を参照

★ファイル3：受講状況調査紙の問6-f《自由記述》―   〃

■ファイル1の入力手順■

1.〈整理番号〉
＊質問紙の表紙右肩に記入している整理番号を入力してください。

～受講状況調査紙～

【問1　院内研修会受講の有無】

2.〈院内受講〉　　　　　　　　　　　　　　　　　　　　　　　入力コード
   1. 受講した ………………………………………………………… 1
   2. 受講しなかった ………………………………………………… 2

（入力コードとは，実際に入力する数値を指します。）

【問1-a　院内研修会の受講理由】

3.〈院内理由〉　　　　　　　　　　　　　　　　　　　　　　　入力コード
   1. 自主的に受講した ……………………………………………… 1
   2. 上司のすすめで受講した ……………………………………… 2
   3. 同僚のすすめで受講した ……………………………………… 3
   4. 業務命令で受講した …………………………………………… 4
   5. その他 …………………………………………………………… 5

【問1-b　院内研修会の受講日数】

4.〈院内日数〉
   日数をコードとする(2桁)　　＊小数点があるものは四捨五入する

【問1-c　院内研修会の受講状況】

5.〈院内状況〉　　　　　　　　　　　　　　　　　　　　　　　入力コード
   1. 職務の一環として受講した …………………………………… 1
   2. 勤務終了後に受講した ………………………………………… 2
   3. 休みを使って受講した ………………………………………… 3
   4. その他 …………………………………………………………… 4

1/5

図3-9　入力手順書―G病院版―　　　　　　　　　　　　　　　　　　（次頁につづく）

【問1-d　院内研修会の満足度】
6.〈院内満足〉　　　　　　　　　　　　　　　　入力コード
　　1. とても満足 …………………………………………… 1
　　2. まあまあ満足 ………………………………………… 2
　　3. あまり満足ではなかった …………………………… 3
　　4. 不満足であった ……………………………………… 4

【問1-e　院内研修会の満足度の理由】
7.〈記述1〉　　　　　　　　　　　　　　　　　　入力コード
　　1. 記述あり ……………………………………………… 1
　　2. 記述なし ……………………………………………… 2

【問2　院内研修会を受講しなかった理由】
8.〈院内不理〉　　　　　　　　　　　　　　　　入力コード
　　1. 希望するプログラムがなかった …………………… 1
　　2. 興味がなかった ……………………………………… 2
　　3. 勤務のため受講できなかった ……………………… 3
　　4. 参加する余裕がなかった …………………………… 4
　　5. その他 ………………………………………………… 5

【問3　今年度院内教育の魅力】
9.〈今年魅力〉　　　　　　　　　　　　　　　　入力コード
　　1. 非常に感じた ………………………………………… 1
　　2. 少し感じた …………………………………………… 2
　　3. あまり感じなかった ………………………………… 3
　　4. 全く感じなかった …………………………………… 4

【問4　魅力ある院内教育プログラム】
10～19.〈魅力1～10〉　　　　　　　　　　　　　入力コード
　　1. 1に○印記入あり …………………………………… 1
　　2. 2に○印記入あり …………………………………… 2
　　3. 3に○印記入あり …………………………………… 3
　　4. 4に○印記入あり …………………………………… 4

【問5　院内教育への関心度】
20.〈院内関心〉　　　　　　　　　　　　　　　　入力コード
　　1. とても関心がある …………………………………… 1
　　2. やや関心がある ……………………………………… 2
　　3. あまり関心がない …………………………………… 3
　　4. 全く関心がない ……………………………………… 4

【問6　院外研修会受講の有無】
21.〈院外受講〉　　　　　　　　　　　　　　　　入力コード
　　1. 受講した ……………………………………………… 1
　　2. 受講しなかった ……………………………………… 2

【問6-a　院外研修会の受講理由】
22.〈院外理由〉　　　　　　　　　　　　　　　　入力コード
　　1. 自主的に受講した …………………………………… 1
　　2. 上司のすすめで受講した …………………………… 2
　　3. 同僚のすすめで受講した …………………………… 3
　　4. 業務命令で受講した ………………………………… 4
　　5. その他 ………………………………………………… 5

（図3-9　入力手順書－G病院版－　つづき）

【問6-b　院外研修会の受講日数】
23.〈院外日数〉
　　日数を入力コードとする(3桁)

【問6-c　院外研修会の受講状況】
24.〈院外状況〉　　　　　　　　　　　　　　　　入力コード
　　1. 職務の一環として受講した ……………………………… 1
　　2. 勤務終了後に受講した …………………………………… 2
　　3. 休みを使って受講した …………………………………… 3
　　4. その他 ……………………………………………………… 4

【問6-d　院外研修会の主催機関】
25.〈主催機関〉　　　　　　　　　　　　　　　　入力コード
　　1. 都道府県看護協会 ………………………………………… 1
　　2. 日本看護協会 ……………………………………………… 2
　　3. その他 ……………………………………………………… 3

【問6-e　院外研修会の満足度】
26.〈院外満足〉　　　　　　　　　　　　　　　　入力コード
　　1. とても満足 ………………………………………………… 1
　　2. まあまあ満足 ……………………………………………… 2
　　3. あまり満足ではなかった ………………………………… 3
　　4. 不満足であった …………………………………………… 4

【問6-f　院外研修会の満足度の理由】
27.〈記述2〉　　　　　　　　　　　　　　　　　入力コード
　　1. 記述あり …………………………………………………… 1
　　2. 記述なし …………………………………………………… 2

【問7　院外研修会を受講しなかった理由】
28.〈院外不理〉　　　　　　　　　　　　　　　　入力コード
　　1. 希望するプログラムがなかった ………………………… 1
　　2. 興味がなかった …………………………………………… 2
　　3. 勤務のため受講できなかった …………………………… 3
　　4. 参加する余裕がなかった ………………………………… 4
　　5. その他 ……………………………………………………… 5

【問8　学術集会への参加状況】
29.〈学会参加〉　　　　　　　　　　　　　　　　入力コード
　　1. できる限り学術集会で発表している …………………… 1
　　2. 毎年，関心のある学術集会に参加している …………… 2
　　3. 時々，学術集会に参加している ………………………… 3
　　4. 関心はあるが参加していない …………………………… 4
　　5. 関心がない ………………………………………………… 5

【問9　現在の職位】
30.〈職位〉　　　　　　　　　　　　　　　　　　入力コード
　　1. 看護師長 …………………………………………………… 1
　　2. 副看護師長 ………………………………………………… 2
　　3. 主任 ………………………………………………………… 3
　　4. スタッフ看護師 …………………………………………… 4

(図3-9　つづき)

【問10　役割の有無】
31.〈役割有無〉　　　　　　　　　　　　　　入力コード
　　1. 持っている ································· 1
　　2. 持っていない ······························· 2

【問10-a　役割の種類】
32.〈役割種類〉　　　　　　　　　　　　　　入力コード
　　1. 重複回答あり ······························· 1
　　2. 重複回答なし ······························· 2

33.〈リーダー〉　　　　　　　　　　　　　　　入力コード
　　○印記入あり ································· 1
　　○印記入なし ································· 2

34.〈プリセプ〉　　　　　　　　　　　　　　　入力コード
　　○印記入あり ································· 1
　　○印記入なし ································· 2

35.〈実習指導〉　　　　　　　　　　　　　　　入力コード
　　○印記入あり ································· 1
　　○印記入なし ································· 2

36.〈教育委員〉　　　　　　　　　　　　　　　入力コード
　　○印記入あり ································· 1
　　○印記入なし ································· 2

37.〈記録委員〉　　　　　　　　　　　　　　　入力コード
　　○印記入あり ································· 1
　　○印記入なし ································· 2

38.〈感染防止〉　　　　　　　　　　　　　　　入力コード
　　○印記入あり ································· 1
　　○印記入なし ································· 2

【問11　臨床経験年数】
39.〈経験年数〉
　　年数をコードとする（2桁）

～教育ニードアセスメントツール～
40～74.〈EN1～EN35〉　　　　　　　　　　入力コード
　　1. 1に○印記入あり ·························· 1
　　2. 2に○印記入あり ·························· 2
　　3. 3に○印記入あり ·························· 3
　　4. 4に○印記入あり ·························· 4

～学習ニードアセスメントツール～
75～102.〈LN1～LN28〉　　　　　　　　　　入力コード
　　1. 1に○印記入あり ·························· 1
　　2. 2に○印記入あり ·························· 2
　　3. 3に○印記入あり ·························· 3
　　4. 4に○印記入あり ·························· 4
　　5. 5に○印記入あり ·························· 5
　　6. 6に○印記入あり ·························· 6

（図3-9　入力手順書－G病院版－　つづき）

■ファイル2の入力手順■
　受講状況調査紙の問1-e《自由記述》入力方法
・各文章のはじめに，それぞれ整理番号を入力してください。
・記入されている文章をそのまま入力してください。
・一連の文章の句点(。)で切り，一文が終る毎に改行し，01，02…と番号をつけてください。

※整理番号1の質問紙の回答例

問1-d．受講した研修会はいかがでしたか。最も当てはまる番号に1つ○をつけて下さい。

　①　とても満足　　　2．まあまあ満足　　　3．あまり満足ではなかった　　　4．不満足であった

問1-e．そのようにお感じになった理由について，具体的にお書き下さい。

　　最新の感染予防について勉強したいと考えていたところだったので，とてもタイムリーだった。講義の内容もわかりやすく，今までよくわかっていなかった部分の理解も深まった。

⇩

〈入力済み画面(イメージ)〉

番号	記述
1-01	最新の感染予防について勉強したいと考えていたところだったので，とてもタイムリーだった。
1-02	講義の内容もわかりやすく，今までよくわかっていなかった部分の理解も深まった。

■ファイル3の入力手順■
　受講状況調査紙の問6-f《自由記述》入力方法
・上記ファイル2と同様に入力してください。

(図3-9　つづき)

手順2）回収できた質問紙の回答を確認し，コンピュータに入力する

手順2は，回収できた質問紙の回答を確認し，コンピュータに入力することである。回収できた質問紙の回答を1部ごとにすべて確認し，必要に応じて赤字で入力指示を書き込み，正確に入力できる状態にしておく必要がある。綿密な検討を経て開発された質問紙であっても，すべての対象者が誤りなく回答することは皆無に等しい。

そこで，**受講状況調査紙**を例にとり，実際の確認方法を提示する(図3-10)。この例をみると，問1に回答を示す○が記入されてない。しかし，問1-a以下の質問に回答しており，この対象者が問1に○を記入し忘れたと推測できる。また，問1-a以下は，この対象者が院内で開催された研修に参加しなければ回答できない。このように事実を整理すると，問1は，「1．受講した」であると判断できる。そのため，担当者が赤字(図中では太字)で「1」を入力するよう指示を書き込んだ。

また，この対象者は，問1-bの回答欄に「2.5」と記入している。研修日数を正確に記入しており，回答に誤りはない。しかし，**入力手順書**(図3-8：80頁)は，問1-bの数値が小数点を含む場合，四捨五入するよう明示している。そのため，担当者は，この手順に沿って四捨五入した数値を赤字(図中では太字)で書き込んだ。

さらに，この対象者は，問1-cに設定された選択肢4つのうち，該当する番号1つに○をつけるよう求められているにもかかわらず，2つの番号に○をつけている。そのため，担当者は問1-cの回答を欠損扱いとするよう赤字(図中では太字)で指示を書き込んだ。

すべての質問紙の確認が終了したら，質問紙の表紙の右肩に整理番号を記入し，数十名分ずつ束ねておく。こうすることにより，整理番号順にデータを入力しやすくなる。また，質問紙の紛失も防止する。ここまでの作業を終えたら，**入力手順書**に従い，整理番号順にデータを入力する。

問1．今年度，院内で開催された研修会を受講しましたか。
| ①．受講した | 2．受講しなかった | → 問2へ |

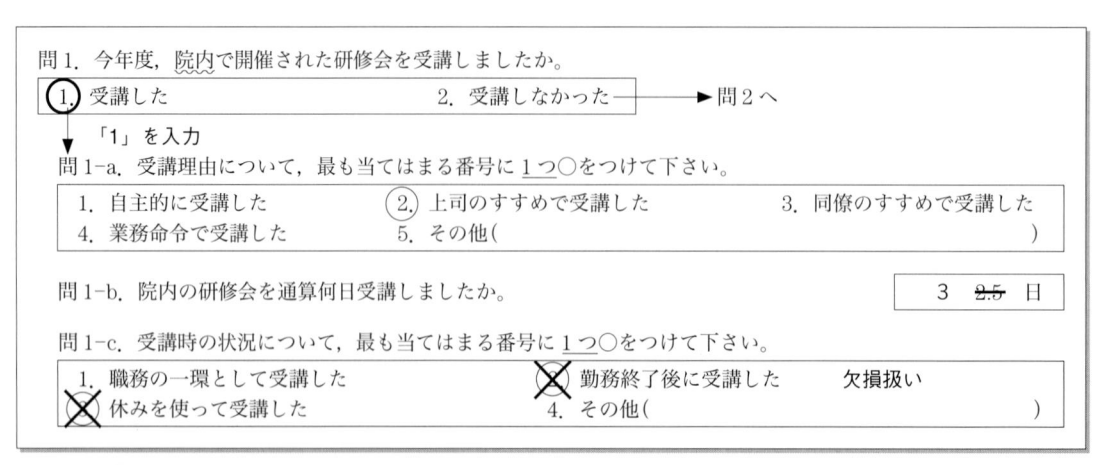

「1」を入力

問1-a．受講理由について，最も当てはまる番号に1つ○をつけて下さい。
| 1．自主的に受講した | ②．上司のすすめで受講した | 3．同僚のすすめで受講した |
| 4．業務命令で受講した | 5．その他( ) |

問1-b．院内の研修会を通算何日受講しましたか。　　　　　　　　　　　3　~~2.5~~　日

問1-c．受講時の状況について，最も当てはまる番号に1つ○をつけて下さい。
| 1．職務の一環として受講した | ☒勤務終了後に受講した | 欠損扱い |
| ☒休みを使って受講した | 4．その他( ) |

図3-10　「受講状況調査紙」への回答の確認例

手順 3) 入力状態を確認し，必要に応じて修正する

　手順3は，入力状態を確認し，必要に応じて修正することである。すべてのデータの入力が終了したら，入力の漏れ，誤りの有無を確認し，誤りがあれば修正しておく。入力は，1つ1つが手作業となるため，誤りは必ず発生する。そのため，分析に入る前に正しい内容に修正しておく必要がある。誤りを見つける方法は，いくつか考えられる。例えば，入力を終えたデータ一覧を印刷し各質問紙の回答と照合する，表計算ソフトあるいは統計ソフトの機能を活用して変数ごとの最小値・最大値を確認するといった方法がある。また，**受講状況調査紙**(図3-4：72頁)の問1，問2，問6，問7のように，該当者のみが回答するよう指示がある質問項目の場合，該当者以外もその質問項目に回答してしまうという誤りが生じやすい。そのため，問1，問2，問6，問7に着目し，回答を確認することも1つの方法である。

　以上のような方法を組み合わせて確認することが効果的である。

手順 4) 有効回答を選定する

　手順4は，有効回答の選定である。有効回答とは，「**教育ニードアセスメントツール－臨床看護師用－**」，「**学習ニードアセスメントツール－臨床看護師用－**」の全項目に回答のあったデータである。表計算ソフトあるいは統計ソフトの並べ替え機能を活用し，全データのなかから，削除の対象となるデータを確認する。**教育ニードアセスメントツール，学習ニードアセスメントツールに未回答が1項目でもあれば分析には使用できない。**未回答があった場合，その回答者のデータは削除し，残った回答者のデータを有効回答のファイルとして別に保存する。この際，ファイルを上書き保存してしまうと，これまで入力したデータがすべて失われてしまうため，バックアップ用のファイルを保存するか，選定に入る前に新たなファイル名をつけて保存するなどの注意が必要である。

手順 5) 各集団のデータを抽出・分析し，その結果を教育ニード・学習ニード診断書に1枚ずつ記入する

　手順5は，各集団のデータを抽出・分析し，その結果を**教育ニード・学習ニード診断書**に1枚ずつ記入することである。**教育ニード・学習ニード診断書**(表3-1)は，その集団にどのような側面の教育がどの程度必要なのか，その集団がどのような内容の学習をどの程度要望しているのかを診断し，教育プログラム立案に向けた総合判定を記述するための書類である。この診断書は，基本情報に基づく診断，教育ニードに基づく診断，学習ニードに基づく診断，総合判定の記入欄より構成されている。記入の手順は，93頁以降に示したStep 1からStep 5のとおりである。

表3-1 教育ニード・学習ニード診断書

教育ニード・学習ニード診断書

対象集団： _____ 名

基本情報に基づく診断

基本情報に基づく診断	【職位】	スタッフ看護師 名（ %）／副看護師長 名（ %）／看護師長 名（ %）
	【臨床経験年数】	平均 年(SD)
	【病院勤務年数】	平均 年(SD)
	【職種】	看護師 名（ %）／助産師 名（ %）／保健師 名（ %）
	【役割の有無】	役割あり 名（ %）／役割なし 名（ %）
院内研修への関心度・魅力	【院内研修への関心】	とても関心がある 名（ %）／やや関心がある 名（ %）／あまり関心がない 名（ %）／全く関心がない 名（ %）
	【院内研修の魅力】	非常に感じた 名（ %）／少し感じた 名（ %）／あまり感じない 名（ %）／全く感じない 名（ %）
学会参加状況	【学術集会への参加状況】	できるかぎり発表 名（ %）／毎年参加 名（ %）／時々参加 名（ %）／関心はあるが不参加 名（ %）／関心がない 名（ %）
院内研修の受講状況	【今年度受講者】 名（ %）【受講日数】日— 日, 平均 日(SD)【受講者の満足度】とても満足した 名（ %）／まあまあ満足した 名（ %）／あまり満足でない 名（ %）／不満足 名（ %）【今年度未受講者】 名（ %）【受講しなかった理由】希望のプログラムがなかった 名（ %）／興味がなかった 名（ %）／勤務だった 名（ %）／参加する余裕がなかった 名（ %）／その他 名（ %）
院外研修・講習会の受講状況	【今年度受講者】 名（ %）【受講日数】日— 日, 平均 日(SD)【受講者の満足度】とても満足した 名（ %）／まあまあ満足した 名（ %）／あまり満足でない 名（ %）／不満足 名（ %）【今年度未受講者】 名（ %）【受講しなかった理由】希望のプログラムがなかった 名（ %）／興味がなかった 名（ %）／勤務だった 名（ %）／参加する余裕がなかった 名（ %）／その他 名（ %）

診断結果：

教育ニードに基づく診断

教育ニードアセスメントツールの下位尺度名	得点	中得点領域	診断	順位
下位尺度Ⅰ【成熟度の高い社会性を示しながら職業活動を展開する】		8.1-12.9		
下位尺度Ⅱ【信念に従い、目標達成に向けてその責務を全うする】		9.7-14.7		
下位尺度Ⅲ【看護師・社会人として複数の役割を十分に果たす】		8.1-13.7		
下位尺度Ⅳ【問題の本質を見極め、計画的に効率よく独創的な発想により目標の達成を目指す】		9.8-14.8		
下位尺度Ⅴ【専門的な知識・技術を活用し、クライエントの個別性と人権に配慮しながらあらゆる事態に対処する】		8.4-13.4		
下位尺度Ⅵ【看護職・病院・病棟全体の発展を考慮し、その機能の維持・向上に努める】		9.7-15.5		
下位尺度Ⅶ【主体的に学習・研究を行い、看護専門職者としての発達を志向する】		11.3-17.1		
教育ニードアセスメントツール総得点		70.0-97.0		―

診断結果：

学習ニードに基づく診断

学習ニードアセスメントツールの項目名	得点	中得点領域	診断	順位
1. 所属部署で日々の看護を実践するために必要な基本的な知識・技術・態度		4.9-5.3		
2. 所属部署の特殊性や患者の個別状況にあった看護過程を展開するために必要な知識・技術		4.9-5.3		
3. 所属部署の特殊性や患者の個別状況にあった急変時の対応方法		4.9-5.3		
4. 安全に配慮しながら日々の看護を実践するために必要な感染予防の方法		4.9-5.3		
5. 所属部署の特殊性や患者の個別状況にあった看護記録の方法		4.9-5.3		
6. 患者を理解し日々の看護を実践するために必要な検査データの解釈方法		4.9-5.3		
7. 所属部署で患者と良い関係性を維持・形成するために必要なコミュニケーション技術		4.9-5.3		
8. 所属部署の特殊性や患者の個別状況にあった対象理解の方法		4.9-5.3		
9. 患者の人権を擁護しながら日々の看護を実践するために必要な倫理的配慮		4.9-5.3		
10. 所属部署での学生指導、スタッフ教育、患者教育での活用可能な理論・知識・技術・態度		4.9-5.3		
11. 職場内で互いに協力し仕事を進めていくために必要なリーダー・メンバーシップ		4.9-5.3		
12. 職場での自分の役割と責任を理解し仕事をしていくために必要な管理に関わる知識・技術		4.9-5.3		
13. 現状の問題を解決するために必要な看護研究の方法		4.9-5.3		
14. 効果的な看護を実践するために必要な研究成果の活用方法		4.9-5.3		
15. 研究の実施や成果活用により業務を整理・改善する方法		4.9-5.3		
16. 日々の進歩に立ち遅れず看護を実践していくために必要な看護・医療・福祉の最新の知識		4.9-5.3		
17. 科学的根拠に基づく看護を実践していくために必要な医学・薬理学・栄養学の知識		4.9-5.3		
18. 看護理論を活用しながら看護を実践していけるようになるために必要な知識		4.9-5.3		
19. 今後も増加し続ける在宅療養患者に対応していくために必要な地域・在宅看護の知識		4.9-5.3		
20. 科学技術の進歩に対応していくために必要な最新の医療機器やコンピュータの操作方法		4.9-5.3		
21. 多様化する患者のニーズに対応していくために必要な法律・制度とその活用方法		4.9-5.3		
22. 社会の変化に対応していくために必要な社会情勢に関わる知識		4.9-5.3		
23. 多様化する患者の価値観を理解していくために必要な宗教的信条に関わる知識		4.9-5.3		
24. 学生やスタッフ・患者の問題解決を支援していくために活用可能なカウンセリング技法		4.9-5.3		
25. 他部署や他領域でも看護を実践していけるようになるために必要な知識・技術		4.9-5.3		
26. 常識ある社会人へと成長していくために必要な知識・教養		4.9-5.3		
27. 看護専門職者として成長していくために必要な看護の専門性に関わる知識		4.9-5.3		
28. 自律性の高い職業人へと成長していくために必要な自己管理・自己評価の方法		4.9-5.3		
学習ニードアセスメントツール総得点		131-158		―

診断結果：

○○別プログラム立案に向けた総合判定：

○○○病院の看護師の教育ニード・学習ニード診断結果は上記の通りです。
○年○月○日

診断者名　　○○○○　　△△△△

【Step 1：基本情報に基づく診断】

　基本情報に基づく診断を行うために，各集団の**受講状況調査紙**(図3-4：72頁)への回答を分析する。**表3-2**の①から⑯の順に度数，百分率，平均値，標準偏差などを算出し，**教育ニード・学習ニード診断書**の上段にある基本情報に基づく診断の欄に記入する。

　表中の①②③④⑤は集団の特性，⑥⑦は院内研修への関心・魅力を感じる程度，⑧⑨⑩⑫⑬⑭⑯は学術集会への参加，院内・院外研修の受講状況，⑪⑮は院内・院外研修への満足度に関わる分析結果である。これらを基にその集団の状況を判断し，**教育ニード・学習ニード診断書**の診断結果の欄に記入する。

表3-2　基本情報に基づく診断に向けた分析手順

①問10の〔職位〕について，度数と百分率を算出し，記入する。
②問13の〔臨床経験年数〕について，平均値と標準偏差を算出し，記入する。
③問12の〔勤務年数〕について，平均値と標準偏差を算出し，記入する。
④問9の〔職種〕について，度数と百分率を算出し，記入する。
⑤問11の〔役割の有無〕について，度数と百分率を算出し，記入する。
⑥問5の〔院内研修への関心〕について，度数と百分率を算出し，記入する。
⑦問3の〔院内研修の魅力〕について，度数と百分率を算出し，記入する。
⑧問8の〔学術集会への参加〕について，度数と百分率を算出し，記入する。
⑨問1の〔院内研修受講の有無〕について，度数と百分率を算出し，記入する。
⑩院内研修受講者が回答した問1-bの〔院内研修の受講日数〕について，最小値，最大値，平均値，標準偏差を算出し，記入する。
⑪院内研修受講者が回答した問1-dの〔院内研修の受講者の満足度〕について，度数と百分率を算出し，記入する。
⑫院内研修未受講者が回答した問2〔未受講の理由〕について，度数と百分率を算出し，記入する。
⑬問6の〔院外研修受講の有無〕について，度数と百分率を算出し，記入する。
⑭院外研修受講者が回答した問6-bの〔院外研修の受講日数〕について，最小値，最大値，平均値，標準偏差を算出し，記入する。
⑮院外研修受講者が回答した問6-eの〔院外研修の受講者の満足度〕について，度数と百分率を算出し，記入する。
⑯院外研修未受講者が回答した問7〔未受講の理由〕について，度数と百分率を算出し，記入する。

●G病院の1年目看護師の基本情報に基づく診断例

　G病院の質問紙回収数は191であり，このうち有効回答は186であった。有効回答186のなかから1年目看護師12名のデータを抽出し，ファイル名を「1年目看護師12名」とし，保存した。次に，表計算ソフトを用いて，**受講状況調査紙－G病院版－**への回答について，度数，百分率，平均値，標準偏差など，必要な数値を算出し，**教育ニード・学習ニード診断書**に記入した(表3-3：96頁)。

　院内研修への関心度は，「やや関心がある」が8名(66.7%)，「とても関心がある」が2名(16.7%)，「あまり関心がない」が1名(8.3%)であった。魅力を感じる程度は，「少し感じた」が7名(58.3%)，「あまり感じない」が4名(33.4%)であった。院内研修の受講者は6名(50.0%)であり，このうち5名(83.3%)は「まあまあ満足した」，残る1名(16.7%)は「あまり満足でない」と回答していた。院内研修を受講しなかった6名は，その理由を「参加する余裕がなかった」2名(33.3%)，「勤務だった」2名(33.3%)，「その他」2名(33.3%)と回答していた。これらの分析結果を現行の院内教育プログラムのどこを改善すべきかという視点から解釈すると次のように診断できた。

基本情報に基づく診断結果：G病院の臨床経験1年目看護師の約1割は院内研修に「あまり関心がない」，約3割が院内研修に魅力を「あまり感じない」と回答している。また，5割が院内研修に参加しており，そのうち約2割が「あまり満足でない」と回答していた。残る5割の者が受講しておらず，受講できなかった理由として「参加する余裕がなかった」「勤務だった」と回答していた。これらは，教育ニードの高さを考慮し，臨床経験1年目看護師が院内研修を受講できるよう勤務状況などを考慮する必要があることを示す。

【Step 2：教育ニードに基づく診断】

教育ニードに基づく診断を行うために，各集団の「**教育ニードアセスメントツール—臨床看護師用—**」への回答を分析する。教育ニードアセスメントツールの下位尺度得点・総得点の平均値を算出し，**教育ニード・学習ニード診断書**の得点欄に記入する。

得点欄の右横には中得点領域の欄があり，そこには予め数値が提示されている。これは，全国調査の結果として得られた数値であり，得点欄に記入した数値の診断に役立つ。診断中の看護職者集団の得点が全国調査の結果よりも高い，すなわち，高得点の場合，該当する下位尺度得点あるいは総得点の診断欄に「高」と記入し，その行を赤で表示する。逆に，診断中の看護職者集団の得点が全国調査の結果よりも低い，すなわち，低得点の場合，該当する下位尺度得点あるいは総得点の診断欄に「低」と記入し，その行を青で表示する。このような工夫を加えることにより，診断結果を把握しやすくなる。

また，診断欄の右横には順位の欄がある。そこには，各下位尺度の得点順位を記入する。得点が最も高かった下位尺度の欄に「1」を記入し，同様に残りの下位尺度の欄にも順位を記入する。これにより，教育の必要性の高い側面を把握しやすくなる。

教育ニード・学習ニード診断書に記入した分析結果と対象集団の特徴を加味して解釈し，教育の必要性，教育の必要性の高い側面を判断し，診断結果の欄に記述する。

● G 病院の 1 年目看護師の教育ニードに基づく診断例

G 病院の立案担当者は，1 年目看護師 12 名の教育ニードアセスメントツール下位尺度得点・総得点の平均値を算出し，**教育ニード・学習ニード診断書**に記入した（**表 3-3**）。得点は，下位尺度 I が 11.3，下位尺度 II が 13.1，下位尺度 III が 14.8，下位尺度 IV が 14.3，下位尺度 V が 13.2，下位尺度 VI と下位尺度 VII が 15.5，総得点が 97.7 であった。これらの数値を各々「中得点領域」の数値と比較した結果，下位尺度 I・II・IV・V・VI・VII の得点は「中得点領域」の範囲にあり，下位尺度 III の得点と総得点は「中得点領域」の数値よりも高かった。そこで，下位尺度 III と総得点の診断の欄に「高」と記入し，下位尺度 III と総得点の行を赤で表示した。これは，G 病院の 1 年目看護師の教育ニードアセスメントツール総得点が全国の平均的な看護師の総得点よりも高く，教育の必要性が高いことを示す。特に，下位尺度 III【看護師・社会人として複数の役割を十分に果たす】側面の教育を提供する必要性が高いことを示す。また，下位尺度間の得点を比較した結果，下位尺度 VI・VII が 15.5 と最も高く，次いで下位尺度 III，IV，V，II，I の順であった。この順位を該当欄に記入した。順位が高いほど，教育の必要性が高いことを示す。

G 病院の立案担当者は，これらの結果を解釈するために，1 年目看護師の特徴を再確認した。1 年目看護師は，看護基礎教育課程を修了したばかりであり，臨床状況を理解できていないことに加え，未熟な知識と技術を駆使して日々看護を実践することを余儀なくされている。1 年目看護師がこのような状況にあることを考えると，下位尺度 VI・VII に関わる研修を提供することは不適切である。下位尺度 VI は【看護職・病院・病棟全体の発展を考慮し，その機能の維持・向上に努める】，下位尺度 VII は【主体的に学習・研究を行い，看護専門職者としての発達を志向する】である。1 年目看護師は，日々の看護もままならない状況にあり，下位尺度 V【専門的な知識・技術を活用し，クライエントの個別性と人権に配慮しながらあらゆる事態に対処する】に関わる教育を提供する必要がある。このように考えた結果，G 病院の 1 年目看護師の調査結果は次のように診断できた。

教育ニードに基づく診断結果：教育ニードアセスメントツール総得点は高得点領域にあり，G 病院の臨床経験 1 年目看護師は看護専門職として未熟である。下位尺度得点は，下位尺度 VI【看護職・病院・病棟全体の発展を考慮し，その機能の維持・向上に努める】，下位尺度 VII【主体的に学習・研究を行い，看護専門職者としての発達を志向する】，下位尺度 III【看護師・社会人として複数の役割を十分に果たす】の順に高かった。これらの結果は，経験が浅く，看護専門職者として未熟な存在である臨床経験 1 年目看護師の現状を如実に表している。臨床経験 1 年目看護師にとって最も重要な課題は，臨床状況を理解し，安全・安楽な看護を確実に提供することである。その課題を克服するためには，得点としては 5 番目に高い下位尺度 V【専門的な知識・技術を活用し，クライエントの個別性と人権に配慮しながらあらゆる事態に対処する】の内容に関わる学習が最も重要である。

【Step 3：学習ニードに基づく診断】

　学習ニードに基づく診断を行うために，各集団の「**学習ニードアセスメントツール―臨床看護師用―**」への回答を分析する。**学習ニードアセスメントツール**の項目得点・総得点の平均値を算出し，**教育ニード・学習ニード診断書**の得点欄に記入する。

　得点欄の右横には中得点領域の欄があり，そこには予め数値が提示されている。これは，全国調査の結果として得られた数値であり，得点欄に記入した数値の診断に役立つ。診断中の看護職者集団の得点が全国調査の結果よりも高い，すなわち，高得点の場合，該当する項目得点あるいは総得点の診断欄に「高」と記入し，その行を赤で表示する。逆に，診断中の看護職者集団の得点が全国調査の結果よりも低い，すなわち，低得点の場合，該当する項目得点あるいは総得点の診断欄に「低」と記入し，その行を青で表示する。このような工夫を加えることにより，瞬時に診断結果を把握できる。

　また，診断欄の右横には順位の欄がある。そこには，項目の得点順位を記入する。得点が最も高かった項目の欄に「1」を記入し，同様に残りの項目の欄にも順位を記入する。これにより，要望の高い学習内容を把握しやすくなる。

　教育ニード・学習ニード診断書に記入した分析結果と対象集団の特徴を加味して解釈し，学習への要望の高さ，要望の高い学習内容を判断し，診断結果の欄に記述する。

● G病院の1年目看護師の学習ニードに基づく診断例

> 　G病院の立案担当者は，1年目看護師12名の学習ニードアセスメントツール項目得点・総得点の平均値を**教育ニード・学習ニード診断書**に記入した(**表3-3**)。28項目の得点と総得点を各々「中得点領域」の数値と比較した結果，項目1・2・3・4・6・27の得点が「中得点領域」の数値よりも高かった。そこで，項目1・2・3・4・6・27の診断の欄に「高」と記入し，これらの項目の行を赤で表示した。これは，他の項目得点と比較し項目1・2・3・4・6・27の得点が高く，これら6項目の学習に対する要望が高いことを示す。また，項目10・13・14・15・18・23・24の得点は「中得点領域」の数値よりも低かった。そこで，項目10・13・14・15・18・23・24の診断の欄に「低」と記入し，これらの項目の行を青で表示した。これは，他の項目得点と比較し項目10・13・14・15・18・23・24の得点が低く，これら7項目の学習に対する要望が低いことを示す。このように考えた結果，G病院の1年目看護師の調査結果は次のように診断できた。
>
> **学習ニードに基づく診断結果**：学習ニードアセスメントツール総得点は中得点領域にあり，G病院の臨床経験1年目看護師の学習への要望の高さは中程度を維持している。項目得点は，[3. 所属部署の特殊性や患者の個別状況にあった急変時の対応方法]が最も高く，次いで[2. 所属部署の特殊性や患者の個別状況にあった看護過程を展開するために必要な知識・技術]，[1. 所属部署で日々の看護を実践するために必要な基本的な知識・技術・態度]，[4. 安全に配慮しながら日々の看護を実践するために必要な感染予防の方法]，[6. 患者を理解し日々の看護を実践するために必要な検査データの解釈方法]，[27. 看護専門職者として成長していくために必要な看護の専門性に関わる知識]の順に高く，これら6項目は高得点領域にあった。

【Step 4：他の集団との比較を通し，教育の必要性・学習への要望の高さを明らかにする】

　比較表(**表3-4**)を作成し，**教育ニード・学習ニード診断書**に記載した各集団の教育ニードアセスメントツール総得点と学習ニードアセスメントツール総得点を系統別に転記する。これを用い，同系統の集団の得点を比較し，系統ごとの順位を記入する。例えば，役職別に分類した看護師長，副看護師長，主任の教育ニードアセスメントツール総得点と学習ニードアセスメントツール総得点を転記・比較し，得点の順位を記入する。順位の高い

表3-3 教育ニード・学習ニード診断書(記入例)

教育ニード・学習ニード診断書

対象集団:G病院臨床経験1年目　12名

基本情報に基づく診断

【職位】
- スタッフ看護師　12名(100.0%)

【臨床経験年数】 平均 0.0年(SD 0.0)
【病院勤務年数】 平均　年(SD　)

【職種】
- 看護師　11名(91.7%)
- 助産師　1名(8.3%)

【役割の有無】
- 役割あり　10名(83.3%)
- 不明　2名(16.7%)

院内研修への関心度・魅力
- 【院内研修への関心】
  - やや関心がある　8名(66.7%)
  - とても関心がある　2名(16.7%)
  - あまり関心がない　1名(8.3%)
  - 不明　1名(8.3%)
- 【院内研修の魅力】
  - 少し感じた　7名(58.3%)
  - あまり感じない　4名(33.4%)
  - 不明　1名(8.3%)
- 【学会集会への参加状況】
  - 関心はあるが不参加　6名(50.0%)
  - 時々参加　1名(8.3%)
  - 関心がない　4名(33.4%)
  - 不明　1名(8.3%)

院内研修の受講状況
- 【今年度受講者】6名(50.0%)
- 【受講日数】1日-8日、平均3.3日(SD 2.8)
- 【受講者の満足度】
  - まあまあ満足した　5名(83.3%)
  - あまり満足でない　1名(16.7%)
- 【今年度未受講者】6名(50.0%)
- 【受講しなかった理由】
  - 参加する余裕がなかった　2名(33.3%)
  - 勤務だった　2名(33.3%)
  - その他　2名(33.3%)

院外研修・講習会の受講状況
- 【今年度受講者】10名(83.3%)
- 【受講日数】1日-5日、平均2.0日(SD 1.4)
- 【受講者の満足度】
  - まあまあ満足した　7名(70.0%)
  - とても満足した　1名(10.0%)
  - あまり満足でない　1名(10.0%)
  - 不明　1名(10.0%)
- 【今年度未受講者】2名(16.7%)
- 【受講しなかった理由】
  - 参加する余裕がなかった　2名(100.0%)

診断結果:G病院の臨床経験1年目看護師の約1割は院内研修に「あまり関心がない」、約3割が院内研修に魅力を「あまり感じない」と回答している。また、5割が院内研修に参加しており、そのうち約2割が「あまり満足でない」と回答していた。残る5割が受講しておらず、受講できない理由として「参加する余裕がなかった」「勤務だった」と回答していた。これらは、教育ニードの高さを考慮し、臨床経験1年目看護師が院内研修を受講できるよう勤務状況などを考慮する必要があることを示す。

教育ニードに基づく診断

教育ニードアセスメントツールの下位尺度名	得点	中得点領域	診断	順位
下位尺度Ⅰ【成熟度の高い社会性を示しながら職業活動を展開する】	11.3	8.1-12.9		7
下位尺度Ⅱ【信念に従い、目標達成に向けてその責務を全うする】	13.1	9.7-14.7		6
下位尺度Ⅲ【看護師・社会人として複数の役割を十分に果たす】	14.8	8.1-13.7	高	3
下位尺度Ⅳ【問題の本質を見極め、計画的に効率よく独創的な発想により目標の達成を目指す】	14.3	9.8-14.8		4
下位尺度Ⅴ【専門的な知識・技術を活用し、クライエントの個別性と人権に配慮しながらあらゆる事態に対処する】	13.2	8.4-13.4		5
下位尺度Ⅵ【看護職・病院・病棟全体の発展を考慮し、その機能の維持・向上に努める】	15.5	9.7-15.5		1
下位尺度Ⅶ【主体的に学習・研究を行い、看護専門職者としての発達を志向する】	15.5	11.3-17.1		1
教育ニードアセスメントツール総得点	97.7	70.0-97.0	高	—

診断結果:教育ニードアセスメントツール総得点は高得点領域にあり、G病院の臨床経験1年目看護師は看護専門職として未熟である。下位尺度得点は、下位尺度Ⅵ【看護職・病院・病棟全体の発展を考慮し、その機能の維持・向上に努める】、下位尺度Ⅶ【主体的に学習・研究を行い、看護専門職者としての発達を志向する】、下位尺度Ⅲ【看護師・社会人として複数の役割を十分に果たす】の順に高かった。これらの結果は、経験が浅い、看護専門職として未熟な存在である臨床経験1年目看護師の現状を如実に表している。臨床経験1年目看護師にとって最も重要な課題は、臨床状況を理解し、安全・安楽な看護を確実に提供することである。その課題を克服するためには、下位尺度Ⅴ【専門的な知識・技術を活用し、クライエントの個別性と人権に配慮しながらあらゆる事態に対処する】の内容に関わる学習が最も重要である。

学習ニードに基づく診断

学習ニードアセスメントツールの項目名	得点	中得点領域	診断	順位
1. 所属部署で日々の看護を実践するために必要な基本的な知識・技術・態度	5.5	4.9-5.3	高	3
2. 所属部署の特殊性や患者の個別状況にあった看護過程を展開するために必要な知識・技術	5.6	4.9-5.3	高	2
3. 所属部署の特殊性や患者の個別状況にあった急変時の対応方法	5.9	4.9-5.3	高	1
4. 安全に配慮しながら日々の看護を実践するために必要な感染予防の方法	5.4	4.9-5.3	高	4
5. 所属部署の特殊性や患者の個別状況にあった看護記録の方法	5.3	4.9-5.3		7
6. 患者を理解し日々の看護を実践するために必要な検査データの解釈方法	5.4	4.9-5.3	高	4
7. 所属部署で患者と良い関係性を維持・形成するために必要なコミュニケーション技術	5.3	4.9-5.3		7
8. 所属部署の特殊性や患者の個別状況にあった対象理解の方法	5.3	4.9-5.3		7
9. 患者の人権を擁護しながら日々の看護を実践するために必要な倫理的配慮	5.1	4.9-5.3		17
10. 所属部署での学生指導、スタッフ教育、患者教育に必要な理論・知識・技術・態度	4.8	4.9-5.3	低	22
11. 職場内で互いに協力し仕事を進めていくために必要なリーダー・メンバーシップ	5.0	4.9-5.3		20
12. 職場での自分の役割と責任を理解し仕事をしていくために必要な管理に関わる知識・技術	5.3	4.9-5.3		7
13. 現状の問題を解決するために必要な看護研究の方法	4.6	4.9-5.3	低	26
14. 効果的な看護を実践するために必要な研究成果の活用方法	4.7	4.9-5.3	低	24
15. 研究の実施や成果活用により業務を整理・改善する方法	4.6	4.9-5.3	低	26
16. 日々の進歩に立ち遅れず看護を実践していくために必要な看護・医療・福祉の最新の知識	5.3	4.9-5.3		7
17. 科学的根拠に基づく看護を実践していくために必要な医学・薬理学・栄養学の知識	5.3	4.9-5.3		7
18. 看護理論を活用しながら看護を実践していけるようになるために必要な知識	4.8	4.9-5.3	低	22
19. 今後も増加し続ける在宅療養患者に対応していくために必要な地域・在宅看護の知識	5.1	4.9-5.3		17
20. 科学技術の進歩に対応していくために必要な最新の医療機器やコンピュータの操作方法	5.1	4.9-5.3		17
21. 多様化する患者のニーズに対応していくために必要な法律・制度とその活用方法	5.2	4.9-5.3		14
22. 社会の変化に対応していくために必要な社会事情に関わる知識	4.9	4.9-5.3		21
23. 多様化する患者の価値観を理解していくために必要な宗教的信条に関わる知識	4.3	4.9-5.3	低	28
24. 学生やスタッフ・患者の問題解決を支援していくために活用可能なカウンセリング技法	4.7	4.9-5.3	低	24
25. 他部署や他領域でも看護を実践していけるようになるために必要な知識・技術	5.2	4.9-5.3		14
26. 常識ある社会人へと成長していくために必要な知識・教養	5.2	4.9-5.3		14
27. 看護専門職者として成長していくために必要な看護の専門性に関わる知識	5.4	4.9-5.3	高	4
28. 自律性の高い職業人へと成長していくために必要な自己管理・自己評価の方法	5.3	4.9-5.3		7
学習ニードアセスメントツール総得点	143.6	131-158		

診断結果:学習ニードアセスメントツール総得点は中得点領域にあり、G病院の臨床経験1年目看護師の学習への要望の高さは中程度を維持している。項目得点は、[3. 所属部署の特殊性や患者の個別状況にあった急変時の対応方法]が最も高く、次いで[2. 所属部署の特殊性や患者の個別状況にあった看護過程を展開するために必要な知識・技術]、[1. 所属部署で日々の看護を実践するために必要な基本的な知識・技術・態度]、[4. 安全に配慮しながら日々の看護を実践するために必要な感染予防の方法]、[6. 患者を理解し日々の看護を実践するために必要な検査データの解釈方法]、[27. 看護専門職者として成長していくために必要な看護の専門性に関わる知識]の順に高く、これら6項目は高得点領域にあった。

経年別プログラム立案に向けた総合判定:臨床経験1年目看護師の教育ニードアセスメントツール総得点順位は1位であり、他の経験年数にある看護師との比較において、最も教育の必要性が高い。この結果は、経験が浅く、看護専門職者として未熟な存在である臨床経験1年目看護師の現状を表していた。一方、学習ニードアセスメントツールの総得点順位は2位であった。高得点項目6項目のうち、[27.]を除く5項目は日々の看護実践に必要な内容であった。臨床経験1年目看護師の教育プログラムを立案する場合、下位尺度Ⅴ【専門的な知識・技術を活用し、クライエントの個別性と人権に配慮しながらあらゆる事態に対処する】のレベルを向上するための教育を推奨する。また、この側面に関連する[1. 所属部署で日々の看護を実践するために必要な基本的な知識・技術・態度]、[2. 所属部署の特殊性や患者の個別状況にあった看護過程を展開するために必要な知識・技術]、[3. 所属部署の特殊性や患者の個別状況にあった急変時の対応方法]、[4. 安全に配慮しながら日々の看護を実践するために必要な感染予防の方法]、[6. 患者を理解し日々の看護を実践するために必要な検査データの解釈方法]への学習ニードは高く、内発的動機づけはできているため、これらの内容を提供することにより教育効果を期待できる。

G病院の臨床経験1年目看護師の教育ニード・学習ニード診断結果は上記の通りです。

〇年〇月〇日　　　　　　　　　診断者名　　〇〇〇〇　　△△△△

表 3-4 比較表(例)

比較対象集団	スタッフ看護師：経年別		全職員		役割を持つ看護師：役割別			役職にある看護師：役職別		
集団名	EN	LN	EN	LN	集団名	EN	LN	集団名	EN	LN
	( )	( )	−	−		( )	( )		( )	( )
	( )	( )	−	−		( )	( )		( )	( )
	( )	( )	−	−		( )	( )		( )	( )
	( )	( )	−	−		( )	( )		( )	( )
	( )	( )	−	−		( )	( )		( )	( )
	( )	( )	−	−		( )	( )		( )	( )
平均値										
系統別順位										

EN欄：教育ニードアセスメントツール総得点を記入
LN欄：学習ニードアセスメントツール総得点を記入
なお，(　)内には，同系統の他集団の得点比較による順位を記入する。

看護職者集団ほど，教育の必要性，学習への要望が高い。臨床経験年数や役割，免許の種類といった基準に沿って分類された集団の場合も同様に教育ニードアセスメントツール総得点と学習ニードアセスメントツール総得点を比較表に転記し，順位を記入する。このときに，系統別の平均値，系統別比較による順位を記入しておけば，第6段階を円滑に進めることができる。

● G病院の場合

> G病院の立案担当者は，**G病院の比較表(表3-5)**を作成し，診断書に記載した各集団の教育ニードアセスメントツール総得点と学習ニードアセスメントツール総得点を転記した。また，系統別の平均値，系統比較による順位を記入した。
> スタッフ看護師の教育ニードアセスメントツール総得点は，1年目看護師，2年目看護師，7-10年目看護師，3年目看護師，11年目以上看護師，4-6年目看護師の順に高かった。一方，学習ニードアセスメントツール総得点は，11年目以上看護師，1年目看護師，2年目看護師，3年目看護師，7-10年目看護師，4-6年目看護師の順に高かった。
> また，役割を持つ看護師の教育ニードアセスメントツール総得点は，プリセプター，記録委員，実習指導者，教育委員，チームリーダー，感染防止委員の順に高かった。一方，学習ニードアセスメントツール総得点は，感染防止委員，記録委員，プリセプター，教育委員，チームリーダー，実習指導者の順に高かった。
> さらに，役職にある看護師の教育ニードアセスメントツール総得点は，副看護師長，主任，看護師長の順に高かった。学習ニードアセスメントツール総得点は，看護師長，副看護師長，主任の順に高かった。

【Step 5：対象別プログラム立案に向けた総合判定】

Step 2 から Step 4 までの結果を考え合わせ，総合判定の欄に記入する。その集団の教育ニードアセスメントツール総得点と学習ニードアセスメントツール総得点の順位も総合判定の欄に記入する。この際，先に作成した**比較表**を活用できる。

教育ニードアセスメントツール総得点の職位別順位が看護師長3位，主任2位，副看

表 3-5　G 病院の比較表

比較対象集団		スタッフ看護師：経年別		全職員		役割を持つ看護師：役割別			役職にある看護師：役職別		
		EN	LN	EN	LN		EN	LN		EN	LN
	1年目	97.7(1)	143.6(2)	—	—	プリセプター	91.3(1)	139.9(3)	主任	77.8(2)	144.3(3)
	2年目	97.0(2)	142.4(3)	—	—	記録委員	89.3(2)	148.9(2)	副看護師長	80.1(1)	147.6(2)
	3年目	90.4(4)	140.0(4)	—	—	実習指導者	87.9(3)	138.6(6)	看護師長	75.2(3)	152.2(1)
	4-6年目	89.2(6)	136.4(6)	—	—	教育委員	86.3(4)	139.3(4)		—	—
	7-10年目	92.8(3)	137.0(5)	—	—	チームリーダー	86.3(4)	139.0(5)		—	—
	11年目以上	89.4(5)	144.4(1)	—	—	感染防止委員	84.0(6)	149.6(1)		—	—
平均値		92.8		90.8			87.5			78.6	
系統別順位		1位		2位			3位			4位	

EN：教育ニードアセスメントツール総得点
LN：学習ニードアセスメントツール総得点
（　）内の数値は，同系統の他集団の得点比較による順位を示す．

護師長1位，学習ニードアセスメントツール総得点順位が主任3位，副看護師長2位，看護師長1位の場合，順位に基づき〔役職別プログラム〕立案に向けた総合判定を記述する．臨床経験年数や役割，免許の種類によって分類された集団の総合判定を行う場合も同様である．また，教育ニード・学習ニードの診断結果に基づき，「この集団にどのような研修を提供することが望ましいか」「所属施設の現状やその集団の特徴を考慮すると研修を提供する必要はあるのか」など，プログラム立案の指針となる内容を記述する．

● G 病院の1年目看護師の総合判定例

　Step 4 にて比較表(表3-5)を作成した結果，1年目看護師の教育ニードアセスメントツール総得点は1位であった．これはスタッフ看護師のなかでも1年目看護師への教育の必要性が最も高く，経年別プログラム立案に向けて，1年目看護師への研修が不可欠であることを示す．また，Step 2 に述べたように，1年目看護師には，下位尺度Ⅴ【専門的な知識・技術を活用し，クライアントの個別性と人権に配慮しながらあらゆる事態に対処する】に関わる研修を提供する必要がある．
　また，Step 4 の結果，1年目看護師の学習ニードアセスメントツール総得点は2位であり，スタッフ看護師のなかでも1年目看護師の学習への要望が比較的高いことが明らかになった．また，Step 3 に述べたように，次の6項目の学習に対する要望が高かった．6項目とは，[1. 所属部署で日々の看護を実践するために必要な基本的な知識・技術・態度]，[2. 所属部署の特殊性や患者の個別状況にあった看護過程を展開するために必要な知識・技術]，[3. 所属部署の特殊性や患者の個別状況にあった急変時の対応方法]，[4. 安全に配慮しながら日々の看護を実践するために必要な感染予防の方法]，[6. 患者を理解し日々の看護を実践するために必要な検査データの解釈方法]，[27. 看護専門職者として成長していくために必要な看護の専門性に関わる知識]である．このうち，[27.]を除く5項目は，教育ニードアセスメントツール下位尺度Ⅴに関わる内容である．
　このように診断結果を考え合わせた結果，経年別プログラム立案に向け，下記のように総合判定できた．
経年別プログラム立案に向けた総合判定：臨床経験1年目看護師の教育ニードアセスメントツール総得点順位は1位であり，他の経験年数にある看護師との比較において最も教育の必要性が高い．この結果は，経験が浅く，看護専門職者として未熟な存在である臨床経験1年目看護師の現状を表していた．一方，学習ニードアセスメントツールの総得点順位は2位であった．また，高得点項目6項目のうち，[27.]を除く5項目は日々の看護実践に関わる内容であった．臨床経験1年目看護師の教育プログラムを立案する場合，下位尺度Ⅴ【専門的な知識・技術を活用し，クライアントの個別性と人権に配慮しながらあらゆる事態に対処する】のレベルを向上するための教育を推奨する．(以下省略)

■第6段階：教育ニードの調査結果を基に対象別プログラムの組み合わせを決定する

第6段階は，教育ニードの調査結果を基に対象別プログラムの組み合わせを決定する段階である。これは，院内教育プログラムを系統立てて編成することに役立つ。対象別プログラムの組み合わせは，**比較表**に記入した教育ニードアセスメントツール総得点の系統別の平均値と順位を基に決定できる。順位の高さは，その系統に該当する対象別プログラムを立案する必要性の高さを示す。

例えば，教育ニードアセスメントツール総得点の系統別平均値が全職員，経年別，役職別，役割別の順に高ければ，〔全職員プログラム〕と〔経年別プログラム〕を主軸とし，〔役職別プログラム〕，〔役割別プログラム〕を実行可能な範囲で組み込む。このような対象別プログラムの組み合わせが，院内教育プログラムの全体構造の素地となる。

● G 病院の場合

> G 病院の立案担当者は，**G 病院の比較表（表3-5）**を確認した。教育ニードアセスメントツール総得点の平均値は，経年別が92.8 と最も高く，次いで全職員90.8，役割別87.5，役職別78.6 の順であった。これらの結果は，G 病院にとって，〔経年別プログラム〕と〔全職員プログラム〕を主軸とし，〔役割別プログラム〕，〔役職別プログラム〕を実行可能な範囲で組み込んだ院内教育プログラムが必要であることを示唆した。

■第7段階：所属施設の看護職者がどのような教育プログラムに魅力を感じるのかを明らかにする

第7段階は，所属施設の看護職者がどのような教育プログラムに魅力を感じるのかを明らかにする段階である。所属施設の現状や看護職者のニードを反映した院内教育プログラムをいくら立案したとしても，対象者が参加しなければ，その教育プログラムは効果を発揮できない。対象者の主体的な参加を動機づけるためには，看護職者が魅力的であると感じる要素を教育プログラムに加味する必要がある。具体的には，**受講状況調査紙（図3-4：72頁）**の問4「あなたにとって魅力的なプログラムについて，当てはまる番号に○をつけて下さい。」への回答を集計し，各項目の平均値と順位を**魅力順位表（表3-6）**に記入する。

● G 病院の場合

> G 病院の立案担当者は，**受講状況調査紙－G 病院版－（図3-5：74頁）**の問4「あなたにとって魅力的なプログラムについて，当てはまる番号に○をつけて下さい。」への回答を集計し，各項目の平均値と順位を **G 病院の魅力順位表を記入した（表3-7）**。
> その結果，「1．日々の業務を改善し，所属施設および看護単位の看護の質向上につながる」，「6．時期・期間・回数が適切であり，受講時間が確約されている」，「9．興味と一致した内容を計画的に学習していくことができる」の順に得点が高いことが明らかになった。

表 3-6　魅力順位表

質問項目	得点	順位
1. 日々の業務を改善し，所属施設および看護単位の看護の質向上につながる		
2. 学習内容の理解が進むように授業の構成や方法が工夫されている		
3. 意欲的・自立的に，そして楽しく学ぶことができる		
4. 対象者が限定されず，自己査定に基づき自由に受講できる		
5. 職業的発達・能力開発につながる		
6. 時期・期間・回数が適切であり，受講時間が確約されている		
7. 院外の著名な講師，看護以外の講師が担当する		
8. 職員が必ず持つべき知識を学習内容に含む		
9. 興味と一致した内容を計画的に学習していくことができる		
10. ストレス解消方法など看護学以外の学習内容を含む		

表 3-7　魅力順位表（G 病院）

質問項目	得点	順位
1. 日々の業務を改善し，所属施設および看護単位の看護の質向上につながる	3.8	1
2. 学習内容の理解が進むように授業の構成や方法が工夫されている	3.3	6
3. 意欲的・自立的に，そして楽しく学ぶことができる	3.1	9
4. 対象者が限定されず，自己査定に基づき自由に受講できる	3.5	4
5. 職業的発達・能力開発につながる	3.2	8
6. 時期・期間・回数が適切であり，受講時間が確約されている	3.7	2
7. 院外の著名な講師，看護以外の講師が担当する	3.4	5
8. 職員が必ず持つべき知識を学習内容に含む	3.0	10
9. 興味と一致した内容を計画的に学習していくことができる	3.6	3
10. ストレス解消方法など看護学以外の学習内容を含む	3.3	6

■**第 8 段階：教育ニードの診断結果に学習ニードの診断結果を織り込み，教育プログラムの構造を再構築する**

　第 8 段階は，教育ニードの診断結果に学習ニードの診断結果を織り込み，教育プログラムの構造を再構築する段階である。教育プログラムの構造は，第 7 段階までに蓄積してきた検討結果を統合していくことにより再構築できる。

　必要物品は，パソコン，プリンター，完成した**現状分析フォーム**，**教育ニード・学習ニード診断書**，**比較表**，**魅力順位表**，現行の院内教育を評価するための資料，模造紙，鉛

A-Ⅰ. 教育ニード優先型プログラムの展開に必要な基礎知識　　101

筆，数色の付箋，色つきコピー紙，貼付・剥離が可能な糊・テープ，はさみ，定規などである。

この段階は，次の①から⑤の手順に沿って進めていく。

①色つきコピー紙に現行の研修名を書き，短冊状に切って貼付・剥離が可能な糊を使って模造紙に貼る。

②討議をしながら，改善すべき問題点，**教育ニード・学習ニード診断書**の結果などを付箋に書き込み，①の模造紙に貼っていく。この際，継続を断念すべき研修や新たに追加すべき研修なども併せて検討する(図3-11)。

③新しい模造紙を広げ，表を作成する。表の縦軸を臨床経験年数，横軸を対象別プログラムにすることが最も妥当である。それは，日本の病院の多くが，経年別プログラムを中心に院内教育を構築しており，対象者決定の基準として臨床経験年数が多用されていることに起因する。もちろん，看護職者の構成によって，卒後経験年数や病院の勤務年数が基準として活用しやすい病院もある。その場合には，最も活用しやすい特性を表の縦

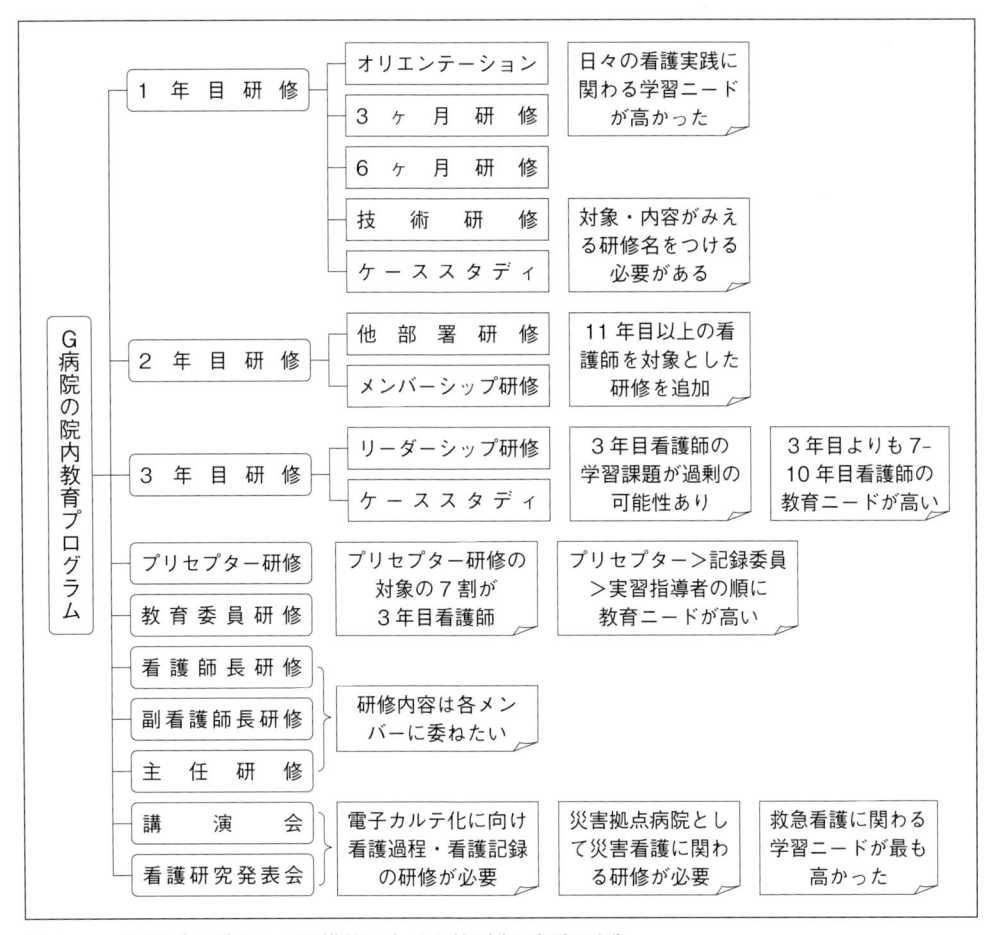

図3-11　教育プログラムの再構築に向けた検討(G病院の例)

102　第3章　教育ニード・学習ニードの診断結果に基づく教育プログラムの展開

軸にすることは何ら問題はない。能力別プログラムを中心に院内教育をデザインしている病院は，縦軸を「新人・一人前・中堅・熟練」，「レベル1・2・3・4」といった病院固有の能力レベルの名称に置き換えることもできる。

● G病院の場合

> 表の縦軸を1年目看護師，2年目看護師，3年目看護師，4-6年目看護師，7-10年目看護師，11年目以上看護師とした。また，横軸を〔経年別プログラム〕，〔全職員プログラム〕〔役割別プログラム〕，〔役職別プログラム〕とした。

④②の模造紙に貼った研修名をはがし，③の表中に配置する(図3-12)。この際，学習ニードの診断結果も加味し，各研修会の名称を検討し，適切に配置する。また，必要性が高いにもかかわらず，教育が提供されていなかった看護師集団への研修会などを追加し，全体調整を図る。

⑤全体調整が終了したら，模造紙に整理された内容をプレゼンテーションソフト等を用いて，再構築した教育プログラムの構造を図式化する(図3-13)。

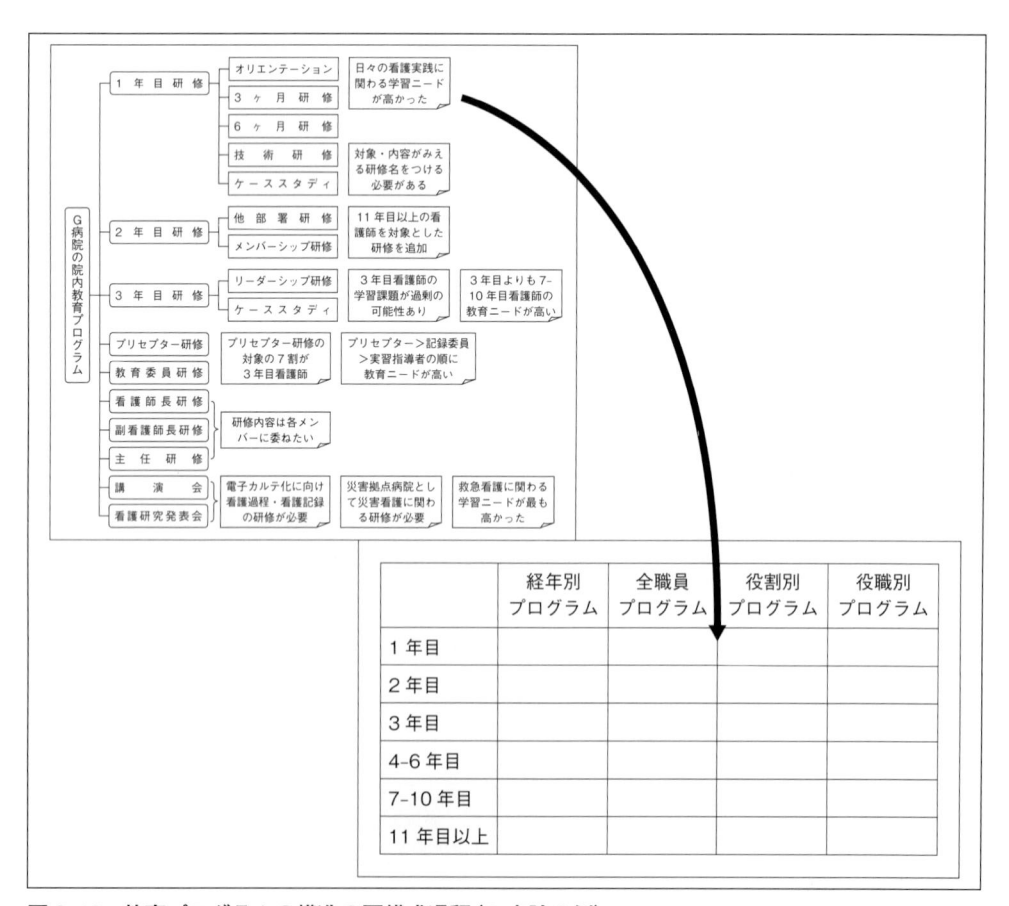

図3-12　教育プログラムの構造の再構成過程(G病院の例)

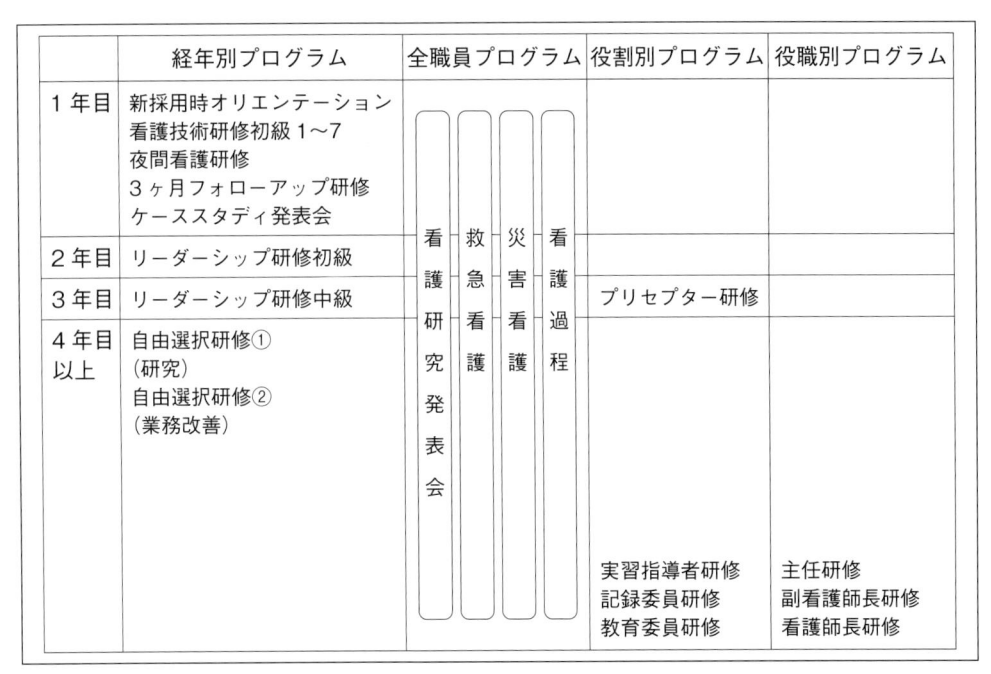

	経年別プログラム	全職員プログラム	役割別プログラム	役職別プログラム
1年目	新採用時オリエンテーション 看護技術研修初級1～7 夜間看護研修 3ヶ月フォローアップ研修 ケーススタディ発表会	看護研究発表会／救急看護／災害看護／看護過程		
2年目	リーダーシップ研修初級	〃		
3年目	リーダーシップ研修中級	〃	プリセプター研修	
4年目以上	自由選択研修① (研究) 自由選択研修② (業務改善)	〃		
			実習指導者研修 記録委員研修 教育委員研修	主任研修 副看護師長研修 看護師長研修

図3-13 再構築した教育プログラムの構造(G病院の例)

■第9段階：研修計画書を作成し，外発的動機づけとなる要素を加味した運営方法を検討する

第9段階は，研修計画書を作成し，外発的動機づけとなる要素を加味した運営方法を検討する段階である。ここでいう**研修計画書**とは，第2章(25頁)に紹介した様式に，研修名，目的・目標，対象者，日時，教育内容(学習内容)・方法，評価方法などを記入した文書を指す。**研修計画書**の作成にあたっては，可能な範囲で**受講状況調査紙**(図3-4：72頁)の集計結果を加味する。

この段階は，次の①から⑩の手順に沿って進めていく。

①研修名を明記する。

②研修の目的を設定する。

　検討に入る前に，その研修が他の研修と関連を持っているか否かを確認しておく。研修が単独で企画されるものであり，他の研修との関連がなければ，この研修に固有の目的を設定する。しかし，『リーダーシップ研修1・2・3』というように，段階的に進む研修を企画する必要があり，これら3つの研修が相互に関連する場合，3つの研修に共通する目的を設定する。いずれにせよ，目的は研修終了時に到達する看護職者の状況を指し示すよう簡潔明瞭に書き記す必要があり，立案者の信念や所属施設の現状を基に検討する。

③②の目的を達成するための目標を設定する。

　第2章に述べたように，目的・目標と評価は表裏一体の関係にあり，目標の達成度を判定することが評価となる。目標が行動として表現されていれば，対象者は，これを学習目標とし，どのような行動がとれれば目標を達成できたことになるのか自己評価で

きる。また，教育提供者は，これを教育目標とし，研修の成果を他者評価できる。研修が単独で企画されており，他の研修との関連がなければ，目的を達成するための目標をすべて1枚の計画書のなかに明記しておく。また，『リーダーシップ研修1・2・3』というように，段階的に進む研修の場合，共通の目的を達成するための目標をすべて列挙し，教育の原則「単純から複雑へ」に基づき，難易度の低いものから順に各研修に振り分け(図3-14)，**研修計画書**に明記する。

④研修の対象者を明記する。

⑤③の目標を達成するために最適な時期・期間，実行可能性などを検討し，研修の日時を決定・記入する。

⑥研修の内容・方法を明記する。

　第2章に述べたように，教育を企画するためには，その研修の内容，すなわち，教育内容を熟知しておく必要がある。そのなかから，目的・目標にあった内容・方法を厳選し，実施時期・期間などを加味してさらに絞り込んだものを記述する。

⑦研修の評価方法を明記する。

　評価の対象には，企画，過程，成果の3つがある。例えば，1枚の**研修計画書**のなかに5つの目標が明記されている場合，それら5つの目標の達成度を何らかの形で評価しなければならない。具体的には，事前・事後レポート，研修中の態度や発言内容，自己・他者評価表，研修評価表などを用いて，研修の企画，過程，成果の3側面を評価する。

⑧研修の講師，会場，運営担当の教育委員などを明記する。

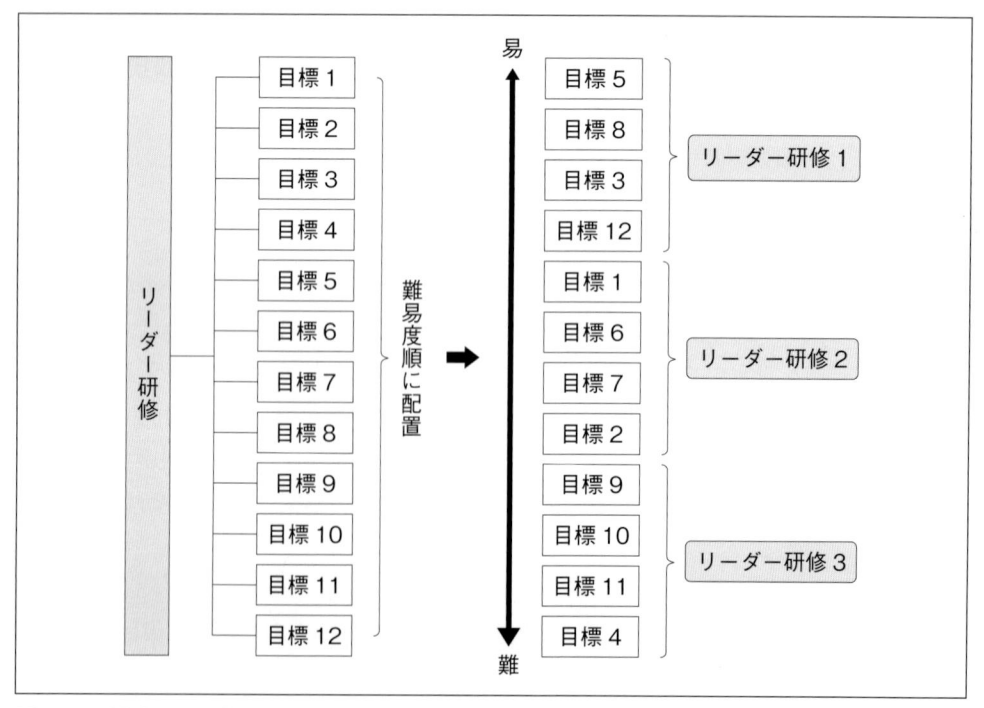

図3-14　関連のある複数の研修の目的・目標の設定

⑨すべての**研修計画書**が完成したら，次の観点からそれを検討し，洗練を図る．
　・同一の目的に基づき一連の研修計画書は作成できているか．
　・到達目標は評価可能な行動として明瞭に表現できているか．
　・目的・目標，内容・方法，評価方法が一貫しているか．
　・実施時期・期間にあった内容・方法になっているか．
⑩完成した**研修計画書**を次年度の教育方針，教育目的・目標，院内教育プログラムの構造図・運営方法などと合わせ，小冊子の形にし，各病棟に配布する．

　それにより，看護職者個々が自分の受講する研修について，理解を深めることができる．また，ポイント制など受講の外発的動機づけとなるシステムを導入した場合，その詳細を小冊子のなかで説明するなどの工夫も必要である．

■第10段階：研修計画書に基づき授業を提供する

　第10段階は，研修計画書に基づき授業を提供する段階である．院内の看護師が講師を担当する場合，その看護師は，立案担当者が作成した**研修計画書**を熟読し，目的・目標に沿って授業計画案を作成する必要がある．授業計画案の作成にあたっては，授業の内容に関する知識に加え，授業形態，教授技術，教育機器，教育評価の知識が必要になる．これらの知識については，第2章を参照されたい．

　講師となる看護師は，**授業計画案**（図2-5：25頁）の様式に従い，決められた時間内に目標を到達できるように，時間的経緯に沿って具体的な教育内容，教授活動，学習活動，留意点などを記述していく．

　研修の運営担当者は，院内あるいは院外の講師と事前打ち合わせを十分に行い，研修日程の確認，必要物品・会場の準備，受講者へのオリエンテーションなど，研修の円滑な進行を支援する．

　教育はすべからく目的的・計画的な営みであり，研修の開始にあたっては，講師および研修の運営担当者と受講者が，研修の目的，到達目標を共有しておく必要がある．受講者が事前に研修計画書に目を通し参加するよう働きかけることが望ましいが，講師あるいは研修の運営担当者が研修の冒頭に研修計画書を受講者に配布し，研修計画を説明することを推奨する．

■第11段階：研修を評価する

　第11段階は，授業評価を行う段階である．評価に関する説明は第2章に譲るが，ここでいう授業評価は研修の過程と成果の評価である．

　過程の評価には**研修過程評価スケールー院内教育用ー**（第5章F 346頁）を用い，成果の評価にはレポート，参加態度，自己・他者評価表を用いるなど，研修計画書の内容に沿って評価を行う．

　研修過程評価スケールー院内教育用ーは研修終了ごとに受講者に記入を依頼し，評価結果を講師と研修の運営担当者が共有する．時間が経つと記憶が薄れていくため，研修の運営担当者は，研修終了後すみやかに評価結果を要約しておく必要がある．この際，運営担

当者の研修運営に関する自己評価も行い，すべての評価結果を整理しておくと，次年度の研修を再検討するときに役立つ。

II 教育ニード優先型プログラム展開の実際 ─Y病院の試み─

　本節のIは，教育ニード優先型プログラムの展開に必要な基礎知識を提示した。そこで，本項は，仮設のY病院を例にとり，教育ニード優先型プログラムの実際を提示する。
　Y病院は，430床，16看護単位を有する一般病院である（表3-8）。就業する看護職者は351名であり，毎年約50名の新卒看護師を採用している。また，院内教育プログラムの立案・運営は，看護部と教育委員が担当しており，立案担当者15名の職位は副看護部長・看護科長・副看護科長であった。数年前から，Y病院の看護部長は，経験を頼りに院内教育プログラムを立案し続けていくことに限界を感じていた。そして，専門誌を読んだり，看護系学会に参加するなどし，客観的な指標に基づき系統的に教育プログラムを立案する方法を探し求めていた。その結果，「日本型看護職者キャリア・ディベロップメント支援システム」の存在を知るに至った。
　そこで，看護部長は，次年度の院内教育プログラム立案に向け，次のような目標を設定し，看護部内の了解を得た。

---
1. 「日本型看護職者キャリア・ディベロップメント支援システム」を導入し，教育ニード優先型プログラムを立案する。
2. Y病院の院内教育の現状と課題を明らかにする。
3. 2の課題克服に向けた長期目標・短期目標を明らかにする。

　また，「日本型看護職者キャリア・ディベロップメント支援システム」の導入に向け，4月から8月の5ヶ月間，教育ニード優先型プログラム立案に必要な基礎知識の修得に向けた学習会を開催した。参加メンバーは，院内教育の立案担当者である。関連文献を収集・精読し，年度末までに次年度の院内教育プログラムを立案するための日程表を作成した（表3-9）。

■第1段階：所属施設の現状把握に必要なデータを収集・分析し，その結果を成文化する
　第1段階は，所属施設の現状把握に必要なデータを収集・分析し，その結果を成文化する段階である。
　9月上旬，Y病院の看護部長は，**現状分析フォーム**（図3-2：68頁）に沿って討議を進めるよう立案担当者に指示した。**現状分析フォーム**は10項目から構成されている。10項目とは，①病院の理念，②病院の方針，③看護部の理念，④次年度の看護部の方針，⑤次年度の教育目的・目標，⑥院内教育に対する立案者の信念，⑦院内教育により解決可能な問題の有無，⑧立案組織の形成と担当者，⑨次年度の院内教育に使用可能な経費・場所・時

表 3-8　Y病院の概要

病床数	430床
病院の種類	一般病院
看護単位	16単位
看護職者数	351名
新採用者数	約50名
設置主体	医療法人

表 3-9　Y病院の●年度院内教育プログラム立案に向けた計画

月日	主な実践	目標
4/●(木)	学習会①	1.「日本型看護職者キャリア・ディベロップメント支援システム」の特徴を理解する 2.「日本型看護職者キャリア・ディベロップメント支援システム」導入の必要性を述べる
5/●(木)	学習会②	1.「教育ニードアセスメントツール―臨床看護師用―」の特徴・活用方法を理解する 2.「学習ニードアセスメントツール―臨床看護師用―」の特徴・活用方法を理解する
6/●(木)	学習会③	1.「受講状況調査紙」の特徴・活用方法を理解する 2.「現状分析フォーム」の特徴・活用方法を理解する
7/●(木)	学習会④	1. 教育ニード・学習ニード診断書の記入方法を理解する
8/●(木)	学習会⑤	1.「日本型看護職者キャリア・ディベロップメント支援システム」導入の手順を理解する 2. ●年度院内教育プログラムを立案するための予定表を作成する
9月上旬	定例会議①	1.「現状分析フォーム」に沿って病院の現状を分析し成文化する(11月末まで) 2.「教育ニードアセスメントツール―臨床看護師用―」「学習ニードアセスメントツール―臨床看護師用―」の使用許諾の手続きを行う
9月中旬		1.「受講状況調査紙」を検討し、完成させる 2. 調査協力依頼状・ポスターを作成する
9月下旬-10月上旬	定例会議②	1. 看護科長会を通し、院内の合意を得る 2. 依頼文書・調査用紙を印刷する 3. 2と返信用封筒を1名分ずつ束ねる 4. 回収の準備を整える 5. コード入力作業を行うための手順書を作成する 6. 返信用封筒・依頼文書・調査用紙を配布・回収する
10月中旬		1. 回収できた質問紙の回答を確認し、必要に応じて入力指示を朱書きする 2. コンピュータにデータを入力する
10月下旬		1. 入力状態を確認し、誤りを修正する
11月上旬	定例会議③	1. 有効回答を選定する
11月中旬		1. 診断が必要な集団を決定する
11月下旬-12月上旬	定例会議④	1. 分析の役割分担を行う 2. 集団別にデータを分析し、教育ニード・学習ニード診断書を完成させる
12月中旬		1. 対象別プログラムの組み合わせを検討する
12月下旬		1. 教育プログラムの対象を焦点化する
1月上旬		1. 看護師がどのような教育プログラムに魅力を感じるのかを明らかにする
1月中旬	定例会議⑤	1. 教育プログラムの再構築に向け検討する 2. 教育プログラムを再構築する
1月下旬-2月下旬	定例会議⑥	1. 研修計画書を作成する 2. 洗練を図り研修計画書を完成させる
3月下旬	定例会議⑦	1. 小冊子『●年度継続教育ハンドブック』を作成する

間，⑩現行の院内教育プログラムの問題点である。

　現状分析フォームの最初の3項目は短時間で記述できた。3項目とは，①病院の理念，②病院の方針，③看護部の理念である。しかし，残る7項目のうち，④次年度の看護部の方針，⑨次年度の院内教育に使用可能な経費・場所・時間は，看護部の決定を待たなくては記述できない内容であった。また，⑤次年度の教育目的・目標も④と連動する内容であるため，立案担当者は④の検討を看護部長に依頼しつつ，残る4項目⑥⑦⑧⑩の検討を進めた。

　⑥院内教育に対する立案者の信念は，教育プログラムの根幹をなす重要な要素であり，立案担当者の意思統一を図る上でも重要である。立案担当者は，看護部長の助言を受けながら，①②③の内容とY病院がこれまで大事にしてきた看護・看護職・教育に対する考え方について討議し，その結果を⑥院内教育に対する立案者の信念として簡潔・明瞭に記述した。

　次に，①②③⑥の検討結果を前提とし，⑦院内教育により解決可能な問題の有無を検討した。小グループに分かれ，院内教育により解決可能と思われる問題をすべて列挙し，全グループから提出された内容を一覧表に書き出した。この一覧表を基に立案者全員による討議を行い，それらの問題が，院内教育により解決可能な問題なのか，組織上の問題なのか，立案者の知識不足による問題なのか，その他の問題なのかを検討した。

　検討の結果，離職率の増加，事故発生件数の増加などの問題が浮き彫りとなった。離職率の増加には魅力的な院内教育プログラムの提供，事故発生件数の増加にはプリセプターシップの強化が解決策となりうる。そのため，これらの問題を⑦院内教育により解決可能な問題の有無の欄に，簡潔・明瞭に記述した。

　引き続き，⑦に関連する内容として，⑩現行の院内教育プログラムの問題点を検討した。研修の対象・内容・方法・時期の4側面から現行の教育プログラムの問題を抽出するとともに，新たな研修を追加する必要性の有無を討議した。その結果，プリセプターへの教育の必要性を感じながらも，現行の教育プログラムには，それに該当する研修がないことを確認した。そこで，⑩現行の院内教育プログラムの問題点の欄に，次年度のプログラムにプリセプター研修を追加する必要性があることを記述した。

　以上の検討を終えてまもなく，看護部長より，④次年度の看護部の方針，⑨次年度の院内教育に使用可能な経費・場所・時間の提示があった。立案担当者は，それらの内容を**現状分析フォーム**に記述した。また，④に基づき，⑤次年度の教育目的・目標について討議し，残る⑧立案組織の形成と担当者を決定し，各々の結果を**現状分析フォーム**に記述した（図3-15）。

　立案担当者にとって，以上の討議は，教育方針や信念の共有が院内教育プログラム立案をする際に重要であることへの理解を深めたり，病院独自の教育のあり方などを再考する機会となった。**現状分析フォーム**の完成までに約3ヶ月を要した。

【院内教育現状分析フォーム】

①病院の理念
　私達は，地域に密着し，住民への良質な医療とサービスの提供を通し，疾患からの回復と健康の維持・増進を支援することを目標としている。

②病院の方針
　病院の利用者と私達は，健康の維持・増進を願い，その目的を共有するチームである。目的達成のためにお互いがパートナーとして情熱を傾け，最善を尽くすことこそ，最良の方法であると確信している。

③看護部の理念
　良質の看護を提供し，あらゆる健康レベルにある地域の人々が，健康障害による日常生活行動上の問題を克服し，自分らしく生活を送り，それを維持できるよう支援する。

④次年度の看護部の方針
・看護職員の実践能力の向上を通し，対象の個別性を十分考慮した援助を行い，本院の利用者の満足度向上を図る。
・事故防止システムを再検討するとともに，看護職員個々の事故防止に対する意識を高め，それらを統合し，新医療安全環境保全システムを構築する。
・新人看護師の職場適応を円滑化し，すべての看護職員にとって魅力的・教育的な職場環境を作る。

⑤次年度の教育目的・目標
・看護技術を見直し，強化できるような教育機会を提供し，スタッフ看護師の看護実践能力の向上を図る。
・プリセプターシップを充実するための教育機会を提供し，新人看護師の職場適応を円滑化する。
・医療安全に関する教育機会を提供し，看護職員の学習ニードを充足するとともに，看護職員個々の事故防止への意識を向上する。

⑥院内教育に対する立案者の信念
　看護は「人間」に関わる職業であり，看護職者個々の能力が看護の質に直結する。看護部にとって，高い能力を持つ職員の確保は，患者の個別状況にあった看護を提供するために必須である。そのため，病院・看護部の理念が全職員に浸透し，個々人の実践につながるような教育計画が必要である。

⑦院内教育により解決可能な問題の有無
　現在，離職率，事故発生件数の減少を図ることが課題である。これは，院内教育により解決できる。

⑧立案組織の形成と担当者
　1）立案組織の構成　2）役割分担　3）組織運営　については，図式化して確認する（省略）。

⑨次年度の院内教育に使用可能な経費・場所・時間
　1）経費：100万円
　2）場所：会議室・ME室・付属看護学校講堂―集合教育／各病棟―分散教育
　3）時間：集合教育190時間を予定（今年度は189時間45分）

⑩現行の院内教育プログラムの問題点
・プリセプターの育成を目的とした研修が提供されていない。
・対象者の学習ニードを反映した教育プログラムを立案できていない。

図3-15　現状分析フォームに記述したY病院の現状

■**第2段階：教育対象に着目し，現行の教育プログラムを分析する**

　第2段階は，教育対象に着目し，現行の教育プログラムを分析する段階である。

　現在，Y病院の院内教育プログラムには，卒後1年目・2年目・3年目・4年目・5年目・6年目研修からなる基礎コース，臨床実習・呼吸管理・心電図・創傷管理・看護研究・緩和ケア・感染看護研修からなる専門コースがある。Y病院の立案担当者は，これらの研修を対象別に分類した(**図3-16**)。その結果，基礎コースの研修は，看護職者の経験年数に基づき対象者を設定したプログラムであり，これらの研修は〔経年別プログラム〕に分類できた。同様に，専門コースの臨床実習研修は，看護職者の役割に基づき対象者を設定したプログラム，すなわち，〔役割別プログラム〕に分類できた。残る研修は，対象者を特定しない〔全職員プログラム〕に分類できた。このような過程を通し，Y病院の立案担当者は，現行の院内教育プログラムが経年・役割・全職員型と表現できることを確認した。

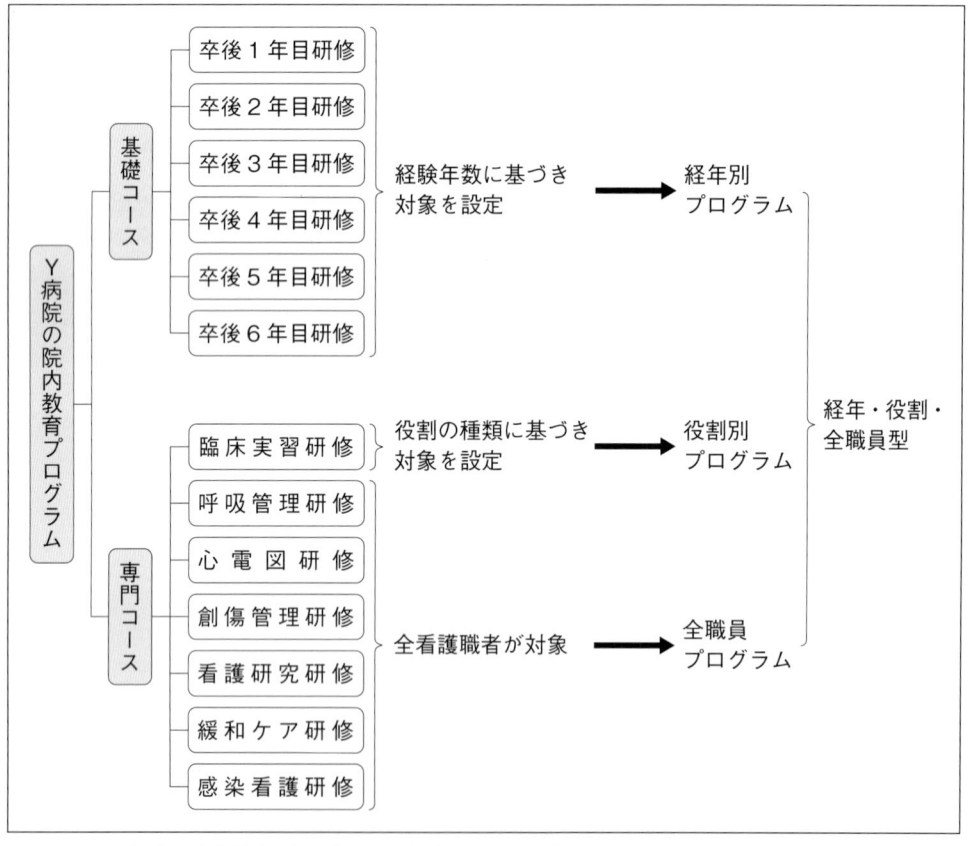

図3-16　Y病院の院内教育プログラムを対象別にタイプ分類した過程

■第3段階：教育の必要性の高い看護職者集団の特定に必要な調査項目を検討する

第3段階は，教育の必要性の高い看護職者集団の特定に必要な調査項目を検討する段階である．

◎診断を必要とする看護職者集団の検討

経年別にみた場合，Y病院は，これまで，臨床経験1年目から6年目までの看護師に研修を提供してきた．しかし，立案担当者の多くが6年目以上のスタッフ看護師にも教育機会を提供する必要性を感じており，客観的データに基づき検討したいと考えていた．そこで，役職に就いていないスタッフ看護師を臨床経験年数別に1年目，2年目，3年目，4年目，5年目，6年目以上の6つの集団に分割し，各々のデータを分析し，研修の必要性を検討することに決定した．

また，役割別にみた場合，Y病院は，これまで，臨床実習指導以外の役割を担っている看護師に研修を提供していなかった．しかし，立案担当者の多くがプリセプター，チームリーダー，教育委員，業務改善委員，事故防止委員，感染対策委員，記録委員の役割を担っている看護師にも研修を提供する必要性を感じており，客観的データに基づき検討したいという意見を持っていた．そこで，それらの役割を持つ8つの集団のデータを分析し，研修の必要性を検討することに決定した．

さらに，役職別にみた場合，Y病院は，これまで，役職に就いている看護師に研修を提供していなかった．そこで，看護科長，副看護科長，主任の職位にある3つの集団のデータとスタッフ看護師のデータを比較・分析し，研修の必要性を検討することに決定した．

◎診断に必要な調査項目の検討

診断を必要とする看護職者集団の検討を通し，Y病院の立案担当者は，**受講状況調査紙（図3-4：72頁）**のなかにある臨床経験年数，役割の種類，職位を問う質問項目の必要性を確認した．また，対象者の負担を最小限にするために，**受講状況調査紙**のなかにある職種，現病院の勤務年数，卒後年数を問う質問項目を削除し，看護科長以下の看護職者を調査対象とすることに決定した．

また，検討の結果，**受講状況調査紙**の問10，問11-aの選択肢がY病院の状況に合致しないことが明らかになった．

問10の質問は，「あなたの現在の職位について，当てはまる番号に1つ○をつけて下さい」である．Y病院の職位には，看護部長，副看護部長，看護科長，副看護科長，主任，スタッフ看護師がある．このうち，今回，診断を必要とする看護職者集団は，看護科長，副看護科長，主任，スタッフ看護師である．しかし，問10の選択肢が「1．看護師長，2．副看護師長，3．スタッフ看護師」であったため，「1．看護科長，2．副看護科長，3．主任，4．スタッフ看護師」に変更した．

一方，問11-aは，問11の質問「あなたは現在，病院や病棟の中で何か特定の役割を持っていますか」に対し，「1．持っている」と回答した看護職者に役割の種類を問う質問である．Y病院の看護職者が担う役割は多様である．Y病院の役割のうち，今回，診断を必要とする看護職者集団は，チームリーダー，プリセプター，臨床実習指導者，教育委

員，業務改善委員，事故防止委員，感染対策委員，記録委員である。しかし，問 11 の選択肢は「1. チームリーダー，2. プリセプター，3. 臨床実習指導者，4. 教育委員，5. 業務関連の委員，6. 記録関連の委員，7. 感染対策委員」であった。そこで，選択肢を「1. チームリーダー，2. プリセプター，3. 臨床実習指導者，4. 教育委員，5. 業務改善委員，6. 事故防止委員，7. 感染対策委員，8. 記録委員」に変更し，**受講状況調査紙—Y 病院版—**（図 3-17：114 頁）が完成した。

■**第 4 段階：診断が必要な看護職者集団のデータを収集する**
　第 4 段階は，診断が必要な看護職者集団のデータを収集する段階である。

◎ツールの使用許諾
　データ収集には，「**教育ニードアセスメントツール—臨床看護師用—**」，「**学習ニードアセスメントツール—臨床看護師用—**」，「**受講状況調査紙**」を用いる必要がある。
　そこで，9 月上旬，Y 病院の看護部長は，「**教育ニードアセスメントツール—臨床看護師用—**」，「**学習ニードアセスメントツール—臨床看護師用—**」の使用許諾の手続き[5]を取り，両アセスメントツールを入手した。

◎調査実施に向けた準備
　立案担当者は，調査実施に向け，調査紙の配布・回収方法を検討した。看護科長に所属部署の看護職者への調査紙配布を依頼することに決定した。また，回収方法を留め置き法とし，回収箱を更衣室に設置することに決定した。更衣室に回収箱を設置した理由は，対象者個々が質問紙を自ら回収箱に投函する方法を通し，対象者の匿名性と調査参加への自己決定の権利を保障するためである。また，出勤時に必ず立ち寄る場所に回収箱を設置し，対象者が回答した質問紙を投函しやすくした。
　配布・回収方法を踏まえ，調査協力を呼びかけるポスターを作成した。また，3 種類の質問紙を印刷し，1 名分ずつ束ね，左端 3 箇所をホッチキスで留め，冊子状にした。同時に，調査協力依頼状も印刷し，投函用封筒 1 枚，依頼状 1 枚，質問紙 1 名分をクリップで 1 組みにし，すぐに配布できるよう準備した。
　9 月下旬，看護部長は，看護科長会の議題として「日本型看護職者キャリア・ディベロップメント支援システム」の導入を取り上げ，看護科長にその目的・意義・調査方法を説明し，調査への協力を依頼した。看護科長会終了後，立案担当者は調査協力を呼びかけるポスターを各病棟に配布し，ナースステーションの目立つ場所に掲示するよう依頼した。

◎調査の実施
　看護科長会から 1 週間後，立案担当者は，各部署の看護科長の協力を得て，投函用封筒 1 枚，依頼状 1 枚，質問紙 1 部を 1 組ずつ，349 名の看護職者に配布した。調査期間を 2 週間とし，全看護職者が利用する更衣室に回収箱を設置し，質問紙を回収した。

■第5段階：各集団のデータを分析・診断し，その結果を成文化する

第5段階は，各集団のデータを分析・診断し，その結果を成文化する段階である。

Y病院の立案担当者は，次に示す手順1から手順5までの手続きを踏み，各集団のデータを分析し，その結果を**教育ニード・学習ニード診断書**に1枚ずつ記述した。

手順1) 立案担当者が分担してコンピュータにデータ入力できるようその手続きを決定し，記述する

Y病院の立案担当者のうち，コンピュータ操作の得意な2名が担当となり，**受講状況調査紙－Y病院版－（図3-17）**に沿って，**入力手順書（図3-8：80頁）**を修正することにより，**入力手順書－Y病院版－（図3-18：116頁）**を作成した。変更を要した点は，問10と問11-aの選択肢に関連するデータの入力方法であった。**入力手順書**を作成した立案担当者は，練習用の回答用紙を作成し，手順書に沿って入力するよう他の立案担当者に依頼した。その結果，手順書をみれば入力できることを確認した。

手順2) 回収できた質問紙の回答を確認し，コンピュータに入力する

調査期間中，Y病院の立案担当者は，質問紙の紛失，データの漏洩を防ぐため，回収箱に投函された封筒入りの質問紙を毎日取り出し，看護部に設置された鍵のかかる書棚に保管した。調査が終了した10月中旬，立案担当者全員が集まり，回収した191部（回収率54.7％）の質問紙を開封し，1部1部すべて確認しながら，必要に応じて赤字で入力指示を書き込んだ。最初は，書き込みの必要性が生じる度に担当者全員で検討し，どのように指示するのかを決定し，その内容をホワイトボードに書き出して共有した。また，確認漏れが生じないよう，二重に確認作業を行った。最後に確認を終えた質問紙の表紙の右肩に整理番号を記入し，50名分ずつ束ねた。これらの作業に約半日を要した。入力には表計算ソフトを用い，前述した手順書に従い，整理番号順にデータを入力した。これらの作業に約1週間を要した。

手順3) 入力状態を確認し，必要に応じて修正する

10月下旬，Y病院の立案担当者は，2通りの方法を用い，作業を行った。
①質問紙に書かれた回答と入力されたコンピュータ上のデータを照合する。
②各変数の最小値，最大値を算出し，その値が獲得可能な範囲にあるか否かを確認した。

例えば，**受講状況調査紙－Y病院版－（図3-17）**の問1は，今年度，院内研修を受講したか否かを問う質問であり，この質問への回答は，「1．受講した」あるいは「2．受講しなかった」のいずれかである。つまり，この変数＜院内受講＞の最小値が「1」，最大値が「2」であれば問題はない。「1」あるいは「2」以外の数値が入力されている場合は，質問紙に戻り，回答を確認し，データを修正・入力した。

問1．今年度，院内で開催された研修会を受講しましたか．

| 1．受講した | 2．受講しなかった ──→ 問2へ |

↓

問1-a．受講理由について，最も当てはまる番号に1つ○をつけて下さい．

| 1．自主的に受講した　　2．上司のすすめで受講した　　3．同僚のすすめで受講した |
| 4．業務命令で受講した　　5．その他（　　　　　　　　　　　　　　　　　） |

問1-b．院内の研修会を通算何日受講しましたか．　　　　　　　　　　　　　　　日

問1-c．受講時の状況について，最も当てはまる番号に1つ○をつけて下さい．

| 1．職務の一環として受講した　　　2．勤務終了後に受講した |
| 3．休みを使って受講した　　　　　4．その他（　　　　　　　　　　　　） |

問1-d．受講した研修会はいかがでしたか．最も当てはまる番号に1つ○をつけて下さい．

| 1．とても満足　　2．まあまあ満足　　3．あまり満足ではなかった　　4．不満足であった |

問1-e．そのようにお感じになった理由について，具体的にお書き下さい．

| |

問3へ

問2．院内で行われた研修会を受講しなかった理由について，最も当てはまる番号に1つ○をつけて下さい．

| 1．希望するプログラムがなかった　　2．興味がなかった　　3．勤務のため受講できなかった |
| 4．参加する余裕がなかった　　5．その他（　　　　　　　　　　　　　　　　　） |

問3．今年度の院内教育について，どの程度魅力を感じましたか．最も当てはまる番号に1つ○をつけて下さい．

| 1．非常に感じた　　2．少し感じた　　3．あまり感じなかった　　4．全く感じなかった |

問4．あなたにとって魅力的なプログラムについて，当てはまる番号に○をつけて下さい．

	非常に魅力的	かなり魅力的	やや魅力的	殆ど魅力的でない
1．日々の業務を改善し，所属施設および看護単位の看護の質向上につながる	4	3	2	1
2．学習内容の理解が進むように授業の構成や方法が工夫されている	4	3	2	1
3．意欲的・自立的に，そして楽しく学ぶことができる	4	3	2	1
4．対象者が限定されず，自己査定に基づき自由に受講できる	4	3	2	1
5．職業的発達・能力開発につながる	4	3	2	1
6．時期・期間・回数が適切であり，受講時間が確約されている	4	3	2	1
7．院外の著名な講師，看護以外の講師が担当する	4	3	2	1
8．職員が必ず持つべき知識を学習内容に含む	4	3	2	1
9．興味と一致した内容を計画的に学習していくことができる	4	3	2	1
10．ストレス解消方法など看護学以外の学習内容を含む	4	3	2	1

問5．院内教育について，どの程度関心をお持ちですか．当てはまる番号に1つ○をつけて下さい．

| 1．とても関心がある　　2．やや関心がある　　3．あまり関心がない　　4．全く関心がない |

図3-17　受講状況調査紙―Y病院版―　　　　　　　　　　　　　　　　　　（次頁につづく）

問6. 今年度，院外で開催された研修会・講習会を受講しましたか。

| 1. 受講した | 2. 受講しなかった ──▶ 問7へ |

問6-a. 受講理由について，最も当てはまる番号に1つ○をつけて下さい。

| 1. 自主的に受講した | 2. 上司のすすめで受講した | 3. 同僚のすすめで受講した |
| 4. 業務命令で受講した | 5. その他（　　　　　　　　　） |

問6-b. 院外の研修会・講習会を通算何日受講しましたか。　　　　　　　　　　　　　　　　　日

問6-c. 院外の研修会・講習会受講時の状況について，最も当てはまる番号に1つ○をつけて下さい。

| 1. 職務の一環として受講した | 2. 勤務終了後に受講した |
| 3. 休みを使って受講した | 4. その他（　　　　　　　　　） |

問6-d. 受講した研修会・講習会の主催機関について，当てはまる番号に1つ○をつけて下さい。

| 1. 都道府県看護協会 | 2. 日本看護協会 | 3. その他（　　　　　　　　　） |

問6-e. 受講した研修会・講習会はいかがでしたか。最も当てはまる番号に1つ○をつけて下さい。

| 1. とても満足 | 2. まあまあ満足 | 3. あまり満足ではなかった | 4. 不満足であった |

問6-f. そのようにお感じになった理由について，具体的にお書き下さい。

| |

↓問8へ

問7. 院外の研修会・講習会を受講しなかった理由について，最も当てはまる番号に1つ○をつけて下さい。

| 1. 希望するプログラムがなかった | 2. 興味がなかった | 3. 勤務のため受講できなかった |
| 4. 参加する余裕がなかった | 5. その他（　　　　　　　　　） |

問8. 学術集会への参加状況について，最も当てはまる番号に1つ○をつけて下さい。

| 1. できる限り学術集会で発表している | 2. 毎年，関心のある学術集会に参加している |
| 3. 時々，学術集会に参加している | 4. 関心はあるが参加していない |
| 5. 関心がない |

問9. あなたの現在の職位について，当てはまる番号に1つ○をつけて下さい。

| 1. 看護科長 | 2. 副看護科長 | 3. 主任 | 4. スタッフ看護師 |

問10. あなたは現在，病院や病棟の中で何か特定の役割を持っていますか。

| 1. 持っている | 2. 持っていない ──▶ 問11へ |

問10-a. 具体的にはどのような役割ですか。当てはまる番号に全て○をつけて下さい。

1. チームリーダー	2. プリセプター	3. 臨床実習指導者
4. 教育委員	5. 業務改善委員	6. 事故防止委員
7. 感染対策委員	8. 記録委員	

問11. 臨床経験年数は通算何年何ヶ月ですか。　　　　　　　　　　　　　　年　　　ヶ月

（図3-17　つづき）

★表計算ソフトを使用します。
1. 手順書の読み方
   ・【　】内には，各質問紙の項目の番号と質問内容の要約が記入してあります。
   ・〈　〉の前に変数の通し番号となる数字が入力してあります。
   ・〈　〉内には，4文字以内となるよう変数名が記入してあります。
2. 入力についての留意事項
   ・無回答は入力せず，空欄にしておきます。
   ・番号1つに○をつけるよう求めているにもかかわらず2つ以上に○がある場合は空欄にします。
★データは，下記の要領でファイル1から3に分けて入力します。

★ファイル1：質問紙の量的データー入力方法は1頁から4頁の手順を参照
   ・データの「整理番号」，受講状況調査紙，教育ニードアセスメントツール，学習ニードアセスメントツールの回答を次に示す手順に沿って順番に入力して下さい。
   〈入力済み画面（イメージ）〉

整理番号	院内受講	院内理由		EN1		LN28
1	1	2	………	1	………	1
2						

←〈　〉内の変数名を入力してください。

★ファイル2：受講状況調査紙の問1-e《自由記述》─5頁の入力手順を参照

★ファイル3：受講状況調査紙の問6-f《自由記述》─　〃

■ファイル1の入力手順■

1. 〈整理番号〉
＊質問紙の表紙右肩に記入している整理番号を入力してください。

～受講状況調査紙～
【問1　院内研修会受講の有無】
2. 〈院内受講〉　　　　　　　　　　　　　　　　　　　　　　　　　入力コード
   1. 受講した ……………………………………………………… 1
   2. 受講しなかった ……………………………………………… 2

【問1-a　院内研修会の受講理由】
3. 〈院内理由〉　　　　　　　　　　　　　　　　　　　　　　　　　入力コード
   1. 自主的に受講した …………………………………………… 1
   2. 上司のすすめで受講した …………………………………… 2
   3. 同僚のすすめで受講した …………………………………… 3
   4. 業務命令で受講した ………………………………………… 4
   5. その他 ………………………………………………………… 5

【問1-b　院内研修会の受講日数】
4. 〈院内日数〉
   日数をコードとする（2桁）　　＊小数点があるものは四捨五入する

【問1-c　院内研修会の受講状況】
5. 〈院内状況〉　　　　　　　　　　　　　　　　　　　　　　　　　入力コード
   1. 職務の一環として受講した ………………………………… 1
   2. 勤務終了後に受講した ……………………………………… 2
   3. 休みを使って受講した ……………………………………… 3
   4. その他 ………………………………………………………… 4

入力コードとは，実際に入力する数値を指します。

1/5

図3-18　入力手順書─Y病院版─　　　　　　　　　　　　　　　　　　　　　　　（次頁につづく）

【問1-d　院内研修会の満足度】
6.　〈院内満足〉　　　　　　　　　　　　　　　　　入力コード
　　1.　とても満足 ………………………………………… 1
　　2.　まあまあ満足 ……………………………………… 2
　　3.　あまり満足ではなかった ………………………… 3
　　4.　不満足であった …………………………………… 4

【問1-e　院内研修会の満足度の理由】
7.　〈記述1〉　　　　　　　　　　　　　　　　　　　入力コード
　　1.　記述あり …………………………………………… 1
　　2.　記述なし …………………………………………… 2

【問2　院内研修会を受講しなかった理由】
8.　〈院内不理〉　　　　　　　　　　　　　　　　　入力コード
　　1.　希望するプログラムがなかった ………………… 1
　　2.　興味がなかった …………………………………… 2
　　3.　勤務のため受講できなかった …………………… 3
　　4.　参加する余裕がなかった ………………………… 4
　　5.　その他 ……………………………………………… 5

【問3　今年度院内教育の魅力】
9.　〈今年魅力〉　　　　　　　　　　　　　　　　　入力コード
　　1.　非常に感じた ……………………………………… 1
　　2.　少し感じた ………………………………………… 2
　　3.　あまり感じなかった ……………………………… 3
　　4.　全く感じなかった ………………………………… 4

【問4　魅力ある院内教育プログラム】
10〜19.　〈魅力1〜10〉　　　　　　　　　　　　　入力コード
　　1.　1に〇印記入あり ………………………………… 1
　　2.　2に〇印記入あり ………………………………… 2
　　3.　3に〇印記入あり ………………………………… 3
　　4.　4に〇印記入あり ………………………………… 4

【問5　院内教育への関心度】
20.　〈院内関心〉　　　　　　　　　　　　　　　　　入力コード
　　1.　とても関心がある ………………………………… 1
　　2.　やや関心がある …………………………………… 2
　　3.　あまり関心がない ………………………………… 3
　　4.　全く関心がない …………………………………… 4

【問6　院外研修会受講の有無】
21.　〈院外受講〉　　　　　　　　　　　　　　　　　入力コード
　　1.　受講した …………………………………………… 1
　　2.　受講しなかった …………………………………… 2

【問6-a　院外研修会の受講理由】
22.　〈院外理由〉　　　　　　　　　　　　　　　　　入力コード
　　1.　自主的に受講した ………………………………… 1
　　2.　上司のすすめで受講した ………………………… 2
　　3.　同僚のすすめで受講した ………………………… 3
　　4.　業務命令で受講した ……………………………… 4
　　5.　その他 ……………………………………………… 5

(図3-18　つづき)

【問6-b　院外研修会の受講日数】
23. 〈院外日数〉
　　　日数を入力コードとする(3桁)

【問6-c　院外研修会の受講状況】
24. 〈院外状況〉　　　　　　　　　　　　　　　　入力コード
　　1. 職務の一環として受講した …………………………… 1
　　2. 勤務終了後に受講した ………………………………… 2
　　3. 休みを使って受講した ………………………………… 3
　　4. その他 …………………………………………………… 4

【問6-d　院外研修会の主催機関】
25. 〈主催機関〉　　　　　　　　　　　　　　　　入力コード
　　1. 都道府県看護協会 ……………………………………… 1
　　2. 日本看護協会 …………………………………………… 2
　　3. その他 …………………………………………………… 3

【問6-e　院外研修会の満足度】
26. 〈院外満足〉　　　　　　　　　　　　　　　　入力コード
　　1. とても満足 ……………………………………………… 1
　　2. まあまあ満足 …………………………………………… 2
　　3. あまり満足ではなかった ……………………………… 3
　　4. 不満足であった ………………………………………… 4

【問6-f　院外研修会の満足度の理由】
27. 〈記述2〉　　　　　　　　　　　　　　　　　　入力コード
　　1. 記述あり ………………………………………………… 1
　　2. 記述なし ………………………………………………… 2

【問7　院外研修会を受講しなかった理由】
28. 〈院外不理〉　　　　　　　　　　　　　　　　入力コード
　　1. 希望するプログラムがなかった ……………………… 1
　　2. 興味がなかった ………………………………………… 2
　　3. 勤務のため受講できなかった ………………………… 3
　　4. 参加する余裕がなかった ……………………………… 4
　　5. その他 …………………………………………………… 5

【問8　学術集会への参加状況】
29. 〈学会参加〉　　　　　　　　　　　　　　　　入力コード
　　1. できる限り学術集会で発表している ………………… 1
　　2. 毎年，関心のある学術集会に参加している ………… 2
　　3. 時々，学術集会に参加している ……………………… 3
　　4. 関心はあるが参加していない ………………………… 4
　　5. 関心がない ……………………………………………… 5

【問9　現在の職位】
30. 〈職位〉　　　　　　　　　　　　　　　　　　入力コード
　　1. 看護科長 ………………………………………………… 1
　　2. 副看護科長 ……………………………………………… 2
　　3. 主任 ……………………………………………………… 3
　　4. スタッフ看護師 ………………………………………… 4

(図3-18　入力手順書―Y病院版―　つづき)

【問10　役割の有無】
31.〈役割有無〉　　　　　　　　　　　　　　　　　　　入力コード
　　1. 持っている……………………………………………… 1
　　2. 持っていない…………………………………………… 2

【問10-a　役割の種類】
32.〈役割種類〉　　　　　　　　　　　　　　　　　　　入力コード
　　1. 重複回答あり…………………………………………… 1
　　2. 重複回答なし…………………………………………… 2

33.〈リーダー〉　　　　　　　　　　　　　　　　　　　入力コード
　　○印記入あり ……………………………………………… 1
　　○印記入なし ……………………………………………… 2

34.〈プリセプ〉　　　　　　　　　　　　　　　　　　　入力コード
　　○印記入あり ……………………………………………… 1
　　○印記入なし ……………………………………………… 2

35.〈臨床実習〉　　　　　　　　　　　　　　　　　　　入力コード
　　○印記入あり ……………………………………………… 1
　　○印記入なし ……………………………………………… 2

36.〈教育委員〉　　　　　　　　　　　　　　　　　　　入力コード
　　○印記入あり ……………………………………………… 1
　　○印記入なし ……………………………………………… 2

37.〈業務改善〉　　　　　　　　　　　　　　　　　　　入力コード
　　○印記入あり ……………………………………………… 1
　　○印記入なし ……………………………………………… 2

38.〈事故防止〉　　　　　　　　　　　　　　　　　　　入力コード
　　○印記入あり ……………………………………………… 1
　　○印記入なし ……………………………………………… 2

39.〈感染対策〉　　　　　　　　　　　　　　　　　　　入力コード
　　○印記入あり ……………………………………………… 1
　　○印記入なし ……………………………………………… 2

40.〈記録委員〉　　　　　　　　　　　　　　　　　　　入力コード
　　○印記入あり ……………………………………………… 1
　　○印記入なし ……………………………………………… 2

【問11　臨床経験年数】
41.〈経験年数〉
　　年数を入力コードとする(2桁)

～教育ニードアセスメントツール～
42～76.〈EN1～EN35〉　　　　　　　　　　　　　　　入力コード
　　1. 1に○印記入あり ……………………………………… 1
　　2. 2に○印記入あり ……………………………………… 2
　　3. 3に○印記入あり ……………………………………… 3
　　4. 4に○印記入あり ……………………………………… 4

～学習ニードアセスメントツール～
77～104.〈LN1～LN28〉　　　　　　　　　　　　　　　入力コード
　　1. 1に○印記入あり ……………………………………… 1
　　2. 2に○印記入あり ……………………………………… 2
　　3. 3に○印記入あり ……………………………………… 3
　　4. 4に○印記入あり ……………………………………… 4
　　5. 5に○印記入あり ……………………………………… 5
　　6. 6に○印記入あり ……………………………………… 6

(図3-18　つづき)

■ファイル2の入力手順■
　受講状況調査紙の問1-e《自由記述》入力方法
・各文章のはじめに，それぞれ整理番号を入力してください。
・記入されている文章をそのまま入力してください。
・一連の文章の句点(。)で切り，一文が終る毎に改行し，01，02…と番号をつけてください。

※整理番号1の質問紙の回答例

問1-d．受講した研修会はいかがでしたか。最も当てはまる番号に1つ○をつけて下さい。
　①．とても満足　　　2．まあまあ満足　　　3．あまり満足ではなかった　　　4．不満足であった

問1-e．そのようにお感じになった理由について，具体的にお書き下さい。
　最新の感染予防について勉強したいと考えていたところだったので，とてもタイムリーだった。講義の内容もわかりやすく，今までよくわかっていなかった部分の理解も深まった。

⇩

〈入力済み画面(イメージ)〉

番号	記述
1-01	最新の感染予防について勉強したいと考えていたところだったので，とてもタイムリーだった。
1-02	講義の内容もわかりやすく，今までよくわかっていなかった部分の理解も深まった。

■ファイル3の入力手順■
　受講状況調査紙の問6-f《自由記述》入力方法
・上記ファイル2と同様に入力してください。

(図3-18　入力手順書—Y病院版—　つづき)

手順4）有効回答を選定する

「教育ニードアセスメントツール―臨床看護師用―」、「学習ニードアセスメントツール―臨床看護師用―」の全項目に回答した対象者のデータが有効回答となる。

そこで、11月上旬、Y病院の立案担当者は、表計算ソフトの並べ替えの機能を活用し、全191データのなかから、ツールの回答に欠損のあった5名分のデータを削除し、残った186データを「有効回答ファイル」として保存した。

手順5）集団ごとにデータを抽出・分析し、その結果を教育ニード・学習ニード診断書に1枚ずつ記入する

教育ニード・学習ニード診断書は、①基本情報に基づく診断、②教育ニードに基づく診断、③学習ニードに基づく診断、④総合判定の記入欄より構成されている。そこで、11月下旬から12月上旬にかけ、Y病院の立案担当者AからOの15名は、次のように分担して分析作業を進めた（図3-19）。

立案担当者A・B・C・Dは、診断の対象となった18の看護職者集団の①基本情報に基づく診断を一括して担当した。

	①基本情報に基づく診断	②教育ニードに基づく診断 ③学習ニードに基づく診断	④総合判定
集団1. 1年目看護師	立案担当者 A・B・C・D が実施	立案担当者E・F・Gが実施	
集団2. 2年目看護師		
集団3. 3年目看護師		
集団4. 4年目看護師		
集団5. 5年目看護師		
集団6. 6年目以上看護師		
集団7. チームリーダー		立案担当者H・I・J・Kが実施
集団8. プリセプター		
集団9. 臨床実習指導者		
集団10. 教育委員		
集団11. 業務改善委員		
集団12. 事故防止委員		
集団13. 感染対策委員		
集団14. 記録委員		
集団15. 看護科長		立案担当者L・Mが実施
集団16. 副看護科長		
集団17. 主任		
集団18. 全看護職		立案担当者N・Oが実施

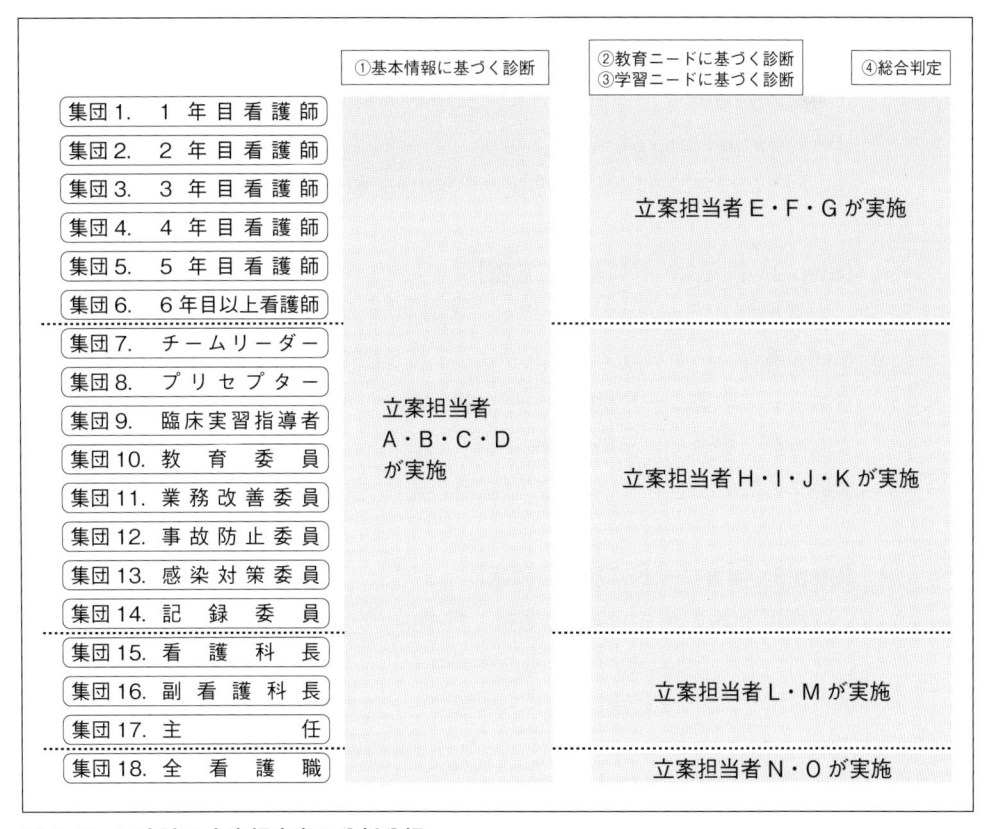

図3-19　Y病院の立案担当者の分析分担

立案担当者E・F・Gは，〔経年別プログラム〕に向けて，6集団の分析担当者となった。①基本情報に基づく診断結果を踏まえ，1年目看護師，2年目看護師，3年目看護師，4年目看護師，5年目看護師，6年目以上看護師の②教育ニードに基づく診断，③学習ニードに基づく診断，④総合判定に取り組んだ。

　立案担当者H・I・J・Kは，〔役割別プログラム〕に向けて，8集団の分析担当者となった。①基本情報に基づく診断結果を踏まえ，チームリーダー，プリセプター，臨床実習指導者，教育委員，業務改善委員，事故防止委員，感染対策委員，記録委員の②教育ニードに基づく診断，③学習ニードに基づく診断，④総合判定に取り組んだ。

　立案担当者L・Mは，〔役職別プログラム〕に向けて，3集団の分析担当者となった。①基本情報に基づく診断結果を踏まえ，看護科長，副看護科長，主任の②教育ニードに基づく診断，③学習ニードに基づく診断，④総合判定に取り組んだ。

　立案担当者N・Oは，〔全職員プログラム〕に向けて，①基本情報に基づく診断結果を踏まえ，全看護職者の②教育ニードに基づく診断，③学習ニードに基づく診断，④総合判定に取り組んだ。

【Step 1：基本情報に基づく診断】

　立案担当者A・B・C・Dは，基本情報に基づく診断を行うために，表計算ソフトを使って入力，保存された有効回答全データから，診断の対象となる集団のデータを選別し，新たなファイル名をつけて保存するという作業を繰り返した。最終的に，18のファイルが完成し，これらを各々記憶媒体に保存し各プログラム担当者と共有した。

　また，表計算ソフトを用いて，**受講状況調査紙－Y病院版－（図3-17：114頁）**の問10・5・3・8・1・1-d・2・6・6-e・7への回答について度数，百分率，問11・1-b・6-bへの回答について平均値，標準偏差を算出し，**教育ニード・学習ニード診断書**に記入した。

【Step 2：教育ニードに基づく診断】

　立案担当者EからOの11名は，表計算ソフトを用い，分析を担当することになった集団の教育ニードアセスメントツール下位尺度得点・総得点の平均値を算出し，各々の**教育ニード・学習ニード診断書**の得点欄に記入した。それらの得点が「中得点領域」の数値よりも高い場合には診断の欄に「高」と記入し，その行を赤で表示した。また，「中得点領域」の数値よりも低い場合には診断の欄に「低」と記入し，その行を青で表示した。

【Step 3：学習ニードに基づく診断】

　立案担当者EからOの11名は，教育ニードの場合と同様に表計算ソフトを用い，分析を担当することになった集団の学習ニードアセスメントツール項目得点・総得点の平均値を算出し，各々の**教育ニード・学習ニード診断書**の得点欄に記入した。それらの得点が「中得点領域」の数値よりも高い場合には診断の欄に「高」と記入し，その行を赤で表示した。また，「中得点領域」の数値よりも低い場合には診断の欄に「低」と記入し，その行を青で表示した。

【Step 4：他の集団との比較を通し，教育の必要性・学習への要望の高さを明らかにする】

立案担当者EからOの11名は，**教育ニード・学習ニード診断書**を確認しながら，自分が分析を担当した集団の教育ニードアセスメントツール総得点と学習ニードアセスメントツール総得点を**比較表**に転記した（**表3-10**）。経験年数の異なるスタッフ看護師間，種類の異なる役割にある看護師間，異なる職位にある看護師間の得点を比較した。

スタッフ看護師の教育ニードアセスメントツール総得点は，1年目看護師，4年目看護師，2年目看護師，3年目看護師，6年目以上看護師，5年目看護師の順に高かった。一方，学習ニードアセスメントツール総得点は，2年目看護師，1年目看護師，5年目看護師，4年目看護師，6年目以上看護師，3年目看護師の順に高かった。

また，役割を持つ看護師の教育ニードアセスメントツール総得点は，感染防止委員，プリセプター，事故防止委員，実習指導者，業務改善委員，教育委員，記録委員，チームリーダーの順に高かった。一方，学習ニードアセスメントツール総得点は，記録委員，チームリーダー，事故防止委員，業務改善委員，感染防止委員，プリセプター，実習指導者，教育委員の順に高かった。

さらに，役職にある看護師の教育ニードアセスメントツール総得点は，看護科長，主任，副看護科長の順に高かった。学習ニードアセスメントツール総得点は，看護科長，副看護科長，主任の順に高かった。

以上の検討結果をStep 5の対象別プログラム立案に向けた総合判定に活用した。

表3-10 比較表（Y病院）

比較対象集団	スタッフ看護師：経年別		全職員		役割を持つ看護師：役割別			役職にある看護師：役職別		
	EN	LN	EN	LN		EN	LN		EN	LN
1年目	100.1(1)	143.9(2)	—	—	チームリーダー	84.6(8)	145.2(2)	主任	81.0(2)	135.7(3)
2年目	93.5(3)	144.3(1)	—	—	プリセプター	90.1(2)	139.7(6)	副看護科長	78.4(3)	139.3(2)
3年目	93.1(4)	136.0(6)	—	—	実習指導者	87.0(4)	138.0(7)	看護科長	88.2(1)	139.5(1)
4年目	97.0(2)	139.0(4)	—	—	教育委員	84.8(6)	137.1(8)	—	—	—
5年目	85.1(6)	140.0(3)	—	—	業務改善委員	86.0(5)	143.2(4)	—	—	—
6年目以上	88.1(5)	138.5(5)	—	—	事故防止委員	87.2(3)	144.2(3)	—	—	—
—	—	—	—	—	感染防止委員	91.2(1)	140.9(5)	—	—	—
—	—	—	—	—	記録委員	84.8(6)	145.4(1)	—	—	—
平均値	92.8	140.3	91.8	139.2		87.0	141.7		82.5	138.2
系統別順位	1位		2位			3位			4位	

EN：教育ニードアセスメントツール総得点
LN：学習ニードアセスメントツール総得点
（ ）内の数値は，同系統の他集団の得点比較による順位を示す。

【Step 5：対象別プログラム立案に向けた総合判定】

　立案担当者EからOの11名は，Step 4までの診断結果を総合し，分析担当となった集団の**教育ニード・学習ニード診断書**に判定結果を成文化した。これは，Y病院の〔経年別プログラム〕，〔役割別プログラム〕，〔役職別プログラム〕，〔全職員プログラム〕立案に向けた総合判定となった。

■第6段階：教育ニードの調査結果を基に対象別プログラムの組み合わせを決定する

　第6段階は，教育ニードの調査結果を基に対象別プログラムの組み合わせを決定する段階である。

　12月中旬，Y病院の立案担当者は，**比較表**（表3-10）に転記された教育ニードアセスメントツールの総得点を基に，対象別プログラムの種類ごとに平均値を算出した。平均値は，〔経年別プログラム〕が92.8と最も高く，次いで〔全職員プログラム〕が91.8，〔役割別プログラム〕が86.9，〔役職別プログラム〕が82.5の順であった。これらの結果は，教育ニードアセスメントツール総得点の高かった〔経年別プログラム〕と〔全職員プログラム〕を主軸に据え，次年度のプログラムを立案することがY病院の現状に即していることを示唆した。

■第7段階：所属施設の看護職者がどのような教育プログラムに魅力を感じるのかを明らかにする

　第7段階は，所属施設の看護職者がどのような教育プログラムに魅力を感じるのかを明らかにする段階である。

　Y病院の立案担当者は，**受講状況調査紙－Y病院版－**（図3-17：114頁）の問4「あなたにとって魅力的なプログラムについて，当てはまる番号に○をつけて下さい。」への回答を集計し，各項目の平均値と順位を**魅力順位表**に記入した（表3-11）。「1．日々の業務を

表3-11　魅力順位表（Y病院）

質問項目	得点	順位
1．日々の業務を改善し，所属施設および看護単位の看護の質向上につながる	3.8	1
2．学習内容の理解が進むように授業の構成や方法が工夫されている	3.2	7
3．意欲的・自立的に，そして楽しく学ぶことができる	3.0	9
4．対象者が限定されず，自己査定に基づき自由に受講できる	3.5	4
5．職業的発達・能力開発につながる	3.2	7
6．時期・期間・回数が適切であり，受講時間が確約されている	3.7	2
7．院外の著名な講師，看護以外の講師が担当する	3.3	6
8．職員が必ず持つべき知識を学習内容に含む	3.0	10
9．興味と一致した内容を計画的に学習していくことができる	3.4	5
10．ストレス解消方法など看護学以外の学習内容を含む	3.6	3

改善し，所属施設および看護単位の看護の質向上につながる」が最も高かった。続いて，「6．時期・期間・回数が適切であり，受講時間が確約されている」，「10．ストレス解消方法など看護学以外の学習内容を含む」の順に高かった。現行の院内教育プログラムは，その多くが日々の実践に活用可能な内容であり，研修はすべて勤務時間内に開催されている。しかし，ストレス解消につながる研修は皆無に等しく，リフレッシュ研修などを追加するなど，魅力的な教育プログラムの要素を1つでも取り入れる余地はある。

■第8段階：教育ニードの診断結果に学習ニードの診断結果を織り込み，教育プログラムの構造を再構築する

第8段階は，教育ニードの診断結果に学習ニードの診断結果を織り込み，教育プログラムの構造を再構築する段階である。

Y病院の立案担当者は，集中してこの作業が行えるように2日間，時間を確保した。会議室を使い，パソコン，プリンター，完成した**現状分析フォーム**，**教育ニード・学習ニード診断書**，**比較表**（表3-10），**魅力順位表**（表3-11），現行の院内教育を評価するための資料，模造紙，鉛筆，数色の付箋，色つきコピー紙，貼付・剥離が可能な糊・テープ，はさみ，定規などを準備した。具体的な手順は次のとおりであった。

① 色つきコピー紙に現行の研修名を印刷し，短冊状に切って貼付・剥離が可能な糊を使って模造紙に貼った。

② 各自が分析を担当した集団の**教育ニード・学習ニード診断書**の内容をみながら，立案に必要な情報を付箋に書き込み，模造紙に貼っていった。この際，学習ニードの高得点項目に関わる内容も情報として書き込み，模造紙に貼った。討議の結果，6年目以上看護師の多くは何らかの役割を担っており，〔役割別プログラム〕の対象となっているため，〔経年別プログラム〕の対象から除外することとなった。また，プリセプター，感染防止委員，事故防止委員に対する研修を新たに追加することになった（図3-20）。

③ 新しい模造紙を広げ，5×3の表を作成した。縦軸は臨床経験年数であり，1年目，2年目，3年目，4年目，5年目の欄を設けた。横軸は対象別プログラムの種類であり，〔経年別プログラム〕〔全職員プログラム〕〔役割別プログラム〕の欄を設けた。

④ ②の模造紙に貼った研修名をはがし，③の表中に配置した（図3-21）。ある1つの目的達成に向かって企画した複数の研修には，番号をつけたり，基礎編・応用編と但し書きをするなど，相互の関連がわかるように工夫した。最終的に実行可能なプログラムになるまで，各研修の必要性について討議し全体調整を図った。

⑤ 全体調整の終了後，模造紙に整理された内容をプレゼンテーションソフト等を用いて，教育プログラムの構造を図式化した（図3-22）。

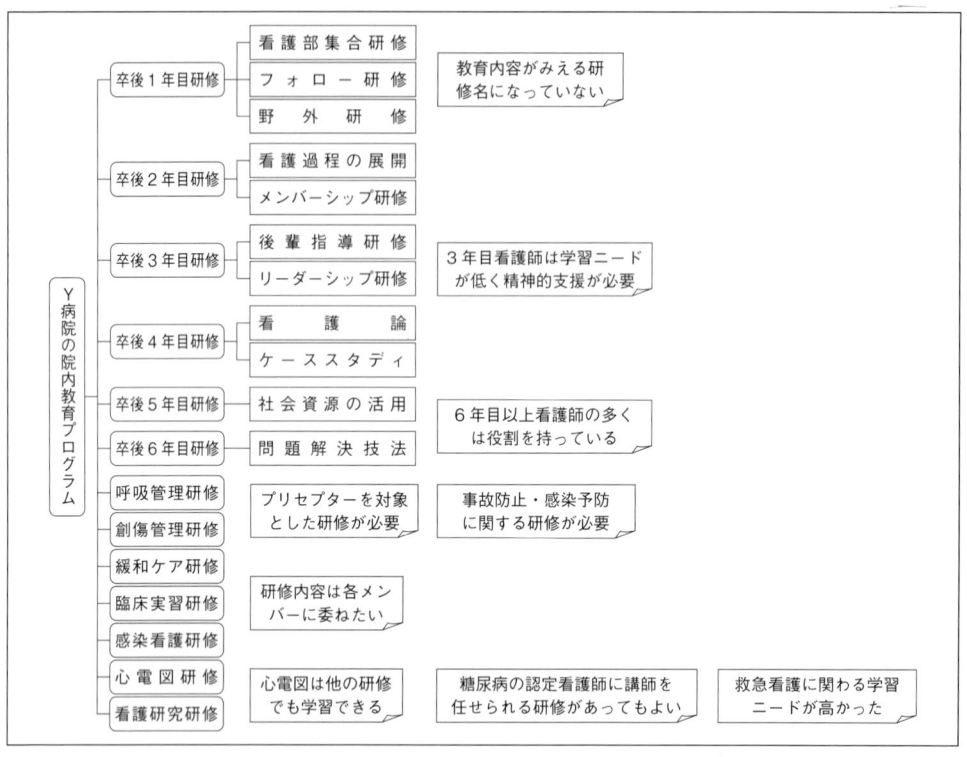

図 3-20　教育プログラムの再構築に向けた検討（Y 病院）

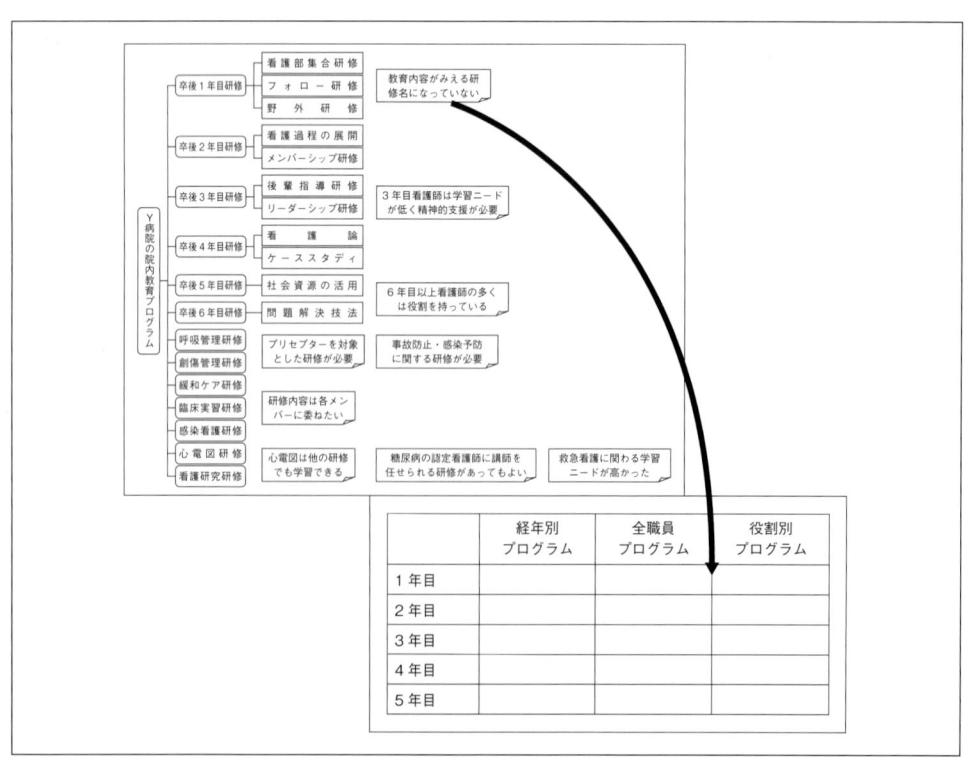

図 3-21　教育プログラムの構造の再構成過程（Y 病院）

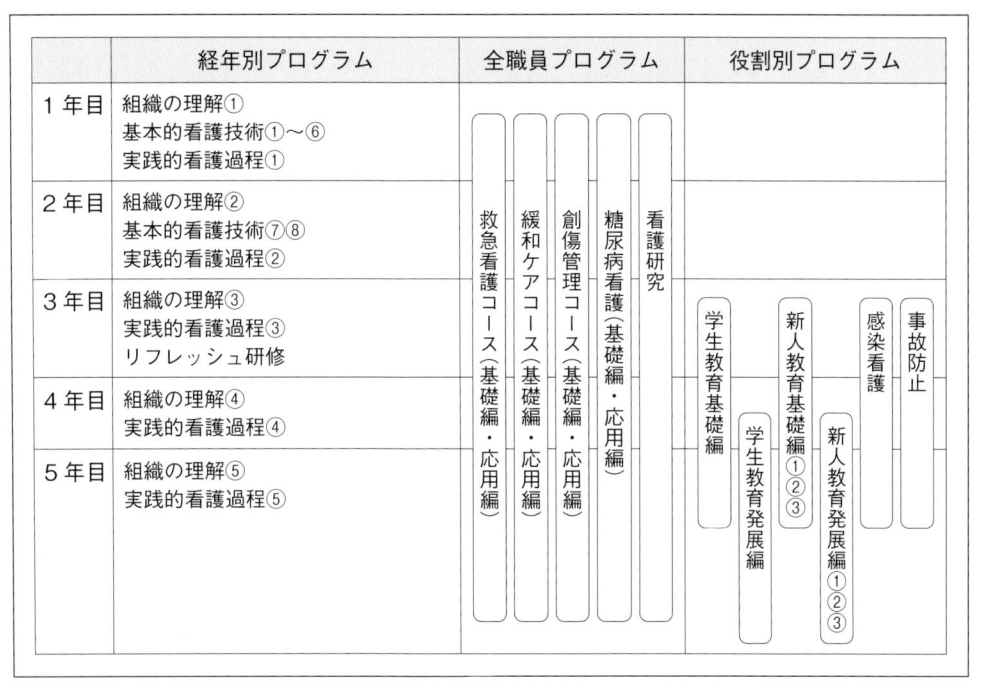

	経年別プログラム	全職員プログラム	役割別プログラム
1年目	組織の理解① 基本的看護技術①〜⑥ 実践的看護過程①	救急看護コース（基礎編・応用編）／緩和ケアコース（基礎編・応用編）／創傷管理コース（基礎編・応用編）／糖尿病看護（基礎編・応用編）／看護研究	学生教育基礎編／学生教育発展編／新人教育基礎編①②③／新人教育発展編①②③／感染看護／事故防止
2年目	組織の理解② 基本的看護技術⑦⑧ 実践的看護過程②		
3年目	組織の理解③ 実践的看護過程③ リフレッシュ研修		
4年目	組織の理解④ 実践的看護過程④		
5年目	組織の理解⑤ 実践的看護過程⑤		

図3-22　再構築した教育プログラムの構造（Y病院）

■**第9段階：研修計画書を作成し，外発的動機づけとなる要素を加味した運営方法を検討する**

　1月下旬，研修計画書を作成する段階に入った。Y病院の立案担当者は，第6段階の過程を通し，自分が分析を担当した看護職者集団の基本情報，教育ニード・学習ニードの診断結果，対象別プログラムに向けた総合判定の結果を熟知している。そこで，その知識を活かせるよう，研修計画書作成を分担した。具体的には，経年別に分類した看護職者集団の分析を行った立案担当者E・F・Gが〔経年別プログラム〕に分類される研修計画書の作成を担当した。同様に，役割別に分類した看護職者集団の分析を行った立案担当者H・I・J・Kが〔役割別プログラム〕に分類される研修計画書の作成を担当した。また，全看護職者を1集団として分析を行った立案担当者N・Oが〔全職員プログラム〕に分類される研修計画書の作成を担当した。

　〔役割別プログラム〕を例にとり，研修計画書の作成過程を実際に紹介する。

①〔役割別プログラム〕の立案担当者H・I・J・Kは，〔役割別プログラム〕の構成を確認した。その結果，〔役割別プログラム〕が，臨床実習指導者，プリセプター，感染防止委員，事故防止委員を対象とした研修から構成されていることを確認した。そこで，Hが臨床実習指導者，Iがプリセプター，Jが感染防止委員と事故防止委員を対象とした研修計画書の作成を担当することに決定した。

②立案担当者Iは，プリセプターを対象とした研修を担当することになった。プリセプターを対象とした研修には，新人教育基礎編①②③と新人教育発展編①②③がある。基礎編と発展編は，目的が異なる。そこで，立案担当者Iは，新人教育基礎編①②③の目

的を設定し，これを基に対象，授業形態，目標，必読文献，評価方法を決定した（図3-23）。また，目標が評価可能な行動として表現できているか否か，立案担当者Kにも意見を求めた。

③立案担当者Ｉは，教育の原則「単純から複雑へ」に基づき，目標を難易度の低いものから並べ3つの研修に振り分けた。

④立案担当者Ｉは，③の目標に基づき，各研修計画書を作成した（図3-24）。

⑤立案担当者Ｈ・Ｉ・Ｊ・Ｋは，作成できた研修計画書を次の観点から検討し，洗練を図った。

・同一の目的に基づき一連の研修計画書を作成できているか。
・到達目標は評価可能な行動として明瞭に表現できているか。
・目的・目標，内容・方法，評価方法が一貫しているか。
・実施時期・期間にあった内容・方法になっているか。

⑥3月上旬，教育担当の副看護部長は，立案担当者が提出したすべての研修計画書を確認し，日程，内容などの微修正を行った。また，外発的動機づけとして，ポイント制を導入した。次年度の教育目的・目標，ポイント制の詳細，院内教育プログラムの構造図，研修計画書を合わせ，3月中旬には小冊子『●年度継続教育ハンドブック』として仕上げた。この小冊子は，各病棟に配布され，看護職者個々が自身の受講する研修について，理解を深めることに役立っている。

研修名「新人教育基礎編①②③」

対　　象：3年目看護師
授業形態：90分の集合教育3回（講義と演習）＋自己学習

目的：新人看護師の理解を前提として，プリセプターの役割と機能について学習し，この役割と機能を果たすために必要な各自の課題を明確にし，課題を克服する。

目標：
1. 病院に就業する新人看護師の現状を厚生労働省・文部科学省の施策，日本看護協会の活動を通して説明する。
2. 事例「新人看護師Ｍ」が呈する現象を新人看護師行動概念を用いて説明する。
3. プリセプターの役割を5項目列挙する。
4. プリセプター固有の役割と固有の役割ではないものを識別する。
5. 問題に直面した新人看護師を支援する方法を7つ列挙する。
6. プリセプターの役割を果たしていくための各自の課題を列挙する。
7. 課題克服の戦略を具体的に立案する。
8. 戦略を実行し，課題を克服する。
9. 新人看護師教育に意欲を示す。

必読文献
森真由美，舟島なをみ他：新人看護師行動の概念化．看護教育学研究，13(1)；51-64，2004．

評価方法：
1. 成果の評価は，主に各研修終了時提出のレポート，グループディスカッションの発表，参加態度により評価する。
2. 企画と過程は3回の研修終了時，研修評価表を受講者全員に記載を依頼し，その結果により評価する。

図3-23 「新人教育基礎編①②③」全体の研修計画書（Y病院）

研 修 名	新人教育基礎編①「新人看護師を理解しよう」
対 象 者	3年目看護師
授業形態	講義とグループワーク
目 的	新人看護師の理解を前提として，プリセプターの役割と機能について学習し，この役割と機能を果たすために必要な各自の課題を明確にし，課題を克服する。
目 標	1'．新人教育基礎編①②③の目標1から9の中から本授業の目標を選別する。 1．病院に就業する新人看護師の現状を厚生労働省・文部科学省の施策，日本看護協会の活動を通して説明する。 2．事例「新人看護師M」が呈する現象を新人看護師行動概念を用いて説明する。
内 容	1．研修の目的・目標と構造，第1回の目標 2．新人看護師今昔物語 　　奨学金貸与による看護師のマンパワーの確保とお礼奉公の時代 　　豊かな経済的背景に裏付けられた職場，職業自由選択の時代 3．新人看護師が呈する問題と厚生労働省・文部科学省の施策，日本看護協会の活動 4．新人看護師の理解「新人看護師の行動を表す概念」 5．事例分析と発表 6．まとめ(レポート：テーマ「本日の学び」)
評価方法	1．目標1の達成度は終了前10分間を使用し，記載したレポート(テーマ「本日の学び」)の記述内容により評価する。 2．目標2の達成度は事例分析の発表により評価する。
講 師	副看護部長S，教育委員3名
日 時	●年1月●日 13:00~14:30
会 場	第3会議室
担当教育委員	教育委員I
研 修 名	新人教育基礎編②「プリセプターへの道」
対 象 者	3年目看護師
授業形態	講義とグループワーク
目 的	新人看護師の理解を前提として，プリセプターの役割と機能について学習し，この役割と機能を果たすために必要な各自の課題を明確にし，課題を克服する。
目 標	1'．新人教育基礎編①②③の目標1から9の中から本授業の目標を選別する。 3．プリセプターの役割を5項目列挙する。 4．プリセプター固有の役割と固有の役割ではないものを識別する。 5．問題に直面した新人看護師を支援する方法を7つ列挙する。 6．プリセプターの役割を果たしていくための各自の課題を列挙する。 7．課題克服の戦略を具体的に立案する。 9．新人看護師教育に意欲を示す。
内 容	1．研修の目的・目標と構造，第2回の目標 2．新人看護師に必要な支援と支援を提供する人々 3．プリセプターシップの歴史とわが国へのプリセプターシップの導入 4．プリセプターの役割に関する研究成果と本院におけるプリセプターの役割 5．新人看護師が直面しやすい問題とその支援 6．グループディスカッションと発表(各自の課題) 7．まとめ(レポート：テーマ「プリセプターの役割と問題に直面した新人看護師への支援」) ※宿題「課題克服のための戦略」を様式1に記入し，●月●日までに教育担当副部長に提出
評価方法	1．目標3, 4, 5の達成度は終了前10分間を使用し，記載したレポートの記述内容により評価する。 2．目標6, 7の達成度は提出された「課題克服のための戦略」により評価する。 3．目標9の達成度は参加態度とレポートにより評価する。
講 師	副看護部長S，教育委員3名
日 時	●年2月●日 13:00~14:30
会 場	第3会議室
担当教育委員	教育委員I

図3-24　新人教育基礎編①②③各々の研修計画書(Y病院の例)　　　　　(次頁につづく)

研　修　名	新人教育基礎編③「プリセプターとしての学習成果と残された課題」
対　象　者	3年目看護師
授業形態	講義とグループワーク
目　　　的	新人看護師の理解を前提として，プリセプターの役割と機能について学習し，この役割と機能を果たすために必要な各自の課題を明確にし，課題を克服する。
目　　　標	1'．新人教育基礎編①②③の目標1から9の中から本授業の目標を選別する。 8．戦略を実行し，課題を克服する。 9．新人看護師教育に意欲を示す。
内　　　容	1．研修の目的・目標と構造，第3回の目標 2．課題の克服状況についてグループ内で発表し，残された課題とその克服に向けてディスカッションする。 3．ディスカッションの成果を発表し，アドバイスを受ける。 4．まとめ（レポート：テーマ「プリセプター研修の学びと今後の課題」）
評価方法	1．目標8の達成度は発表とレポートにより評価する。 2．目標9の達成度は参加態度とレポートにより評価する。 ※授業終了後，受講者から研修の企画・過程について評価を受ける。
講　　　師	副看護部長S，教育委員3名
日　　　時	●年3月20日 13:00-14:30
会　　　場	第3会議室
担当教育委員	教育委員I

（図3-24　つづき）

■第10段階：研修計画書に基づき授業を提供する

　●年度を迎え，立案担当者Iは研修「新人教育基礎編①②③」の運営も担当することとなった。この研修の講師は，副看護部長と教育委員3名であった。そこで，副看護部長と教育委員3名と打ち合わせ会議を開催し，研修計画書の内容を説明した。研修日程を確認するとともに，各講師が担当する内容，使用する教材・機器，会場の準備状態を確認し，確認した内容を基に進行計画を作成した。前日，最終確認を行い，当日は，計画に沿って司会・進行を行った。

■第11段階：研修を評価する

　各研修の運営担当者は，担当する研修の終了時，受講者に研修評価を依頼した。運営担当者は，受講者が記入した評価の内容を2週間以内に集計し，結果を講師に送付した。また，実施時期，研修室の場所，準備状況，研修中の環境調整などについて自己評価を行った。受講者の評価と運営担当者の自己評価の結果を報告書としてまとめ，教育委員長に提出した。

B 学習ニード優先型プログラムの展開

　学習ニード充足への支援を優先した教育プログラムは、「看護職者の要望に応じ、どのような学習内容を提供する必要があるか」、すなわち、学習ニードを優先的に検討し、教育対象・内容などを構築する。そのため、このタイプのプログラムは、看護職者の数が極めて多い、あるいは少ないため、提供できる研修数は限られているが、要望の高い学習内容を提供したいと考える病院に適している。

I 学習ニード優先型プログラムの展開に必要な基礎知識

　本項には、学習ニード優先型プログラムの展開に必要な基礎知識を提示する。学習ニード優先型プログラムは、要望の高い学習内容を診断し、立案・実施・評価するという11段階を経て展開できる(図3-25)。

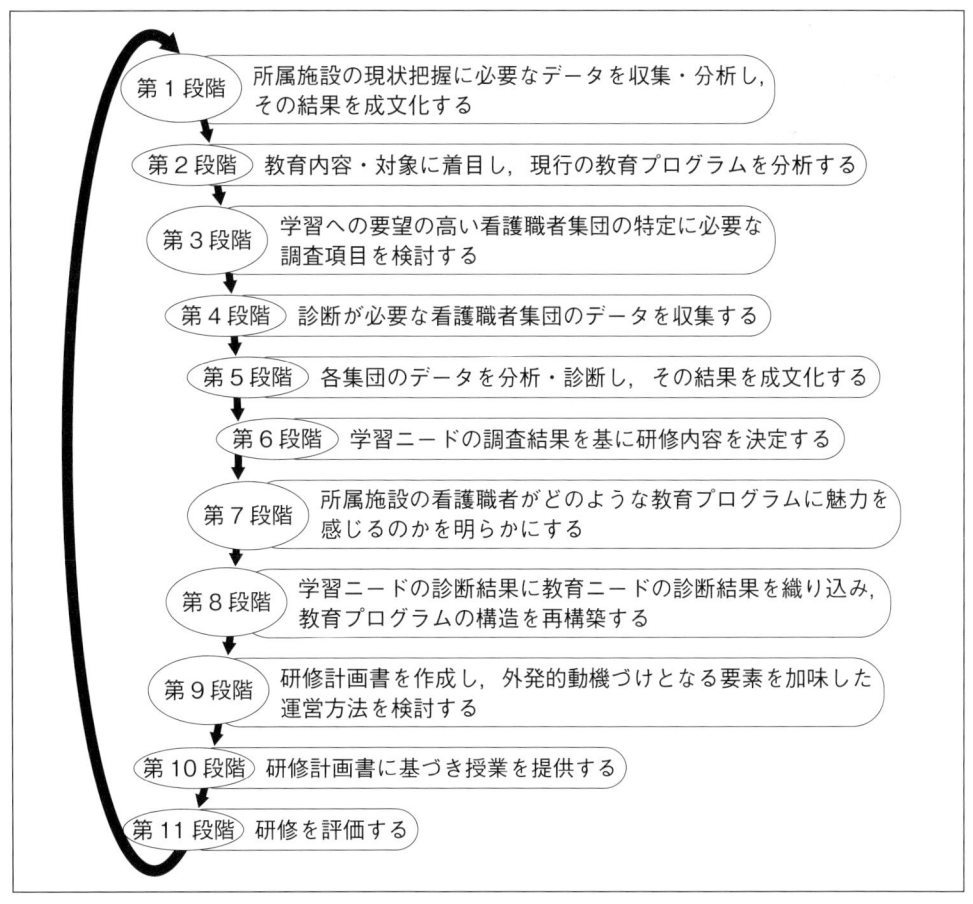

第1段階　所属施設の現状把握に必要なデータを収集・分析し、その結果を成文化する

第2段階　教育内容・対象に着目し、現行の教育プログラムを分析する

第3段階　学習への要望の高い看護職者集団の特定に必要な調査項目を検討する

第4段階　診断が必要な看護職者集団のデータを収集する

第5段階　各集団のデータを分析・診断し、その結果を成文化する

第6段階　学習ニードの調査結果を基に研修内容を決定する

第7段階　所属施設の看護職者がどのような教育プログラムに魅力を感じるのかを明らかにする

第8段階　学習ニードの診断結果に教育ニードの診断結果を織り込み、教育プログラムの構造を再構築する

第9段階　研修計画書を作成し、外発的動機づけとなる要素を加味した運営方法を検討する

第10段階　研修計画書に基づき授業を提供する

第11段階　研修を評価する

図3-25　学習ニード優先型プログラムの展開過程

■**第1段階：所属施設の現状把握に必要なデータを収集・分析し，その結果を成文化する**

　第1段階は，所属施設の現状把握に必要なデータを収集・分析し，その結果を成文化する段階である。この段階は，所属施設の現状に即した院内教育プログラムの立案に不可欠である。立案担当者は，**現状分析フォーム**(図3-26)の項目に沿って討議することにより，所属施設の現状把握に必要なデータを系統的に収集・分析し，その結果を成文化できる。

　現状分析フォームは10項目から構成されている。10項目とは，①病院の理念，②病院の方針，③看護部の理念，④次年度の看護部の方針，⑤次年度の教育目的・目標，⑥院内教育に対する立案者の信念，⑦院内教育により解決可能な問題の有無，⑧立案組織の形成と担当者，⑨次年度の院内教育に使用可能な経費・場所・時間，⑩現行の院内教育プログラムの問題点である。

　これら10項目は，次のような病院の状況を示す。

> a. どのような理念を持つ組織なのか。
> b. クライエントにどのような医療・看護を提供することを目指しているのか。
> c. bを達成するために看護職者はどのような能力を持っていなければならないのか。
> d. cの基準により在職する看護職者を評価したとき，基準の充足率はどの程度なのか。
> e. 院内教育により解決可能な問題はあるか。
> f. 院内教育プログラムの立案・実施に関わる組織は形成できているか。
> g. 教育に要する経費，場所，時間はどの程度確保できているか。
> h. 現行の院内教育プログラムの問題点はどこか。

　多くの病院は，院内教育プログラムを毎年更新していく[4]。立案担当者は，教育プログラムの更新の時期にさしかかった頃，**現状分析フォーム**の①から⑩の項目に沿って討議し，討議結果を記述することを通し，次年度の院内教育の方向性を確認・共有できる。教育プログラムの立案もしくは更新の時期は，秋頃の病院もあれば，年度末の病院もある。いずれにせよ，従来よりもゆとりをもって長期・短期計画を立て，第1段階に着手することを推奨する。

　10項目のなかには，④次年度の看護部の方針，⑤次年度の教育目的・目標など，看護管理責任者である看護部長の意思を反映する項目が含まれている。院内教育の最終的な意思決定者は看護部長である場合が多く，⑥院内教育に対する立案者の信念にも看護部長の意思が強く反映される。これらは，「日本型看護職者キャリア・ディベロップメント支援システム」の導入に看護管理責任者の推進力が不可欠であることを示す。逆を言えば，院内教育プログラムの立案担当者の一人が「日本型看護職者キャリア・ディベロップメント支援システム」を活用したいと思っていても，看護管理責任者の理解と賛同が得られなければ，このシステムの導入は不可能である。

　多くの病院は，看護部，教育委員会，あるいは両者が連携し，院内教育プログラムを立案している[4]。しかし，立案担当者全員が院内教育の前提となる病院の理念や方針を共有

【現状分析フォーム】

①病院の理念

②病院の方針

③看護部の理念

④次年度の看護部の方針

⑤次年度の教育目的・目標

⑥院内教育に対する立案者の信念

⑦院内教育により解決可能な問題の有無

⑧立案組織の形成と担当者

⑨次年度の院内教育に使用可能な経費・場所・時間

　・経費

　・場所

　・時間

⑩現行の院内教育プログラムの問題点

図3-26　現状分析フォーム

できているとは限らない。

　例えば，救急告示病院あるいは地域医療支援病院として機能することを求められている病院の場合，その病院の看護職者には救急医療に関わる知識・技術の修得が不可欠であり，その内容を含む教育が全看護職者に提供されて然るべきである。こんなことは当たり前だと思われる方も多いにちがいない。しかし，実際には，それはそれ，これはこれ，というように，病院の理念や目標・機能と関連なく，「来年の教育計画はどうしよう」と悩んでいる立案担当者も多い。

　このような状況に陥らないためにも，**現状分析フォーム**の完成は必要不可欠である。それは，立案担当者にとって，この過程が「私たちの病院に今必要な院内教育は何か」を考える機会となることに起因する。また，完成した現状分析フォームは，第8段階に入り，教育プログラムの構造を再構築する際，意思決定の拠り所となる。そのため，第8段階

に入るまでには完成しておく必要がある。

■第2段階：教育内容・対象に着目し，現行の教育プログラムを分析する

　第2段階は，教育内容・対象に着目し，現行の教育プログラムを分析する段階である。第2章に提示した「**院内教育プログラム立案に必要な基礎知識**」を活用すれば，現行の院内教育プログラムを客観的に分析できる。この手続きにより，立案担当者は，現行の院内教育プログラムがどのような構造や特徴を持っているのかを明らかにできる。

　院内教育プログラムの内容には，7側面がある。7側面とは，〔組織の理解〕，〔日常看護の刷新と専門化〕，〔看護研究の推進と成果の活用〕，〔教育的機能の発揮と円滑化〕，〔管理的機能の発揮と円滑化〕，〔職業の継続と看護の専門職性の理解〕，〔社会情勢の先取りと対応〕である。これら7側面と研修内容を照合することを通し，現行の研修は各々どの側面に該当するのか，また，それらをどのように組み合わせて，院内教育を提供しているのかを明らかにする。

　一方，対象別にみたとき，院内教育プログラムは，7タイプに分類できる。7タイプとは，〔経年別プログラム〕，〔能力別プログラム〕，〔役職別プログラム〕，〔役割別プログラム〕，〔全職員プログラム〕，〔免許別プログラム〕，〔その他のプログラム〕である。これら7タイプと研修の対象となっている看護職者集団の特性を照合することを通し，現行の研修は各々どのタイプに該当するのか，また，それらをどのように組み合わせて，院内教育を提供しているのかを明らかにする。

　教育内容・対象の分析には，**院内教育プログラム分析表(表3-12)**を活用する。これは，横軸に上記7側面の内容，縦軸に7タイプの対象別プログラムを配置した7×7の表であり，現行の研修名を該当する欄に書き込むことにより現状を把握する。

表3-12　院内教育プログラム分析表

内容＼対象	経年別プログラム	能力別プログラム	役職別プログラム	役割別プログラム	全職員プログラム	免許別プログラム	その他のプログラム
組織の理解							
日常看護の刷新と専門化							
看護研究の推進と成果の活用							
教育的機能の発揮と円滑化							
管理的機能の発揮と円滑化							
職業の継続と看護の専門職性の理解							
社会情勢の先取りと対応							

● D病院の場合

D病院は，約134床，5看護単位を有する一般病院である。就業する看護職者は約80名であり，毎年2名から3名の新卒看護師を採用している。また，院内教育プログラムの立案は看護部長が行っている。現在，D病院は，新人研修，リーダー研修，看護研究，リフレッシュ研修の計4研修を提供している。

看護部長は，「院内教育プログラム立案に必要な基礎知識」と院内教育プログラム分析表を活用し，現行の院内教育プログラムを分析した（図3-27）。その結果，上記4研修のうち，新人研修は，D病院の理解を目的としており，〔組織の理解〕に該当することを確認できた。同様に，リーダー研修の内容は〔管理的機能の発揮と円滑化〕，看護研究は〔看護研究の推進と成果の活用〕，リフレッシュ研修は〔職業の継続と看護の専門職性の理解〕に該当することを確認できた。

また，上記4研修のうち，新人研修とリフレッシュ研修は，臨床経験年数に基づき，対象者を設定した〔経年別プログラム〕に該当することを確認できた。同様に，リーダー研修は〔役割別プログラム〕，看護研究は〔全職員プログラム〕に該当することを確認できた。また，D病院の院内教育プログラムがこれらの組み合わせであることも確認できた。

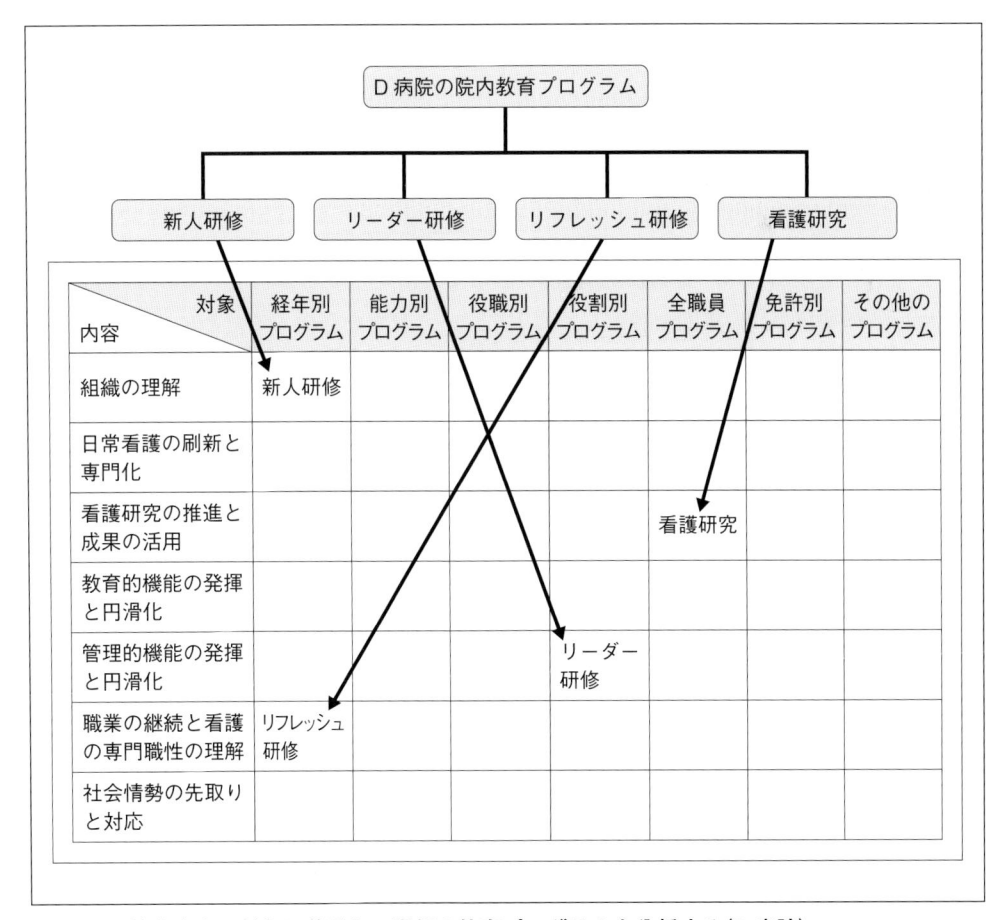

図3-27 教育内容・対象に着目し，現行の教育プログラムを分析する（D病院）

■第3段階：学習への要望の高い看護職者集団の特定に必要な調査項目を検討する

　第3段階は，学習への要望の高い看護職者集団の特定に必要な調査項目を検討する段階である。調査項目は，現在，研修の対象となっている看護職者集団の他に学習への要望の高い看護職者集団の有無を討議することを通し，明らかになる。この段階は，調査の成功を左右する最初の関門であり，その病院の院内教育を熟知した看護職者の経験と直感に委ねられている。

　現行の研修の対象は，学習への要望の高い看護職者集団である可能性が極めて高い。しかし，客観的な指標を用いて他集団と比較しない限り，現行の研修の対象者が本当に学習への要望の高い看護職者集団であるか否かは断言できない。そのように言われると，現在，対象としている看護職者が本当に学習への要望が高いか確信が持てないといったような思いが立案担当者の心中に生じはしないだろうか。あるいは，研修の対象にはなっていないが，学習への要望の高さを感じ，常日頃気にかかる集団が思い浮かびはしないだろうか。そのような集団をすべて列挙し，学習への要望の高い看護職者集団を特定するために必要な項目や選択肢を調査紙に設定する。

　次の7項目は，気にかかる看護職者集団を特定する際に重要な機能を果たす。

①臨床経験年数　　②卒後年数　　③現病院の勤務年数　　④職種　　⑤職位
⑥役割の有無　　⑦役割の種類

　上記項目は，**受講状況調査紙**（図3-28）にすべて含まれている。立案担当者は，学習への要望の高い集団を特定し，要望に沿った教育を提供するために必要な調査項目としてどの項目を採用するかを検討する必要がある。それは，対象者の負担を最小限にとどめるという倫理的配慮につながる。回答者個人が特定できない範囲内で調査項目を選定することも倫理上重要である。また，上記7項目のうち，⑤職位，⑦役割の種類は，病院によって異なる可能性がある。病院の状況，あるいは調査対象の範囲に応じ，職位や役割を問う選択肢の数・表現の検討が必要である。最終的には，病院内の数名の看護職者に依頼し，試験的に調査することを通して，自分の病院の看護職者が回答できる質問項目になっているか，あるいは，適切な選択肢表現になっているかを確認できる。

　受講状況調査紙は，看護職者の特性に関わるデータのみならず，院内・院外の研修受講状況，受講した研修への満足度，院内の研修に関心・魅力を感じる程度を把握するためのデータの収集を目的としている。

　第4段階の調査には，「**受講状況調査紙**」と「**学習ニードアセスメントツール―臨床看護師用―**」，「**教育ニードアセスメントツール―臨床看護師用―**」を用いる。「**学習ニードアセスメントツール―臨床看護師用―**」，「**教育ニードアセスメントツール―臨床看護師用―**」は，第5章に提示した。

● D病院の場合

　現在, D病院は, 新人研修, リーダー研修, 看護研究, リフレッシュ研修, すなわち,〔組織の理解〕〔管理的機能の発揮と円滑化〕〔看護研究の推進と成果の活用〕〔職業の継続と看護の専門職性の理解〕に該当する研修を提供している。〔日常看護の刷新と専門化〕〔教育的機能の発揮と円滑化〕〔社会情勢の先取りと対応〕に該当する研修は提供していないが, 立案担当者はこのなかにも要望の高い学習内容が含まれているのではないかと考えた。

　経年別にみると, D病院は, 2年以上の臨床経験を持ち役職に就いていない看護師(以後, 2年目以上のスタッフ看護師と略す)に研修を提供していない。しかし, 立案担当者は, 2年目以上のスタッフ看護師のなかに要望の高い集団がいるのではないかと考えていた。そこで, 1度の研修の定員として受け入れ可能な人数を考慮し, 2年目以上のスタッフ看護師を2-4年目, 5-10年目, 11年目以上の3つの集団に分割し, 1年目スタッフ看護師のデータも含め比較・分析することに決定した。

　役割別, 役職別, 免許別にみると, 研修対象になっていない看護職者もいるが, 病院が提供できる院内教育の限界と実行可能性を考慮し, 上記4つのスタッフ看護師集団と全看護職のデータを比較・分析することに決定した。

　以上のような検討を通し, D病院の立案担当者は, **受講状況調査紙(図3-28)** のなかにある職位を問う問10と臨床経験年数を問う問13を採用した。また, 回答者個人の特定を回避するために, **受講状況調査紙** のなかにある職種, 役割, 現病院の勤務年数, 卒後年数を問う, 問9, 問11, 問12, 問14を削除した。さらに, 職位を問う選択肢「1. 看護師長, 2. 副看護師長, 3. スタッフ看護師」を「1. 副看護師長, 2. スタッフ看護師」に修正し, **受講状況調査紙－D病院版－(図3-29)** を作成した。

■ 第4段階：診断が必要な看護職者集団のデータを収集する

　第4段階は, 診断が必要な看護職者集団のデータを収集する段階である。この段階は, 看護職者の現状に即した院内教育プログラムの立案に不可欠である。質問紙調査を通し, 看護職者の現状として, aからhまでの8項目が明らかになる。

> a. どの程度, 学習を要望しているのか。
> b. どのような内容の学習を要望しているのか。
> c. 病院に就業する看護専門職者としてどの程度, 教育を必要としているのか。
> d. どのような側面の教育を必要としているのか。
> e. どのような個人特性を備えているのか。
> f. 院内・院外の研修会への参加状況はどうか。
> g. 今年度の研修計画にどの程度の関心・魅力を感じているか。
> h. どのような教育プログラムを魅力的と感じるか。

　調査には,「**学習ニードアセスメントツール－臨床看護師用－**」,「**教育ニードアセスメントツール－臨床看護師用－**」,「**受講状況調査紙**」を用いる。この調査を成功に導くためには, 調査対象となる看護職者を「日本型看護職者キャリア・ディベロップメント支援システム」に巻き込むための戦略が必要である。

　第1の戦略は, 病院内の合意を得ることである。なかでも看護師長の理解と協力は, 極めて重要である。それは, 看護師長が各看護単位の責任者であり, そこに所属する看護職者に直接的な影響を及ぼすことに起因する。立案担当者は, 看護師長会などの場を活用し,「日本型看護職者キャリア・ディベロップメント支援システム」を導入する意義や価

問1．今年度，院内で開催された研修会を受講しましたか。
　1．受講した　　　　　　　　2．受講しなかった ──→ 問2へ

問1-a．受講理由について，最も当てはまる番号に1つ○をつけて下さい。
　1．自主的に受講した　　　2．上司のすすめで受講した　　　3．同僚のすすめで受講した
　4．業務命令で受講した　　5．その他（　　　　　　　　　　　　　　　　　　　）

問1-b．院内の研修会を通算何日受講しましたか。　　　　　　　　　　　　　　　　日

問1-c．受講時の状況について，最も当てはまる番号に1つ○をつけて下さい。
　1．職務の一環として受講した　　　2．勤務終了後に受講した
　3．休みを使って受講した　　　　　4．その他（　　　　　　　　　　　　　　）

問1-d．受講した研修会はいかがでしたか。最も当てはまる番号に1つ○をつけて下さい。
　1．とても満足　　2．まあまあ満足　　3．あまり満足ではなかった　　4．不満足であった

問1-e．そのようにお感じになった理由について，具体的にお書き下さい。

　↓
問3へ

問2．院内で行われた研修会を受講しなかった理由について，最も当てはまる番号に1つ○をつけて下さい。
　1．希望するプログラムがなかった　　2．興味がなかった　　3．勤務のため受講できなかった
　4．参加する余裕がなかった　　　　　5．その他（　　　　　　　　　　　　　　　　　　　）

問3．今年度の院内教育について，どの程度魅力を感じましたか。最も当てはまる番号に1つ○をつけて下さい。
　1．非常に感じた　　2．少し感じた　　3．あまり感じなかった　　4．全く感じなかった

問4．あなたにとって魅力的なプログラムについて，当てはまる番号に○をつけて下さい。

	非常に魅力的	かなり魅力的	やや魅力的	殆ど魅力的でない
1．日々の業務を改善し，所属施設および看護単位の看護の質向上につながる	4	3	2	1
2．学習内容の理解が進むように授業の構成や方法が工夫されている	4	3	2	1
3．意欲的・自立的に，そして楽しく学ぶことができる	4	3	2	1
4．対象者が限定されず，自己査定に基づき自由に受講できる	4	3	2	1
5．職業的発達・能力開発につながる	4	3	2	1
6．時期・期間・回数が適切であり，受講時間が確約されている	4	3	2	1
7．院外の著名な講師，看護以外の講師が担当する	4	3	2	1
8．職員が必ず持つべき知識を学習内容に含む	4	3	2	1
9．興味と一致した内容を計画的に学習していくことができる	4	3	2	1
10．ストレス解消方法など看護学以外の学習内容を含む	4	3	2	1

問5．院内教育について，どの程度関心をお持ちですか。当てはまる番号に1つ○をつけて下さい。
　1．とても関心がある　　2．やや関心がある　　3．あまり関心がない　　4．全く関心がない

図3-28　受講状況調査紙　　　　　　　　　　　　　　　　　　　　　　　　（次頁につづく）

問6．今年度，院外で開催された研修会・講習会を受講しましたか。
| 1．受講した | 2．受講しなかった | ▶ 問7へ |

問6-a．受講理由について，最も当てはまる番号に1つ○をつけて下さい。
| 1．自主的に受講した | 2．上司のすすめで受講した | 3．同僚のすすめで受講した |
| 4．業務命令で受講した | 5．その他（　　　　　　　　） | |

問6-b．院外の研修会・講習会を通算何日受講しましたか。　　　　　　　　　　　日

問6-c．院外の研修会・講習会受講時の状況について，最も当てはまる番号に1つ○をつけて下さい。
| 1．職務の一環として受講した | 2．勤務終了後に受講した |
| 3．休みを使って受講した | 4．その他（　　　　　　　　） |

問6-d．受講した研修会・講習会の主催機関について，当てはまる番号に1つ○をつけて下さい。
| 1．都道府県看護協会 | 2．日本看護協会 | 3．その他（　　　　　　　　） |

問6-e．受講した研修会・講習会はいかがでしたか。最も当てはまる番号に1つ○をつけて下さい。
| 1．とても満足 | 2．まあまあ満足 | 3．あまり満足ではなかった | 4．不満足であった |

問6-f．そのようにお感じになった理由について，具体的にお書き下さい。

↓
問8へ

問7．院外の研修会・講習会を受講しなかった理由について，最も当てはまる番号に1つ○をつけて下さい。
| 1．希望するプログラムがなかった | 2．興味がなかった | 3．勤務のため受講できなかった |
| 4．参加する余裕がなかった | 5．その他（　　　　　　　　） | |

問8．学術集会への参加状況について，最も当てはまる番号に1つ○をつけて下さい。
1．できる限り学術集会で発表している	2．毎年，関心のある学術集会に参加している
3．時々，学術集会に参加している	4．関心はあるが参加していない
5．関心がない	

問9．あなたの現在の職種について，当てはまる番号に1つ○をつけて下さい。
| 1．看護師 | 2．助産師 | 3．保健師 | 4．准看護師 |

問10．あなたの現在の職位について，当てはまる番号に1つ○をつけて下さい。
| 1．看護師長 | 2．副看護師長 | 3．スタッフ看護師 |

問11．あなたは現在，病院や病棟の中で何か特定の役割を持っていますか。
| 1．持っている | 2．持っていない | ▶ 問12へ |

問11-a．具体的にはどのような役割ですか。当てはまる番号に全て○をつけて下さい。
1．チームリーダー	2．プリセプター	3．臨床実習指導者
4．教育委員	5．業務関連の委員	6．記録関連の委員
7．感染対策委員		

問12．この病院に勤務して何年何ヶ月経ちましたか。　　　　　　　年　　　ヶ月

問13．臨床経験年数は通算何年何ヶ月ですか。　　　　　　　　　　年　　　ヶ月

問14．看護基礎教育を修了して何年何ヶ月経ちましたか。　　　　　年　　　ヶ月

（図3-28　つづき）

問1．今年度，院内で開催された研修会を受講しましたか。
　　1．受講した　　　　　　　　　　　2．受講しなかった　　→　問2へ

問1-a．受講理由について，最も当てはまる番号に1つ○をつけて下さい。
　　1．自主的に受講した　　2．上司のすすめで受講した　　3．同僚のすすめで受講した
　　4．業務命令で受講した　　5．その他（　　　　　　　　　　　　　　　　）

問1-b．院内の研修会を通算何日受講しましたか。　　　　　　　　　　　　　　　日

問1-c．受講時の状況について，最も当てはまる番号に1つ○をつけて下さい。
　　1．職務の一環として受講した　　　2．勤務終了後に受講した
　　3．休みを使って受講した　　　　　4．その他（　　　　　　　　　　　　　）

問1-d．受講した研修会はいかがでしたか。最も当てはまる番号に1つ○をつけて下さい。
　　1．とても満足　　2．まあまあ満足　　3．あまり満足ではなかった　　4．不満足であった

問1-e．そのようにお感じになった理由について，具体的にお書き下さい。

問3へ

問2．院内で行われた研修会を受講しなかった理由について，最も当てはまる番号に1つ○をつけて下さい。
　　1．希望するプログラムがなかった　　2．興味がなかった　　3．勤務のため受講できなかった
　　4．参加する余裕がなかった　　5．その他（　　　　　　　　　　　　　　　　）

問3．今年度の院内教育について，どの程度魅力を感じましたか。最も当てはまる番号に1つ○をつけて下さい。
　　1．非常に感じた　　2．少し感じた　　3．あまり感じなかった　　4．全く感じなかった

問4．あなたにとって魅力的なプログラムについて，当てはまる番号に○をつけて下さい。

	非常に魅力的	かなり魅力的	やや魅力的	殆ど魅力的でない
1．日々の業務を改善し，所属施設および看護単位の看護の質向上につながる	4	3	2	1
2．学習内容の理解が進むように授業の構成や方法が工夫されている	4	3	2	1
3．意欲的・自立的に，そして楽しく学ぶことができる	4	3	2	1
4．対象者が限定されず，自己査定に基づき自由に受講できる	4	3	2	1
5．職業的発達・能力開発につながる	4	3	2	1
6．時期・期間・回数が適切であり，受講時間が確約されている	4	3	2	1
7．院外の著名な講師，看護以外の講師が担当する	4	3	2	1
8．職員が必ず持つべき知識を学習内容に含む	4	3	2	1
9．興味と一致した内容を計画的に学習していくことができる	4	3	2	1
10．ストレス解消方法など看護学以外の学習内容を含む	4	3	2	1

問5．院内教育について，どの程度関心をお持ちですか。当てはまる番号に1つ○をつけて下さい。
　　1．とても関心がある　　2．やや関心がある　　3．あまり関心がない　　4．全く関心がない

図3-29　受講状況調査紙―D病院版―　　　　　　　　　　　　　　　　　（次頁につづく）

問6. 今年度, 院外で開催された研修会・講習会を受講しましたか。
- 1. 受講した
- 2. 受講しなかった ──→ 問7へ

問6-a. 受講理由について, 最も当てはまる番号に1つ○をつけて下さい。
- 1. 自主的に受講した
- 2. 上司のすすめで受講した
- 3. 同僚のすすめで受講した
- 4. 業務命令で受講した
- 5. その他(　　　　　　　　　　　　)

問6-b. 院外の研修会・講習会を通算何日受講しましたか。　　　　　　　日

問6-c. 院外の研修会・講習会受講時の状況について, 最も当てはまる番号に1つ○をつけて下さい。
- 1. 職務の一環として受講した
- 2. 勤務終了後に受講した
- 3. 休みを使って受講した
- 4. その他(　　　　　　　　　　　　)

問6-d. 受講した研修会・講習会の主催機関について, 当てはまる番号に1つ○をつけて下さい。
- 1. 都道府県看護協会
- 2. 日本看護協会
- 3. その他(　　　　　　　　　　　　)

問6-e. 受講した研修会・講習会はいかがでしたか。最も当てはまる番号に1つ○をつけて下さい。
- 1. とても満足
- 2. まあまあ満足
- 3. あまり満足ではなかった
- 4. 不満足であった

問6-f. そのようにお感じになった理由について, 具体的にお書き下さい。

↓
問8へ

問7. 院外の研修会・講習会を受講しなかった理由について, 最も当てはまる番号に1つ○をつけて下さい。
- 1. 希望するプログラムがなかった
- 2. 興味がなかった
- 3. 勤務のため受講できなかった
- 4. 参加する余裕がなかった
- 5. その他(　　　　　　　　　　　　)

問8. 学術集会への参加状況について, 最も当てはまる番号に1つ○をつけて下さい。
- 1. できる限り学術集会で発表している
- 2. 毎年, 関心のある学術集会に参加している
- 3. 時々, 学術集会に参加している
- 4. 関心はあるが参加していない
- 5. 関心がない

問9. あなたの現在の職位について, 当てはまる番号に1つ○をつけて下さい。
- 1. 副看護師長
- 2. スタッフ看護師

問10. 臨床経験年数は通算何年何ヶ月ですか。　　　　年　　　ヶ月

(図3-29　つづき)

値を説明し，看護師長の理解と賛同を得ることが不可欠である。

　第2の戦略は広報活動である。調査対象となる看護職者の院内教育プログラムに対する興味・関心をどの程度喚起できるかが成功の鍵を握っている。この戦略は，院内教育プログラムが，立案担当者により提供され，受講者が受動的にそれに参加するのではなく，看護職者個々が自己の状況や要望を表現し，自らも院内教育プログラムの立案に参画しているという意識を高めるためにも重要である。看護職者の院内教育に対する興味・関心を喚起できれば，研修受講への内発的な動機づけにつながる可能性も高い。具体的には，目立つ場所に調査協力を求める**ポスター**(図3-30)を貼ったり，説明会を開くなどの工夫が有効である。

　また，調査に際し，対象者の人権を擁護することも忘れてはならない。口頭，あるいは，依頼状などを用い，調査の必要性を説明したり，負担にならないように調査の時期や期間を設定するなどの配慮も必要である。無記名・個別投函を通し，対象者の任意の参加を保障できるよう，回収箱の形状，設置場所を検討することも必要である。これまでの経験によれば，対象者の任意の参加を保障した場合，回収率は約50％である。

　配布時には，3種類の質問紙が離ればなれにならないよう，質問紙を1名分ずつ束ね，左端を数箇所ホッチキスで留めておく。個別投函用の封筒，調査協力依頼状，質問紙の順に重ね，クリップで留めておけば，確実に対象者に配布できる。

　第1段階の完了までには約3ヶ月を要する。そのため，第1段階にやや遅れる形で第2段階を開始し，これらの段階を並行して行うことが望ましい(図3-31)。

　調査の時期は，この全体計画とのかねあいから決定すればよいが，いずれにせよ現行の院内教育プログラムの終了を待たずして行うことになる。遅ければ遅いほど，今年度の研修受講状況などを正確に把握できるという利点がある一方，第5段階以降に費やす時間が確保しづらいという欠点も生じやすい。このような可能性も含め，適切な時期を事前に決定しておく必要がある。

■第5段階：各集団のデータを分析・診断し，その結果を成文化する

　第5段階は，各集団のデータを分析・診断し，その結果を成文化する段階である。この段階は，次のような手順を通して進めていく。

---

1) 立案担当者が分担してコンピュータにデータ入力できるようその手続きを決定し，記述する
2) 回収できた質問紙の回答を確認し，コンピュータに入力する
3) 入力状態を確認し，必要に応じて修正する
4) 有効回答を選定する
5) 各集団のデータを抽出・分析し，その結果を**学習ニード・教育ニード診断書**に1枚ずつ記入する

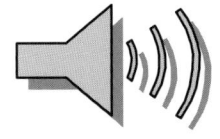

図3-30 調査協力を求めるポスターの一例

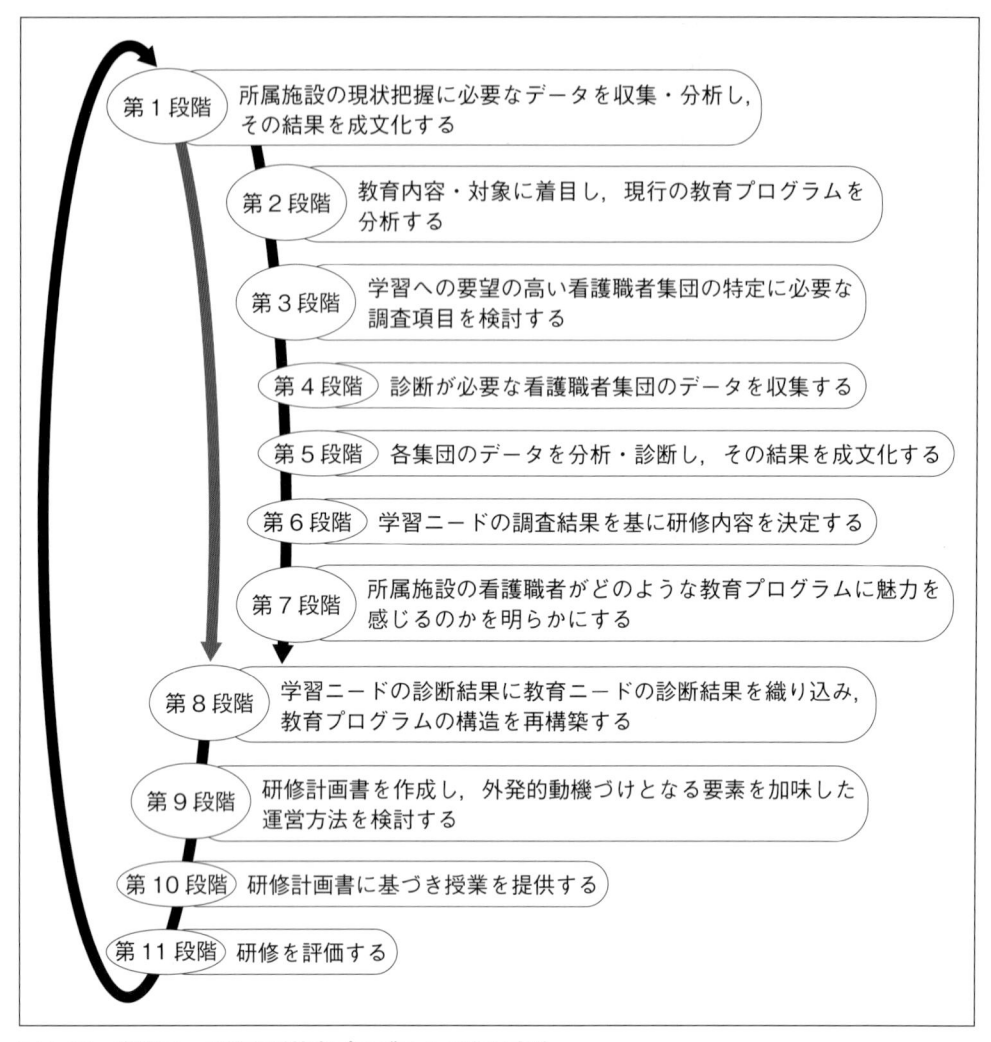

図 3-31　学習ニード優先型教育プログラムの進行方法

第1段階	所属施設の現状把握に必要なデータを収集・分析し，その結果を成文化する
第2段階	教育内容・対象に着目し，現行の教育プログラムを分析する
第3段階	学習への要望の高い看護職者集団の特定に必要な調査項目を検討する
第4段階	診断が必要な看護職者集団のデータを収集する
第5段階	各集団のデータを分析・診断し，その結果を成文化する
第6段階	学習ニードの調査結果を基に研修内容を決定する
第7段階	所属施設の看護職者がどのような教育プログラムに魅力を感じるのかを明らかにする
第8段階	学習ニードの診断結果に教育ニードの診断結果を織り込み，教育プログラムの構造を再構築する
第9段階	研修計画書を作成し，外発的動機づけとなる要素を加味した運営方法を検討する
第10段階	研修計画書に基づき授業を提供する
第11段階	研修を評価する

手順1)立案担当者が分担してコンピュータにデータ入力できるようその手続きを決定し，記述する

　手順1は，立案担当者が分担してコンピュータにデータ入力できるようその手続きを決定し，記述することである。看護職者100名を対象に調査を行った場合，約50名分の質問紙の回収が見込まれる。手間暇かけてようやく収集したデータであっても，それらが正確に入力されない限り，現状を明らかにすることはできない。そのため，立案担当者が分担して作業を行い，3種類の質問紙に記入された50名分の回答を効率よくかつ正確に入力する必要がある。立案担当者が2名1組になり，当番を決め，その日に回収できたデータを毎日，同じファイルに追加入力していく方法がある。あるいは，調査終了後に立案担当者が一堂に集まり，データを分担し一斉に入力する方法もある。

　どちらの方法をとるにしても，最終的に1つのデータとして統合できるよう統一した手順を書き記した**入力手順書**(図3-32)を作成する必要がある。手順書の作成を担当する

者は，各質問紙の回答をどのように入力すればよいのかをすべて手順書に記述しておく。データ入力の担当者が手順書をみながら迷わず入力できれば，完成である。

● D病院の入力手順書の例

> 立案担当者は，**受講状況調査紙－D病院版－**（図3-29：140頁）に沿って，**入力手順書**（図3-32）を修正することにより，**入力手順書－D病院版－**（図3-33）を作成した。修正した点は，次の2点であった。
> ◆削除した質問項目の入力手順を削除する
> 　→職種，役割，現病院の勤務年数，卒後年数に関わる入力手順を削除した。
> ◆病院の現状・対象にあった選択肢に変更する
> 　→職位に関わる選択肢の変更に伴い，入力コードを修正した。

手順2）回収できた質問紙の回答を確認し，コンピュータに入力する

　手順2は，回収できた質問紙の回答を確認し，コンピュータに入力することである。回収できた質問紙の回答を1部1部すべて確認し，必要に応じて赤字で入力指示を書き込み，正確に入力できる状態にしておく必要がある。綿密な検討を経て開発された質問紙であっても，すべての対象者が誤りなく回答することは皆無に等しい。

　そこで，**受講状況調査紙**を例にとり，実際の確認方法を提示する（図3-34：155頁）。この例をみると，問1に回答を示す○が記入されてない。しかし，問1-a以下の質問に回答しており，この対象者が問1に○を記入し忘れたと推測できる。また，問1-a以下は，この対象者が院内で開催された研修に参加しなければ回答できない。このように事実を整理すると，問1は，「1．受講した」であると判断できる。そのため，担当者が赤字（図中では太字）で「1」を入力するよう指示を書き込んだ。

　また，この対象者は，問1-bの回答欄に「2.5」と記入している。研修日数を正確に記入しており，回答に誤りはない。しかし，**入力手順書**（図3-32）は，問1-bの数値が小数点を含む場合，四捨五入するよう明示している。そのため，担当者は，この手順に沿って四捨五入した数値を赤字（図中では太字）で書き込んだ。

　さらに，この対象者は，問1-cに設定された選択肢4つのうち，該当する番号1つに○をつけるよう求められているにもかかわらず，2つの番号に○をつけている。そのため，担当者は問1-cの回答を欠損扱いとするよう赤字（図中では太字）で指示を書き込んだ。

　すべての質問紙の確認が終了したら，質問紙の表紙の右肩に整理番号を記入し，数十名分ずつ束ねておく。こうすることにより，整理番号順にデータを入力しやすくなる。また，質問紙の紛失も防止する。ここまでの作業を終えたら，**入力手順書**に従い，整理番号順にデータを入力する。

手順3）入力状態を確認し，必要に応じて修正する

　手順3は，入力状態を確認し，必要に応じて修正することである。すべてのデータの入力が終了したら，入力の漏れ，誤りの有無を確認し，誤りがあれば修正しておく。入力は，1つ1つが手作業となるため，誤りは必ず発生している。そのため，分析に入る前に正しい内容に修正しておく必要がある。誤りを見つける方法は，いくつか考えられる。例えば，入力を終えたデータ一覧を印刷し各質問紙の回答と照合する，表計算ソフトあるい

★表計算ソフトを使用します。
1. 手順書の読み方
   ・【　】内には，各質問紙の項目の番号と質問内容の要約が記入してあります。
   ・〈　〉の前に変数の通し番号となる数字が入力してあります。
   ・〈　〉内には，4文字以内となるよう変数名が記入してあります。
2. 入力についての留意事項
   ・無回答は入力せず，空欄にしておきます。
   ・番号1つに○をつけるよう求めているにもかかわらず2つ以上に○がある場合は空欄にします。
★データは，下記の要領でファイル1から3に分けて入力します。

★ファイル1：質問紙の量的データー入力方法は1頁から5頁の手順を参照
   ・データの「整理番号」，受講状況調査紙，学習ニードアセスメントツール，教育ニードアセスメントツールの回答内容を次に示す手順に沿って順番に入力して下さい。
   〈入力済み画面(イメージ)〉

整理番号	院内受講	院内理由	……	LN1	……	EN35
1	1	2	……	1	……	1
2						

←〈　〉内の変数名を入力してください。

★ファイル2：受講状況調査紙の問1-e《自由記述》— 5頁の入力手順を参照

★ファイル3：受講状況調査紙の問6-f《自由記述》—　〃

■ファイル1の入力手順■

1. 〈整理番号〉
＊質問紙の表紙右肩に記入している整理番号を入力してください。

～受講状況調査紙～
【問1　院内研修会受講の有無】
2. 〈院内受講〉　　　　　　　　　　　　　　　　　　　　入力コード
   1. 受講した ……………………………………………… 1
   2. 受講しなかった ……………………………………… 2

入力コードとは，実際に入力する数値を指します。

【問1-a　院内研修会の受講理由】
3. 〈院内理由〉　　　　　　　　　　　　　　　　　　　　入力コード
   1. 自主的に受講した …………………………………… 1
   2. 上司のすすめで受講した …………………………… 2
   3. 同僚のすすめで受講した …………………………… 3
   4. 業務命令で受講した ………………………………… 4
   5. その他 ………………………………………………… 5

【問1-b　院内研修会の受講日数】
4. 〈院内日数〉
   日数をコードとする(2桁)　　＊小数点があるものは四捨五入する

【問1-c　院内研修会の受講状況】
5. 〈院内状況〉　　　　　　　　　　　　　　　　　　　　入力コード
   1. 職務の一環として受講した ………………………… 1
   2. 勤務終了後に受講した ……………………………… 2
   3. 休みを使って受講した ……………………………… 3
   4. その他 ………………………………………………… 4

1/5

図3-32　入力手順書　　　　　　　　　　　　　　　　　　　　（次頁につづく）

【問1-d　院内研修会の満足度】
6.〈院内満足〉　　　　　　　　　　　　　　　入力コード
　　1. とても満足 ……………………………………… 1
　　2. まあまあ満足 …………………………………… 2
　　3. あまり満足ではなかった ……………………… 3
　　4. 不満足であった ………………………………… 4

【問1-e　院内研修会の満足度の理由】
7.〈記述1〉　　　　　　　　　　　　　　　　入力コード
　　1. 記述あり ………………………………………… 1
　　2. 記述なし ………………………………………… 2

【問2　院内研修会を受講しなかった理由】
8.〈院内不理〉　　　　　　　　　　　　　　　入力コード
　　1. 希望するプログラムがなかった ……………… 1
　　2. 興味がなかった ………………………………… 2
　　3. 勤務のため受講できなかった ………………… 3
　　4. 参加する余裕がなかった ……………………… 4
　　5. その他 …………………………………………… 5

【問3　今年度院内教育の魅力】
9.〈今年魅力〉　　　　　　　　　　　　　　　入力コード
　　1. 非常に感じた …………………………………… 1
　　2. 少し感じた ……………………………………… 2
　　3. あまり感じなかった …………………………… 3
　　4. 全く感じなかった ……………………………… 4

【問4　魅力ある院内教育プログラム】
10〜19.〈魅力1〜10〉　　　　　　　　　　　入力コード
　　1. 1に○印記入あり ………………………………… 1
　　2. 2に○印記入あり ………………………………… 2
　　3. 3に○印記入あり ………………………………… 3
　　4. 4に○印記入あり ………………………………… 4

【問5　院内教育への関心度】
20.〈院内関心〉　　　　　　　　　　　　　　入力コード
　　1. とても関心がある ……………………………… 1
　　2. やや関心がある ………………………………… 2
　　3. あまり関心がない ……………………………… 3
　　4. 全く関心がない ………………………………… 4

【問6　院外研修会受講の有無】
21.〈院外受講〉　　　　　　　　　　　　　　入力コード
　　1. 受講した ………………………………………… 1
　　2. 受講しなかった ………………………………… 2

【問6-a　院外研修会の受講理由】
22.〈院外理由〉　　　　　　　　　　　　　　入力コード
　　1. 自主的に受講した ……………………………… 1
　　2. 上司のすすめで受講した ……………………… 2
　　3. 同僚のすすめで受講した ……………………… 3
　　4. 業務命令で受講した …………………………… 4
　　5. その他 …………………………………………… 5

（図3-32　つづき）

【問 6-b　院外研修会の受講日数】
23. 〈院外日数〉
　　　日数を入力コードとする (3 桁)

【問 6-c　院外研修会の受講状況】
24. 〈院外状況〉　　　　　　　　　　　　　　　　　　入力コード
　　1. 職務の一環として受講した……………………………… 1
　　2. 勤務終了後に受講した…………………………………… 2
　　3. 休みを使って受講した…………………………………… 3
　　4. その他……………………………………………………… 4

【問 6-d　院外研修会の主催機関】
25. 〈主催機関〉　　　　　　　　　　　　　　　　　　入力コード
　　1. 都道府県看護協会………………………………………… 1
　　2. 日本看護協会……………………………………………… 2
　　3. その他……………………………………………………… 3

【問 6-e　院外研修会の満足度】
26. 〈院外満足〉　　　　　　　　　　　　　　　　　　入力コード
　　1. とても満足………………………………………………… 1
　　2. まあまあ満足……………………………………………… 2
　　3. あまり満足ではなかった………………………………… 3
　　4. 不満足であった…………………………………………… 4

【問 6-f　院外研修会の満足度の理由】
27. 〈記述 2〉　　　　　　　　　　　　　　　　　　　入力コード
　　1. 記述あり…………………………………………………… 1
　　2. 記述なし…………………………………………………… 2

【問 7　院外研修会を受講しなかった理由】
28. 〈院外不理〉　　　　　　　　　　　　　　　　　　入力コード
　　1. 希望するプログラムがなかった………………………… 1
　　2. 興味がなかった…………………………………………… 2
　　3. 勤務のため受講できなかった…………………………… 3
　　4. 参加する余裕がなかった………………………………… 4
　　5. その他……………………………………………………… 5

【問 8　学術集会への参加状況】
29. 〈学会参加〉　　　　　　　　　　　　　　　　　　入力コード
　　1. できる限り学術集会で発表している…………………… 1
　　2. 毎年，関心のある学術集会に参加している…………… 2
　　3. 時々，学術集会に参加している………………………… 3
　　4. 関心はあるが参加していない…………………………… 4
　　5. 関心がない………………………………………………… 5

【問 9　現在の職種】
30. 〈職種〉　　　　　　　　　　　　　　　　　　　　入力コード
　　1. 看護師……………………………………………………… 1
　　2. 助産師……………………………………………………… 2
　　3. 保健師……………………………………………………… 3
　　4. 准看護師…………………………………………………… 4

(図 3-32　入力手順書　つづき)

【問 10 現在の職位】
31. 〈職位〉　　　　　　　　　　　　　　　　　入力コード
　　1. 看護師長 ………………………………………… 1
　　2. 副看護師長 ……………………………………… 2
　　3. スタッフ看護師 ………………………………… 3

【問 11 役割の有無】
32. 〈役割有無〉　　　　　　　　　　　　　　　　入力コード
　　1. 持っている ……………………………………… 1
　　2. 持っていない …………………………………… 2

【問 11-a 役割の種類】
33. 〈役割種類〉　　　　　　　　　　　　　　　　入力コード
　　1. 重複回答あり …………………………………… 1
　　2. 重複回答なし …………………………………… 2

34. 〈リーダー〉　　　　　　　　　　　　　　　　入力コード
　　○印記入あり ……………………………………… 1
　　○印記入なし ……………………………………… 2

35. 〈プリセプ〉　　　　　　　　　　　　　　　　入力コード
　　○印記入あり ……………………………………… 1
　　○印記入なし ……………………………………… 2

36. 〈臨床実習〉　　　　　　　　　　　　　　　　入力コード
　　○印記入あり ……………………………………… 1
　　○印記入なし ……………………………………… 2

37. 〈教育委員〉　　　　　　　　　　　　　　　　入力コード
　　○印記入あり ……………………………………… 1
　　○印記入なし ……………………………………… 2

38. 〈業務関連〉　　　　　　　　　　　　　　　　入力コード
　　○印記入あり ……………………………………… 1
　　○印記入なし ……………………………………… 2

39. 〈記録関連〉　　　　　　　　　　　　　　　　入力コード
　　○印記入あり ……………………………………… 1
　　○印記入なし ……………………………………… 2

40. 〈感染対策〉　　　　　　　　　　　　　　　　入力コード
　　○印記入あり ……………………………………… 1
　　○印記入なし ……………………………………… 2

【問 12 勤務年数】
41. 〈勤務年数〉
　　年数を入力コードとする(2桁)

【問 13 臨床経験年数】
42. 〈経験年数〉
　　年数を入力コードとする(2桁)

【問 14 卒後年数】
43. 〈卒後年数〉
　　年数を入力コードとする(2桁)

(図 3-32 つづき)

～学習ニードアセスメントツール～
44～71.〈LN1～LN28〉　　　　　　　　　　　　　　　入力コード
　　1．1に○印記入あり ……………………………………… 1
　　2．2に○印記入あり ……………………………………… 2
　　3．3に○印記入あり ……………………………………… 3
　　4．4に○印記入あり ……………………………………… 4
　　5．5に○印記入あり ……………………………………… 5
　　6．6に○印記入あり ……………………………………… 6

～教育ニードアセスメントツール～
72～106.〈EN1～EN35〉　　　　　　　　　　　　　　　入力コード
　　1．1に○印記入あり ……………………………………… 1
　　2．2に○印記入あり ……………………………………… 2
　　3．3に○印記入あり ……………………………………… 3
　　4．4に○印記入あり ……………………………………… 4

■ファイル2の入力手順■
　受講状況調査紙の問1-e《自由記述》入力方法
・各文章のはじめに，それぞれ整理番号を入力してください。
・記入されている文章をそのまま入力してください。
・一連の文章の句点（。）で切り，一文が終る毎に改行し，01，02…と番号をつけてください。

※整理番号1の質問紙の回答例

問1-d．受講した研修会はいかがでしたか。最も当てはまる番号に1つ○をつけて下さい。
　①　とても満足　　　2．まあまあ満足　　　3．あまり満足ではなかった　　　4．不満足であった

問1-e．そのようにお感じになった理由について，具体的にお書き下さい。
　　最新の感染予防について勉強したいと考えていたところだったので，とてもタイムリーだった。講義の内容もわかりやすく，今までよくわかっていなかった部分の理解も深まった。

⇩

〈入力済み画面（イメージ）〉

番号	記述
1-01	最新の感染予防について勉強したいと考えていたところだったので，とてもタイムリーだった。
1-02	講義の内容もわかりやすく，今までよくわかっていなかった部分の理解も深まった。

■ファイル3の入力手順■
　受講状況調査紙の問6-f《自由記述》入力方法
・上記ファイル2と同様に入力してください。

（図3-32　入力手順書　つづき）

★表計算ソフトを使用します。
1. 手順書の読み方
   ・【 】内には，各質問紙の項目の番号と質問内容の要約が記入してあります。
   ・〈 〉の前に変数の通し番号となる数字が入力してあります。
   ・〈 〉内には，4文字以内となるよう変数名が記入してあります。
2. 入力についての留意事項
   ・無回答は入力せず，空欄にしておきます。
   ・番号1つに○をつけるよう求めているにもかかわらず2つ以上に○がある場合は空欄にします。
★データは，下記の要領でファイル1から3に分けて入力します。

★ファイル1：質問紙の量的データー入力方法は1頁から4頁の手順を参照
   ・データの「整理番号」，受講状況調査紙，学習ニードアセスメントツール，教育ニードアセスメントツールの回答内容を次に示す手順に沿って順番に入力して下さい。
   〈入力済み画面（イメージ）〉

整理番号	院内受講	院内理由	………	LN1	………	EN35
1	1	2	………	1	………	1
2						

←〈 〉内の変数名を入力してください。

★ファイル2：受講状況調査紙の問1-e《自由記述》―4頁の入力手順を参照

★ファイル3：受講状況調査紙の問6-f《自由記述》―   〃

■ファイル1の入力手順■

1. 〈整理番号〉
 ＊質問紙の表紙右肩に記入している整理番号を入力してください。

～受講状況調査紙～
【問1　院内研修会受講の有無】

> 入力コードとは，実際に入力する数値を指します。

2. 〈院内受講〉　　　　　　　　　　　　　　　　　　　　　入力コード
    1. 受講した ……………………………………………… 1
    2. 受講しなかった ……………………………………… 2

【問1-a　院内研修会の受講理由】
3. 〈院内理由〉　　　　　　　　　　　　　　　　　　　　　入力コード
    1. 自主的に受講した …………………………………… 1
    2. 上司のすすめで受講した …………………………… 2
    3. 同僚のすすめで受講した …………………………… 3
    4. 業務命令で受講した ………………………………… 4
    5. その他 ………………………………………………… 5

【問1-b　院内研修会の受講日数】
4. 〈院内日数〉
   　　日数をコードとする(2桁)　　＊小数点があるものは四捨五入する

【問1-c　院内研修会の受講状況】
5. 〈院内状況〉　　　　　　　　　　　　　　　　　　　　　入力コード
    1. 職務の一環として受講した ………………………… 1
    2. 勤務終了後に受講した ……………………………… 2
    3. 休みを使って受講した ……………………………… 3
    4. その他 ………………………………………………… 4

図3-33　入力手順書－D病院版－　　　　　　　　　　　　　　　　　（次頁につづく）

【問1-d　院内研修会の満足度】
6.〈院内満足〉　　　　　　　　　　　　　　　　　　　　　　入力コード
　　1. とても満足 ･･････････････････････････････････････ 1
　　2. まあまあ満足 ････････････････････････････････････ 2
　　3. あまり満足ではなかった ･･････････････････････････ 3
　　4. 不満足であった ･･････････････････････････････････ 4

【問1-e　院内研修会の満足度の理由】
7.〈記述1〉　　　　　　　　　　　　　　　　　　　　　　　入力コード
　　1. 記述あり ･･ 1
　　2. 記述なし ･･ 2

【問2　院内研修会を受講しなかった理由】
8.〈院内不理〉　　　　　　　　　　　　　　　　　　　　　　入力コード
　　1. 希望するプログラムがなかった ････････････････････ 1
　　2. 興味がなかった ･･････････････････････････････････ 2
　　3. 勤務のため受講できなかった ･･････････････････････ 3
　　4. 参加する余裕がなかった ･･････････････････････････ 4
　　5. その他 ･･ 5

【問3　今年度院内教育の魅力】
9.〈今年魅力〉　　　　　　　　　　　　　　　　　　　　　　入力コード
　　1. 非常に感じた ････････････････････････････････････ 1
　　2. 少し感じた ･･････････････････････････････････････ 2
　　3. あまり感じなかった ･･････････････････････････････ 3
　　4. 全く感じなかった ････････････････････････････････ 4

【問4　魅力ある院内教育プログラム】
10～19.〈魅力1～10〉　　　　　　　　　　　　　　　　　　入力コード
　　1. 1に○印記入あり ･･････････････････････････････････ 1
　　2. 2に○印記入あり ･･････････････････････････････････ 2
　　3. 3に○印記入あり ･･････････････････････････････････ 3
　　4. 4に○印記入あり ･･････････････････････････････････ 4

【問5　院内教育への関心度】
20.〈院内関心〉　　　　　　　　　　　　　　　　　　　　　入力コード
　　1. とても関心がある ････････････････････････････････ 1
　　2. やや関心がある ･･････････････････････････････････ 2
　　3. あまり関心がない ････････････････････････････････ 3
　　4. 全く関心がない ･･････････････････････････････････ 4

【問6　院外研修会受講の有無】
21.〈院外受講〉　　　　　　　　　　　　　　　　　　　　　入力コード
　　1. 受講した ･･ 1
　　2. 受講しなかった ･･････････････････････････････････ 2

【問6-a　院外研修会の受講理由】
22.〈院外理由〉　　　　　　　　　　　　　　　　　　　　　入力コード
　　1. 自主的に受講した ････････････････････････････････ 1
　　2. 上司のすすめで受講した ･･････････････････････････ 2
　　3. 同僚のすすめで受講した ･･････････････････････････ 3
　　4. 業務命令で受講した ･･････････････････････････････ 4
　　5. その他 ･･ 5

（図3-33　入力手順書－D病院版－　つづき）

【問 6-b　院外研修会の受講日数】
23. 〈院外日数〉
　　　日数を入力コードとする(3 桁)

【問 6-c　院外研修会の受講状況】
24. 〈院外状況〉　　　　　　　　　　　　　　　入力コード
　　1. 職務の一環として受講した……………………………… 1
　　2. 勤務終了後に受講した…………………………………… 2
　　3. 休みを使って受講した…………………………………… 3
　　4. その他……………………………………………………… 4

【問 6-d　院外研修会の主催機関】
25. 〈主催機関〉　　　　　　　　　　　　　　　入力コード
　　1. 都道府県看護協会………………………………………… 1
　　2. 日本看護協会……………………………………………… 2
　　3. その他……………………………………………………… 3

【問 6-e　院外研修会の満足度】
26. 〈院外満足〉　　　　　　　　　　　　　　　入力コード
　　1. とても満足………………………………………………… 1
　　2. まあまあ満足……………………………………………… 2
　　3. あまり満足ではなかった………………………………… 3
　　4. 不満足であった…………………………………………… 4

【問 6-f　院外研修会の満足度の理由】
27. 〈記述 2〉　　　　　　　　　　　　　　　　入力コード
　　1. 記述あり…………………………………………………… 1
　　2. 記述なし…………………………………………………… 2

【問 7　院外研修会を受講しなかった理由】
28. 〈院外不理〉　　　　　　　　　　　　　　　入力コード
　　1. 希望するプログラムがなかった………………………… 1
　　2. 興味がなかった…………………………………………… 2
　　3. 勤務のため受講できなかった…………………………… 3
　　4. 参加する余裕がなかった………………………………… 4
　　5. その他……………………………………………………… 5

【問 8　学術集会への参加状況】
29. 〈学会参加〉　　　　　　　　　　　　　　　入力コード
　　1. できる限り学術集会で発表している…………………… 1
　　2. 毎年, 関心のある学術集会に参加している…………… 2
　　3. 時々, 学術集会に参加している………………………… 3
　　4. 関心はあるが参加していない…………………………… 4
　　5. 関心がない………………………………………………… 5

【問 9　現在の職位】
30. 〈職位〉　　　　　　　　　　　　　　　　　入力コード
　　1. 副看護師長………………………………………………… 2
　　2. スタッフ看護師…………………………………………… 3

【問 10　臨床経験年数】
31. 〈経験年数〉
　　　年数を入力コードとする(2 桁)

(図 3-33　つづき)

```
～学習ニードアセスメントツール～
32～59.〈LN1～LN28〉                              入力コード
    1. 1に○印記入あり ································ 1
    2. 2に○印記入あり ································ 2
    3. 3に○印記入あり ································ 3
    4. 4に○印記入あり ································ 4
    5. 5に○印記入あり ································ 5
    6. 6に○印記入あり ································ 6

～教育ニードアセスメントツール～
60～94.〈EN1～EN35〉                              入力コード
    1. 1に○印記入あり ································ 1
    2. 2に○印記入あり ································ 2
    3. 3に○印記入あり ································ 3
    4. 4に○印記入あり ································ 4
```

■ファイル2の入力手順■
　受講状況調査紙の問1-e《自由記述》入力方法
・各文章のはじめに，それぞれ整理番号を入力してください。
・記入されている文章をそのまま入力してください。
・一連の文章の句点（。）で切り，一文が終る毎に改行し，01，02…と番号をつけてください。

※整理番号1の質問紙の回答例

| 問1-d. 受講した研修会はいかがでしたか。最も当てはまる番号に1つ○をつけて下さい。 |
| ①. とても満足　　2. まあまあ満足　　3. あまり満足ではなかった　　4. 不満足であった |

問1-e. そのようにお感じになった理由について，具体的にお書き下さい。

| 最新の感染予防について勉強したいと考えていたところだったので，とてもタイムリーだった。講義の内容もわかりやすく，今までよくわかっていなかった部分の理解も深まった。 |

⇩

〈入力済み画面（イメージ）〉

番号	記述
1-01	最新の感染予防について勉強したいと考えていたところだったので，とてもタイムリーだった。
1-02	講義の内容もわかりやすく，今までよくわかっていなかった部分の理解も深まった。

■ファイル3の入力手順■
　受講状況調査紙の問6-f《自由記述》入力方法
・上記ファイル2と同様に入力してください。

（図3-33　入力手順書－D病院版－　つづき）

B-Ⅰ. 学習ニード優先型プログラムの展開に必要な基礎知識　　155

```
問1. 今年度，院内で開催された研修会を受講しましたか。
　①. 受講した　　　　　　　　　2. 受講しなかった　──→ 問2へ
　↓「1」を入力
問1-a. 受講理由について，最も当てはまる番号に1つ○をつけて下さい。
　1. 自主的に受講した　　　②. 上司のすすめで受講した　　　3. 同僚のすすめで受講した
　4. 業務命令で受講した　　5. その他（　　　　　　　　　　　　　　　　）
問1-b. 院内の研修会を通算何日受講しましたか。　　　　　　　　　　　3 2.5 日
問1-c. 受講時の状況について，最も当てはまる番号に1つ○をつけて下さい。
　1. 職務の一環として受講した　　　❌ 勤務終了後に受講した　　　欠損扱い
　❌ 休みを使って受講した　　　4. その他（　　　　　　　　　　　　　　　　）
```

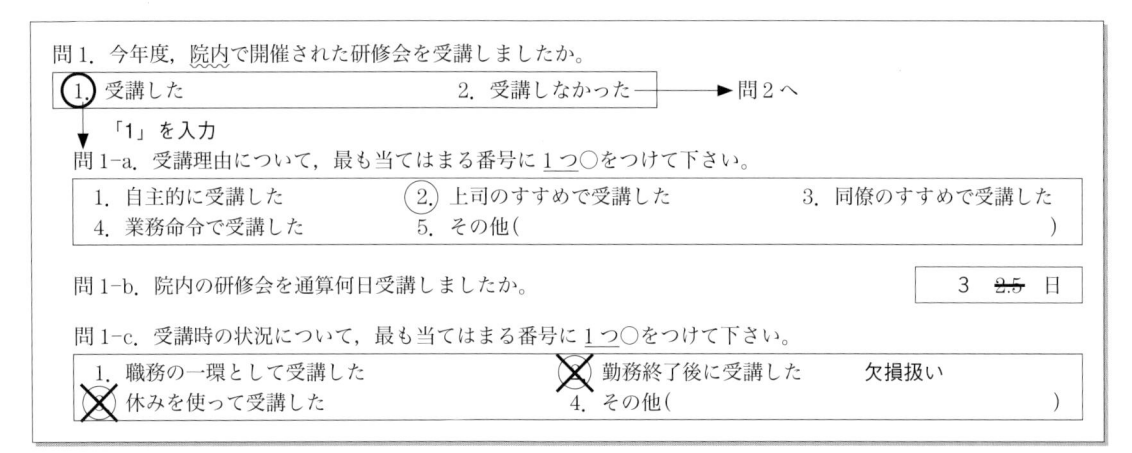

図3-34　「受講状況調査紙」への回答の確認例

は統計ソフトの機能を活用して変数ごとの最小値・最大値を確認するといった方法がある。また，**受講状況調査紙**（図3-28：138頁）の問1，問2，問6，問7のように，該当者のみが回答するよう指示がある質問項目の場合，該当者以外もその質問項目に回答してしまうという誤りが生じやすい。そのため，問1，問2，問6，問7に着目し，回答を確認することも1つの方法である。このような方法を組み合わせて確認することが効果的である。

手順4）有効回答を選定する

　手順4は，有効回答の選定である。有効回答とは，「**学習ニードアセスメントツール−臨床看護師用−**」，「**教育ニードアセスメントツール−臨床看護師用−**」の全項目に回答のあったデータである。表計算ソフトあるいは統計ソフトの並べ替え機能を活用し，全データのなかから，削除の対象となるデータを確認する。**学習ニードアセスメントツール**，**教育ニードアセスメントツール**に未回答が1項目でもあれば分析には使用できない。未回答があった場合，その回答者のデータは削除し，残った回答者のデータを有効回答のファイルとして別に保存する。この際，ファイルを上書き保存してしまうと，これまで入力したデータがすべて失われてしまうため，バックアップ用のファイルを保存するか，選定に入る前に新たなファイル名をつけて保存する，などの注意が必要である。

手順5）各集団のデータを抽出・分析し，その結果を学習ニード・教育ニード診断書に1枚ずつ記入する

　手順5は，各集団のデータを抽出・分析し，その結果を**学習ニード・教育ニード診断書**に1枚ずつ記入することである。**学習ニード・教育ニード診断書**（表3-13）は，その集団がどのような内容の学習をどの程度要望しているのか，その集団にどのような側面の教育がどの程度必要なのかを診断し，教育プログラム立案に向けた総合判定を記述するための書類である。立案担当者は，各集団のデータを抽出・分析し，分析結果を各々1枚の診断書に記入していく。この診断書は，基本情報に基づく診断，学習ニードに基づく診断，教育ニードに基づく診断，総合判定の記入欄より構成されている。記入の手順は，次に示す **Step 1** から **Step 5** のとおりである。

第3章 教育ニード・学習ニードの診断結果に基づく教育プログラムの展開

表3-13 学習ニード・教育ニード診断書

学習ニード・教育ニード診断書

基本情報に基づく診断

対象集団:	名

【職位】
- スタッフ看護師　　名（　%）
- 副看護師長　　名（　%）
- 看護師長　　名（　%）

【臨床経験年数】平均　　年（SD　）
【病院勤務年数】平均　　年（SD　）

【職種】
- 看護師　　名（　%）
- 助産師　　名（　%）
- 保健師　　名（　%）

【役割の有無】
- 役割あり　　名（　%）
- 役割なし　　名（　%）

院内研修への関心度・魅力

【院内研修への関心】
- とても関心がある　　名（　%）
- やや関心がある　　名（　%）
- あまり関心がない　　名（　%）
- 全く関心がない　　名（　%）

【院内研修の魅力】
- 非常に感じた　　名（　%）
- 少し感じた　　名（　%）
- あまり感じない　　名（　%）
- 全く感じない　　名（　%）

学会参加状況

【学術集会への参加状況】
- できるかぎり発表　　名（　%）
- 毎年参加　　名（　%）
- 時々参加　　名（　%）
- 関心はあるが不参加　　名（　%）
- 関心がない　　名（　%）

院内研修の受講状況

【今年度受講者】名（　%）
【受講日数】　　日－　日, 平均　日(SD　)
【受講者の満足度】
- とても満足した　　名（　%）
- まあまあ満足した　　名（　%）
- あまり満足でない　　名（　%）
- 不満足　　名（　%）

【今年度未受講者】名（　%）
【受講しなかった理由】
- 希望のプログラムがなかった　　名（　%）
- 興味がなかった　　名（　%）
- 勤務だった　　名（　%）
- 参加する余裕がなかった　　名（　%）
- その他　　名（　%）

院外研修・講習会の受講状況

【今年度受講者】名（　%）
【受講日数】　　日－　日, 平均　日(SD　)
【受講者の満足度】
- とても満足した　　名（　%）
- まあまあ満足した　　名（　%）
- あまり満足でない　　名（　%）
- 不満足　　名（　%）

【今年度未受講者】名（　%）
【受講しなかった理由】
- 希望のプログラムがなかった　　名（　%）
- 興味がなかった　　名（　%）
- 勤務だった　　名（　%）
- 参加する余裕がなかった　　名（　%）
- その他　　名（　%）

診断結果：

学習ニードに基づく診断

学習ニードアセスメントツールの項目名	得点	中得点領域	診断	順位
1. 所属部署で日々の看護を実践するために必要な基本的な知識・技術・態度		4.9-5.3		
2. 所属部署の特殊性や患者の個別状況にあった看護過程を展開するために必要な知識・技術		4.9-5.3		
3. 所属部署の特殊性や患者の個別状況にあった急変時の対応方法		4.9-5.3		
4. 安全に配慮しながら日々の看護を実践するために必要な感染予防の方法		4.9-5.3		
5. 所属部署の特殊性や患者の個別状況にあった看護記録の方法		4.9-5.3		
6. 患者を理解し日々の看護を実践するために必要な検査データの解釈方法		4.9-5.3		
7. 所属部署で患者と良い関係性を維持・形成するために必要なコミュニケーション技術		4.9-5.3		
8. 所属部署の特殊性や患者の個別状況にあった対象理解の方法		4.9-5.3		
9. 患者の人権を擁護しながら日々の看護を実践するために必要な倫理的配慮		4.9-5.3		
10. 所属部署での学生指導, スタッフ教育, 患者教育に必要な理論・知識・技術・態度		4.9-5.3		
11. 職場内で互いに協力し仕事を進めていくために必要なリーダー・メンバーシップ		4.9-5.3		
12. 職場での自分の役割と責任を理解し仕事をしていくために必要な管理に関わる知識・技術		4.9-5.3		
13. 現状の問題を解決するために必要な看護研究の方法		4.9-5.3		
14. 効果的な看護を実践するために必要な研究成果の活用方法		4.9-5.3		
15. 研究の実施や成果活用により業務を整理・改善する方法		4.9-5.3		
16. 日々の進歩に立ち遅れず看護を実践していくために必要な看護・医療・福祉の最新の知識		4.9-5.3		
17. 科学的根拠に基づく看護を実践していくために必要な医学・薬理学・栄養学の知識		4.9-5.3		
18. 看護理論を活用しながら看護を実践していけるようになるために必要な方法		4.9-5.3		
19. 今後も増加し続ける在宅療養患者に対応していくために必要な地域・在宅看護の知識		4.9-5.3		
20. 科学技術の進歩に対応していくために必要な最新の医療機器やコンピュータの操作方法		4.9-5.3		
21. 多様化する患者のニードに対応していくために必要な法律・制度とその活用方法		4.9-5.3		
22. 社会の変化に対応していくために必要な社会情勢に関わる知識		4.9-5.3		
23. 多様化する患者の価値観を理解していくために必要な宗教的信条に関わる知識		4.9-5.3		
24. 学生やスタッフ・患者の問題解決を支援していくために活用可能なカウンセリング技法		4.9-5.3		
25. 他部署や他領域でも看護を実践していけるようになるために必要な知識・技術		4.9-5.3		
26. 常識ある社会人へと成長していくために必要な知識・教養		4.9-5.3		
27. 看護専門職者として成長していくために必要な看護の専門性に関わる知識		4.9-5.3		
28. 自律性の高い職業人へと成長していくために必要な自己管理・自己評価の方法		4.9-5.3		
学習ニードアセスメントツール総得点		131-158	—	

診断結果：

教育ニードに基づく診断

教育ニードアセスメントツールの下位尺度名	得点	中得点領域	診断	順位
下位尺度Ⅰ【成熟度の高い社会性を示しながら職業活動を展開する】		8.1-12.9		
下位尺度Ⅱ【信念に従い, 目標達成に向けてその責務を全うする】		9.7-14.7		
下位尺度Ⅲ【看護師・社会人として複数の役割を十分に果たす】		8.1-13.7		
下位尺度Ⅳ【問題の本質を見極め, 計画的に効率よく独創的な発想により目標の達成を目指す】		9.8-14.8		
下位尺度Ⅴ【専門的な知識・技術を活用し, クライエントの個別性と人権に配慮しながらあらゆる事態に対処する】		8.4-13.4		
下位尺度Ⅵ【看護職・病院・病棟全体の発展を考慮し, その機能の維持・向上に努める】		9.7-15.5		
下位尺度Ⅶ【主体的に学習・研究を行い, 看護専門職者としての発達を志向する】		11.3-17.1		
教育ニードアセスメントツール総得点		70.0-97.0	—	

診断結果：

教育プログラム立案に向けた総合判定：

○○○病院の看護師の学習ニード・教育ニード診断結果は上記の通りです。
○年○月○日

診断者名　　○○○○　　△△△△

【Step 1：基本情報に基づく診断】

　基本情報に基づく診断を行うために，各集団の**受講状況調査紙**への回答を分析する。**表3-14**の①から⑯の順に度数，百分率，平均値，標準偏差などを算出し，**学習ニード・教育ニード診断書**の上段にある基本情報に基づく診断の欄に記入する。

　表中の①②③④⑤は集団の特性，⑥⑦は院内研修への関心・魅力を感じる程度，⑧⑨⑩⑫⑬⑭⑯は学術集会への参加・研修の受講状況，⑪⑮は研修への満足度に関わる分析結果である。これらを基にその集団の状況を判断し，**学習ニード・教育ニード診断書**の診断結果の欄に記入する。

表3-14　基本情報に基づく診断に向けた分析手順

①問10の〔職位〕について，度数と百分率を算出し，記入する。
②問13の〔臨床経験年数〕について，平均値と標準偏差を算出し，記入する。
③問12の〔勤務年数〕について，平均値と標準偏差を算出し，記入する。
④問9の〔職種〕について，度数と百分率を算出し，記入する。
⑤問11の〔役割の有無〕について，度数と百分率を算出し，記入する。
⑥問5の〔院内研修への関心〕について，度数と百分率を算出し，記入する。
⑦問3の〔院内研修の魅力〕について，度数と百分率を算出し，記入する。
⑧問8の〔学術集会への参加〕について，度数と百分率を算出し，記入する。
⑨問1の〔院内研修受講の有無〕について，度数と百分率を算出し，記入する。
⑩院内研修受講者が回答した問1-bの〔院内研修の受講日数〕について，最小値，最大値，平均値，標準偏差を算出し，記入する。
⑪院内研修受講者が回答した問1-dの〔院内研修の受講者の満足度〕について，度数と百分率を算出し，記入する。
⑫院内研修未受講者が回答した問2〔未受講の理由〕について，度数と百分率を算出し，記入する。
⑬問6の〔院外研修受講の有無〕について，度数と百分率を算出し，記入する。
⑭院外研修受講者が回答した問6-bの〔院内研修の受講日数〕について，最小値，最大値，平均値，標準偏差を算出し，記入する。
⑮院外研修受講者が回答した問6-eの〔院外研修の受講者の満足度〕について，度数と百分率を算出し，記入する。
⑯院外研修未受講者が回答した問7〔未受講の理由〕について，度数と百分率を算出し，記入する。

● D病院の全看護職者の基本情報に基づく診断例

　D病院の質問紙回収数は50であり，このうち有効回答は48であった。ファイル名を「全看護職者48名」とし，保存した。次に，表計算ソフトを用いて，**受講状況調査紙－D病院版－**への回答について，度数，百分率，平均値，標準偏差など，必要な数値を算出し，**学習ニード・教育ニード診断書**に記入した（表3-15：159頁）。院内研修への関心度は，「やや関心がある」が28名(58.3%)，「とても関心がある」が10名(20.8%)，「あまり関心がない」が7名(14.6%)であった。魅力を感じる程度は，「少し感じた」が25名(52.1%)，「あまり感じない」が7名(14.6%)，「非常に感じた」が4名(8.3%)であった。院内研修の受講者は42名(87.5%)であり，このうち28名(66.7%)は「まあまあ満足した」，7名(16.7%)は「あまり満足でない」，6名(14.3%)は「とても満足した」と回答していた。院内研修を受講しなかった6名は，その理由を「勤務だった」3名(50.0%)，「参加する余裕がなかった」1名(16.7%)，「興味がなかった」1名(16.7%)と回答していた。これらの分析結果を現行の院内教育プログラムのどこを改善すべきかという視点から解釈すると次のように診断できた。

基本情報に基づく診断結果：D病院の看護職者の約1割は院内研修に「あまり関心がない」，院内研修に魅力を「あまり感じない」と回答している。また，約9割が院内研修に参加しており，そのうち約2割が「あまり満足でない」と回答していた。残る1割の者が受講しておらず，受講できなかった理由として「勤務だった」「参加する余裕がなかった」「興味がなかった」と回答していた。これらは，学習ニードを反映した教育の提供により関心度・魅力を向上できる可能性があることを示す。学術集会については，約5割が「関心はあるが不参加」「関心がない」と回答しており，主体的な学習・研究を内発的に動機づける教育を効果的に行えば，この割合を改善できる可能性がある。

【Step 2：学習ニードに基づく診断】

　学習ニードに基づく診断を行うために，各集団の「**学習ニードアセスメントツール―臨床看護師用―**」への回答を分析する。**学習ニードアセスメントツール**の項目得点・総得点の平均値を算出し，**学習ニード・教育ニード診断書**の得点欄に記入する。

　得点欄の右横には中得点領域の欄があり，そこには予め数値が提示されている。これは，全国調査の結果として得られた数値であり，得点欄に記入した数値の診断に役立つ。診断中の看護職者集団の得点が全国調査の結果よりも高い，すなわち，高得点の場合，該当する項目得点あるいは総得点の診断欄に「高」と記入し，その行を赤で表示する。逆に，診断中の看護職者集団の得点が全国調査の結果よりも低い，すなわち，低得点の場合，該当する項目得点あるいは総得点の診断欄に「低」と記入し，その行を青で表示する。このような工夫を加えることにより，診断結果を把握しやすくなる。

　また，診断欄の右横には順位の欄がある。そこには，項目の得点順位を記入する。得点が最も高かった項目の欄に「1」を記入し，同様に残りの項目の欄にも順位を記入する。これにより，要望の高い学習内容を把握しやすくなる。

　学習ニード・教育ニード診断書に記入した分析結果と対象集団の特徴を加味して解釈し，学習への要望の高さ，要望の高い学習内容を判断し，診断結果の欄に記述する。

● D病院の看護職者の学習ニードに基づく診断例

> 　D病院の立案担当者は，看護職者48名の学習ニードアセスメントツール項目得点・総得点の平均値を**学習ニード・教育ニード診断書**に記入した（**表3-15**：159頁）。28項目の得点と総得点を各々「中得点領域」の数値と比較した結果，項目22・23の得点が「中得点領域」の数値よりも低かった。そこで，22・23の診断の欄に「低」と記入し，これらの項目の行を青で表示した。これは，他の項目得点と比較し項目22・23の得点が低く，これら2項目の学習に対する要望が低いことを示す。
> 　D病院の立案担当者は，これらの結果を解釈し，下記のように診断した。
>
> **学習ニードに基づく診断結果**：学習ニードアセスメントツール総得点は中得点領域にあるが高得点項目はなく，D病院の看護職者の学習への要望が中程度であることを示す。高得点には達していないものの28項目中，最も得点の高かった項目は，[1．所属部署で日々の看護を実践するために必要な基本的な知識・技術・態度]，[2．所属部署の特殊性や患者の個別状況にあった看護過程を展開するために必要な知識・技術]，[3．所属部署の特殊性や患者の個別状況にあった急変時の対応方法]，[4．安全に配慮しながら日々の看護を実践するために必要な感染予防の方法]，[16．日々の進歩に立ち遅れず看護を実践していくために必要な看護・医療・福祉の最新の知識]であった。

【Step 3：教育ニードに基づく診断】

　教育ニードに基づく診断を行うために，各集団の「**教育ニードアセスメントツール―臨床看護師用―**」への回答を分析する。**教育ニードアセスメントツール**の下位尺度得点・総得点の平均値を算出し，**学習ニード・教育ニード診断書**の得点欄に記入する。

　得点欄の右横には中得点領域の欄があり，そこには予め数値が提示されている。これは，全国調査の結果として得られた数値であり，得点欄に記入した数値の診断に役立つ。診断中の看護職者集団の得点が全国調査の結果よりも高い，すなわち，高得点の場合，該当する下位尺度得点あるいは総得点の診断欄に「高」と記入し，その行を赤で表示する。

表3-15 学習ニード・教育ニード診断書

学習ニード・教育ニード診断書

対象集団：D病院全看護職者　48名

基本情報に基づく診断

【臨床経験年数】 平均10.5年(SD 9.4)

院内研修への関心度・魅力

【院内研修への関心】
- やや関心がある　28名(58.3%)
- とても関心がある　10名(20.8%)
- あまり関心がない　7名(14.6%)
- 不明　3名(6.3%)

【院内研修の魅力】
- 少し感じた　25名(52.1%)
- あまり感じない　7名(14.6%)
- 非常に感じた　4名(8.3%)
- 不明　12名(25.0%)

学会参加状況

【学術集会への参加状況】
- 関心はあるが不参加　21名(43.8%)
- 時々参加　15名(31.1%)
- 毎年参加　7名(14.6%)
- できるかぎり発表　2名(4.2%)
- 関心がない　2名(4.2%)
- 不明　1名(2.1%)

院内研修の受講状況

【今年度受講者】42名(87.5%)
【受講日数】1日～8日，平均3.3日(SD 2.8)
【受講者の満足度】
- まあまあ満足した　28名(66.7%)
- あまり満足でない　7名(16.7%)
- とても満足した　6名(14.3%)
- 不明　1名(2.4%)

【今年度未受講者】6名(12.5%)
【受講しなかった理由】
- 勤務だった　3名(50.0%)
- 参加する余裕がなかった　1名(16.7%)
- 興味がなかった　1名(16.7%)
- その他　1名(16.7%)

院外研修・講習会の受講状況

【今年度受講者】25名(52.1%)
【受講日数】1日～5日，平均2.0日(SD 1.4)
【受講者の満足度】
- まあまあ満足した　17名(68.0%)
- とても満足した　7名(28.0%)
- あまり満足でない　1名(4.0%)

【今年度未受講者】23名(47.9%)
【受講しなかった理由】
- 参加する余裕がなかった　9名(39.1%)
- 勤務だった　8名(34.8%)
- 希望のプログラムがなかった　3名(13.0%)
- 不明　3名(13.0%)

診断結果：D病院の看護職者の約1割は院内研修に「あまり関心がない」，院内研修に魅力を「あまり感じない」と回答している。また，約9割が院内研修に参加しており，そのうち約2割が「あまり満足でない」と回答していた。残る1割の者が受講しておらず，受講できなかった理由として「勤務だった」「参加する余裕がなかった」「興味がなかった」と回答していた。これらは，学習ニードを反映した教育の提供により関心度・魅力を向上できる可能性があることを示す。学術集会については，約5割が「関心はあるが不参加」「関心がない」と回答しており，主体的な学習・研究を内発的に動機づける教育を効果的に行えば，この割合を改善できる可能性がある。

学習ニードに基づく診断

学習ニードアセスメントツールの項目名	得点	中得点領域	診断	順位
1. 所属部署で日々の看護を実践するために必要な基本的な知識・技術・態度	5.3	4.9-5.3		1
2. 所属部署の特殊性や患者の個別状況にあった看護過程を展開するために必要な知識・技術	5.3	4.9-5.3		1
3. 所属部署の特殊性や患者の個別状況にあった急変時の対応方法	5.3	4.9-5.3		1
4. 安全に配慮しながら日々の看護を実践するために必要な感染予防の方法	5.3	4.9-5.3		1
5. 所属部署の特殊性や患者の個別状況にあった看護記録の方法	5.0	4.9-5.3		14
6. 患者を理解し日々の看護を実践するために必要な検査データの解釈方法	5.1	4.9-5.3		8
7. 所属部署で患者と良い関係性を維持・形成するために必要なコミュニケーション技術	5.1	4.9-5.3		8
8. 所属部署の特殊性や患者の個別状況にあった対象理解の方法	5.1	4.9-5.3		8
9. 患者の人権を擁護しながら日々の看護を実践するために必要な倫理的配慮	5.0	4.9-5.3		14
10. 所属部署での学生指導，スタッフ教育，患者教育に必要な理論・知識・技術・態度	5.1	4.9-5.3		8
11. 職場内で互いに協力し仕事を進めていくために必要なリーダー・メンバーシップ	5.1	4.9-5.3		8
12. 職場での自分の役割と責任を理解し仕事をしていくために関わる知識・技術	5.0	4.9-5.3		14
13. 現状の問題を解決するために必要な看護研究の方法	5.0	4.9-5.3		14
14. 効果的な看護を実践するために必要な研究成果の活用方法	5.0	4.9-5.3		14
15. 研究の実施や成果活用により業務を整理・改善する方法	4.9	4.9-5.3		23
16. 日々の進歩に立ち遅れず看護を実践していくために必要な看護・医療・福祉の最新の知識	5.3	4.9-5.3		1
17. 科学的根拠に基づく看護を実践していくために必要な医学・薬理学・栄養学の知識	5.2	4.9-5.3		6
18. 看護理論を活用しながら看護を実践していけるようになるために必要な知識	5.0	4.9-5.3		14
19. 今後も増加し続ける在宅療養患者に対応していくために必要な地域・在宅看護の知識	5.0	4.9-5.3		14
20. 科学技術の進歩に対応していくために必要な最新の医療機器やコンピュータの操作方法	5.1	4.9-5.3		8
21. 多様化する患者のニードに対応していくために必要な法律・制度とその活用方法	4.9	4.9-5.3		23
22. 社会の変化に対応していくために必要な社会情勢に関わる知識	4.8	4.9-5.3	低	27
23. 多様化する患者の価値観を理解していくために必要な宗教的信条に関わる知識	4.3	4.9-5.3	低	28
24. 学生やスタッフ・患者の問題解決を支援していくために可能なカウンセリング技法	4.9	4.9-5.3		23
25. 他部署や他領域でも看護を実践しいけるようになるために必要な知識・技術	5.0	4.9-5.3		14
26. 常識ある社会人へと成長していくために必要な知識・教養	4.9	4.9-5.3		23
27. 看護専門職者として成長していくために必要な看護の専門性に関わる知識	5.2	4.9-5.3		6
28. 自律性の高い職業人へと成長していくために必要な自己管理・自己評価の方法	5.0	4.9-5.3		14
学習ニードアセスメントツール総得点	141.3	131-158		—

診断結果：学習ニードアセスメントツール総得点は中得点領域にあるが高得点項目はなく，D病院の看護職者の学習への要望は中程度であることを示す。高得点には達していないものの，28項目中，最も得点の高かった得点は，[1.所属部署で日々の看護を実践するために必要な基本的な知識・技術・態度]，[2.所属部署の特殊性や患者の個別状況にあった看護過程を展開するために必要な知識・技術]，[3.所属部署の特殊性や患者の個別状況にあった急変時の対応方法]，[4.安全に配慮しながら日々の看護を実践するために必要な感染予防の方法]，[16.日々の進歩に立ち遅れず看護を実践していくために必要な看護・医療・福祉の最新の知識]であった。

教育ニードに基づく診断

教育ニードアセスメントツールの下位尺度名	得点	中得点領域	診断	順位
下位尺度Ⅰ【成熟度の高い社会性を示しながら職業活動を展開する】	10.6	8.1-12.9		7
下位尺度Ⅱ【信念に従い，目標達成に向けてその責務を全うする】	12.0	9.7-14.7		4
下位尺度Ⅲ【看護師・社会人として複数の役割を十分に果たす】	11.4	8.1-13.7		5
下位尺度Ⅳ【問題の本質を見極め，計画的に効率よく独創的な発想により目標の達成を目指す】	12.7	9.8-14.8		3
下位尺度Ⅴ【専門的な知識・技術を活用し，クライエントの個別性と人権に配慮しながらあらゆる事態に対処する】	11.1	8.4-13.4		6
下位尺度Ⅵ【看護職・病院・病棟全体の発展を考慮し，その機能の維持・向上に努める】	13.3	9.7-15.5		2
下位尺度Ⅶ【主体的に学習・研究を行い，看護専門職者としての発達を志向する】	14.3	11.3-17.1		1
教育ニードアセスメントツール総得点	85.4	70.0-97.0		—

診断結果：教育ニードアセスメントツール総得点は中得点領域にあり，D病院の看護職者は看護専門職として中程度のレベルを維持している。下位尺度は，下位尺度Ⅶ【主体的に学習・研究を行い，看護専門職者としての発達を志向する】，下位尺度Ⅵ【看護職・病院・病棟全体の発展を考慮し，その機能の維持・向上に努める】，下位尺度Ⅳ【問題の本質を見極め，計画的に効率よく独創的な発想により目標の達成を目指す】の順に高かった。看護専門職としてのレベルのさらなる向上に向けては，これらの内容に関わる学習が必要である。

教育プログラム立案に向けた総合判定：比較的要望が高かった項目[1.所属部署で日々の看護を実践するために必要な基本的な知識・技術・態度]，[2.所属部署の特殊性や患者の個別状況にあった看護過程を展開するために必要な知識・技術]，[3.所属部署の特殊性や患者の個別状況にあった急変時の対応方法]，[4.安全に配慮しながら日々の看護を実践するために必要な感染予防の方法]，[16.日々の進歩に立ち遅れず看護を実践していくために必要な看護・医療・福祉の最新の知識]に関連する教育プログラムを提供することは，学習ニード充足として意義がある。一方，教育ニードアセスメントツール総得点は平均的であった。また，全看護職者を対象とした教育プログラムを立案する場合，下位尺度Ⅶ【主体的に学習・研究を行い，看護専門職者としての発達を志向する】のレベルを向上するための教育提供を推奨する。

○○○病院の看護師の学習ニード・教育ニード診断結果は上記の通りです。
○年○月○日　　　　　　　　　　　　　　診断者名　　○○○○　　△△△△

逆に，診断中の看護職者集団の得点が全国調査の結果よりも低い，すなわち，低得点の場合，該当する下位尺度得点あるいは総得点の診断欄に「低」と記入し，その行を青で表示する。このような工夫を加えることにより，診断結果を把握しやすくなる。

また，診断欄の右横には順位の欄がある。そこには，各下位尺度の得点順位を記入する。得点が最も高かった下位尺度の欄に「1」を記入し，同様に残りの下位尺度の欄にも順位を記入する。これにより，教育の必要性の高い側面を把握しやすくなる。

学習ニード・教育ニード診断書に記入した分析結果と対象集団の特徴を加味して解釈し，教育の必要性，教育の必要性の高い側面を判断し，診断結果の欄に記述する。

● D 病院の看護職者の教育ニードに基づく診断例

> D 病院の立案担当者は，看護職者 48 名の教育ニードアセスメントツール下位尺度得点・総得点の平均値を算出し，**学習ニード・教育ニード診断書**に記入した（**表 3-15**）。得点は，下位尺度 I が 10.6，下位尺度 II が 12.0，下位尺度 III が 11.4，下位尺度 IV が 12.7，下位尺度 V が 11.1，下位尺度 VI が 13.3，下位尺度 VII が 14.3，総得点が 85.4 であった。これらの数値を各々「中得点領域」の数値と比較した結果，下位尺度 I・II・III・IV・V・VI・VII の得点は「中得点領域」の範囲にあった。これは，D 病院の看護職者の教育ニードアセスメントツール総得点が全国の平均的な看護師の総得点と同程度であり，教育の必要性が中程度であることを示す。また，下位尺度間の得点を比較した結果，下位尺度 VII が 14.3 と最も高く，次いで下位尺度 VI，IV，II，III，V，I の順であった。この順位を該当欄に記入した。順位が高いほど，教育の必要性が高いことを示す。
>
> D 病院の立案担当者は，これらの結果を解釈し，下記のように診断した。
>
> **教育ニードに基づく診断結果**：教育ニードアセスメントツール総得点は中得点領域にあり，D 病院の看護職者は看護専門職として中程度のレベルを維持している。下位尺度得点は，下位尺度 VII【主体的に学習・研究を行い，看護専門職者としての発達を志向する】，下位尺度 VI【看護職・病院・病棟全体の発展を考慮し，その機能の維持・向上に努める】，下位尺度 IV【問題の本質を見極め，計画的に効率よく独創的な発想により目標の達成を目指す】の順に高かった。看護専門職としてのレベルのさらなる向上に向けては，これらの内容に関わる学習が必要である。

【Step 4：他の集団との比較を通し，学習への要望の高さ・教育の必要性を明らかにする】

比較表（**表 3-16**）を作成し，**学習ニード・教育ニード診断書**に記載した各集団の学習ニードアセスメントツール総得点と教育ニードアセスメントツール総得点を系統別に転記する。これを用い，同系統の集団の得点を比較し，系統ごとの順位を記入する。例えば，スタッフ看護師を経験年数別に 1 年目，2-3 年目，4-5 年目，6-10 年目，11 年目以上の 5 つ看護師集団に分類した場合，各々の学習ニードアセスメントツール総得点と教育ニードアセスメントツール総得点を転記・比較し，得点の順位を記入する。順位の高い看護職者集団ほど，学習への要望，教育の必要性が高い。役職や役割，免許の種類といった基準に沿って分類された集団の場合も同様に学習ニードアセスメントツール総得点と教育ニードアセスメントツール総得点を比較表に転記し，順位を記入する。このときに，系統別の平均値，系統別比較による順位を記入しておけば，第 6 段階を円滑に進めることができる。

B-Ⅰ．学習ニード優先型プログラムの展開に必要な基礎知識　161

●D病院の場合

> D病院の立案担当者は，**D病院の比較表（表3-17）**を作成し，診断書に記載した各集団の学習ニードアセスメントツール総得点と教育ニードアセスメントツール総得点を転記した。また，系統別の平均値，系統別比較による順位を記入した。
> スタッフ看護師の学習ニードアセスメントツール総得点は，1年目看護師，2-4年目看護師，5-10年目看護師，11年目以上看護師の順に高かった。一方，教育ニードアセスメントツール総得点は，1年目看護師，5-10年目看護師，2-4年目看護師，11年目以上看護師の順に高かった。

表3-16　比較表（例）

スタッフ看護師：経年別			全職員		役割を持つ看護師：役割別			役職にある看護師：役職別		
	集団名	LN	EN	LN	EN	集団名	LN	EN	集団名	LN	EN
比較対象集団		( )	( )	―	―		( )	( )		( )	( )
		( )	( )	―	―		( )	( )		( )	( )
		( )	( )	―	―		( )	( )		( )	( )
		( )	( )	―	―		( )	( )		( )	( )
		( )	( )	―	―		( )	( )		( )	( )
		( )	( )	―	―		( )	( )		( )	( )
平均値											
系統別順位											

LN欄：学習ニードアセスメントツール総得点を記入
EN欄：教育ニードアセスメントツール総得点を記入
なお，（　）内には，同系の他集団の得点比較による順位を記入する。

表3-17　D病院の比較表

スタッフ看護師：経年別				全職員	
		LN	EN	LN	EN
比較対象集団	1年目	143.6(1)	97.7(1)	―	―
	2-4年目	142.4(2)	90.4(3)	―	―
	5-10年目	140.0(3)	97.0(2)	―	―
	11年目以上	136.4(4)	89.2(4)	―	―
平均値		140.6	93.6	141.3	85.4
系統別順位		2位		1位	

LN：学習ニードアセスメントツール総得点
EN：教育ニードアセスメントツール総得点
（　）内の数値は，同系の他集団の得点比較による順位を示す。

【Step 5：教育プログラム立案に向けた総合判定】

Step 2 から Step 4 までの結果を考え合わせ，総合判定の欄に記入する。その集団の学習ニードアセスメントツール総得点と教育ニードアセスメントツール総得点の順位も総合判定の欄に記入する。この際，先に作成した**比較表（表 3-16）**を活用できる。

学習ニードアセスメントツール総得点の経年別順位が 1 年目看護師 1 位，2-3 年目看護師 2 位，4-5 年目看護師 3 位，6-10 年目看護師 4 位，11 年目以上看護師 5 位，教育ニードアセスメントツール総得点順位も同様の順位の場合，これらの順位に基づき学習ニード内容別プログラム立案に向けた総合判定を記述する。役職や役割，免許の種類によって分類した集団の総合判定を行う場合も同様である。また，学習ニード・教育ニードの診断結果に基づき，「この集団にどのような研修を提供することが望ましいか」「所属施設の現状やその集団の特徴を考慮すると研修を提供する必要はあるのか」など，プログラム立案の指針となる内容を記述する。

● D 病院の看護職者の総合判定例

Step 2 に述べたように，次の 5 項目の学習に対する要望が最も高かった。5 項目とは，[1．所属部署で日々の看護を実践するために必要な基本的な知識・技術・態度］，[2．所属部署の特殊性や患者の個別状況にあった看護過程を展開するために必要な知識・技術］，[3．所属部署の特殊性や患者の個別状況にあった急変時の対応方法］，[4．安全に配慮しながら日々の看護を実践するために必要な感染予防の方法］，[16．日々の進歩に立ち遅れず看護を実践していくために必要な看護・医療・福祉の最新の知識］である。

また，Step 3 に述べたように，D 病院の看護職者には，下位尺度Ⅶ【主体的に学習・研究を行い，看護専門職者としての発達を志向する】に関わる研修を提供する必要がある。

以上の診断結果を考え合わせた結果，全看護職者を対象とした教育プログラムの立案に向け，次のように総合判定できた（表 3-15：159 頁）。

教育プログラム立案に向けた総合判定：比較的要望が高かった項目[1．所属部署で日々の看護を実践するために必要な基本的な知識・技術・態度］，[2．所属部署の特殊性や患者の個別状況にあった看護過程を展開するために必要な知識・技術］，[3．所属部署の特殊性や患者の個別状況にあった急変時の対応方法］，[4．安全に配慮しながら日々の看護を実践するために必要な感染予防の方法］，[16．日々の進歩に立ち遅れず看護を実践していくために必要な看護・医療・福祉の最新の知識］に関連する教育を提供することは，学習ニード充足として意義がある。一方，教育ニードアセスメントツール総得点は平均的であった。また，全看護職者を対象とした教育プログラムを立案する場合，下位尺度Ⅶ【主体的に学習・研究を行い，看護専門職者としての発達を志向する】のレベルを向上するための教育提供を推奨する。

■第6段階：学習ニードの調査結果を基に研修内容を決定する

　第6段階は，学習ニードの調査結果を基に研修内容を決定する段階である．これは，全看護職者の**学習ニード・教育ニード診断書**に記入した学習ニードアセスメントツールの項目得点を**学習ニード内容別分析表（表3-18）**に転記し，その内容別平均値と順位を基に決定できる．順位の高さは，その内容に該当する教育プログラムを立案する必要性の高さを示す．

　例えば，学習ニードアセスメントツールの項目得点の内容別平均値が，〔日常看護の刷新と専門化〕〔社会情勢の先取りと対応〕〔教育的機能の発揮と円滑化〕〔管理的機能の発揮と円滑化〕〔職業の継続と看護の専門職性の理解〕〔看護研究の推進と成果の活用〕の順に高い場合，〔日常看護の刷新と専門化〕と〔社会情勢の先取りと対応〕に該当する研修を中心に企画することができる．また，28項目の得点結果とも考え合わせ，得点の高かった項目に関わる研修を提供できるよう企画することも重要である．このように，調査結果に基づく内容別プログラムの組み合わせが，院内教育プログラムの全体構造の素地となる．

● D病院の場合

> 　D病院の立案担当者は，全看護職者の**学習ニード・教育ニード診断書**に記述した学習ニードアセスメントツールの項目得点を**学習ニード内容別分析表**に転記し，各側面の平均値を算出・記入した（**表3-19：165頁**）．その結果，〔日常看護の刷新と専門化〕〔管理的機能の発揮と円滑化〕は平均5.1，残る〔教育的機能の発揮と円滑化〕〔看護研究の推進と成果の活用〕〔社会情勢の先取りと対応〕〔職業の継続と看護の専門職性の理解〕は平均5.0であった．これらの結果は，〔日常看護の刷新と専門化〕〔管理的機能の発揮と円滑化〕を主軸とする院内教育プログラムが必要であることを示唆した．また，得点の高かった項目[1. 所属部署で日々の看護を実践するために必要な基本的な知識・技術・態度]，[2. 所属部署の特殊性や患者の個別状況にあった看護過程を展開するために必要な知識・技術]，[3. 所属部署の特殊性や患者の個別状況にあった急変時の対応方法]，[4. 安全に配慮しながら日々の看護を実践するために必要な感染予防の方法]，[16. 日々の進歩に立ち遅れず看護を実践していくために必要な看護・医療・福祉の最新の知識]に関わる内容を実行可能な範囲で組み込んだ院内教育プログラムが必要であることを示唆した．

■第7段階：所属施設の看護職者がどのような教育プログラムに魅力を感じるのかを明らかにする

　第7段階は，所属施設の看護職者がどのような教育プログラムに魅力を感じるのかを明らかにする段階である．所属施設の現状や看護職者のニードを反映した院内教育プログラムをいくら立案したとしても，対象者が参加しなければ，その教育プログラムは効果を発揮できない．対象者の主体的な参加を動機づけるためには，看護職者が魅力的であると感じる要素を教育プログラムに加味する必要がある．具体的には，**受講状況調査紙（図3-28：138頁）**の問4「あなたにとって魅力的なプログラムについて，当てはまる番号に○をつけて下さい．」への回答を集計し，各項目の平均値と順位を**魅力順位表（表3-20：166頁）**に記入する．

表 3-18 学習ニード内容別分析表

学習ニードアセスメントツールの項目名	項目得点	内容別平均値(順位)
1. 所属部署で日々の看護を実践するために必要な基本的な知識・技術・態度		日常看護の刷新と専門化 (　)
2. 所属部署の特殊性や患者の個別状況にあった看護過程を展開するために必要な知識・技術		
3. 所属部署の特殊性や患者の個別状況にあった急変時の対応方法		
4. 安全に配慮しながら日々の看護を実践するために必要な感染予防の方法		
5. 所属部署の特殊性や患者の個別状況にあった看護記録の方法		
6. 患者を理解し日々の看護を実践するために必要な検査データの解釈方法		
7. 所属部署で患者と良い関係性を維持・形成するために必要なコミュニケーション技術		
8. 所属部署の特殊性や患者の個別状況にあった対象理解の方法		
9. 患者の人権を擁護しながら日々の看護を実践するために必要な倫理的配慮		
17. 科学的根拠に基づく看護を実践していくために必要な医学・薬理学・栄養学の知識		
18. 看護理論を活用しながら看護を実践していけるようになるために必要な知識		
23. 多様化する患者の価値観を理解していくために必要な宗教的信条に関わる知識		
10. 所属部署での学生指導,スタッフ教育,患者教育に必要な理論・知識・技術・態度		教育的機能の発揮と円滑化 (　)
24. 学生やスタッフ・患者の問題解決を支援していくために活用可能なカウンセリング技法		
11. 職場内で互いに協力し仕事を進めていくために必要なリーダー・メンバーシップ		管理的機能の発揮と円滑化 (　)
12. 職場での自分の役割と責任を理解し仕事をしていくために必要な管理に関わる知識・技術		
16. 日々の進歩に立ち遅れず看護を実践していくために必要な看護・医療・福祉の最新の知識		社会情勢の先取りと対応 (　)
19. 今後も増加し続ける在宅療養患者に対応していくために必要な地域・在宅看護の知識		
20. 科学技術の進歩に対応していくために必要な最新の医療機器やコンピュータの操作方法		
21. 多様化する患者のニードに対応していくために必要な法律・制度とその活用方法		
22. 社会の変化に対応していくために必要な社会情勢に関わる知識		
13. 現状の問題を解決するために必要な看護研究の方法		看護研究の推進と成果の活用 (　)
14. 効果的な看護を実践するために必要な研究成果の活用方法		
15. 研究の実施や成果活用により業務を整理・改善する方法		
25. 他部署や他領域でも看護を実践していけるようになるために必要な知識・技術		職業の継続と看護の専門職性の理解 (　)
26. 常識ある社会人へと成長していくために必要な知識・教養		
27. 看護専門職者として成長していくために必要な看護の専門性に関わる知識		
28. 自律性の高い職業人へと成長していくために必要な自己管理・自己評価の方法		

表3-19 学習ニード内容別分析表―D病院―

学習ニードアセスメントツールの項目名	項目得点	内容別平均値(順位)
1. 所属部署で日々の看護を実践するために必要な基本的な知識・技術・態度	5.3	日常看護の刷新と専門化 5.1(1)
2. 所属部署の特殊性や患者の個別状況にあった看護過程を展開するために必要な知識・技術	5.3	
3. 所属部署の特殊性や患者の個別状況にあった急変時の対応方法	5.3	
4. 安全に配慮しながら日々の看護を実践するために必要な感染予防の方法	5.3	
5. 所属部署の特殊性や患者の個別状況にあった看護記録の方法	5.0	
6. 患者を理解し日々の看護を実践するために必要な検査データの解釈方法	5.1	
7. 所属部署で患者と良い関係性を維持・形成するために必要なコミュニケーション技術	5.1	
8. 所属部署の特殊性や患者の個別状況にあった対象理解の方法	5.1	
9. 患者の人権を擁護しながら日々の看護を実践するために必要な倫理的配慮	5.0	
17. 科学的根拠に基づく看護を実践していくために必要な医学・薬理学・栄養学の知識	5.2	
18. 看護理論を活用しながら看護を実践していけるようになるために必要な知識	5.0	
23. 多様化する患者の価値観を理解していくために必要な宗教的信条に関わる知識	4.3	
10. 所属部署での学生指導、スタッフ教育、患者教育に必要な理論・知識・技術・態度	5.1	教育的機能の発揮と円滑化 5.0(3)
24. 学生やスタッフ・患者の問題解決を支援していくために活用可能なカウンセリング技法	4.9	
11. 職場内で互いに協力し仕事を進めていくために必要なリーダー・メンバーシップ	5.1	管理的機能の発揮と円滑化 5.1(1)
12. 職場での自分の役割と責任を理解し仕事をしていくために必要な管理に関わる知識・技術	5.0	
16. 日々の進歩に立ち遅れず看護を実践していくために必要な看護・医療・福祉の最新の知識	5.3	社会情勢の先取りと対応 5.0(3)
19. 今後も増加し続ける在宅療養患者に対応していくために必要な地域・在宅看護の知識	5.0	
20. 科学技術の進歩に対応していくために必要な最新の医療機器やコンピュータの操作方法	5.1	
21. 多様化する患者のニーズに対応していくために必要な法律・制度とその活用方法	4.9	
22. 社会の変化に対応していくために必要な社会情勢に関わる知識	4.8	
13. 現状の問題を解決するために必要な看護研究の方法	5.0	看護研究の推進と成果の活用 5.0(3)
14. 効果的な看護を実践するために必要な研究成果の活用方法	5.0	
15. 研究の実施や成果活用により業務を整理・改善する方法	4.9	
25. 他部署や他領域でも看護を実践していけるようになるために必要な知識・技術	5.0	職業の継続と看護の専門職性の理解 5.0(3)
26. 常識ある社会人へと成長していくために必要な知識・教養	4.9	
27. 看護専門職者として成長していくために必要な看護の専門性に関わる知識	5.2	
28. 自律性の高い職業人へと成長していくために必要な自己管理・自己評価の方法	5.0	

表3-20　魅力順位表

質問項目	得点	順位
1. 日々の業務を改善し，所属施設および看護単位の看護の質向上につながる		
2. 学習内容の理解が進むように授業の構成や方法が工夫されている		
3. 意欲的・自立的に，そして楽しく学ぶことができる		
4. 対象者が限定されず，自己査定に基づき自由に受講できる		
5. 職業的発達・能力開発につながる		
6. 時期・期間・回数が適切であり，受講時間が確約されている		
7. 院外の著名な講師，看護以外の講師が担当する		
8. 職員が必ず持つべき知識を学習内容に含む		
9. 興味と一致した内容を計画的に学習していくことができる		
10. ストレス解消方法など看護学以外の学習内容を含む		

■第8段階：学習ニードの診断結果に教育ニードの診断結果を織り込み，教育プログラムの構造を再構築する

　第8段階は，学習ニードの診断結果に教育ニードの診断結果を織り込み，教育プログラムの構造を再構築する段階である。教育プログラムの構造は，第7段階までに蓄積してきた検討結果を統合していくことにより再構築できる。

　必要物品は，パソコン，プリンター，完成した**現状分析フォーム**，**院内教育プログラム分析表**，**学習ニード・教育ニード診断書**，**比較表**，**学習ニード内容別分析表**，**魅力順位表**，現行の院内教育を評価するための資料，模造紙，鉛筆，数色の付箋，色つきコピー紙，貼付・剝離が可能な糊・テープ，はさみ，定規などである。

　この段階は，次の①から④の手順に沿って進めていく。

①第2段階で作成した**院内教育プログラム分析表**を模造紙上に再現する。現行の研修名は，色つきコピー紙に書き，短冊状に切って貼付・剝離が可能な糊を使って表中に貼る。

②討議をしながら，改善すべき問題点，学習ニード・教育ニード診断書の結果などを付箋に書き込み，①の模造紙に貼っていく。この際，継続を断念すべき研修や新たに追加すべき研修なども併せて検討する(**図3-35**)。

③学習ニードの診断結果を基に現行の研修を続行するか否か，新たに追加すべき研修の有無を検討する。追加する研修名を色つきコピー紙に書き，表中の適切な位置に配置する。また，教育ニードの診断結果を確認し，必要性が高いにもかかわらず，教育が提供されていなかった看護師集団への研修会などを追加し，全体調整を図る。

④全体調整が終了したら，模造紙に整理された内容をプレゼンテーションソフト等を用いて，再構築した教育プログラムの構造を図式化する(**図3-36**)。

B-Ⅰ. 学習ニード優先型プログラムの展開に必要な基礎知識

内容＼対象	経年別プログラム	能力別プログラム	役職別プログラム	役割別プログラム	全職員プログラム	免許別プログラム	その他のプログラム
組織の理解	新人研修 （1年目看護師が最も教育ニードが高い）						
日常看護の刷新と専門化							
看護研究の推進と成果の活用	（日々の看護実践に関わる学習ニードが高かった）				看護研究 （教育提供の必要性が高い）		
教育的機能の発揮と円滑化							
管理的機能の発揮と円滑化				リーダー研修			
職業の継続と看護の専門職性の理解	リフレッシュ研修	続行するならば対象・内容がみえる研修名をつける			（学習ニードの調査結果と合致している）		
社会情勢の先取りと対応							

図 3-35　教育プログラムの再構築に向けた検討（D病院の例）

内容＼対象	経年別プログラム	役割別プログラム	全職員プログラム
組織の理解	新人研修		
日常看護の刷新と専門化			救急看護 感染看護
看護研究の推進と成果の活用			看護研究
管理的機能の発揮と円滑化		リーダー研修	

図 3-36　再構築した教育プログラムの構造（D病院）

■第9段階：研修計画書を作成し，外発的動機づけとなる要素を加味した運営方法を検討する

　第9段階は，研修計画書を作成し，外発的動機づけとなる要素を加味した運営方法を検討する段階である。ここでいう**研修計画書**とは，第2章（25頁）に紹介した様式に研修名，目的・目標，対象者，日時，教育内容（学習内容）・方法，評価方法などを記入した文書を指す。**研修計画書**の作成にあたっては，可能な範囲で**受講状況調査紙**（図 3-28：138頁）の集計結果を加味する。

　この段階は，次の①から⑩の手順に沿って進めていく。
①研修名を明記する。

②研修の目的を設定する。

　　検討に入る前に，その研修が他の研修と関連を持っているか否かを確認しておく。研修が単独で企画されるものであり，他の研修との関連がなければ，この研修に固有の目的を設定する。しかし，『リーダーシップ研修1・2・3』というように，段階的に進む研修を企画する必要があり，これら3つの研修が相互に関連する場合，3つの研修に共通する目的を設定する。いずれにせよ，目的は研修終了時に到達する看護職者の状況を指し示すよう簡潔明瞭に書き記す必要があり，立案者の信念や所属施設の現状を基に検討する。

③②の目的を達成するための目標を設定する。

　　第2章に述べたように，目的・目標と評価は表裏一体の関係にあり，目標の達成度を判定することが評価となる。目標が行動として表現されていれば，対象者は，これを学習目標とし，どのような行動がとれれば目標を達成できたことになるのか自己評価できる。また，教育提供者は，これを教育目標とし，研修の成果を他者評価できる。研修が単独で企画されており，他の研修との関連がなければ，目的を達成するための目標をすべて1枚の計画書のなかに明記しておく。また，『リーダー研修1・2・3』というように，段階的に進む研修の場合，共通の目的を達成するための目標をすべて列挙し，教育の原則「単純から複雑へ」に基づき，難易度の低いものから順に各研修に振り分け（図3-37），研修計画書に明記する。

④研修の対象者を明記する。

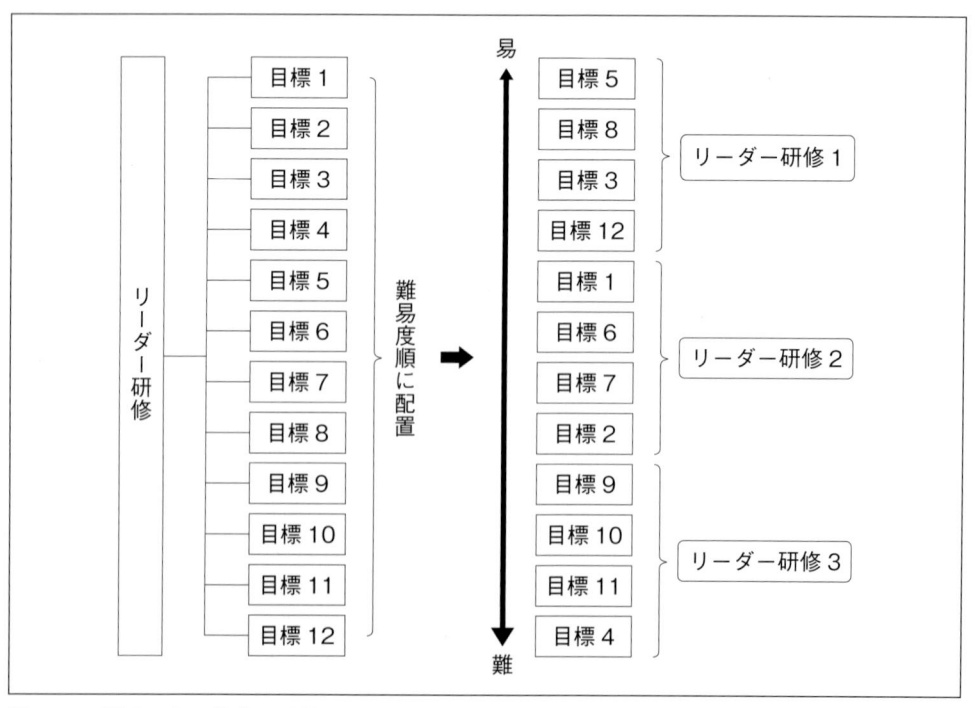

図3-37　関連のある複数の研修の目的・目標の設定

⑤③の目標を達成するために最適な時期・期間，実行可能性などを検討し，研修の日時を決定・記入する。
⑥研修の内容・方法を明記する。

第2章に述べたように，教育を企画するためには，その研修の内容，すなわち，教育内容を熟知しておく必要がある。そのなかから，目的・目標にあった内容・方法を厳選し，実施時期・期間などを加味してさらに絞り込んだものを記述する。
⑦研修の評価方法を明記する。

評価の対象は，企画，過程，成果の3つがある。例えば，1つの計画書の中に5つの目標が明記されている場合，何らかの形で5つの目標の達成度を評価しなければならない。具体的には，事前・事後レポート，研修中の態度や発言内容，自己・他者評価表，研修評価表などを用いて，授業の企画，過程，成果の3側面を評価する。
⑧研修の講師，会場，運営担当の教育委員などを明記する。
⑨すべての研修計画書が完成したら，次の観点からそれを検討し，洗練を図る。
・同一の目的に基づき一連の研修計画書を作成できているか。
・到達目標は評価可能な行動として明瞭に表現できているか。
・目的・目標，内容・方法，評価方法が一貫しているか。
・実施時期・期間にあった内容・方法になっているか。
⑩完成した研修計画書を次年度の教育方針，教育目的・目標，院内教育プログラムの構造図・運営方法などと合わせ，小冊子の形にし，各病棟に配布する。

それにより，看護職者個々が自分の受講する研修について，理解を深めることができる。また，ポイント制など受講の外発的動機づけとなるシステムを導入した場合，その詳細を小冊子のなかで説明するなどの工夫も必要である。

■第10段階：研修計画書に基づき授業を提供する

第10段階は，研修計画書に基づき授業を提供する段階である。院内の看護師が講師を担当する場合，その看護師は，立案担当者が作成した**研修計画書**を熟読し，目的・目標に沿って授業計画案を作成する必要がある。授業計画案の作成にあたっては，授業の内容に関する知識に加え，授業形態，教授技術，教育機器，教育評価の知識が必要になる。これらの知識については，第2章を参照されたい。

講師となる看護師は，授業計画案の様式に従い，決められた時間内に目標を到達できるように，時間的経緯に沿って具体的な教育内容，教授活動，学習活動，留意点等を記述していく。

研修の運営担当者は，院内あるいは院外の講師と事前打ち合わせを十分に行い，研修日程の確認，必要物品・会場の準備，受講者へのオリエンテーション等，研修の円滑な進行を支援する。

教育は目的的・計画的な営みであり，研修の開始にあたっては，講師および研修の運営担当者と受講者が，研修の目的，到達目標を共有しておく必要がある。受講者が事前に研修計画書に目を通し参加するよう働きかけることが望ましいが，講師あるいは研修の運営

担当者が研修の冒頭に研修計画書を受講者に配布し，研修計画を説明することを推奨する。

■**第 11 段階：研修を評価する**
　第 11 段階は，授業評価を行う段階である。評価に関する説明は第 2 章に譲るが，ここでいう授業評価は研修の過程と成果の評価である。
　過程の評価には**研修過程評価スケール―院内教育用―**（第 5 章 F 346 頁）を用い，成果の評価にはレポート，参加態度，自己・他者評価表を用いるなど，**研修計画書**の内容に沿って評価を行う。
　研修過程評価スケール―院内教育用―は研修終了ごとに受講者に記入を依頼し，評価結果を講師と研修の運営担当者が共有する。時間が経つと記憶が薄れていくため，研修の運営担当者は，研修終了後すみやかに評価結果を要約しておく必要がある。この際，運営担当者の研修運営に関する自己評価も行い，すべての評価結果を整理しておくと，次年度の研修を再検討するときに役立つ。

Ⅱ 学習ニード優先型プログラム展開の実際―H病院の試み―

　本節のⅠは，学習ニード優先型プログラムの展開に必要な基礎知識を提示した。そこで，本項は，仮設のH病院を例にとり，学習ニード優先型プログラムの実際を提示する。
　H病院は，151床，5看護単位を有する一般病院である（表3-21）。就業する看護職者は90名であり，新卒者と経験者を含め，毎年約10名の看護師を新規採用している。また，院内教育プログラムの立案・運営は，看護部長と教育委員の看護師長2名，副看護師長2名が担当している。数年前から，H病院の看護部長は，経験を頼りに院内教育プログラムを立案し続けていくことに限界を感じていた。そして，専門誌を読んだり，看護系学会に参加するなどし，客観的な指標に基づき系統的に教育プログラムを立案する方法を探し求めていた。その結果，「日本型看護職者キャリア・ディベロップメント支援システム」の存在を知るに至った。
　そこで，看護部長は，次年度の院内教育プログラム立案に向け，次のような目標を設定した。

---
1. 「日本型看護職者キャリア・ディベロップメント支援システム」を導入し，学習ニード優先型プログラムを立案する。
2. H病院の院内教育の現状と課題を明らかにする。
3. 2の課題克服に向けた長期目標・短期目標を明らかにする。

　また，「日本型看護職者キャリア・ディベロップメント支援システム」の導入に向け，7月から8月の2ヶ月間，学習ニード優先型プログラム立案に必要な基礎知識の修得に向けた学習会を開催した。参加メンバーは，院内教育の立案担当者である。関連文献を収集・精読し，年度末までに次年度の院内教育プログラムを立案するための日程表を作成した（表3-22）。

表3-21　H病院の概要

病床数	151床
病院の種類	一般病院
看護単位	5単位
看護職者数	90名
新採用者数	約10名
設置主体	医療法人

表 3-22 H病院の●年度院内教育プログラム立案に向けた計画

月日	主な実践	目標
7/●(木)	学習会①	1.「日本型看護職者キャリア・ディベロップメント支援システム」の特徴を理解する 2.「日本型看護職者キャリア・ディベロップメント支援システム」導入の必要性を述べる 3.「学習ニードアセスメントツール―臨床看護師用―」の特徴・活用方法を理解する 4.「教育ニードアセスメントツール―臨床看護師用―」の特徴・活用方法を理解する
8/●(木)	学習会②	1.「受講状況調査紙」の特徴・活用方法を理解する 2.「現状分析フォーム」の特徴・活用方法を理解する 3. 学習ニード・教育ニード診断書の記入方法を理解する
8/●(木)	学習会③	1.「日本型看護職者キャリア・ディベロップメント支援システム」導入の手順を理解する 2. ●年度院内教育プログラムを立案するための予定表を作成する
9月下旬	定例会議①	1.「現状分析フォーム」に沿って病院の現状を分析し成文化する(12月下旬まで) 2.「学習ニードアセスメントツール―臨床看護師用―」「教育ニードアセスメントツール―臨床看護師用―」の使用許諾の手続きを行う
10月上旬		1.「受講状況調査紙」を検討し,完成させる 2. 調査協力依頼状・ポスターを作成する
10月上旬- 10月中旬	定例会議②	1. 看護師長会を通し,院内の合意を得る 2. 依頼文書・調査用紙を印刷する 3. 2と返信用封筒を1名分ずつ束ねる 4. 回収の準備を整える 5. コード入力作業を行うための手順書を作成する 6. 返信用封筒・依頼文書・調査用紙を配布・回収する
10月下旬		1. 回収できた質問紙の回答を確認し,必要に応じて入力指示を朱書きする 2. コンピュータにデータを入力する
11月上旬	定例会議③	1. 入力状態を確認し,誤りを修正する 2. 有効回答を選定する
11月中旬		1. 診断が必要な集団を決定する
11月下旬- 12月上旬	定例会議④	1. 分析の役割分担を行う 2. 集団別にデータを分析し,学習ニード・教育ニード診断書を完成させる
12月中旬		1. 教育プログラムの内容・対象を検討する
1月上旬		1. 看護職者が魅力を感じる院内教育プログラムを明らかにする
1月中旬	定例会議⑤	1. 教育プログラムの再構築に向け検討する 2. 教育プログラムを再構築する
1月下旬- 2月下旬	定例会議⑥	1. 研修計画書を作成する 2. 洗練を図り研修計画書を完成させる
3月下旬	定例会議⑦	1. 小冊子『●年度継続教育ハンドブック』を作成する

■第1段階：所属施設の現状把握に必要なデータを収集・分析し，その結果を成文化する

　第1段階は，所属施設の現状把握に必要なデータを収集・分析し，その結果を成文化する段階である。

　9月下旬，H病院の看護部長は，**現状分析フォーム**(図3-26：133頁)に沿って討議を進めるよう立案担当者に指示した。**現状分析フォーム**は10項目から構成されている。10項目とは，①病院の理念，②病院の方針，③看護部の理念，④次年度の看護部の方針，⑤次年度の教育目的・目標，⑥院内教育に対する立案者の信念，⑦院内教育により解決可能な問題の有無，⑧立案組織の形成と担当者，⑨次年度の院内教育に使用可能な経費・場所・時間，⑩現行の院内教育プログラムの問題点である。

　現状分析フォームの最初の3項目は短時間で記述できた。3項目とは，①病院の理念，②病院の方針，③看護部の理念である。しかし，残る7項目のうち，④次年度の看護部の方針，⑨次年度の院内教育に使用可能な経費・場所・時間は，時期を待たなくては記述できない内容であった。また，⑤次年度の教育目的・目標も④と連動する内容であるため，立案担当者は④の検討を看護部長に依頼しつつ，残る4項目⑥⑦⑧⑩の検討を進めた。

　⑥院内教育に対する立案者の信念は，教育プログラムの根幹をなす重要な要素であり，立案担当者の意思統一を図る上でも重要である。立案担当者は，看護部長の助言を受けながら，①②③の内容とH病院がこれまで大事にしてきた看護・看護職・教育に対する考え方について討議し，その結果を⑥院内教育に対する立案者の信念として簡潔・明瞭に記述した。

　次に，①②③⑥の記述を基に，⑦院内教育により解決可能な問題の有無を検討した。院内教育により解決可能と思われる問題をすべて列挙し，それらの問題が，院内教育により解決可能な問題なのか，組織上の問題なのか，立案者の知識不足による問題なのか，その他の問題なのかを検討した。

　検討の結果，看護職者の意欲低下，事故発生件数の増加などの問題が浮き彫りとなった。看護職者の意欲低下には魅力的な院内教育プログラムの提供，事故発生件数の増加には業務改善の強化が解決策となりうる。そのため，これらの問題を⑦院内教育により解決可能な問題の有無の欄に，簡潔・明瞭に記述した。

　引き続き，⑦に関連する内容として，⑩現行の院内教育プログラムの問題点を検討した。研修の対象・内容・方法・時期の4側面から現行の教育プログラムの問題を抽出するとともに，新たな研修を追加する必要性の有無を討議した。

　その結果，日々の看護実践に関わる教育の必要性を感じながらも，現行の教育プログラムには，それに該当する研修が少ないことを確認した。そこで，⑩現行の院内教育プログラムの問題点の欄に，次年度のプログラムに日々の看護実践に関わる研修を追加する必要性があることを記述した。

　以上の検討を終えてまもなく，看護部長より，④次年度の看護部の方針，⑨次年度の院内教育に使用可能な経費・場所・時間の提示があった。立案担当者は，それらの内容を**現状分析フォーム**に記述した。また，④に基づき，⑤次年度の教育目的・目標について討議

し，残る⑧立案組織の形成と担当者を決定し，各々の結果を**現状分析フォーム**に記述した（図 3-38）。

　立案担当者にとって，以上の討議は，教育方針や信念の共有が院内教育プログラムを立案する際に重要であることへの理解を深めたり，病院独自の教育のあり方などを再考する機会となった。**現状分析フォーム**の完成までに約 3 ヶ月を要した。

【現状分析フォーム】

①病院の理念
　・本院に来院し，医療の提供を受けるすべての方々の人間としての尊厳と権利を守ります。
　・地域との連携を図り，地域住民のための医療を実践します。

②病院の方針
　・安全かつ良質な医療サービスを提供するよう努力いたします。
　・本院で医療の提供を受けるすべての方々のプライバシーの保護と尊重を心がけます。
　・本院で医療の提供を受けるすべての方々の立場にたち，わかりやすい説明と正しい情報提供を行います。
　・常に健全な経営に努めるとともに，明るく活力のある職場を目指します。

③看護部の理念
　地域住民の皆様に満足していただける心のこもった看護サービスを提供いたします。

④次年度の看護部の方針
　・社会・医療のニーズに応じた質の高い看護サービスを提供する。
　・本院で医療の提供を受けるすべての方々とそのご家族に安心・安全・満足を提供する。
　・看護の質を向上させる。

⑤次年度の教育目的・目標
　・看護の質向上に寄与する教育機会を提供し，スタッフ看護師の看護実践能力の向上を図る。
　・業務改善に寄与する教育機会を提供し，スタッフ看護師の事故防止への意識を高める。
　・看護職員の学習ニード充足を図る。

⑥院内教育に対する立案者の信念
　院内教育の主目的は，学習ニードの充足支援とする。専門性の高い看護実践と教育に向けて各看護単位における教育あるいは院外の研修受講を積極的に支援する。

⑦院内教育により解決可能な問題の有無
　現在，事故発生件数の減少を図ることが課題である。これは，院内教育により解決できる。

⑧立案組織の形成と担当者
　1）立案組織の構成　2）役割分担　3）組織運営　については，図式化して確認する（省略）。

⑨次年度の院内教育に使用可能な経費・場所・時間
　1）経費：10 万円
　2）場所：研修室・臨床講義室
　3）時間：集合教育約 30 時間

⑩現行の院内教育プログラムの問題点
　・対象者の学習ニードを反映した教育プログラムを立案できていない。
　・日々の看護実践に直結した研修が少ない。次年度追加する必要がある。

図 3-38　現状分析フォームに記述した H 病院の現状

■第2段階：教育内容・対象に着目し，現行の教育プログラムを分析する

　第2段階は，教育内容・対象に着目し，現行の教育プログラムを分析する段階である。

　現在，H病院は，院内教育プログラムとして，新人研修，救急看護，リーダーシップ，看護研究に関する研修を提供している。H病院の立案担当者は，第2章に提示した「**院内教育プログラム立案に必要な基礎知識**」と**院内教育プログラム分析表**（表3-12：134頁）を活用し，現行の院内教育プログラムを分析した。その結果，上記4研修のうち，新人研修はH病院の理解を目的としており，〔組織の理解〕に分類できた。同様に，臨床経験1年目看護師を対象とした救急看護は〔日常看護の刷新と専門化〕，新たにリーダーとなった看護師を対象としたリーダーシップ研修は〔管理的機能の発揮と円滑化〕，看護師長の推薦する看護師を対象とした看護研究は〔看護研究の推進と成果の活用〕に分類できた（図3-39）。

　また，上記4研修のうち，新人研修と救急看護は，臨床経験年数に基づき対象者を設定した〔経年別プログラム〕に該当することを確認できた。同様に，リーダーシップ研修は〔役割別プログラム〕，看護研究は，看護師長の推薦により対象者を設定した〔その他のプログラム〕に該当することを確認できた。

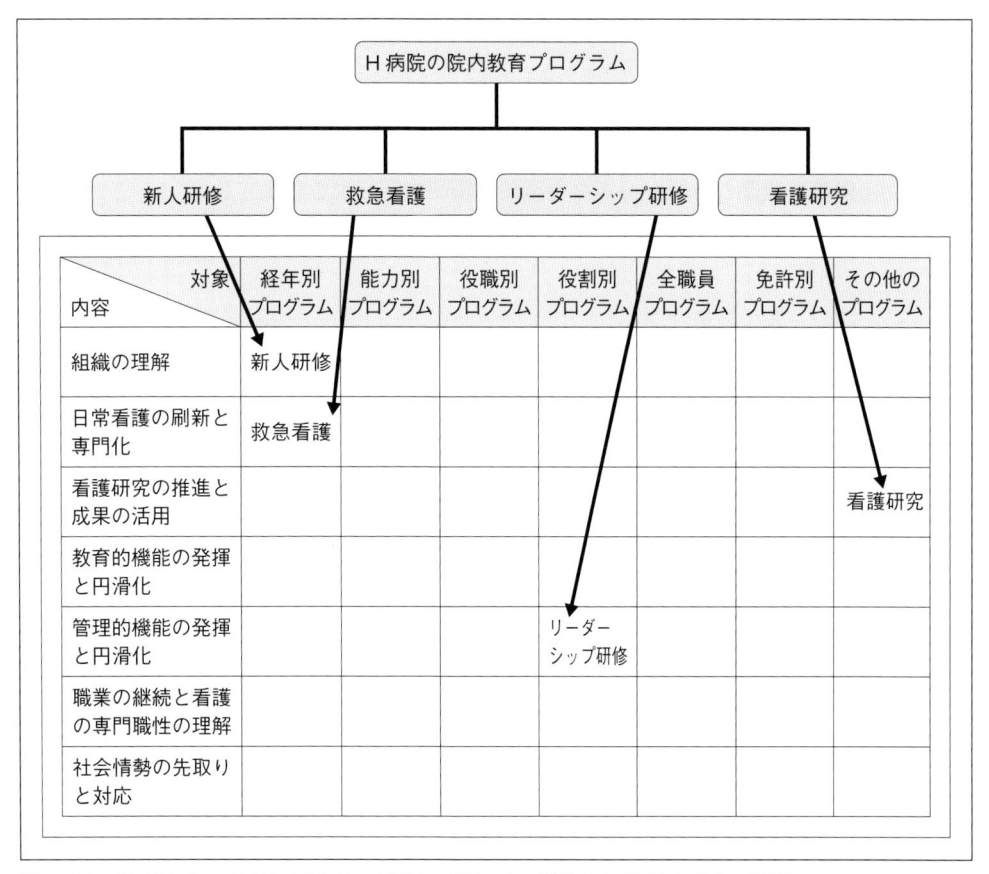

図3-39　教育内容・対象に着目し，現行の教育プログラムを分析する（H病院）

■第3段階：学習への要望の高い看護職者集団の特定に必要な調査項目を検討する
　第3段階は，学習への要望の高い看護職者集団の特定に必要な調査項目を検討する段階である。

◎診断を必要とする看護職者集団の検討
　経年別にみた場合，H病院は，これまで，臨床経験1年目にのみ研修を提供してきた。しかし，立案担当者の多くが2年目以上のスタッフ看護師のなかに学習への要望の高い集団がいるのではないかと考えていた。そこで，役職に就いていない2年目以上のスタッフ看護師を2-4年目，5-10年目，11年目以上の3つの集団に分割し，1年目看護職者のデータも含め分析することに決定した。
　役割別，役職別，免許別にみると，研修対象になっていない看護職者もいるが，病院が提供できる院内教育の限界と実行可能性を考慮し，上記4つの看護師集団と全職員のデータを分析することに決定した。

◎診断に必要な調査項目の検討
　診断を必要とする看護職者集団の検討を通し，H病院の立案担当者は，**受講状況調査紙**（図3-28：138頁）のなかにある臨床経験年数を問う質問項目の必要性を確認した。また，対象者の負担を最小限にし，回答者個人の特定を回避するために，**受講状況調査紙**のなかにある職種，職位，役割，現病院の勤務年数，卒後年数を問う質問項目を削除し，**受講状況調査紙－H病院版－**が完成した（図3-40）。調査対象は，看護師長以下の看護職者とすることに決定した。

■第4段階：診断が必要な看護職者集団のデータを収集する
　第4段階は，診断が必要な看護職者集団のデータを収集する段階である。

◎ツールの使用許諾
　データ収集には，「受講状況調査紙」，「学習ニードアセスメントツール－臨床看護師用－」，「教育ニードアセスメントツール－臨床看護師用－」を用いる必要がある。
　そこで，9月下旬，H病院の看護部長は，「**学習ニードアセスメントツール－臨床看護師用－**」，「**教育ニードアセスメントツール－臨床看護師用－**」の使用許諾の手続き[5]を取り，両アセスメントツールを入手した。

◎調査実施に向けた準備
　立案担当者は，調査実施に向け，調査紙の配布・回収方法を検討した。配布方法は，看護師長が所属部署の看護職者に配布することに決定した。また，回収方法は留め置き法とし，更衣室に回収箱を設置することに決定した。更衣室に回収箱を設置した理由は，対象者個々が質問紙を自ら回収箱に投函する方法を通し，対象者の匿名性と調査参加への自己決定の権利を保障するためである。また，出勤時に必ず立ち寄る場所に回収箱を設置し，対象者が回答した質問紙を投函しやすくした。
　配布・回収方法を踏まえ，調査協力を呼びかけるポスターを作成した。また，3種類の

質問紙を印刷し，1名分ずつ束ね，左端3箇所をホッチキスで留め，冊子状にした。同時に，調査協力依頼状も印刷し，投函用封筒1枚，依頼状1枚，質問紙1名分をクリップで1組みにし，すぐに配布できるよう準備した。

10月上旬，看護部長は，看護師長会の議題として「日本型看護職者キャリア・ディベロップメント支援システム」の導入を取り上げ，各看護師長にその目的・意義・調査方法を説明し，調査への協力を依頼した。看護師長会終了後，立案担当者は調査協力を呼びかけるポスターを各病棟に配布し，ナースステーションの目立つ場所に掲示するよう依頼した。

◎調査の実施

看護師長会から1週間後，立案担当者は，各病棟の看護師長の協力を得て，投函用封筒1枚，依頼状1枚，質問紙1部を1組ずつ，看護職者84名に配布した。調査期間を2週間とし，全看護職者が利用する更衣室に回収箱を設置し，質問紙を回収した。

■第5段階：各集団のデータを分析・診断し，その結果を成文化する

第5段階は，各集団のデータを分析・診断し，その結果を成文化する段階である。

H病院の立案担当者は，次に示す手順1から手順5までの手続きを踏み，各集団のデータを分析し，その結果を**学習ニード・教育ニード診断書**に1枚ずつ記述した。

手順1) 立案担当者が分担してコンピュータにデータ入力できるようその手続きを決定し，記述する

H病院の立案担当者のうち，コンピュータ操作の得意な2名が担当となり，**受講状況調査紙－H病院版－(図3-40)**に沿って，**入力手順書(図3-32：146頁)**を修正することにより，**入力手順書－H病院版－(図3-41)**を作成した。**入力手順書**を作成した立案担当者は，練習用の回答用紙を作成し，手順書に沿って入力するよう他の立案担当者に依頼した。その結果，手順書をみれば入力できることを確認した。

手順2) 回収できた質問紙の回答を確認し，コンピュータに入力する

調査期間中，H病院の立案担当者は，質問紙の紛失，データの漏洩を防ぐため，回収箱に投函された封筒入りの質問紙を毎日取り出し，看護部に設置された鍵のかかる書棚に保管した。調査が終了した10月下旬，立案担当者全員が集まり，回収した50部(回収率60.0%)の質問紙を開封し，1部1部すべて確認しながら，必要に応じて赤字で入力指示を書き込んだ。最初は，書き込みの必要性が生じる度に担当者全員で検討し，どのように指示するのかを決定し，その内容をホワイトボードに書き出して共有した。また，確認漏れが生じないよう，二重に確認作業を行った。最後に確認を終えた質問紙の表紙の右肩に整理番号を記入し，綴じ紐で束ねた。これらの作業に約2時間を要した。入力には表計算ソフトを用い，前述した手順書に従い，整理番号順にデータを入力した。入力作業には2日間を要した。

問1. 今年度，院内で開催された研修会を受講しましたか。

| 1. 受講した | 2. 受講しなかった → 問2へ |

問1-a. 受講理由について，最も当てはまる番号に1つ○をつけて下さい。

| 1. 自主的に受講した | 2. 上司のすすめで受講した | 3. 同僚のすすめで受講した |
| 4. 業務命令で受講した | 5. その他（　　　　　　　　　　　　　　　　　　　） |

問1-b. 院内の研修会を通算何日受講しましたか。　　　　　　　　　　　　　　日

問1-c. 受講時の状況について，最も当てはまる番号に1つ○をつけて下さい。

| 1. 職務の一環として受講した | 2. 勤務終了後に受講した |
| 3. 休みを使って受講した | 4. その他（　　　　　　　　　　　　　　　） |

問1-d. 受講した研修会はいかがでしたか。最も当てはまる番号に1つ○をつけて下さい。

| 1. とても満足 | 2. まあまあ満足 | 3. あまり満足ではなかった | 4. 不満足であった |

問1-e. そのようにお感じになった理由について，具体的にお書き下さい。

問3へ

問2. 院内で行われた研修会を受講しなかった理由について，最も当てはまる番号に1つ○をつけて下さい。

| 1. 希望するプログラムがなかった | 2. 興味がなかった | 3. 勤務のため受講できなかった |
| 4. 参加する余裕がなかった | 5. その他（　　　　　　　　　　　　　　　　　　　） |

問3. 今年度の院内教育について，どの程度魅力を感じましたか。最も当てはまる番号に1つ○をつけて下さい。

| 1. 非常に感じた | 2. 少し感じた | 3. あまり感じなかった | 4. 全く感じなかった |

問4. あなたにとって魅力的なプログラムについて，当てはまる番号に○をつけて下さい。

	非常に魅力的	かなり魅力的	やや魅力的	殆ど魅力的でない
1. 日々の業務を改善し，所属施設および看護単位の看護の質向上につながる	4	3	2	1
2. 学習内容の理解が進むように授業の構成や方法が工夫されている	4	3	2	1
3. 意欲的・自立的に，そして楽しく学ぶことができる	4	3	2	1
4. 対象者が限定されず，自己査定に基づき自由に受講できる	4	3	2	1
5. 職業的発達・能力開発につながる	4	3	2	1
6. 時期・期間・回数が適切であり，受講時間が確約されている	4	3	2	1
7. 院外の著名な講師，看護以外の講師が担当する	4	3	2	1
8. 職員が必ず持つべき知識を学習内容に含む	4	3	2	1
9. 興味と一致した内容を計画的に学習していくことができる	4	3	2	1
10. ストレス解消方法など看護学以外の学習内容を含む	4	3	2	1

問5. 院内教育について，どの程度関心をお持ちですか。当てはまる番号に1つ○をつけて下さい。

| 1. とても関心がある | 2. やや関心がある | 3. あまり関心がない | 4. 全く関心がない |

図3-40　受講状況調査紙—H病院版—　　　　　　　　　　　　　　　　（次頁につづく）

問6．今年度，院外で開催された研修会・講習会を受講しましたか。

1．受講した	2．受講しなかった ──→ 問7へ

↓

問6-a．受講理由について，最も当てはまる番号に1つ○をつけて下さい。

1．自主的に受講した	2．上司のすすめで受講した	3．同僚のすすめで受講した
4．業務命令で受講した	5．その他（　　　　　　　　　　　　　）	

問6-b．院外の研修会・講習会を通算何日受講しましたか。　　　　　　　　　　　日

問6-c．院外の研修会・講習会受講時の状況について，最も当てはまる番号に1つ○をつけて下さい。

1．職務の一環として受講した	2．勤務終了後に受講した
3．休みを使って受講した	4．その他（　　　　　　　　　　　　　）

問6-d．受講した研修会・講習会の主催機関について，当てはまる番号に1つ○をつけて下さい。

1．都道府県看護協会	2．日本看護協会	3．その他（　　　　　　　　　　　　　）

問6-e．受講した研修会・講習会はいかがでしたか。最も当てはまる番号に1つ○をつけて下さい。

1．とても満足	2．まあまあ満足	3．あまり満足ではなかった	4．不満足であった

問6-f．そのようにお感じになった理由について，具体的にお書き下さい。

↓

問8へ

問7．院外の研修会・講習会を受講しなかった理由について，最も当てはまる番号に1つ○をつけて下さい。

1．希望するプログラムがなかった	2．興味がなかった	3．勤務のため受講できなかった
4．参加する余裕がなかった	5．その他（　　　　　　　　　　　　　）	

問8．学術集会への参加状況について，最も当てはまる番号に1つ○をつけて下さい。

1．できる限り学術集会で発表している	2．毎年，関心のある学術集会に参加している
3．時々，学術集会に参加している	4．関心はあるが参加していない
5．関心がない	

問9．臨床経験年数は通算何年何ヶ月ですか。　　　　　　年　　　　ヶ月

（図3-40　つづき）

★表計算ソフトを使用します。
1. 手順書の読み方
   ・【　】内には，各質問紙の項目の番号と質問内容の要約が記入してあります。
   ・〈　〉の前に変数の通し番号となる数字が入力してあります。
   ・〈　〉内には，4文字以内となるよう変数名が記入してあります。
2. 入力についての留意事項
   ・無回答は入力せず，空欄にしておきます。
   ・番号1つに○をつけるよう求めているにもかかわらず2つ以上に○がある場合は空欄にします。
★データは，下記の要領でファイル1から3に分けて入力します。

★ファイル1：質問紙の量的データー入力方法は1頁から4頁の手順を参照
   ・データの「整理番号」，受講状況調査紙，学習ニードアセスメントツール，教育ニードアセスメントツールの回答内容を次に示す手順に沿って順番に入力して下さい。
   〈入力済み画面（イメージ）〉

整理番号	院内受講	院内理由	…	LN1	…	EN35
1	1	2	………	1	………	1
2						

←〈　〉内の変数名を入力してください。

★ファイル2：受講状況調査紙の問1-e《自由記述》—4頁の入力手順を参照

★ファイル3：受講状況調査紙の問6-f《自由記述》— 〃

■ファイル1の入力手順■

1. 〈整理番号〉
＊質問紙の表紙右肩に記入している整理番号を入力してください。

〜受講状況調査紙〜
【問1　院内研修会受講の有無】
2. 〈院内受講〉　　　　　　　　　　　　　　　　　　　　入力コード
   1. 受講した……………………………………………………… 1
   2. 受講しなかった……………………………………………… 2

（入力コードとは，実際に入力する数値を指します。）

【問1-a　院内研修会の受講理由】
3. 〈院内理由〉　　　　　　　　　　　　　　　　　　　　入力コード
   1. 自主的に受講した…………………………………………… 1
   2. 上司のすすめで受講した…………………………………… 2
   3. 同僚のすすめで受講した…………………………………… 3
   4. 業務命令で受講した………………………………………… 4
   5. その他………………………………………………………… 5

【問1-b　院内研修会の受講日数】
4. 〈院内日数〉
   日数をコードとする(2桁)　＊小数点があるものは四捨五入する

【問1-c　院内研修会の受講状況】
5. 〈院内状況〉　　　　　　　　　　　　　　　　　　　　入力コード
   1. 職務の一環として受講した………………………………… 1
   2. 勤務終了後に受講した……………………………………… 2
   3. 休みを使って受講した……………………………………… 3
   4. その他………………………………………………………… 4

1/4

図3-41　入力手順書—H病院版—　　　　　　　　　　　　　　　（次頁につづく）

【問1-d　院内研修会の満足度】
6.〈院内満足〉　　　　　　　　　　　　　　　　　　　入力コード
　　1. とても満足 …………………………………………… 1
　　2. まあまあ満足 ………………………………………… 2
　　3. あまり満足ではなかった …………………………… 3
　　4. 不満足であった ……………………………………… 4

【問1-e　院内研修会の満足度の理由】
7.〈記述1〉　　　　　　　　　　　　　　　　　　　　　入力コード
　　1. 記述あり ……………………………………………… 1
　　2. 記述なし ……………………………………………… 2

【問2　院内研修会を受講しなかった理由】
8.〈院内不理〉　　　　　　　　　　　　　　　　　　　入力コード
　　1. 希望するプログラムがなかった …………………… 1
　　2. 興味がなかった ……………………………………… 2
　　3. 勤務のため受講できなかった ……………………… 3
　　4. 参加する余裕がなかった …………………………… 4
　　5. その他 ………………………………………………… 5

【問3　今年度院内教育の魅力】
9.〈今年魅力〉　　　　　　　　　　　　　　　　　　　入力コード
　　1. 非常に感じた ………………………………………… 1
　　2. 少し感じた …………………………………………… 2
　　3. あまり感じなかった ………………………………… 3
　　4. 全く感じなかった …………………………………… 4

【問4　魅力ある院内教育プログラム】
10〜19.〈魅力1〜10〉　　　　　　　　　　　　　　　　入力コード
　　1. 1に○印記入あり …………………………………… 1
　　2. 2に○印記入あり …………………………………… 2
　　3. 3に○印記入あり …………………………………… 3
　　4. 4に○印記入あり …………………………………… 4

【問5　院内教育への関心度】
20.〈院内関心〉　　　　　　　　　　　　　　　　　　　入力コード
　　1. とても関心がある …………………………………… 1
　　2. やや関心がある ……………………………………… 2
　　3. あまり関心がない …………………………………… 3
　　4. 全く関心がない ……………………………………… 4

【問6　院外研修会受講の有無】
21.〈院外受講〉　　　　　　　　　　　　　　　　　　　入力コード
　　1. 受講した ……………………………………………… 1
　　2. 受講しなかった ……………………………………… 2

【問6-a　院外研修会の受講理由】
22.〈院外理由〉　　　　　　　　　　　　　　　　　　　入力コード
　　1. 自主的に受講した …………………………………… 1
　　2. 上司のすすめで受講した …………………………… 2
　　3. 同僚のすすめで受講した …………………………… 3
　　4. 業務命令で受講した ………………………………… 4
　　5. その他 ………………………………………………… 5

(図3-41　つづき)

【問6-b　院外研修会の受講日数】
23.〈院外日数〉
　　　日数を入力コードとする（3桁）

【問6-c　院外研修会の受講状況】
24.〈院外状況〉　　　　　　　　　　　　　　　　　　入力コード
　　　1. 職務の一環として受講した……………………………………1
　　　2. 勤務終了後に受講した……………………………………………2
　　　3. 休みを使って受講した……………………………………………3
　　　4. その他……………………………………………………………………4

【問6-d　院外研修会の主催機関】
25.〈主催機関〉　　　　　　　　　　　　　　　　　　入力コード
　　　1. 都道府県看護協会……………………………………………………1
　　　2. 日本看護協会……………………………………………………………2
　　　3. その他……………………………………………………………………3

【問6-e　院外研修会の満足度】
26.〈院外満足〉　　　　　　　　　　　　　　　　　　入力コード
　　　1. とても満足……………………………………………………………1
　　　2. まあまあ満足…………………………………………………………2
　　　3. あまり満足ではなかった…………………………………………3
　　　4. 不満足であった………………………………………………………4

【問6-f　院外研修会の満足度の理由】
27.〈記述2〉　　　　　　　　　　　　　　　　　　　入力コード
　　　1. 記述あり………………………………………………………………1
　　　2. 記述なし………………………………………………………………2

【問7　院外研修会を受講しなかった理由】
28.〈院外不理〉　　　　　　　　　　　　　　　　　　入力コード
　　　1. 希望するプログラムがなかった…………………………………1
　　　2. 興味がなかった………………………………………………………2
　　　3. 勤務のため受講できなかった……………………………………3
　　　4. 参加する余裕がなかった…………………………………………4
　　　5. その他……………………………………………………………………5

【問8　学術集会への参加状況】
29.〈学会参加〉　　　　　　　　　　　　　　　　　　入力コード
　　　1. できる限り学術集会で発表している……………………………1
　　　2. 毎年，関心のある学術集会に参加している…………………2
　　　3. 時々，学術集会に参加している…………………………………3
　　　4. 関心はあるが参加していない……………………………………4
　　　5. 関心がない……………………………………………………………5

【問9　臨床経験年数】
30.〈経験年数〉
　　　年数を入力コードとする（2桁）

3/4

（図3-41　入力手順書―H病院版―　つづき）

~学習ニードアセスメントツール~
31~58.〈LN1~LN28〉　　　　　　　　　　　　　　　　　入力コード
 1. 1に○印記入あり ……………………………………… 1
 2. 2に○印記入あり ……………………………………… 2
 3. 3に○印記入あり ……………………………………… 3
 4. 4に○印記入あり ……………………………………… 4
 5. 5に○印記入あり ……………………………………… 5
 6. 6に○印記入あり ……………………………………… 6

~教育ニードアセスメントツール~
59~93.〈EN1~EN35〉　　　　　　　　　　　　　　　　　入力コード
 1. 1に○印記入あり ……………………………………… 1
 2. 2に○印記入あり ……………………………………… 2
 3. 3に○印記入あり ……………………………………… 3
 4. 4に○印記入あり ……………………………………… 4

■ファイル2の入力手順■
 受講状況調査紙の問1-e《自由記述》入力方法
・各文章のはじめに，それぞれ整理番号を入力してください。
・記入されている文章をそのまま入力してください。
・一連の文章の句点(。)で切り，一文が終る毎に改行し，01, 02…と番号をつけてください。

※整理番号1の質問紙の回答例

問1-d. 受講した研修会はいかがでしたか。最も当てはまる番号に1つ○をつけて下さい。
 ①. とても満足　　2. まあまあ満足　　3. あまり満足ではなかった　　4. 不満足であった

問1-e. そのようにお感じになった理由について，具体的にお書き下さい。
 最新の感染予防について勉強したいと考えていたところだったので，とてもタイムリーだった。講義の内容もわかりやすく，今までよくわかっていなかった部分の理解も深まった。

⇩

〈入力済み画面(イメージ)〉

番号	記述
1-01	最新の感染予防について勉強したいと考えていたところだったので，とてもタイムリーだった。
1-02	講義の内容もわかりやすく，今までよくわかっていなかった部分の理解も深まった。

■ファイル3の入力手順■
 受講状況調査紙の問6-f《自由記述》入力方法
・上記ファイル2と同様に入力してください。

(図3-41　つづき)

手順3）入力状態を確認し，必要に応じて修正する

11月上旬，H病院の立案担当者は，2通りの方法を用い，作業を行った。
①質問紙に書かれた回答と入力されたコンピュータ上のデータを照合する。
②各変数の最小値，最大値を算出し，その値が獲得可能な範囲にあるか否かを確認した。

例えば，**受講状況調査紙－H病院版－**（図3-40）の問1は，今年度，院内研修を受講したか否かを問う質問であり，この質問への回答は，「1．受講した」あるいは「2．受講しなかった」のいずれかである。つまり，この変数＜院内受講＞の最小値が「1」，最大値が「2」であれば問題はない。「1」あるいは「2」以外の数値が入力されている場合は，質問紙に戻り，回答を確認し，データを修正・入力した。

手順4）有効回答を選定する

「学習ニードアセスメントツール－臨床看護師用－」，「教育ニードアセスメントツール－臨床看護師用－」の全項目に回答した対象者のデータが有効回答となる。

そこで，11月上旬，H病院の立案担当者は，表計算ソフトの並べ替えの機能を活用し，全50データのなかから，ツールの回答に欠損のあった2名分のデータを削除し，残った48データを「有効回答ファイル」として保存した。

手順5）各集団のデータを抽出・分析し，その結果を学習ニード・教育ニード診断書に1枚ずつ記入する

学習ニード・教育ニード診断書は，①基本情報に基づく診断，②学習ニードに基づく診断，③教育ニードに基づく診断，④総合判定の記入欄より構成されている。

そこで，11月下旬から12月上旬にかけ，H病院の立案担当者A・B・C・Dの4名は，次のように分析担当を決定し，作業を進めた。

立案担当者A・Bは，全看護職者の①基本情報に基づく診断，②学習ニードに基づく診断，③教育ニードに基づく診断，④総合判定に取り組んだ。

立案担当者C・Dは，1年目看護師，2-4年目看護師，5-10年目看護師，11年目以上看護師の①基本情報に基づく診断，②学習ニードに基づく診断，③教育ニードに基づく診断，④総合判定に取り組んだ。

【Step 1：基本情報に基づく診断】

立案担当者は，基本情報に基づく診断を行うために，表計算ソフトを使って保存された有効回答全データから，診断の対象となる集団のデータを選別し，新たなファイル名をつけて保存するという作業を繰り返した。最終的に，5つのファイルが完成し，これらを各々記憶媒体に保存し各プログラム担当者と共有した。

また，表計算ソフトを用いて，**受講状況調査紙－H病院版－**の問5・3・8・1・1-d・2・6・6-eへの回答について度数，百分率，問9・1-b・6-bへの回答について平均値，標準偏差を算出し，**学習ニード・教育ニード診断書**に記入した。

【Step 2：学習ニードに基づく診断】

　立案担当者は，表計算ソフトを用い，分析を担当することになった集団の学習ニードアセスメントツール項目得点・総得点の平均値を算出し，各々の**学習ニード・教育ニード診断書**の得点欄に記入した。それらの得点が「中得点領域」の数値よりも高い場合には診断の欄に「高」と記入し，その行を赤で表示した。また，「中得点領域」の数値よりも低い場合には診断の欄に「低」と記入し，その行を青で表示した。

【Step 3：教育ニードに基づく診断】

　立案担当者は，学習ニードの場合と同様に表計算ソフトを用い，分析を担当することになった集団の教育ニードアセスメントツール下位尺度得点・総得点の平均値を算出し，各々の**学習ニード・教育ニード診断書**の得点欄に記入した。それらの得点が「中得点領域」の数値よりも高い場合には診断の欄に「高」と記入し，その行を赤で表示した。また，「中得点領域」の数値よりも低い場合には診断の欄に「低」と記入し，その行を青で表示した。

【Step 4：他の集団との比較を通し，学習への要望の高さ・教育の必要性を明らかにする】

　立案担当者は，**学習ニード・教育ニード診断書**を確認しながら，自分が分析を担当した集団の学習ニードアセスメントツール総得点と教育ニードアセスメントツール総得点を**比較表**に転記した（表3-23）。経験年数の異なる集団間の得点を比較した。

　学習ニードアセスメントツール総得点は，1年目看護師，5-10年目看護師，2-4年目看護師，11年目以上看護師の順に高かった。一方，教育ニードアセスメントツール総得点も1年目看護師，5-10年目看護師，2-4年目看護師，11年目以上看護師の順に高かった。

　以上の検討結果をStep 5の教育プログラム立案に向けた総合判定に活用した。

【Step 5：教育プログラム立案に向けた総合判定】

　立案担当者は，Step 4までの診断結果を総合し，分析を担当した集団の**学習ニード・**

表3-23　H病院の比較表

		スタッフ看護師：経年別		全職員	
		LN	EN	LN	EN
比較対象集団	1年目	150.0(1)	96.0(1)	—	—
	2-4年目	141.0(3)	86.8(3)	—	—
	5-10年目	142.1(2)	88.6(2)	—	—
	11年目以上	139.8(4)	85.4(4)	—	—
	平均値	143.2	89.2	141.7	85.4
	系統別順位	1位		2位	

LN：学習ニードアセスメントツール総得点
EN：教育ニードアセスメントツール総得点
（　）内の数値は，同系統の他集団の得点比較による順位を示す。

教育ニード診断書に判定結果を成文化した。これは，H病院の教育プログラム立案に向けた総合判定となった。

■第6段階：学習ニードの調査結果を基に研修内容を決定する

第6段階は，学習ニードの調査結果を基に研修内容を決定する段階である。

12月中旬，H病院の立案担当者は，全看護職者の**学習ニード・教育ニード診断書**に記入した学習ニードアセスメントツールの項目得点を**学習ニード内容別分析表**に転記し，その内容別平均値と順位を記入した（表3-24）。

表3-24 学習ニード内容別分析表―H病院―

学習ニードアセスメントツールの項目名	項目得点	内容別平均値（順位）
1. 所属部署で日々の看護を実践するために必要な基本的な知識・技術・態度	5.4	日常看護の刷新と専門化 5.1（1）
2. 所属部署の特殊性や患者の個別状況にあった看護過程を展開するために必要な知識・技術	5.4	
3. 所属部署の特殊性や患者の個別状況にあった急変時の対応方法	5.5	
4. 安全に配慮しながら日々の看護を実践するために必要な感染予防の方法	5.3	
5. 所属部署の特殊性や患者の個別状況にあった看護記録の方法	5.1	
6. 患者を理解し日々の看護を実践するために必要な検査データの解釈方法	5.2	
7. 所属部署で患者と良い関係性を維持・形成するために必要なコミュニケーション技術	5.1	
8. 所属部署の特殊性や患者の個別状況にあった対象理解の方法	5.1	
9. 患者の人権を擁護しながら日々の看護を実践するために必要な倫理的配慮	5.0	
17. 科学的根拠に基づく看護を実践していくために必要な医学・薬理学・栄養学の知識	5.2	
18. 看護理論を活用しながら看護を実践していけるようになるために必要な知識	5.1	
23. 多様化する患者の価値観を理解していくために必要な宗教的信条に関わる知識	4.2	
10. 所属部署での学生指導，スタッフ教育，患者教育に必要な理論・知識・技術・態度	5.1	教育的機能の発揮と円滑化 5.0（5）
24. 学生やスタッフ・患者の問題解決を支援していくために活用可能なカウンセリング技法	4.9	
11. 職場内で互いに協力し仕事を進めていくために必要なリーダー・メンバーシップ	5.2	管理的機能の発揮と円滑化 5.1（1）
12. 職場での自分の役割と責任を理解し仕事をしていくために必要な管理に関わる知識・技術	5.1	
16. 日々の進歩に立ち遅れず看護を実践していくために必要な看護・医療・福祉の最新の知識	5.4	社会情勢の先取りと対応 5.1（1）
19. 今後も増加し続ける在宅療養患者に対応していくために必要な地域・在宅看護の知識	5.1	
20. 科学技術の進歩に対応していくために必要な最新の医療機器やコンピュータの操作方法	5.0	
21. 多様化する患者のニードに対応していくために必要な法律・制度とその活用方法	5.0	
22. 社会の変化に対応していくために必要な社会情勢に関わる知識	4.8	
13. 現状の問題を解決するために必要な看護研究の方法	5.0	看護研究の推進と成果の活用 4.9（6）
14. 効果的な看護を実践するために必要な研究成果の活用方法	5.0	
15. 研究の実施や成果活用により業務を整理・改善する方法	4.9	
25. 他部署や他領域でも看護を実践していけるようになるために必要な知識・技術	5.0	職業の継続と看護の専門職性の理解 5.1（1）
26. 常識ある社会人へと成長していくために必要な知識・教養	5.0	
27. 看護専門職者として成長していくために必要な看護の専門性に関わる知識	5.3	
28. 自律性の高い職業人へと成長していくために必要な自己管理・自己評価の方法	5.2	

内容別平均値は，〔日常看護の刷新と専門化〕，〔管理的機能の発揮と円滑化〕，〔社会情勢の先取りと対応〕，〔職業の継続と看護の専門職性の理解〕が5.1，〔教育的機能の発揮と円滑化〕が5.0，〔看護研究の推進と成果の活用〕が4.9であった。

そこで，〔日常看護の刷新と専門化〕，〔管理的機能の発揮と円滑化〕，〔社会情勢の先取りと対応〕，〔職業の継続と看護の専門職性の理解〕に該当する研修を中心に企画することを決定した。

■第7段階：所属施設の看護職者がどのような教育プログラムに魅力を感じるのかを明らかにする

H病院の立案担当者は，**受講状況調査紙－H病院版－**の問4「あなたにとって魅力的なプログラムについて，当てはまる番号に○をつけて下さい。」への回答を集計し，各項目の平均値と順位を**魅力順位表**に記入した（表3-25）。平均値は，「1．日々の業務を改善し，所属施設および看護単位の看護の質向上につながる」，「6．時期・期間・回数が適切であり，受講時間が確約されている」，「9．興味と一致した内容を計画的に学習していくことができる」の順に高かった。現行の院内教育プログラムは，日々の実践に活用可能な内容であり，研修はすべて勤務時間内に開催されている。

■第8段階：学習ニードの診断結果に教育ニードの診断結果を織り込み，教育プログラムの構造を再構築する

第8段階は，学習ニードの診断結果に教育ニードの診断結果を織り込み，教育プログラムの構造を再構築する段階である。

H病院の立案担当者は，集中してこの作業が行えるように時間を確保した。会議室を使い，パソコン，プリンター，完成した**現状分析フォーム**，**院内教育プログラム分析表**，**学習ニード・教育ニード診断書**，**比較表**（表3-23：185頁），**学習ニード内容別分析表**（表

表3-25 魅力順位表（H病院）

質問項目	得点	順位
1．日々の業務を改善し，所属施設および看護単位の看護の質向上につながる	3.8	1
2．学習内容の理解が進むように授業の構成や方法が工夫されている	3.4	6
3．意欲的・自立的に，そして楽しく学ぶことができる	3.1	9
4．対象者が限定されず，自己査定に基づき自由に受講できる	3.5	4
5．職業的発達・能力開発につながる	3.2	8
6．時期・期間・回数が適切であり，受講時間が確約されている	3.7	2
7．院外の著名な講師，看護以外の講師が担当する	3.3	7
8．職員が必ず持つべき知識を学習内容に含む	3.5	4
9．興味と一致した内容を計画的に学習していくことができる	3.6	3
10．ストレス解消方法など看護学以外の学習内容を含む	3.0	10

3-24：186頁），**魅力順位表**（表3-25：187頁），現行の院内教育を評価するための資料，模造紙，鉛筆，数色の付箋，色つきコピー紙，貼付・剥離が可能な糊・テープ，はさみ，定規などを準備した。具体的な手順は次のとおりであった。

①第2段階で作成した**院内教育プログラム分析表**（図3-39：175頁）を模造紙上に再現した。現行の研修名は，色つきコピー紙に書き，短冊状に切って貼付・剥離が可能な糊を使って表中に貼った。

②各自が分析を担当した集団の**学習ニード・教育ニード診断書**の内容をみながら，立案に必要な情報を付箋に書き込み，模造紙に貼っていった。この際，教育ニードの高い集団，教育の必要性の高い側面に関わる内容も情報として書き込み，模造紙に貼った。討議の結果，臨床経験年数が短い1年目看護師の教育の必要性が最も高いため，研修を継続することとなった。また，全看護職者は下位尺度Ⅶ【主体的に学習・研究を行い，看護専門職者としての発達を志向する】に関わる教育の必要性が最も高いが，研究に関わる学習内容への要望が低いため，看護研究の研修内容を再検討することとなった。また，全看護職者は，救急看護に関わる学習内容への要望が最も高いため，全看護職者を対象とした研修を追加することとした（図3-42）。

③再構築した教育プログラムの構造に修正を加え，最終的に実行可能なプログラムになるまで，各研修の必要性について討議し全体調整を図った。

④全体調整の終了後，模造紙に整理された内容をプレゼンテーションソフト等を用いて，教育プログラムの構造を図式化した（図3-43）。

内容＼対象	経年別プログラム	能力別プログラム	役職別プログラム	役割別プログラム	全職員プログラム	免許別プログラム	その他のプログラム
組織の理解	新人研修	1年目看護師が最も学習ニードが高い		1年目看護師が最も教育ニードが高い			
日常看護の刷新と専門化	救急看護	救急看護は全看護職者の要望が高かった		業務改善に関する学習ニードが高かった			
看護研究の推進と成果の活用							看護研究 要望は低いが教育の必要性高い
教育的機能の発揮と円滑化							
管理的機能の発揮と円滑化			リーダーシップ研修 今回，調査していないが続行する		続行するならば内容・方法を工夫する		
職業の継続と看護の専門職性の理解							
社会情勢の先取りと対応							

図3-42　教育プログラムの再構築に向けた検討（H病院の例）

内容＼対象	経年別プログラム	役割別プログラム	全職員プログラム
組織の理解	新人研修		
日常看護の刷新と専門化			自由選択コース① ―救急看護― 自由選択コース② ―業務改善―
看護研究の推進と成果の活用			自由選択コース③ ―研究成果活用―
管理的機能の発揮と円滑化		リーダーシップ研修	

図3-43 再構築した教育プログラムの構造（H病院）

■**第9段階：研修計画書を作成し，外発的動機づけとなる要素を加味した運営方法を検討する**

　1月下旬，研修計画書を作成する段階に入った。立案担当者は，第6段階の過程を通し，自分が分析を担当した看護職者集団の基本情報，学習ニード・教育ニードの診断結果，教育プログラムに向けた総合判定の結果を熟知している。そこで，その知識を活かせるよう，研修計画書の作成を分担した。具体的には，全看護職者を1集団として分析を行った立案担当者A・Bが〔全職員プログラム〕に該当する研修計画書の作成，経年別に分類した看護職者集団の分析を行った立案担当者C・Dが〔経年別プログラム〕と〔役割別プログラム〕に該当する研修計画書の作成を行った。

　〔全職員プログラム〕を例にとり，研修計画書の作成過程を実際ご紹介する。

①〔全職員プログラム〕の立案担当者A・Bは，自由選択コース①②③のうち，「自由選択コース③―研究成果活用―」を取り上げて研修計画書を検討し，これを基に残る2つのコースの計画書を作成することに決定した。

②立案担当者A・Bは，全看護職者が2年に1度，自由選択コース①②③のうち，いずれかを選択できるよう受講形式を決定し，これを基に対象，授業形態，目標，評価方法を決定した（図3-44）。

③立案担当者A・Bは，「自由選択コース③―研究成果活用―」の研修計画書を基に，残る「自由選択コース①―救急看護―」「自由選択コース②―業務改善―」の研修計画書を作成した。

④立案担当者A・Bは，作成できた研修計画書を次の観点から検討し，洗練を図った。
　・同一の目的に基づき一連の研修計画書を作成できているか。
　・到達目標は評価可能な行動として明瞭に表現できているか。
　・目的・目標，内容・方法，評価方法が一貫しているか。
　・実施時期・期間にあった内容・方法になっているか。

> 研修名「自由選択コース③―研究成果活用―」
>
> 対　象：研究成果活用をテーマに1年間，取り組むことを希望する看護職者
>
> 授業形態：2年ごとに必ず自由選択コース①②③を選択し，1年間，1つのテーマに取り組む。看護師長の支援を得て計画・実施し，報告会にて成果を発表する。
>
> 目的：より質の高い看護を提供できる看護専門職をめざし，先行研究の成果を活用するために必要な知識・技術を修得する。
>
> 目標：
> 1. 受講者が直面する問題に従い，先行研究を検索する。
> 2. 検索した先行研究の成果を活用し，現状の問題解決に活用する。
> 3. 1．2．の過程と成果を含むポスターを作成し，発表する。
> 4. 上記の過程を通し，研究成果を実践に活用することの意義を述べる。
>
> 必読文献：
>
> 評価方法：
> 1. 成果の評価は，報告会の発表，参加態度により評価する。
> 2. 企画と過程は研修修了時，研修評価表を受講者全員に記載を依頼し，その結果により評価する。

図3-44　「自由選択コース③―研究成果活用―」の研修計画書

⑤3月上旬，看護部長は，立案担当者が提出したすべての研修計画書を確認し，日程，内容などの微修正を行った。次年度の教育目的・目標，院内教育プログラムの構造図，研修計画書を合わせ，3月中旬には小冊子『●年度院内研修実施要綱』として仕上げた。この小冊子は，全看護職者に配布され，看護職者個々が自身の受講する研修について，理解を深めることに役立っている。

■第10段階：研修計画書に基づき授業を提供する

●年度を迎え，立案担当者C・Dは新人研修とリーダーシップ研修の運営も担当することとなった。新人研修の講師は，看護部長と看護師長2名であった。そこで，看護部長，看護師長2名と打ち合わせ会議を開催し，研修計画書の内容を説明した。研修日程を確認するとともに，研修の各講師が担当する内容，使用する教材・機器，会場の準備状態を確認し，確認した内容を基に進行計画を作成した。前日に最終確認を行い，当日は，計画に沿って司会・進行を行った。

■第11段階：研修を評価する

各研修の運営担当者は，担当する研修の終了時，受講者に研修評価を依頼した。運営担当者は，受講者が記入した評価の内容を2週間以内に集計し，結果を講師に送付した。また，実施時期，研修室の場所，準備状況，研修中の環境調整などについて自己評価を行った。受講者の評価と運営担当者の自己評価の結果を報告書としてまとめ，看護部長に提出した。

◉ 引用文献

1）続有恒他編：心理学研究法⟨13⟩，実践研究．p.37，東京大学出版会，1975．
2）中澤潤他編：心理学マニュアル　観察法．4章アクションリサーチ法の理論と技法，pp.46-48，北大路書房，1997．
3）Holter, I. M. et al.: Action research: what is it? How has it been used and how can it be used in nursing?. Journal of Advanced Nursing, 18(2); 298-304, 1993.
4）江向洋子他：国立・民間病院における卒後院内教育（看護）の実態とその効果(2)．看護展望，26(10)；92-107，2001．
5）舟島なをみ監修：看護実践・教育のための測定用具ファイル－開発過程から活用の実際まで．第3版，p.445，医学書院，2015．

第4章 研修計画の作成と授業の展開

　院内教育担当者となった看護師は，プログラムの立案，そのプログラムに沿った研修計画の作成に加え，複数の研修を担当し，実際に授業を展開することも多い。プログラムの立案と同様に，この過程にも様々な問題があり，そのなかでも，研修計画をどのように作成するのか，その研修計画を授業としてどのように展開するのかは重大な問題である。研修計画の作成と授業計画案作成に関しては，第2章の「Ⅲ．院内教育プログラムの展開に必要な基礎知識」に概説し，次に示す4つのステップを必要とすることを述べた。

Step 1
　研修の目的・目標を明確にし，設定する段階である。研修の目的・目標は，提供する教育内容の要素とその病院組織の理念，院内教育の目的・目標，対象者の背景にも影響を受ける。
　目的・目標の設定には，次の4段階を要する。
第1段階：研修内容の特定
第2段階：研修内容に対応する目標領域の決定
第3段階：研修各内容の目標レベルの決定
第4段階：決定したレベルに応じた目標の記述

Step 2
　目的・目標を達成するために必要な時間や授業形態を検討，決定する段階である。あらかじめ時間が定められている場合にはその範囲内で，最も効率よい目的・目標の達成を検討する。

Step 3
　Step 1，2で決定したことを研修計画書に記述する。研修計画書は教育提供者と学習者の両者がその研修について共有すべき内容を網羅したものであり，院内教育におけるシラバス（授業概要）に該当する。いつ，誰が，どこで，どのように，何を使用し，その授業の目的・目標を達成していくのかを評価方法を含め，簡潔に表現する。

Step 4
　研修計画書に沿って授業担当者が授業計画案を具体的に立案する段階である。授業計画案の様式に従って，決められた時間内で目標を到達できるように，授業進行に沿って教授活動，学習活動，留意点等を具体的に記述していく。

このうち，Step 1については，同じく第2章の「Ⅲ. 院内教育プログラムの展開に必要な基礎知識」に詳述した。
　これらは，すべて院内教育プログラムを立案，実施，評価するために必要な方法に関わる知識である。また，そのほとんどは，看護教育学研究の成果の上に成立しており，本書そのものが看護教育学の研究成果であると言っても過言ではない。しかし，立案，実施，評価するために必要な方法論に関わる知識のみでは院内教育を実施できない。当然のことではあるが，教育内容に関する知識が必要不可欠である。看護教育学研究は，方法論に関わる知識に加え，教育内容として活用可能な成果を複数産出している。具体的には，新人看護師の行動に関する研究成果，プリセプターの役割や役割を果たす過程を通してプリセプターが呈する行動に関する研究成果，勤務帯リーダーの行動を表す研究成果，患者安全に関わる研究成果，看護学実習中の学生の行動や経験に関する研究成果などである。これらは，院内教育プログラムを構成する研修の構造として包括的かつ系統的に積み重ねられているもの，今後さらに，異なる側面からの成果を産出することを通して，研修の構造に足る内容となるものなど様々である。
　そこで，このなかから，特に院内教育に活用していただきたい研究成果，また，院内教育への活用に向け，包括的かつ系統的に累積できている研究成果を選択した。その結果，プリセプター養成を目的とした研修に活用可能な研究成果は，包括的かつ系統的に積み重ねられていることを確認した。また，勤務帯リーダーの行動に関する研究成果，患者安全に関する研究成果は，特に院内教育に活用していただきたい研究成果であることを確認した。このような観点から，第4章はそれらを紹介しつつ，研修計画の作成と展開について具体的に説明する。例示する研修は，プリセプターの養成，勤務帯リーダーとしての能力向上，患者の安全確保を目的とした3研修である。

Ⅰ 新人看護師の指導を担当するプリセプター養成を目的とした研修

　院内教育プログラムは全職員，経年別，役職別，役割別，能力別，免許別といった対象別に分類できる。このうち，役割別プログラムとは，看護師が担う必要のある看護の提供以外の役割によって対象を分類し，その役割を果たすための能力の修得と発展を目的として，内容を検討・構成した教育計画である。プリセプターの養成を目的とした研修は，役割別プログラムに該当する。
　プリセプターシップとは，新人看護師のリアリティショックの緩和，職場適応，役割移行の促進を目指し，プリセプターの役割を担う看護師1名が，一定の期間，新人看護師1名を担当し，病棟業務を行いながら，個別にその指導を展開する体制[1,2,3]である。わが国の多くの病院は，新人看護師の指導体制としてこのプリセプターシップを導入している。しかし，看護師の多くは，準備状態を整えることなくプリセプターの役割を担っており，新人看護師の指導に際し役割の曖昧さや役割葛藤を経験し，これを契機として離職に至るプリセプターも存在する[4,5,6]。また，新人看護師も入職後1年以内の離職率が増加

傾向にある。このような状況を改善するために、多くの病院は、院内教育の一環としてプリセプターの養成を目的とした研修をプリセプター研修と命名し、企画提供している。

プリセプター研修を企画するにあたり、何を研修内容とするのかは極めて重大な問題である。プリセプターの役割を担う看護師が、その役割を果たすために必要不可欠な知識を明確にし、それに基づく研修を計画する必要がある。何を必要不可欠な知識とするのかについては、様々な論議があろう。しかし、次の3項目は、病院、病棟の相違にかかわらず、プリセプターとしての役割を果たすために最低限、必要であることに論議の余地はないと思う。この3項目とは、「プリセプターシップの理解」「教育の対象としての新人看護師の理解」「プリセプターの理解」である。

看護教育学を専攻する複数の研究者が、これらに該当する知識を産出している。その第1はプリセプターの行動を概念化した研究[7]である。この研究は、複数の病院に就業し、プリセプターの役割を担う看護師の行動を2年間、観察し、その行動を表す概念を創出した。同時に行動を表す概念個々の考察を通して、プリセプターの役割を成文化した。また、研究計画立案に向けた文献検討を通してプリセプターシップに関する知識を整理した。これらは、前述した3項目のうち、「プリセプターシップの理解」「プリセプターの理解」に必要な知識が第1の研究を通して整理、産出されていることを示す。

第2は、新人看護師の行動を概念化した研究[8]である。この研究も第1の研究と同様に、新人看護師の行動を1ヶ月間、観察し、その行動を表す概念を創出した。新人看護師を対象とした研究は多数存在するが、その多くは面接を通し、新人看護師自身が語った内容をデータとしていた。しかし、新人看護師は、言語によっては表現しつくせないような経験をしている。第2の研究は、そのような経験をしている新人看護師がどのような行動をするのかを示し、前述した3項目のうち、「教育の対象としての新人看護師の理解」に貢献する。

そこでプリセプター養成を目的とした研修計画の作成と授業の展開を例示するために、第1に「プリセプターシップの理解」「教育の対象としての新人看護師の理解」「プリセプターの理解」を研修の構造に位置づけ、上記の看護教育学研究の成果を紹介する。第2に、これらを研修の構造とした研修計画を紹介する。第3にその研修計画に基づく授業計画案を紹介する。

1 研修の構造となる知識

研修計画と授業計画案の作成に関しては、第2章の「Ⅲ．院内教育プログラムの展開に必要な基礎知識」に概説したように、4つのステップを必要とする。また、**Step 1**「研修の目的・目標の明確化」は次の4段階を必要とする。この4段階とは、研修内容の特定、研修内容に対応する目標領域の決定、研修各内容の目標レベルの決定、決定したレベルに応じた目標の記述である。

以下、プリセプター養成を目的とした研修の構造となる知識を紹介するが、これらは、上記4段階のうち、研修内容の特定に該当する。

1）プリセプターシップの理解

　多くの病院が院内教育プログラムの一環としてプリセプターの養成を目的とした研修を実施している。その研修の内容は，担当者によって自由に組織化される。しかし，プリセプターシップ，プリセプター，プリセプティの理解は，プリセプター研修のミニマムエッセンシャルズに該当し，必ず研修内容として提供される必要がある。

　ミニマムエッセンシャルズとは，教育内容の選択や学力の要求水準について「最小限必要なもの」であり，一般には修得されるべき基本的知識・技能の「最低必要量」を指示し，「基礎・基本」と同義である[9]。

　プリセプター研修を担当する看護職者がプリセプター養成のミニマムエッセンシャルズであるプリセプターシップ，プリセプター，プリセプティを明瞭に理解していなければ，研修計画を作成することはできない。また，それ以前に，新人看護師の指導体制としてプリセプターシップ導入を決定した病院の看護部がこの体制について正しく理解する必要がある。そして，その理解を前提として，その病院は，プリセプターシップ，プリセプター，プリセプティをどのように定義するのかを成文化しておかない限り，病棟が異なると理解が異なり，その結果，プリセプターに過剰な期待がかけられるといった事態も発生してしまう。プリセプターシップに関する文献研究[10]の結果は，そのような事態の発生を如実に反映している。プリセプター研修を担当することになった看護師は，研修計画を作成する第1段階として，プリセプターシップがどのような背景から生まれ，どのように定義されているのかを正確に理解する必要がある。「1）プリセプターシップの理解」は，それに貢献する。また，これを前提として，病院の看護部がプリセプターシップ，プリセプター，プリセプティをどのように定義しているのかを確認する必要がある。そして，それらを必ず，プリセプター養成に向けた研修の教育内容として組み入れる必要がある。

（1）プリセプターシップ

　プリセプターシップは，米国の医学教育に用いられていた指導体制であり，その後，米国の看護学生や新人看護師などの指導体制として取り入れられた[11]。しかし，プリセプターシップを明瞭に規定した文献は少なく，数名の研究者が，プリセプターシップの規定を試みることの必要性を示唆した[12,13]。

　海外の文献を概観した結果，プリセプターシップには，「病院に就業する看護師がプリセプターとして新人看護師または看護学生を指導する体制」[1,2]という規定があることを確認した。この規定が示すように海外のプリセプターシップは，看護基礎教育機関に在籍する最終学年の学生の実習，高度な看護実践・管理・教育能力の修得を目指す大学院生の実習，新人看護師のオリエンテーションなどに用いられている[14]。

　一方，わが国の文献を概観した結果，プリセプターシップには，次の2種類の規定があることを確認した。第1は，「先輩看護師1名が一定の期間，新人看護師を個別に指導する体制」[3,15,16,17]という規定である。これは，どのような体制により新人看護師を指導するのかという指導体制に焦点を当てた規定である。第2は，「新人看護師のリアリティショックの緩和，職場適応，役割移行の促進を目的とした教育方法の一形態」[17,18]という

規定である。これは，プリセプターシップを導入する目的に焦点を当てた規定である。

以上は，プリセプターシップの規定に向け，次の2点を示唆する。第1に，海外のプリセプターシップは，看護学生，大学院生，新人看護師を教育の対象としている。第2に，わが国のプリセプターシップの規定は，海外の規定がその教育の対象を看護学生，大学院生，新人看護師としているのに対し，新人看護師のみを教育の対象としている。また，わが国のプリセプターシップの規定は，指導体制とその目的を示している。

上述の検討に基づき，教育の対象を新人看護師のみに限定し，指導体制・目的を含むものとして，プリセプターシップは次のように規定できる。

プリセプターシップとは，新人看護師のリアリティショックの緩和，職場適応，役割移行の促進を目指し，プリセプターの役割を担う看護師1名が，一定の期間，新人看護師1名を担当し，病棟業務を行いながら，その新人看護師への指導を個別に展開する体制である。

(2) プリセプター

プリセプターとは，個別指導教員(tutor)または指導者(instructor)[1,2]を意味する用語である。海外の文献を概観した結果，次の規定の存在を確認した。プリセプターとは，「病棟に所属し，通常の病棟業務に加えて，新人看護師，看護学生，大学院生を個別に指導する看護師」[1,2,13]である。また，わが国の文献を概観した結果，次の規定の存在を確認した。プリセプターとは，「病棟に所属し，通常の病棟業務に加えて，1名の新人看護師に対して，一定の期間，指導を個別に担当する看護師」[19,20]である。

以上は，プリセプターの規定に向け，次の2点を示唆する。第1に，海外およびわが国のプリセプターは，病棟に所属し，病棟業務を行いながら，教育の対象者を指導している。第2に，わが国のプリセプターは，海外のプリセプターが新人看護師に加え，看護学生，大学院生を指導しているのに対し，新人看護師のみを指導している。

上述の検討に基づき，プリセプターは次のように規定できる。

プリセプターとは，病棟に所属し，病棟業務を行いながら，プリセプターシップの実施期間，1名の新人看護師を担当し，その指導を個別に展開する役割を担う看護師である。

(3) プリセプティとしての新人看護師

プリセプティとは，実際的な専門職的経験と訓練を受けるためにプリセプターの指導を受ける者[1]を意味する用語である。海外のプリセプターシップは，新人看護師に加え，看護学生，大学院生を教育の対象とし，この場合，3者すべてがプリセプティとなる。

現在，日本の病院は，プリセプターシップを新人看護師の指導体制として導入しており，本項が対象とするプリセプター研修も新人看護師指導のみに着眼している。そこで，プリセプティを新人看護師のみに限定する。また，新人看護師を次のように規定する。新人看護師とは，プリセプターシップの実施期間，プリセプターから指導を受ける看護師である。この看護師は，看護基礎教育課程を修了直後，国家試験に合格して免許を取得し，病院に就職して1年未満の看護師とする。それは，多くの病院が，職業活動を開始してから1年未満の看護師を新人と呼び，特別な教育システムやプログラムを計画・実施し，支援している[21]ことを根拠とする。

2）新人看護師の理解

　看護過程の展開に際し，看護の対象理解は最も重要な要素の1つである。どのように豊富な知識や卓越した技術を持っていても，看護の対象を理解できなければ，看護の目標を達成することはできない。同様に，教育過程の展開に際しても，教育の対象となる人々がどのような存在であるのかを理解することは極めて重要である。それは，プリセプターの役割を担う看護職者が，その部署の看護に必要な知識や技術を新人看護師が修得できるよう支援していく必要があることに起因する。そのためには，いかに必要な知識や技術に精通していても，指導の対象となる新人看護師を理解できなければ，教育の目標を達成することはできない。

　看護における対象理解を容易にするために，看護師は多様な枠組みを用いる。古くは，ヘンダーソン（Henderson, V.）の基本的ニード14項目やアブデラ（Abdellah, F. G.）の看護問題21項目，ゴードン（Gordon, M.），近年は，オレム（Orem, D.）やロイ（Roy, S. C.）の理論に基づく枠組みなどを使用してきた。これらを活用し，看護師は，対象を理解し，その対象にあった個別性のある看護の提供を目指してきた。同様に，教育における対象理解を容易にするためにも，対象理解に活用できる枠組みが必要である。プリセプター研修を受け，プリセプターの役割を担う看護師がこれらの枠組みを活用し，担当する新人看護師を理解すれば，個別性の高い指導計画を立案でき，教育目標達成に役立てられる。

　看護教育学研究の成果のなかには，新人看護師の行動の総体を表す概念を創出した研究[8]があり，この研究成果は，新人看護師を理解するために有用な知識となるとともに，プリセプターの役割を担う看護師が，担当する新人看護師を理解するための枠組みとして活用可能である。

　先行研究のなかには新人看護師を対象とした研究が多数存在するにもかかわらず，次のような背景を受け，この研究を実施するに至った。これまでに実施された新人看護師に関する研究の圧倒的多数は，プリセプターシップにおける教育対象としての新人看護師の状況理解に向け，新人看護師自身の知覚をデータとし，体験・経験[22]，直面する問題や課題[23]，就業意欲とその影響要因[24]等を解明していた。また，研究成果は，一貫して，新人看護師が職業活動を通して強い不安や恐怖，ストレスを伴う否定的な経験をしていることを示していた[25]。強い情動や否定的な経験は個々人の知覚を歪める可能性があり[26]，これは，新人看護師が自己の状況を正確に知覚することの困難さと，新人看護師自身の知覚をデータとする実態解明の限界を表す。新人看護師の包括的な理解に向けては，その知覚に加え，客観的な状況の解明が必要不可欠である。

　先行研究のなかには，新人看護師の状況の客観的な把握に向け，観察を通し，行動の解明を試みた研究[27]も存在した。しかし，その研究は，看護技術という特定の側面に着目しており，行動の総体を解明してはいなかった。行動の総体を解明することは，新人看護師の状況を客観的かつ包括的に理解することを促進するとともに，それらは，行動の理解に向けた枠組みとしても活用可能である。

　これらを前提として，新人看護師が病院に就職し，所属部署に配属されてから3週間の行動の総体を解明する看護教育学研究[8]を行った。その結果，次に示す新人看護師の行

動を表す9概念が創出され，これらは新人看護師全般の理解や新人看護師個々の行動を理解するための枠組みとして活用できる。

●新人看護師の行動を表す概念（図4-1）

【先輩看護師追従による未修得部分の発見と獲得】

　この概念は，新人看護師が，先輩看護師の看護や業務に同行し，その行動を観察することによって，自己の看護や業務に欠落している内容を発見したり，学生時代には修得していなかった知識や技術を獲得している行動を表す。

　新人看護師は，先輩看護師の看護や業務に同行するだけでなく，学生時代には修得していなかった術前点眼や，座位耐性テストの準備等には，自ら進んで同行していた。また，輸液管理に向けた患者状態の観察不足を指摘される等，実践上の誤りに気づいたときには，先輩看護師の行動を観察し，適切な方法を確認していた。新人看護師は，先輩看護師と共に看護や業務を実践するなかで，自己の実践に不足している内容に気づいたり新たな知識や技術を修得したりしていた。

【看護師としての模範の発見と同一化】

　この概念は，新人看護師が，先輩看護師の行動や，患者への実践の効果を観察しながら，無意識のうちに看護師としての所作や実践を模倣し，同一化していく行動を表す。

　新人看護師は，転倒し落胆している患者に対して対応できずにいるときに，先輩看護師が患者の心情に配慮しながらも転倒予防に向けて効果的に指導する態度に感心する等，看護師として模範となる行動を発見していた。また，患者の病室を訪ねたときや，申し送りを聴取するときに先輩看護師と同じように挨拶する等，看護師らしいふるまいを自然と模倣していた。

【単独実施義務自覚による実践決行と支援要請躊躇】

　この概念は，新人看護師が，血圧測定等の既に学生時代に修得していたり，病棟に配属されて数回経験した看護実践に対して単独で実施できなくてはならないと感じ，実施が困難な状況においても何とかやり遂げようとし，そのために支援の要請をためらっている行動を表す。

　新人看護師は，看護基礎教育課程において修得している血圧測定や，既に何度か経験した患

図4-1　新人看護師の行動を表す概念

- 先輩看護師追従による未修得部分の発見と獲得
- 看護師としての模範の発見と同一化
- 単独実施義務自覚による実践決行と支援要請躊躇
- 否定的評価回避失敗と挽回の試み
- 目標達成過程からの脱落と復帰
- 資源依存による目標達成と資源枯渇による応用開始
- 担当業務量時間内処理のための所要時間短縮化
- 他者支援受け入れによる専門領域への参入
- 臨床状況理解進展による看護の個別化と円滑な業務遂行

者の輸液チューブの除去等に対して，自分1人でも実施できなければならないと感じ，その遂行にあたって不安や困難を感じた場合にも，実施方法を工夫しながら強引に実践を進めたり，先輩看護師への支援を要請できずに躊躇したりしていた。

【否定的評価回避失敗と挽回の試み】
　この概念は，新人看護師が，患者や先輩看護師から否定的な評価を受けるのではないかと懸念し，これを回避しようとして，看護実践の失敗が発覚しないようにしたり，失敗が発覚し，否定的な評価を受けたときには，これを取り戻そうと試みている行動を表す。
　新人看護師が否定的評価を受けるのではないかと懸念した内容とは，血圧測定の失敗，輸液量の調整方法不明，脈拍数の体温表未記載の発覚等であった。新人看護師は，これらの失敗が露呈しないように上腕動脈の拍動が聴診できないまま血圧測定を続行したり，計算機を用いた輸液量の算出方法が分からないまま闇雲に計算を続けたりしていた。また，失敗が明らかになり患者や先輩看護師から実践の中止や交代を指示されたときには，その後に実施する処置・検査のなかから未経験ながらも対応可能な部分を見い出し，率先して行うことを通して否定的な評価を払拭しようとしていた。

【目標達成過程からの脱落と復帰】
　この概念は，新人看護師が，看護師としての目標達成に向かえずに患者との相互行為が停止したり，何らかのきっかけで相互行為を再開し再び目標達成に向かい始める行動を表す。
　新人看護師は，患者との信頼関係の崩壊，患者の面前での待機時間の活用困難，患者への危害誘発への不安等の理由から患者と相互行為が展開できなくなったり，行動自体が停止したりしていた。また，新人看護師は，先輩看護師から言葉をかけられたり，引き続き業務を遂行しようとすることをきっかけに，患者との相互行為を再開したり，中断した業務や看護に再び専念し始めたりしていた。

【資源依存による目標達成と資源枯渇による応用開始】
　この概念は，新人看護師が，様々な資源に依存し，これを活用しながら看護や業務を展開したり，資源を活用しつくした時に，既習の知識や技術を応用し始める行動を表す。
　新人看護師が依存し活用した資源とは，学生時代に修得した知識や技術，覚え書き，観察した患者や看護師の言動等であった。新人看護師は，これらの資源を頼りに担当する複数の患者の状況を理解し，輸液管理，与薬，症状緩和・日常生活援助等の種々雑多な業務を手順や計画通りに行い，患者の個別状況に合わせた看護を展開していた。その一方，新人看護師は，それらの資源のみでは，円滑に看護や業務を遂行することが困難な場面に遭遇し，基本的な原理・知識・技術の適用範囲を拡大したり，方法を工夫したりし始めていた。

【担当業務量時間内処理のための所要時間短縮化】
　この概念は，新人看護師が，担当した業務を勤務時間内に終了させるために，所要時間を短縮しようとする行動を表す。
　新人看護師は，患者との会話を手短かにすませる，廊下を走るなど，迅速に行動して予定時刻までに業務を終了させようとしていた。また，患者の情報を収集しながら記録をするなど，複数の技術を同時に行い業務にかかる所要時間を短縮しようとしていた。

【他者支援受け入れによる専門領域への参入】
　この概念は，新人看護師が配属された病棟独自の看護や業務を展開する際に，他の看護師，医師，患者等から支援を受けながら，専門性の高い看護を実現していく行動を表す。
　新人看護師が支援を受け入れた看護や業務とは，下腿の観血的整復内固定術後の患者のギプスカット，心筋梗塞の患者に対する微量持続注入ポンプによる輸液管理，大腿骨の人工骨頭置換術後2日目の患者の清拭等であった。新人看護師は，看護基礎教育課程においてこれらの患

者の目標達成に向かうための知識や技術を修得しておらず，自分でも，既習の知識や技術では対応できないと判断し，指導看護師へ同行を依頼したり，医師や指導看護師からの指摘や指示を遵守したりしていた。新人看護師は，患者を含む多様な人々からの配慮により，心理的な安定を保つ一方，厳しい指摘や指示をも受け，これを懸命に遵守しながら複雑な業務や看護を遂行し，その病棟において円滑に役割を遂行するために必要な専門性の高い知識・技術を身につけていた。

【臨床状況理解進展による看護の個別化と円滑な業務遂行】

この概念は，新人看護師が就職し，配属病棟において実際の業務や看護実践を展開するなかで，病棟環境を構成する様々な諸要素や，そこで療養する個々の患者に対する理解が進み，患者の個別性に合った看護実践と，病院に勤務する看護職員としての業務を円滑に展開できるようになる行動を表す。

新人看護師が理解した病棟環境を構成する諸要素とは，病棟の構造，物品の保管場所，備品の使用方法，病棟の規則等であった。新人看護師は，日々実践を重ねるなかで，これらの要素に対する理解を深めていた。また，同じ患者を何度か受け持ち，相互行為を重ねながら，その患者の治療計画や，問題状況を把握し，患者の心情に共感するようになると共に，その個別状況に合わせた看護を展開し始めていた。さらに，初めは戸惑っていた記録，処置，輸液管理等も円滑に行うようになっていた。

3) プリセプターの理解
(1) プリセプターの役割の理解

プリセプターとして新人看護師を指導する看護師の多くが，役割の曖昧さや役割葛藤に苦しんでいる。このような状況を打開するためには，プリセプターがどのような役割を担っているのかを明瞭にする必要がある。役割という用語は，日常的にもよく使用される。そのため，この用語が何を意味するのかを正確に理解しないまま，役割を成文化する作業に取り組んだ結果として，プリセプターとして新人看護師に何をどのように指導していくのか，また，プリセプターとしての通常業務が何かを記述してしまうといった失敗を犯すことがある。「何をどのように指導するのか」すなわち指導内容や指導時期，方法は各部署の専門により異なり，プリセプターとしての通常業務も同様である。そのため，これらを役割の理解として集合教育による研修の目的に設定しても，それを担当する看護師は「各部署であまりにも内容が異なるため，どのように授業を進めればよいのかわからない」といった問題に直面することは必然である。指導内容，指導時期，指導方法，その他関連業務などは必要に応じて各部署が整理し，プリセプターを担当する看護師に情報として提供されるべき内容である。

役割とは，集団や社会のなかである地位を占める人間に期待される行動[28,29,30,31]であり，プリセプターが次のような行動を期待される役割であることを看護教育学研究は明らかにした。

> **プリセプターの役割**
> a. 個別性を反映した指導を提供できるように，新人看護師の情報を多角的に収集し，それを反映した指導計画を立案する。
> b. 指導目標達成を目指して，指導計画に沿った指導と評価を実施する。
> c. 指導目標達成と医療事故防止を目指して，新人看護師の状況と共にその場の状況を査定し，査定結果に応じて指導方略を使い分ける。
> d. 新人看護師が業務を継続できるように，問題現象の解説や心理的支援を行う。
> e. プリセプター不在時に新人看護師指導を継続し，新人看護師が苦しみ，困り，思い煩う原因となる状況を低減するために，病棟看護師やクライエントから指導への協力を取り付ける。
> f. 看護の質を保証し，職場適応を促進するために，新人看護師の援助に伴う緊張感を緩和すると共に，不足部分を発見し，その部分を補う。
> g. 新人看護師指導を円滑に進めるために，それと並行して実施する業務を計画的に推進する。

7つの役割は，部署の特殊性や専門性を問わない，普遍的な内容により構成されており，a.からg.の役割を果たすために，プリセプター個々が具体的に何をしていけばよいのかを考えられる。

例えば，「a.個別性を反映した指導を提供できるように，新人看護師の情報を多角的に収集し，それを反映した指導計画を立案する」という役割は，指導計画をどのように立案するのかを理解せずして果たすことはできない。研修を受けてこの役割を学習したプリセプターが自己学習してもよいし，プリセプター研修を担当する看護師がこれを次の研修内容としてもよい。また，「b.指導目標達成を目指して，指導計画に沿った指導と評価を実施する」という役割は，教育評価に関する知識なくして果たすことはできない。a.と同様に研修を受けてこの役割を学習したプリセプターが自己学習してもよいし，プリセプター研修を担当する看護師がこれを次の研修内容としてもよい。

(2) 役割遂行過程においてプリセプターが呈する行動

プリセプターの役割を担う看護師は，その責任に重圧を感じており，プリセプターを担当し，多様な問題に直面したことを契機として離職に至るケースも少なからず存在する。これらを防止するためには，プリセプターの役割遂行過程を通して，その役割を担った看護師が現実にどのような行動を呈しているのかを理解することは有効である。それは，プリセプターとしての自身の行動を予期するとともに，活動開始後は自身の状況を客観視することにもつながるためである。

これらを前提として，プリセプターとして新人看護師を指導する看護師の行動を2年間に渡り観察し，役割を果たす過程を通してプリセプターが呈した行動の総体を解明する看護教育学研究[7]を行った。その結果，次に示すプリセプターの行動を表す13概念が創出された。

Ⅰ．新人看護師の指導を担当するプリセプター養成を目的とした研修　203

●プリセプターの行動を表す概念（図4-2）
【指導計画個別化のための新人看護師情報の収集】
　この概念は，プリセプターが，担当する新人看護師個々に応じた指導計画を立案するために，本人や周囲の人々から新人看護師に関する様々な情報を入手するという行動を表す。
　プリセプターが入手した情報とは，新人看護師の知識・技術の修得状況，職場への適応状況，新人看護師の個人特性などであった。プリセプターは，指導計画を個別化していくために，これらの情報を新人看護師自身あるいは周囲の看護師や他の新人看護師から入手し，それに基づき，担当する新人看護師の状況を把握していた。

【計画的・個別的指導と評価】
　この概念は，プリセプターが，計画に基づき新人看護師個々に応じた指導を展開すると共に，新人看護師を観察して指導目標をどの程度達成できているのかを確認するという行動を表す。
　プリセプターは，新人看護師個々の技術修得状況や技術を実施した経験の有無に応じて，解説・演示・物品の提示などを行っていた。また，プリセプターは，新人看護師の言動を観察し，実践の円滑さや判断の適切さを確認したり，学習課題を見出したりしていた。

【新人看護師観察による問題の発見と解決方法の提示】
　この概念は，プリセプターが，新人看護師の状況を観察し，彼らが遭遇する様々な問題を予測・発見し，それらの問題を解決する方法を示すという行動を表す。
　プリセプターが予測・発見した新人看護師の問題とは，技術提供の誤り，職場適応の遅れ，病棟看護師との関係悪化などであった。プリセプターは，それらの問題の存在に気づいたと

```
┌─────────────────────────────────────────────┐
│  ┌─────────────────────────────────────┐    │
│  │ 指導計画個別化のための新人看護師情報の収集 │    │
│  └─────────────────────────────────────┘    │
│  ┌─────────────────────────────────────┐    │
│  │ 計画的・個別的指導と評価                │    │
│  └─────────────────────────────────────┘    │
│  ┌─────────────────────────────────────┐    │
│  │ 新人看護師観察による問題の発見と解決方法の提示 │  │
│  └─────────────────────────────────────┘    │
│  ┌─────────────────────────────────────┐    │
│  │ 自律的学習に向けた新人看護師への支援保留    │    │
│  └─────────────────────────────────────┘    │
│  ┌─────────────────────────────────────┐    │
│  │ 新人看護師業務継続推奨に向けた問題現象の解説 │   │
│  └─────────────────────────────────────┘    │
│  ┌─────────────────────────────────────┐    │
│  │ 新人看護師緊張緩和とクライエント不安防止による相互行為の円滑化 │
│  └─────────────────────────────────────┘    │
│  ┌─────────────────────────────────────┐    │
│  │ 新人看護師心情ケアによる悲嘆から平常心への誘導 │  │
│  └─────────────────────────────────────┘    │
│  ┌─────────────────────────────────────┐    │
│  │ 新人看護師行動補足と代行による看護の質保証  │    │
│  └─────────────────────────────────────┘    │
│  ┌─────────────────────────────────────┐    │
│  │ 指導継続のための病棟看護師との連携       │    │
│  └─────────────────────────────────────┘    │
│  ┌─────────────────────────────────────┐    │
│  │ 新人看護師指導・看護実践の並進と競合     │    │
│  └─────────────────────────────────────┘    │
│  ┌─────────────────────────────────────┐    │
│  │ 計画外指導着想と実施による指導計画の破綻  │    │
│  └─────────────────────────────────────┘    │
│  ┌─────────────────────────────────────┐    │
│  │ 担当業務の問題対処に伴う指導の中断と再開  │    │
│  └─────────────────────────────────────┘    │
│  ┌─────────────────────────────────────┐    │
│  │ 指導者役割披露によるクライエントからの激励受理 │ │
│  └─────────────────────────────────────┘    │
└─────────────────────────────────────────────┘
```

図4-2　プリセプターの行動を表す概念

き，技術の誤りを指摘したり，問題を修正したりしていた。また，新人看護師と病棟看護師の関係が悪化しない方法を助言したりしていた。

【自律的学習に向けた新人看護師への支援保留】
　この概念は，プリセプターが，判断やそれに基づく学習を促すために，新人看護師からの要請に対する支援を保留するという行動を表す。
　プリセプターは，新人看護師が自ら判断できるように，援助の方法などについて支援を求められてもすぐにそれには対応せず，一時的に待機したり熟考するよう伝えたりしていた。

【新人看護師業務継続推奨に向けた問題現象の解説】
　この概念は，プリセプターが，問題に直面したことを契機に中断した業務に新人看護師が再び取り組み始められるよう，その現象を解説するという行動を表す。
　プリセプターが新人看護師に解説していた現象は，クライエントが新人看護師の援助を拒否したり，悪化する病状に苛立っているクライエントが新人看護師に対して怒りや不満をぶつけたりするといった状況であった。プリセプターは，新人看護師が直面している問題を理解し，中断している業務に再び取り組み始められるように，自己や他の看護師の経験を活用したり，クライエントの情報を提示したりして，クライエントの心情や新人看護師自身の行動を解説していた。

【新人看護師緊張緩和とクライエント不安防止による相互行為の円滑化】
　この概念は，プリセプターが，クライエントを面前にした新人看護師の緊張を和らげると共に，新人看護師の援助を受けるクライエントの不安も防ぎ，両者の相互行為が円滑に進むように関係を取り持つという行動を表す。
　プリセプターは，新人看護師の緊張を和らげるために，微笑みながら援助を誘導したり，クライエントに新たな話題を提供して新人看護師に対する関心を拡散させたりしていた。同時に，クライエントの不安を喚起させないよう病室での新人看護師への注意や病棟看護師との新人看護師に関する情報交換を最小限に留めていた。これらのことを通して，プリセプターは，新人看護師とクライエントの関係を取り持ち，その相互行為が円滑に進むよう支援していた。

【新人看護師心情ケアによる悲嘆から平常心への誘導】
　この概念は，プリセプターが，悲嘆に暮れる新人看護師の心情を癒して，平常心に戻れるよう導くという行動を表す。
　プリセプターは，クライエントとの関係形成に失敗して落ち込んだり，援助を拒否されて泣いたりしている新人看護師の状況を観察し，その心情を癒せる場所を探していた。また，その場所を確保して，新人看護師の心情に共感したり，慰めたりして，悲嘆に暮れている新人看護師が平静な心を取り戻せるようにしていた。

【新人看護師行動補足と代行による看護の質保証】
　この概念は，プリセプターが，新人看護師の不足部分を発見し，その部分を補ったり，代行したりすることにより，クライエントに提供する看護の質を保つという行動を表す。
　新人看護師の不足部分とは，物品・手順・手技，それに伴うクライエントとの相互行為などであった。プリセプターは，これらをあるときは自ら発見し，またあるときは新人看護師からの要請を受けたりして，それを補ったり，代行したりして，クライエントに提供する看護の質を一定に保っていた。

【指導継続のための病棟看護師との連携】
　この概念は，プリセプターが，自己の不在時にも指導を継続するために，病棟看護師と情報を交換して協力し合うという行動を表す。

プリセプターは，自己の不在時にも指導を継続できるように指導計画や新人看護師の実践経験に関する情報を病棟看護師に伝えていた。また，新人看護師の指導に対する病棟看護師の不満や負担感などに配慮したり，怒りに共感したりしながら，指導を継続していけるように協力を依頼していた。

【新人看護師指導・看護実践の並進と競合】
　この概念は，プリセプターが，新人看護師への指導とクライエントへの看護実践を同時に進めたり，どちらか一方を優先させて片方をあきらめたりするという行動を表す。
　プリセプターは，自己の担当する業務量を病棟看護師と調整したり，クライエントへの援助の成否を確認してから新人看護師への指導を開始したりして，新人看護師への指導と受け持ちクライエントへの看護実践を両立させようとしていた。その一方，クライエントへの援助を優先しなければならず，新人看護師への指導を省略したり，あきらめたりしていた。また，クライエントへの援助が遅れることを心配しながらも，新人看護師のペースに合わせて指導計画を進めていた。

【計画外指導着想と実施による指導計画の破綻】
　この概念は，プリセプターが，計画外の指導を思い付き，それを行おうとするものの，そこに生じた事態に対応できず，計画外の指導と本来の指導双方をあきらめざるを得なくなるという行動を表す。
　プリセプターは，これから指導する新人看護師の状態を改めて思い起こすことを通して，計画していなかった指導を思い付き，それを本来の指導に付け加えようとしていた。しかし，指導しようとする新人看護師をすぐには探し出せないなど思うように指導を進められなくなり，計画外の指導とともに予定していた指導をも滞らせたり，断念したりしていた。

【担当業務の問題対処に伴う指導の中断と再開】
　この概念は，プリセプターが，自らの業務進行上の問題を引き起こし，それに対処するために指導を中断したり，対処を終えて中断していた指導を再開したりするという行動を表す。
　プリセプターは，必要な業務や手技を忘れるなど指導以外の業務を進行する上での問題を引き起こしてしまったとき，指導を中断し，それらの対処に集中していた。また，それらの対処を終えると同時に，新人看護師への指導を中断していたことに気づき，再び指導を開始していた。

【指導者役割披露によるクライエントからの激励受理】
　この概念は，プリセプターが，新人看護師の指導者であることをクライエントに告げると共に，クライエントからの励ましの言葉を受け取るという行動を表す。
　プリセプターは，指導している新人看護師をクライエントに紹介すると共に，自分が指導者であることを伝えていた。また，指導者であることを知ったクライエントから励ましの言葉をかけられ，それに対して謝意を表明していた。

　プリセプターの行動を表す13概念は，2年間，観察を継続し収集したデータを分析した結果であり，対象者は臨床経験2年から20年の範囲の看護師を包含する。13概念は，プリセプターとして新人看護師を指導する看護師が，成功だけではなく失敗も数多く経験しながら，その役割を果たそうとしていることを如実に示している。
　プリセプターの役割を理解するとともに，既にその役割を担っている看護師が，13概念のように行動しながら，役割を果たそうとしている事実を研究成果を通して理解することは，重圧に押しつぶされそうになっている未来のプリセプターを勇気づける。それとと

もに，これからプリセプターとして活動するであろう自己を具体的にイメージ化させ，活動開始後はプリセプターとしての自己分析にも有用である。

❷ 研修計画の作成

　研修計画と授業計画案の作成に関しては，第2章の「Ⅲ.院内教育プログラムの展開に必要な基礎知識」に概説したように，4つのステップを必要とすることを述べた。また，ステップ1「研修の目的・目標の明確化」は次の4段階を必要とする。この4段階とは，研修内容の特定，研修内容に対応する目標領域の決定，研修各内容の目標レベルの決定，決定したレベルに応じた目標の記述である。

　以下，「プリセプターシップの理解」「教育の対象としての新人看護師の理解」「プリセプターの理解」を研修の構造とした研修計画の作成過程を紹介する。これは上記4段階のうち，研修内容に対応する目標領域の決定，研修各内容の目標レベルの決定，決定したレベルに応じた目標の記述に該当する。

1) 目標領域の決定

　研修計画を作成するために，構造化された研修内容「プリセプターシップの理解」「教育の対象としての新人看護師の理解」「プリセプターの理解」が認知，精神運動，情意の3領域，どれに対応するのかを考え，決定する必要がある。

　「プリセプターシップの理解」「教育の対象としての新人看護師の理解」「プリセプターの理解」は，いずれも知的活動に関わる内容であり，認知領域の目標設定が必要である。また，看護師は，後輩の指導を担う責務を持っている。「プリセプターシップの理解」「教育の対象としての新人看護師の理解」「プリセプターの理解」に向け学習すること自体が，後輩の指導に関する責務を持つ看護師としての価値観，信念等に影響を受ける。そのため，認知領域に加え，情意領域の目標設定が必要である。

　以上のように検討し，研修計画の作成に向け，構造化された研修内容の目標を認知，情意の2領域に設定することに決定した。

2) 目標レベルの決定

　構造化された研修内容「プリセプターシップの理解」「教育の対象としての新人看護師の理解」「プリセプターの理解」の目標を認知，情意2領域に設定することを決定した。次に，何をどこまで学ぶのか，教えるのかの「どこまで」に該当する部分，すなわち，認知領域，情意領域のどのレベルの目標達成を目指すのかを決定する。レベルは，対象者の背景，研修に活用できる時間なども吟味した上，決定する必要がある。短い時間しか確保できないにもかかわらず，高次のレベルの目標を設定しても，達成することはできない。ここでは，研修の対象者を，これまでプリセプターの経験がなく，次年度からプリセプターの役割を担う看護師とし，研修時間を3時間(1.5時間×2回)と想定した計画案を紹介する。

● 「プリセプターシップの理解」

新人看護師の指導体制としてのプリセプターシップは，海外から導入されており，適切な日本語に訳されることなく，広く普及してしまった用語である。「プリセプターシップの理解」「教育の対象としての新人看護師の理解」「プリセプターの理解」のうち「プリセプターシップの理解」は，このような背景を考慮し，プリセプターシップ，プリセプター，プリセプティという基本的な用語を正確に理解する必要性があるという判断に基づき構造化された。認知領域の目標は，「知識」「理解」「応用」「分析」「総合」「評価」の順に階層化され，このように考えたとき，「プリセプターシップの理解」は，「理解」レベルの目標を設定すればよいと判断できた。理解とは，わかること，素材を記述し説明する能力[32]を意味する。

● 「教育の対象としての新人看護師の理解」

看護師にとって看護の対象理解が重要であるように，プリセプターにとって教育の対象理解は，看護のそれと同等に重要である。このように考えたとき，「教育の対象としての新人看護師の理解」は，その目標のレベルが「プリセプターシップの理解」より高次である必要がある。研修の対象者は，プリセプターとして新人看護師を指導した経験がなくても，これまで何らかの形で新人看護師と関わり，その行動を観察したり，情報を耳にした経験を持つはずである。プリセプターとしての役割を果たすためには，まず第1に新人看護師の行動を客観的に分析的に理解できる必要がある。このように考えたとき，「知識」「理解」「応用」「分析」「総合」「評価」の順に階層化された認知領域の目標のうち，「教育の対象としての新人看護師の理解」は，「分析」レベルの目標を設定すべきであると判断できた。分析とは，資料を構成要素や部分に分解し，それら相互の関連を明らかにする能力[32]を意味する。

また，新人看護師にそれほど興味を持っていなかった研修の対象者も新人看護師の理解を通して，指導対象としての新人看護師の理解に対する重要性や意義を感じるようになってほしい。情意領域の目標は，「受容」「反応」「価値づけ」「価値の組織化」「価値の個性化」の順に階層化され，このように考えたとき「教育の対象としての新人看護師の理解」は，情意領域として「価値の組織化」レベルの目標を設定すべきであると判断できた。また，新人看護師の行動を表す概念を使用し，短時間のグループワークと発表を計画することを通して，情意領域「価値の組織化」レベルの目標も達成できると判断できた。「価値の組織化」とは，複雑な価値体系を発達させる[33]ことを意味する。

● 「プリセプターの理解」

複数の研究成果や報告は，プリセプターを経験したことのない看護師がこの役割に脅威を感じていることを明らかにしている。企画された研修がこの脅威に拍車をかけるような事態を招いてはいけない。プリセプターの役割や多くのプリセプターが失敗や成功の経験を繰り返しながら，十分に役割を果たせるようになることを研修を通して理解してほしい。また，研修の対象者には，プリセプターという役割を担うことに積極的になってほし

い。このように考えたとき，「知識」「理解」「応用」「分析」「総合」「評価」の順に階層化される認知領域の目標のうち，「プリセプターの理解」は，「理解」レベルの目標設定が妥当であると判断できた。

　また，この役割に脅威を感じていたり，無関心であった看護師も，研修を通して学習を積んでいけば役割を果たせるかもしれない，また，果たしてみたいと思うようになってほしい。このように考えたとき，「受容」「反応」「価値づけ」「価値の組織化」「価値の個性化」の順に階層化される情意領域の目標のうち，「プリセプターの理解」は，「受容」レベルの目標設定が妥当であると判断できた。受容とは，重要な価値，態度，信念への気づき，状況に対する敏感さ[33]を意味する。

3）目的・目標の記述

上記の過程を経て次のような目的・目標を設定した。

●研修の目的

　次年度よりプリセプターとして新人看護師の指導を担当するために必要な基礎的知識と態度を修得する。

●一般目標

A．プリセプターシップとは何かを，その発祥やわが国への導入の経緯，関連用語の学習を通し，正確に理解する。　　　　　　　　　　　　　　　「プリセプターシップの理解」
B．プリセプターシップにおける教育対象となる新人看護師を理解する。
　　　　　　　　　　　　　　　　　　　　　　　　　「教育の対象としての新人看護師の理解」
C．プリセプターシップにおけるプリセプターの役割を理解し，役割遂行に向けての各自の学習課題を明らかにする。　　　　　　　　　　　　　　　　　　「プリセプターの理解」

●行動目標

A-1．プリセプターシップ発祥とわが国への導入の経緯について説明する。（認知：知識）
A-2．米国とわが国におけるプリセプターシップの相違について説明する。（認知：知識）
A-3．プリセプターシップについて正しい用語の定義を選択する。　　　　（認知：理解）
A-4．プリセプティという用語を定義する。　　　　　　　　　　　　　　（認知：知識）
A-5．プリセプターという用語を定義する。　　　　　　　　　　　　　　（認知：知識）
B-1．病院に就業する新人看護師の現状を厚生労働省・文部科学省の施策，日本看護協会の活動を用いて説明する。　　　　　　　　　　　　　　　　　　（認知：理解）
B-2．各自の新人看護師時代の代表的な失敗を想起する。　　　　　　　　（認知：知識）
B-3．新人看護師の行動を表す概念を6つ以上列挙する。　　　　　　　　（認知：知識）
B-4．新人看護師の行動を表す概念を使用して，新人看護師の失敗事例を分析する。
　　　　　　　　　　　　　　　　　　　　　　　　　　　　　　　　　（認知：分析）
B-5．新人看護師の事例分析に積極的に参加する。　　　　　　　　（情意：価値づけ）

B-6. 事例の分析を通して，新人看護師擁護に後輩育成という視点から賛成する。

(情意：価値の組織化)

C-1. プリセプターの役割を7項目記述する。　　　　　　　　　　(認知：理解)
C-2. 指導内容と役割の相違を区別する。　　　　　　　　　　　　(認知：理解)
C-3. プリセプターの行動を表す概念を7つ以上列挙する。　　　　(認知：知識)
C-4. プリセプターの役割を果たすために必要な各自の課題を述べる。(認知：理解)
C-5. 看護専門職者として，後輩である新人看護師の職場適応を促進する責務を認める。

(情意：受容)

C-6. 新人看護師の職場適応に向け，プリセプターの必要性を認める。　(情意：受容)

これらを研修計画書の書式に入れると表4-1に示すようになる。

表4-1　プリセプター研修の研修計画書

研修名	プリセプター研修
対象者	次年度初めてプリセプターの役割を担う看護師
方　法 (授業形態)	90分の集合教育2回(講義と演習)＋自己学習
目　的	次年度よりプリセプターとして新人看護師の指導を担当するために必要な基礎的知識と態度を修得する。
目　標	1. プリセプターシップ発祥とわが国への導入の経緯について説明する。 2. 米国とわが国におけるプリセプターシップの相違について説明する。 3. プリセプターシップについて正しい用語の定義を選択する。 4. プリセプティという用語を定義する。 5. プリセプターという用語を定義する。 6. 病院に就業する新人看護師の現状を厚生労働省・文部科学省の施策，日本看護協会の活動を用いて説明する。 7. 各自の新人看護師時代の代表的な失敗を想起する。 8. 新人看護師の行動を表す概念を6つ以上列挙する。 9. 新人看護師の行動を表す概念を使用して，新人看護師の失敗事例を分析する。 10. 新人看護師の事例分析に積極的に参加する。 11. 事例の分析を通して，新人看護師擁護に後輩育成という視点から賛成する。 12. プリセプターの役割を7項目記述する。 13. 指導内容と役割の相違を区別する。 14. プリセプターの行動を表す概念を7つ以上列挙する。 15. プリセプターの役割を果たすために必要な各自の課題を述べる。 16. 看護専門職者として，後輩である新人看護師の職場適応を促進する責務を認める。 17. 新人看護師の職場適応に向け，プリセプターの必要性を認める。
評価方法	1. 研修の成果は主に各研修終了時提出のレポート，グループディスカッションの発表，参加態度により評価する。 2. 企画と過程の評価は2回の研修終了時，研修評価表を受講者全員に記載を依頼し，その結果により評価する。
参考文献	森真由美他：新人看護師行動の概念化．看護教育学研究，13(1)；51-64, 2004. 吉富美佐江他：新人看護師を指導するプリセプター行動の概念化．看護教育学研究，16(1)；1-14, 2007.
授業担当	副看護部長S　教育委員3名

③ 研修の授業計画案の作成

　院内教育プログラムのなかには，外部から専門家を講師として招き提供される研修もある。しかし，研修の多くは，その病院に就業する看護師が授業提供者となる。授業を提供するためには，研修計画に沿って授業計画案を作成する必要があり授業計画案作成に必要な基本的知識や授業計画案の基本的な様式を第2章(25頁)に示した。次に，これらを使用して，作成できた「プリセプター研修」の授業計画案の作成過程について説明する。

　前述した研修計画も後述する授業計画案も，各々の作成方法の具体例であるとともに，これらの研修に活用できる看護教育学研究の成果の紹介である。あくまでも，各々の一例であり，研修計画の立案，授業提供に関わる看護職者の考え方によって，多様な内容のプリセプター研修が生まれることはごく自然である。

　授業計画案を作成するためには，次の過程が必要である。作成したプリセプター研修は，1回90分の集合教育を2回，計画されている。そのため，第1に各授業へ目標を配分する必要がある。第2に配分された目標に沿って，授業計画案を作成する必要がある。

1) 各授業への目標の配分

　研修が複数回の授業から構成される場合は，どの目標を何回目の授業で達成するのか，すなわち，各授業に目標を配分する。これを実施するために，研修計画書に記述した目標17項目を見直した。

　その結果，次のように考えた。17項目の目標のうち，1から5は「プリセプターシップの理解」，6から11は「新人看護師の理解」，12から17は「プリセプターの理解」に該当する内容を包含する。このうち，6から11の「新人看護師の理解」に該当する目標が，最も認知，情意領域ともに高次であり，高次のレベルへの到達には時間を費やす必要がある。そのため，1から10を第1回，9から17を第2回の授業の目標へと配分しよう。

　目標9と10は，両授業の目標としてあえて重複させ，第1回の授業における目標9と10の達成に向けては，参加者自身の新人時代の状況の分析と可能な範囲による発表を計画し，事例分析の課題を宿題として提示する。第2回の授業における目標9と10の達成に向けては，授業の最初に，グループワークを計画し，事例分析の結果をまとめ，発表するという展開を計画した。これらを通して目標11の達成を目指す。

　また，2回の授業の内容が明瞭に理解できるように，第1回の授業を「プリセプター研修1－新人看護師の理解－」第2回の授業を「プリセプター研修2－プリセプターへの道－」と命名した。

　さらに，第1回，第2回の授業ともに「1'. プリセプター研修全目標の中から本授業の目標を選別する」という目標を追加することとした。それは，参加者が，研修の目的を常に念頭に置き，目的意識を明瞭に持ちながら研修に参加してほしいという授業提供者の意思を反映した結果である。これらは次のように整理できる。

プリセプター研修1－新人看護師の理解－
　目　　標：1'．プリセプター研修全目標の中から本授業の目標を選別する。
　　　　　　　1．プリセプターシップ発祥とわが国への導入の経緯について説明する。
　　　　　　　2．米国とわが国におけるプリセプターシップの相違について説明する。
　　　　　　　3．プリセプターシップについて正しい用語の定義を選択する。
　　　　　　　4．プリセプティという用語を定義する。
　　　　　　　5．プリセプターという用語を定義する。
　　　　　　　6．病院に就業する新人看護師の現状を厚生労働省・文部科学省の施策，日本看護協会の活動を用いて説明する。
　　　　　　　7．研修生各自の新人看護師時代の代表的な失敗を想起する。
　　　　　　　8．新人看護師の行動を表す概念を6つ以上列挙する。
　　　　　　　9．新人看護師の行動を表す概念を使用して，新人看護師の失敗事例を分析する。
　　　　　　10．新人看護師の事例分析に積極的に参加する。
　授業形態：講義
　授業担当：副看護部長S，教育委員3名
　内　　容：1．研修の目的・目標と構造，第1回の目標
　　　　　　2．プリセプターシップの理解　①発祥とわが国への導入，②用語の理解
　　　　　　3．新人看護師今昔物語
　　　　　　　　奨学金貸与による看護師マンパワーの確保とお礼奉公の時代
　　　　　　　　豊かな経済的背景に裏づけられた職場，職業自由選択の時代
　　　　　　4．新人看護師が呈する問題と厚生労働省・文部科学省の施策，日本看護協会の活動
　　　　　　5．新人看護師の理解「新人看護師の行動を表す概念」
　　　　　　6．自身の新人時代の状況分析と発表
　　　　　　7．まとめ(レポート)
　　　　　　　　宿題「新人看護師の失敗事例の分析」を第2回授業までに行う。
　評価方法：1．目標1から6の達成度は終了前10分間を使用し，記載したレポート(テーマ「本日の学び」)の記述内容により評価する。
　　　　　　2．目標7から10の達成度は事例分析の発表や発表を聴取する態度により評価する。

プリセプター研修2－プリセプターへの道－
　目　　標：1'．プリセプター研修全目標の中から本授業の目標を選別する。
　　　　　　　9．新人看護師の行動を表す概念を使用して，新人看護師の失敗事例を分析する。
　　　　　　10．新人看護師の事例分析に積極的に参加する。
　　　　　　11．事例の分析を通して，新人看護師擁護に後輩育成という視点から賛成する。
　　　　　　12．プリセプターの役割を7項目記述する。
　　　　　　13．指導内容と役割の相違を区別する。
　　　　　　14．プリセプターの行動を表す概念を7つ以上列挙する。
　　　　　　15．プリセプターの役割を果たすために必要な各自の課題を述べる。
　　　　　　16．看護専門職者として，後輩である新人看護師の職場適応を促進する責務を認める。
　　　　　　17．新人看護師の職場適応に向け，プリセプターの必要性を認める。
　授業形態：講義とグループワーク
　授業担当：副看護部長S，教育委員3名
　内　　容：1．研修の目的・目標と構造，第2回の目標
　　　　　　2．新人看護師の行動を表す概念を用いた事例分析と発表
　　　　　　3．専門職の条件と後輩の育成
　　　　　　4．プリセプターの役割に関する研究成果と当病院におけるプリセプターの役割
　　　　　　5．まとめ(レポート)
　　　　　　　　宿題「プリセプターの役割遂行に向けた課題」を様式1に記入し，○月○日までに教育担当副部長に提出
　評価方法：1．目標9から11は，事例分析の発表と参加，および終了前10分間を使用し記載したレポート(テーマ「本日の学び」)の記述内容により評価する。
　　　　　　2．目標12, 13, 14, 16, 17は，終了前10分間を使用し，記載したレポート(テーマ「本日の学び」)の記述内容により評価する。
　　　　　　3．目標15の達成度は提出された「プリセプターの役割遂行に向けた課題」により評価する。

2) 授業計画案の作成

　以上のようにプリセプター研修の目的を達成するために必要な17項目の目標を2回の授業に配分すると，各回の授業としてどのような内容をどのように盛り込んでいけばよいのか，おおよその見当がついてくる。このような過程を経て，次はいよいよ実際の授業を展開するための具体的な計画を作成する段階である。授業提供の初心者もしくはこれまで授業の経験を持つものの，その授業に自信が持てない教育担当者は，第2章に提示した授業計画案の基本様式(25頁)を使用することを勧める。

　この様式は，時間，行動目標，教授活動，学習活動，授業展開上の留意点，備考から構成されている。教育は目的的・計画的な営みであり，授業計画案の作成も目標を中心に考えていく。様式のなかの時間は，規定の時間のうち，その目標の到達を目指した教授活動に何分を充当するのかを考え決定していく。また，教授活動は，授業提供者が，その目標の到達を目指し，どのような教授活動を展開するのかを考え決定していく。さらに，学習活動は，研修への参加者が，その目標の到達を目指し展開される教授活動に対して，どのような学習活動を展開するのかを考え決定していく。

　このように考えた結果，作成できた授業計画案の例を紹介する。記述の詳細さの程度は，授業提供者の経験や力量により異なる。その決定は，決められた時間内に目標を到達できるような授業計画案であるかどうかが基準となる。

プリセプター研修1―新人看護師の理解―

●日時：●年●月●日，8時00分から9時30分
●場所：院内研修室
●対象：2年目看護師40名，3年目看護師3名(プリセプター初回担当予定者)
●授業形態：Off JT・集合教育　講義(80分)まとめ(10分)
●目標：
　1'. プリセプター研修全目標の中から本授業の目標を選別する。
　1. プリセプターシップ発祥とわが国への導入の経緯について説明する。
　2. 米国とわが国におけるプリセプターシップの相違について説明する。
　3. プリセプターシップについて正しい用語の定義を選択する。
　4. プリセプティという用語を定義する。
　5. プリセプターという用語を定義する。
　6. 病院に就業する新人看護師の現状を厚生労働省・文部科学省の施策，日本看護協会の活動を用いて説明する。
　7. 各自の新人看護師時代の代表的な失敗を想起する。
　8. 新人看護師の行動を表す概念を6つ以上列挙する。
　9. 新人看護師の行動を表す概念を使用して，新人看護師の失敗事例を分析する。
　10. 新人看護師の事例分析に積極的に参加する。

●教材：①プリセプター研修の研修計画書
　　　　②新人看護師の行動を表す概念
　　　　③事例
　　　　→①②③を45部(予備2部)＋4部(担当者分)前日までに印刷
●教育機器：プロジェクター，コンピュータ，スクリーン，ホワイトボード
●研修室の設定：講義形式(机・椅子)に研修室を準備する。

(次頁につづく)

時間	行動目標(SBO)	教授活動(指導方法)	学習活動	教材	授業進行上の留意点
8:00	1'. プリセプター研修全目標の中から本授業の目標を選別する。	**導入** 1. 挨拶と講師の自己紹介 2. 資料の確認	指示に従い資料を確認する	教材①②③	資料の不足,不鮮明等は挙手により確認し直ちに交換する。
8:05		**展開1：研修目的と構造,第1回の目標** 1. 研修の目的・目標と構造,第1回の目標 →資料①を読みながら説明を加える。 →目標は受講者を指名し音読してもらう。 →目標の中から本授業の目標が1から10であることを述べる。 →受講者にマーカーを用い印を付けるよう指示する。 →プリセプターとしての役割を発揮するために目標1から10を達成することの意義について説明する。 →目標の中から2回の目標を説明する。 →目標の最後に授業の回数を記入するよう指示する。 2. **本授業の展開の理解** →本授業の目標が1から10であることを再度述べる。 →本授業のテーマを「新人看護師の理解」としたことを板書しながら述べる。 →プリセプターとしての役割を発揮するために,プリセプターシップとは何かを理解するとともに新人看護師理解の意義を再度説明する。 →この目標を達成するための本授業の展開について板書しながら説明する。 ①講義(80分) ②まとめ(10分)	→資料①を見ながら説明を聞く。 →指名受講者は目標を音読する。 →マーカーを用い目標1から10に印を付ける。 →説明を聞く →説明を聞く →各目標に授業回数を記入する。 →資料①を見ながら説明を聞く。 →ホワイトボードを見ながら説明を聞く →説明を聞く →ホワイトボードを見ながら説明を聞く	教材①	 授業のテーマと時間配分は受講者がそれを念頭に置きつつ受講できるように残しておくことを伝える。
8:35 (目標1から5)		**展開2：プリセプターシップの理解** ①発祥とわが国への導入 ②用語の理解 1. プリセプターシップ発祥とわが国への導入の経緯について説明する。 →プリセプターという英語の意味を質問する。	→質問を受け考える。		挙手により回答を求めるが,挙手のない場合は着席順に指名する。

Ⅱ 勤務帯リーダーとしての能力向上を目的とした研修

　院内教育を提供している病院の多くは，そのプログラムの一部として「リーダー研修」と命名した研修を実施している。また，その研修の多くは，2交替，3交替といった勤務体制の各勤務帯の看護に責任を持つリーダーの養成を目的としている。勤務帯リーダーとは，各勤務帯の看護に責任を持つ看護師であり，院内教育プログラムとして提供されている「リーダー研修」の対象も勤務帯リーダーを意味する場合が多い。

　勤務帯リーダーは，管理職としてリーダーシップを発揮する看護師長や副看護師長と異なり，多くの場合，スタッフ看護師であり役職に就いていない。また，特定の看護師が担う特定の役割でもない。さらに，勤務帯リーダーは，メンバーの業務分担や緊急事態への対応などを担い，その勤務帯の看護の質に強い影響を与える。

　このような存在である勤務帯リーダーは，多くの場合，病棟に勤務する看護師が不定期に担う役割である。また，日によって豊富な臨床経験を持ち，実践能力の高い看護師がこの役割を担うこともあれば，臨床経験が浅く，実践能力のそれほど高くない看護師がこの役割を担うこともある。これらは，勤務帯リーダーとしての役割遂行状況が，この役割を担う看護師個々によって変動し，勤務帯リーダーとしてその役割を十分に果たすことのできる看護師の存在が各病棟の看護の質に多大な影響を持つことを示す。また，新人看護師時代を終了した看護師を対象とした勤務帯リーダー養成を目的とした研修とともに，既にこの役割を担う看護師を対象とした勤務帯リーダーとしての能力向上を目的とした研修の必要性と重要性を示唆する。

　このような観点から，研修計画の作成と授業の展開の具体例として，「勤務帯リーダーとしての能力向上を目的とした研修」を想定し，その実際を紹介する。この研修は，前述したプリセプター研修と同様に役割別プログラムに該当する。

　「勤務帯リーダーとしての能力向上を目的とした研修」の対象は，今まさにこの役割を担っている看護師であり，リーダーとしての役割遂行に必要な知識や技術，態度をある程度，修得している。このような状況にある看護師の能力向上に向けては，第1に各対象者が自身の勤務帯リーダー役割遂行状況を正確に把握する必要がある。また，その結果に基づき，各対象者は自身の能力向上に向けた課題を特定し，課題克服に向け適切な対策を講じ，実行していく必要がある。さらに，そのために，他者に依存し，これらを実行することには限界があり，研修の対象者となる看護師自身が研修終了後も勤務帯リーダーとしての能力向上に向けて活用できる方法を修得する必要がある。この一方法として，「自己評価」は最適である。それは，看護師が専門職であり，専門職と自律は不可分の関係にあり，専門職である看護師は，キャリア・ディベロップメントに向け，他者に依存することなく，自身の能力を正確に把握し，それに基づき必要な内容を必要なだけ学習し，能力を向上していく必要があることに起因する。これは，まさに自己評価の過程を意味している。また，このような観点から，既に活用可能な尺度が開発されており，それは，「勤務帯リーダー役割自己評価尺度」[34]である。自己評価とキャリア・ディベロップメントの関

係を理解したのち，この尺度の存在と活用方法を理解することにより，研修終了後も継続的にこの方法を用い，能力向上に向け，努力し続けることができる。

そこで，「勤務帯リーダーとしての能力向上を目的とした研修」計画の作成と授業の展開を例示するために，第1に，「自己評価とキャリア・ディベロップメント」「勤務帯リーダー役割遂行状況の自己評価」を研修の構造に位置づける。第2に，これらを研修の構造とした研修計画を紹介する。第3に，その研修計画に基づく授業計画案を紹介する。

1 研修の構造となる知識

研修計画と授業計画案の作成に関しては，第2章「Ⅲ.院内教育プログラムの展開に必要な基礎知識」に概説したように，4つのステップを必要とする。また，**Step 1**「研修の目的・目標の明確化」は次の4段階を必要とする。この4段階とは，研修内容の特定，研修内容に対応する目標領域の決定，研修各内容の目標レベルの決定，決定したレベルに応じた目標の記述である。

以下，勤務帯リーダーとしての能力向上を目的とした研修の構造となる知識を紹介する。これらは，**Step 1**「研修の目的・目標の明確化」の上記4段階のうち，研修内容の特定に該当する。

1) 自己評価とキャリア・ディベロップメント

看護師は専門職であり，看護師として職業活動に従事する限り，自律的に生涯，学習を継続する必要がある。また，職業の継続と学習を通して，看護師は，キャリア・ディベロップメントを実現し，職業の継続と学習を適切に関連づける重要な要素が自己評価である。それは，自己評価が，自分で自分の学業，行動，性格，態度等を査定し，それによって得た情報に基づき自分を確認し，今後の学習や行動を改善する[35]という一連の行動であることに起因する。適切な自己評価は，看護師個々が客観的に自己を見つめ，各自に特有の課題を明確にすることに役立ち，課題克服に向け，一人ひとりに合った学習を導く。また，自己評価は，他者評価と異なり，いつでもどこでも実施できる。他者に注意されたり褒められたりすることなくとも，自己の看護専門職としての基準に照らし合わせて行動を確認し改善していくことは，看護の質の継続的な向上をもたらす。

このように，自己評価は効果的な学習につながり，効果的な学習は看護師個々のキャリア・ディベロップメント，さらには看護の質向上を導く。一方，看護師にとって自己評価が困難な時期もある。新人看護師の時代がそれに該当し，それは，新人看護師が，職場環境に慣れ，日々，新しい知識や技術の学習に精一杯であり，他者評価を受けながら自己の中に基準を作る段階にあることに起因する。一方，勤務帯リーダーを既に担っている看護師は，日々の看護を一通り担えるようになっており，自己評価を活用しながら自律的に学習を進められる時期にある。生涯発達し続ける看護師となるために，この時期に専門職にとっての自己評価の意味や自己評価とキャリア・ディベロップメントの関係について理解する必要がある。

2) 勤務帯リーダー役割遂行状況の自己評価

　勤務帯リーダーは，看護師個々にとって，不定期ではあるものの継続的に担うことを求められる。また，この役割の負担に先立ち，勤務帯リーダーの養成を目的とする研修に参加したり，役割を担った当初，既に勤務帯リーダーの役割を担っている先輩看護師からリーダーとしての役割について指導を受けたり，評価を受けたりする機会も与えられるであろう。しかし，このような時期は早晩，終了し，勤務帯リーダーとして独立しその役割を遂行することを求められるようになる。また，この役割はスタッフ看護師である限り担う必然性があり，役割の遂行状況が病棟の看護の質に大きな影響を及ぼす。そのため，この役割を担う看護師は，役割遂行に必要な能力を維持，向上できるように努力し続ける必要がある。このような努力の一方法として「自己評価」の活用は有効であり，それは，自己評価が，自分で自分の学業，行動，性格，態度等を査定し，それによって得た情報に基づき自分を確認し，今後の学習や行動を改善する[36]という一連の行動であることに起因する。適切な自己評価は，看護師個々が，客観的に自己を見つめ，各自に特有の課題を明確にすることに役立ち，課題克服に向け，勤務帯リーダー個々に適した学習を導く。また，自己評価は，他者評価と異なり，いつでもどこでも実施できる。さらに，勤務帯リーダーは，看護師としてある一定以上の実践能力を修得した看護師が担う役割であり，役割遂行状況の把握に向け他者評価を活用することに限界を持つ。それは，繁忙を極める医療の場が既に勤務帯リーダーを担う看護師の役割遂行状況を他者評価により査定する人材や時間的余裕に不足をきたしていることに起因する。勤務帯リーダーを担っている看護師自身がその役割遂行に必要な能力の維持，向上に向け，役割遂行状況を評価する必要がある。

　また，勤務帯リーダーとしての役割遂行状況の自己評価は自身の役割遂行状況を対象化してみる機会となる。しかし，外的客観的な視点を持つことなく自己評価を行った場合，それは独善に陥る可能性もあり，外的客観的な視点として，信頼性，妥当性を確保した測定用具の活用が効果的である。

　このような視点から既に「勤務帯リーダー役割自己評価尺度」[37]が開発されており，この尺度は信頼性・妥当性の確保された測定用具であり，勤務帯リーダーが，自己の役割遂行状況を客観的に評価するために活用可能である。

　この尺度は，次の3段階を経て開発された。第1段階は，勤務帯リーダーの役割を既に担っている看護師の実際の行動を観察し，行動を表す概念を創出するための質的帰納的研究[38]である。第2段階は，行動を表す概念を創出するための質的帰納的研究に基づき，勤務帯リーダーの役割7種類を解明するための研究[39]である。第3段階は，第1段階，第2段階の研究を基盤として質問項目を作成し，その信頼性と妥当性を検証した「勤務帯リーダー役割自己評価尺度」を開発するための研究[40]である。このような段階を経て開発された尺度の各質問項目は，勤務帯リーダーの役割を既に担っている看護師の実際の行動を表しており，現実への適合性が高い。また，第1段階の研究は，普遍性を確保した結果を産出できており，勤務帯や看護方式の相違にかかわらず，勤務帯リーダーとしての役割遂行状況を測定できる。

「勤務帯リーダー役割自己評価尺度」は，7下位尺度35質問項目から構成される（**図4-3**）。

「勤務帯リーダー役割自己評価尺度」の回答者は，勤務帯リーダー役割を既に担っている看護師であり，回答に要する時間は，約10分である。各下位尺度の得点は5点から25点，総得点は35点から175点の範囲に分布する。また，尺度の質問項目は，勤務帯リーダーに期待される行動を表し，各質問項目の得点が高いほど，その役割行動の質が高く，適切に役割遂行できていることを示す。さらに，尺度の総得点は，勤務帯リーダー役割遂行状況の質を全体的に把握するために活用できる。加えて，各下位尺度の得点は，役割遂行に課題を持つ側面の特定と改善の方向性の把握に活用できる。

2 研修計画の作成

研修計画と授業計画案の作成に関しては，第2章「Ⅲ.院内教育プログラムの展開に必要な基礎知識」に概説したように，4つのステップを必要とする。また，**Step 1**「研修の目的・目標の明確化」は次の4段階を必要とする。この4段階とは，研修内容の特定，研修内容に対応する目標領域の決定，研修各内容の目標レベルの決定，決定したレベルに応じた目標の記述である。

以下，「自己評価とキャリア・ディベロップメント」「勤務帯リーダー役割遂行状況の自己評価」を研修の構造とした研修計画の作成過程を紹介する。これは上記4段階のうち，研修内容に対応する目標領域の決定，研修各内容の目標レベルの決定，決定したレベルに応じた目標の記述に該当する。

1）目標領域の決定

研修計画を作成するために，構造化された研修内容「自己評価とキャリア・ディベロップメント」「勤務帯リーダー役割遂行状況の自己評価」が認知，精神運動，情意の3領域，どれに対応するのかを考え，決定する必要がある。

「自己評価とキャリア・ディベロップメント」「勤務帯リーダー役割遂行状況の自己評価」は，いずれも知的活動に関わる内容であり，認知領域の目標設定が必要である。また，「自己評価とキャリア・ディベロップメント」のうち自己評価は，自律的な活動であり，自らその重要性を実感できない限り，継続が困難である。さらに，勤務帯リーダーとしての役割遂行状況の質が高い看護師は，勤務帯リーダーの役割を価値づけていたり，その役割遂行にやりがいを感じている[41]。「勤務帯リーダー役割遂行状況の自己評価」に向け学習すること自体が，勤務帯リーダーとしての役割遂行に関する価値づけややりがいを持つ看護師としての価値観，信念等に影響を受ける。そのため，認知領域に加え，情意領域の目標設定が必要である。

以上のように検討し，研修計画の作成に向け，研修内容の目標を認知，情意の2領域に設定することに決定した。

この尺度は，看護師の皆様が勤務帯リーダーの役割をどの程度果たせているか，その役割遂行状況を客観的に把握するためのものです。

あなたが勤務帯リーダーとして働いているときの行動を思い浮かべ，該当する番号に○をつけてください。

	非常に当てはまる	かなり当てはまる	わりに当てはまる	あまり当てはまらない	ほとんど当てはまらない
I．病棟全体を見守り，先を見通しながら業務を進める					
1．勤務帯全体の業務の進み具合を確認している	5	4	3	2	1
2．タイミングを見計らってメンバーに業務の進み具合を確認している	5	4	3	2	1
3．起こり得る事態を予測して必要な準備を整えている	5	4	3	2	1
4．様々な情報をもとに観察や援助が必要な患者を訪問している	5	4	3	2	1
5．病棟環境が安全に保たれていることを確認している	5	4	3	2	1
II．最適な人物に業務を委任する					
6．メンバーの能力に応じて業務を割り当てている	5	4	3	2	1
7．必要に応じて担当以外の業務も依頼している	5	4	3	2	1
8．本来の担当業務に支障がないように追加業務を依頼している	5	4	3	2	1
9．適任者である理由を伝えながら業務を依頼している	5	4	3	2	1
10．追加業務を依頼できる人物を把握している	5	4	3	2	1
III．個々の医療スタッフが必要とする情報を過不足なく伝える					
11．情報を伝えるメンバーや医療スタッフを選定している	5	4	3	2	1
12．患者の状況に応じてメンバーや医療スタッフに伝える情報を選定している	5	4	3	2	1
13．タイミングを見計らってメンバーや医療スタッフに必要な情報を伝えている	5	4	3	2	1
14．正確な情報源に基づいた情報を伝えている	5	4	3	2	1
15．他部署からの連絡や伝言を確実に伝えている	5	4	3	2	1
IV．忘れられそうな業務を見つけ出し，確実な実施につなげる					
16．勤務帯全体の業務のし忘れがないかどうか確認している	5	4	3	2	1
17．忘れられそうな業務を見逃さないよう工夫している	5	4	3	2	1
18．し忘れによる影響が大きい業務の実施状況を優先的に確認している	5	4	3	2	1
19．忘れられそうな業務が確実に実施されるよう調整している	5	4	3	2	1
20．忘れられそうな業務を状況に応じた方法で実施している	5	4	3	2	1
V．援助方法に関するメンバーとの話し合いを推進する					
21．カンファレンスに限らずメンバーと話し合う機会を確保している	5	4	3	2	1
22．気になる患者の状況をメンバーに問題提起している	5	4	3	2	1
23．具体的な援助方法をメンバーに提案している	5	4	3	2	1
24．話し合いに必要な情報をタイミングよく提供している	5	4	3	2	1
25．援助方法に対する意見をメンバーに求めている	5	4	3	2	1
VI．業務遂行に必要な内容をメンバーが学習できる機会をつくる					
26．メンバーが修得できていない業務を一緒に実施できる人を確保している	5	4	3	2	1
27．苦手な業務を有するメンバーに実践機会をつくっている	5	4	3	2	1
28．業務遂行に不安のあるメンバーの実施状況を一緒に評価している	5	4	3	2	1
29．頻度の少ない業務に関する知識をメンバーが再確認できる機会をつくっている	5	4	3	2	1
30．メンバーに必要な学習内容を提示している	5	4	3	2	1
VII．病棟状況の変化に柔軟に対応する					
31．状況変化への対応方法を関係する人々に速やかに連絡している	5	4	3	2	1
32．状況変化に伴う説明を患者が受けられるよう調整している	5	4	3	2	1
33．状況変化の優先度を考慮して対応している	5	4	3	2	1
34．状況変化への対応と同時に通常業務が滞りなく行われていることを確認している	5	4	3	2	1
35．状況変化に対応するために必要な相談をしている	5	4	3	2	1

注：この尺度の使用許諾の手続きは，365から366頁を参照

図4-3　勤務帯リーダー役割自己評価尺度

2) 目標レベルの決定

　構造化された研修内容「自己評価とキャリア・ディベロップメント」「勤務帯リーダー役割遂行状況の自己評価」の目標を認知，情意2領域に設定することを決定した。次に，何をどこまで学ぶのか，教えるのかの「どこまで」に該当する部分，すなわち，認知領域，情意領域のどのレベルの目標達成を目指すのかを決定する。レベルは，対象者の背景，研修に活用できる時間なども吟味した上，決定する必要がある。短時間の研修であるにもかかわらず，高次のレベルの目標を設定しても，達成することはできない。例示する研修は，その対象者を，勤務帯リーダーの役割を既に担っている看護師とし，研修時間を3時間(1.5時間×2回)と想定した授業計画案を紹介する。

●「自己評価とキャリア・ディベロップメント」

　多くの看護師が，自己評価やキャリア・ディベロップメントという言葉を耳にしたことがあるに違いない。しかし，日々の業務に追われる中で自己評価や自己学習の意味を見失っていたり，自己評価こそが専門職に求められる自律を導くことを意識していなかったりする可能性もある。また，自己評価の重要性を知っていたとしても，自己評価の活用が，多様な能力の維持・向上，すなわちキャリア・ディベロップメントにつながることを意識していない可能性がある。このように考えたとき，認知領域の目標のうち，「自己評価とキャリア・ディベロップメント」は，「理解」レベルの目標設定が妥当であると判断できた。理解とは，わかること，素材を記述し説明する能力[42]を意味する。

　また，看護師は職業活動上の自律性を持ち，自らの専門的な判断に基づき看護を実践できる専門職である。さらに，多様な医療関連職種のうち，最もクライエントの身近に存在し，クライエントに寄り添いながら専門的な知識，技術を提供し，医療の質に多大な影響を及ぼしている。看護師が自律的に，専門職としてクライエントのニードに応え続けるためには，常に個人の責任として，継続学習による能力の維持・開発に努める必要がある。研修への参加者にはそのことを理解し，自ら自律的に学習に取り組み，専門職としての自覚を持って生き生きと働き能力を伸ばしてほしい。このように考えたとき，情意領域の目標のうち，「自己評価とキャリア・ディベロップメント」は，「反応」レベルの目標設定が妥当であると判断できた。「反応」とは，状況に気づき，そして反応すること，学習者がそこに含まれる現象に対して自らを関与させる[43]ことを意味する。

●「勤務帯リーダー役割遂行状況の自己評価」

　看護師が，勤務帯リーダーとしての役割遂行に必要な不可欠な知識を獲得できたとしても，それだけでは適切に役割を遂行できない。勤務帯リーダーの役割を遂行するためには，勤務帯リーダーとしての役割遂行に必要不可欠な知識の獲得に加え，個々の看護師が，日々の実践における自己の役割遂行状況を正確に測定し，その測定結果の分析に基づき，課題や克服方法を明確にする必要がある。このように考えたとき，「勤務帯リーダー役割の自己評価」は，認知領域として，「分析」レベルの目標設定が妥当であると判断できた。「分析」とは，資料を構成要素や部分に分析し，それら相互の関連を明らかにする

能力[44]を意味する。

　また，研修への参加者には，勤務帯リーダーとしての役割遂行状況の質が，その勤務帯に提供される看護の質に多大な影響を及ぼすことを自覚し，責任を持って役割遂行状況の質向上に努めてほしい。このように考えたとき，「勤務帯リーダー役割遂行状況の自己評価」は，情意領域として，「価値づけ」レベルの目標設定が妥当であると判断できた。価値づけとは，価値の内在化，価値を承認するとともに，行動の基盤としてその価値を主体的に用いる[45]ことを意味する。

3）目的・目標の記述
　上記の過程を経て次のような目的・目標を設定した。

●研修の目的
　勤務帯リーダーとしての役割遂行状況の質向上と改善に自己評価が必然であることを理解するとともに，自己評価を通して勤務帯リーダー個々が各自の傾向と課題を把握し，課題克服に必要な知識，技術，態度を修得する。

●一般目標
A．看護師として生涯発達し続けるために，専門職にとっての自己評価の意義および自己評価とキャリア・ディベロップメントの関係について理解する。
　　　　　　　　　　　　　　　　　　　　　　　「自己評価とキャリア・ディベロップメント」
B．勤務帯リーダーとしての役割遂行状況の自己評価に活用可能な基礎的知識と態度を修得する。　　　　　　　　　　　　　　　　　「勤務帯リーダー役割遂行状況の自己評価」

●行動目標
A-1．「自己評価」という用語を定義する。　　　　　　　　　　　　　　　（認知：知識）
A-2．「キャリア・ディベロップメント」という用語を定義する。　　　　　（認知：知識）
A-3．看護師としてのキャリア・ディベロップメントに向けた自己評価の意義について具体例を挙げ説明する。　　　　　　　　　　　　　　　　　　　　　　　（認知：理解）
A-4．看護師としてのキャリア・ディベロップメントに向けた自己評価の意義を自発的に支持する。　　　　　　　　　　　　　　　　　　　　　　　　　　　（情意：反応）
B-1．勤務帯リーダー役割自己評価尺度活用の意義を説明する。　　　　　（認知：理解）
B-2．勤務帯リーダー役割自己評価尺度の測定結果の解釈方法を述べる。　（認知：理解）
B-3．自己の勤務帯リーダー役割遂行状況を測定するために尺度を正確に適用する。
　　　　　　　　　　　　　　　　　　　　　　　　　　　　　　　　　（認知：応用）
B-4．尺度の測定結果を基に役割遂行上の自己の課題を見出す。　　　　　（認知：分析）
B-5．自己の課題を克服する方法を見出す。　　　　　　　　　　　　　　（認知：分析）
B-6．実際の勤務帯リーダー役割遂行時に課題の克服方法を関連づける。　（認知：分析）
B-7．課題克服前後の役割遂行状況を比較する。　　　　　　　　　　　　（認知：分析）

B-8. 勤務帯リーダー役割自己評価尺度活用の意義を認める。　　　　　　（情意：受容）
B-9. 尺度を活用した役割遂行上の課題克服に向けて意欲を示す。　　（情意：価値づけ）

　また，このような目的と目標を設定した研修を「勤務帯リーダーレベルアップ研修」と命名した。これらを研修計画書の書式に入れると表4-2に示すようになる。

③ 研修の授業計画案の作成

　院内教育プログラムの中には，外部から専門家を講師として招き提供される研修もある。しかし，研修の多くは，その病院に就業する看護師が授業提供者となる。授業を提供するためには，研修計画に沿って授業計画案を作成する必要があり，授業計画案作成に必

表4-2　勤務帯リーダーレベルアップ研修の研修計画書

研修名	勤務帯リーダーレベルアップ研修
対象者	勤務帯リーダーの役割を担当している看護師
方　法 (授業形態)	90分の集合教育2回(講義と演習)＋自己学習
目　的	勤務帯リーダーとしての役割遂行状況の質向上と改善に自己評価が必然であることを理解するとともに，自己評価を通して勤務帯リーダー個々が各自の傾向と課題を把握し，課題克服に必要な知識，技術，態度を修得する。
目　標	1.「自己評価」という用語を定義する。 2.「キャリア・ディベロップメント」という用語を定義する。 3. 看護師としてのキャリア・ディベロップメントに向けた自己評価の意義について具体例を挙げ説明する。 4. 看護師としてのキャリア・ディベロップメントに向けた自己評価の意義を自発的に支持する。 5. 勤務帯リーダー役割自己評価尺度活用の意義を説明する。 6. 勤務帯リーダー役割自己評価尺度の測定結果の解釈方法を述べる。 7. 自己の勤務帯リーダー役割遂行状況を測定するために尺度を正確に適用する。 8. 尺度の測定結果を基に役割遂行上の自己の課題を見出す。 9. 自己の課題を克服する方法を見出す。 10. 実際の勤務帯リーダー役割遂行時に課題の克服方法を関連づける。 11. 課題克服前後の役割遂行状況を比較する。 12. 勤務帯リーダー役割自己評価尺度活用の意義を認める。 13. 尺度を活用した役割遂行上の課題克服に向けて意欲を示す。
評価方法	1. 研修の成果は，各研修終了後の自己評価結果及び提出レポート，演習の発表，参加態度により評価する。 2. 研修の過程は，各研修終了後，「研修過程評価スケール－院内教育用－」を用いて，参加者による研修評価結果に基づき評価する。
参考文献	山品晴美，舟島なをみ：病院においてリーダー役割を担う看護師の行動の解明－勤務帯リーダーに焦点を当てて．看護教育学研究，15(1)；48-61，2006． 山品晴美，舟島なをみ他：勤務帯リーダー役割自己評価尺度の開発．看護教育学研究，20(1)；19-29，2011．
授業担当	看護師長M　教育委員3名

要な基本的知識や授業計画案の基本的な様式を第2章(25頁)に示した。次に，これらを使用して作成できた「勤務帯リーダーレベルアップ研修」の授業計画案の作成過程について説明する。

　授業計画案を作成するために次の過程が必要である。作成した研修計画「勤務帯リーダーレベルアップ研修」は，1回90分の集合教育を2回，計画されている。そのため，第1に研修を構成する各授業へ目標を配分する必要がある。第2に配分された目標に沿って，授業計画案を作成する必要がある。

1) 各授業への目標の配分

　研修が複数回の授業から構成される場合，どの目標を何回目の授業を通して達成するのか，すなわち，各授業に目標を配分する必要がある。これを実施するために，研修計画書に記述した目標13項目を見直した。

　その結果，次のように考えた。13項目のうち，1から4は，「自己評価とキャリア・ディベロップメント」，5から9は，「勤務帯リーダー役割遂行状況の自己評価」のうち，自己の勤務帯リーダー役割遂行状況の現状分析に該当する内容，10から13は，現状分析に基づく勤務帯リーダー役割遂行状況の質向上に該当する内容を包含する。このうち，10から13の目標は，勤務帯リーダー役割遂行状況の質を実際に高めるという行動変容を見据えており，現状分析後，行動変容に必要な時間を確保する必要がある。そのため，1から9を第1回，10から13を第2回の目標へと配分した。また，第1回の授業の効果を確認できるように，目標8と9を第2回の授業にも配分した。

　さらに，研修開始に先立ち，事前課題として，参加予定者に「勤務帯リーダー役割自己評価尺度」を配布し，回答を求める。教育委員は，尺度の回答状況に応じて，得点の低い下位尺度が同じ，すなわち，類似した役割遂行上の課題を抱えている参加予定者を同じグループに編成し，グループワークを実施できるように準備しておく。

　第1回の授業における目標1から4の達成に向けては，用語「自己評価」，用語「キャリア・ディベロップメント」の定義，キャリア・ディベロップメントに向けた自己評価の意義についての講義を計画する。目標5と6の達成に向けては，「勤務帯リーダー役割自己評価尺度」の概要と測定方法，およびその解釈に必要な知識についての講義を計画する。目標7の達成に向けては，研修への参加者個々が，講義を通して修得した知識を基に，事前課題として回答していた「勤務帯リーダー役割自己評価尺度」を用いて，役割遂行状況を示す総得点と各下位尺度得点を算出し，自己の傾向を把握する。目標8と9の達成に向けては，得点の低い下位尺度が同じ，すなわち，役割遂行上の課題が類似している参加者同士のグループによるグループワークを計画する。参加者各自の測定結果を基に役割遂行上の課題を明らかにするとともに，その克服方法について検討する。教育委員は，ファシリテーターとしてグループワークに参加する。

　第2回の授業における目標10の達成に向けては，第1回の授業終了後，勤務帯リーダーの役割を遂行する際，グループワークを通して検討した課題の克服方法を実践する。そして，尺度を用いて克服方法実践後の役割遂行状況を測定し，その結果を第2回の授

業に持ち寄る．目標11および第2回の授業における目標8と9の達成に向けては，授業の最初に第1回と同じメンバーによるグループワークを計画し，第1回と第2回の役割遂行状況の測定結果を比較し，下位尺度得点の変化に基づき，課題の克服状況，または，新たな課題の有無を確認する．その結果を基に，さらなる課題克服に向け，克服方法を検討する．これらを通して，目標12と13の達成を目指す．

また，2回の授業の内容が明瞭に理解できるように，第1回の授業を「勤務帯リーダーレベルアップ研修1－自己評価とキャリア・ディベロップメント－」，第2回の授業を「勤務帯リーダーレベルアップ研修2－役割遂行に向けた課題と克服方法－」と命名した．

さらに，第1回，第2回の授業ともに，「1'．勤務帯リーダーレベルアップ研修全目標の中から本授業の目標を選別する」という目標を追加することとした．それは，参加者が，研修の目的を常に念頭に置き，目的意識を明瞭に持ちながら研修に参加してほしいという授業提供者の意思を反映した結果である．これらは次のように整理できる．

勤務帯リーダーレベルアップ研修1－自己評価とキャリア・ディベロップメント－

目　　標：1'．勤務帯リーダーレベルアップ研修全目標の中から本授業の目標を選別する．
　　　　　1．「自己評価」という用語を定義する．
　　　　　2．「キャリア・ディベロップメント」という用語を定義する．
　　　　　3．看護師としてのキャリア・ディベロップメントに向けた自己評価の意義について具体例を挙げ説明する．
　　　　　4．看護師としてのキャリア・ディベロップメントに向けた自己評価の意義を自発的に支持する．
　　　　　5．勤務帯リーダー役割自己評価尺度活用の意義を説明する．
　　　　　6．勤務帯リーダー役割自己評価尺度の測定結果の解釈方法を述べる．
　　　　　7．自己の勤務帯リーダー役割遂行状況を測定するために尺度を正確に適用する．
　　　　　8．尺度の測定結果を基に役割遂行上の自己の課題を見出す．
　　　　　9．自己の課題を克服する方法を見出す．
授業形態：講義と演習
授業担当：看護師長M　教育委員3名（グループワークのファシリテーターを兼務）
内　　容：1．自己評価とは
　　　　　2．キャリア・ディベロップメントとは
　　　　　3．看護師のキャリア・ディベロップメントと自己評価
　　　　　4．「勤務帯リーダー役割自己評価尺度」の概要
　　　　　5．尺度の測定方法と解釈方法
　　　　　6．尺度の測定結果に基づき，役割遂行上の課題が類似する参加者同士のグループワークによる克服方法の検討
　　　　　7．グループワークの成果発表
　　　　　8．まとめ（レポート）
事前学習：「勤務帯リーダー役割自己評価尺度」に回答し教育委員に提出する
事後学習：1．勤務帯リーダーの役割を遂行する際，第1回のグループワークにおいて検討した克服方法を実践する．
　　　　　2．克服方法を実践後，尺度を用いて役割遂行状況を測定する．
　　　　　3．測定結果を第2回の授業に持参する．
評価方法：1．研修の成果は，各研修終了後の自己評価結果及び提出レポート，演習の発表，参加態度により評価する．
　　　　　2．研修の過程は，各研修終了後，「研修過程評価スケール－院内教育用－」を用いて，参加者による研修評価結果に基づき評価する．

> 勤務帯リーダーレベルアップ研修2―役割遂行に向けた課題と克服方法―
> 目　　標：1'. 勤務帯リーダーレベルアップ研修全目標の中から本授業の目標を選別する。
> 　　　　　8. 尺度の測定結果を基に役割遂行上の自己の課題を見出す。
> 　　　　　9. 自己の課題を克服する方法を見つけ出す。
> 　　　　　10. 実際の勤務帯リーダー役割遂行時に課題の克服方法を関連づける。
> 　　　　　11. 課題克服前後の役割遂行状況を比較する。
> 　　　　　12. 勤務帯リーダー役割自己評価尺度活用の意義を認める。
> 　　　　　13. 尺度を活用した役割遂行上の課題克服に向けて意欲を示す。
> 授業形態：演習
> 授業担当：看護師長M　教育委員3名
> 内　　容：1. 第1回の測定結果と克服方法実践後の測定結果の比較
> 　　　　　2. 第1回と同じ参加者同士のグループワークによる課題の克服状況の確認
> 　　　　　3. 新たな課題に対する克服方法の検討
> 　　　　　4. グループワークの成果発表
> 　　　　　5. まとめ（レポート）
> 事後学習：1. 勤務帯リーダーの役割を遂行する際，第2回のグループワークにおいて検討した克服方法を実践する。
> 　　　　　2. 克服方法を実践後，尺度を用いて役割遂行状況を測定する。
> 　　　　　3. 克服方法実践前後の測定結果を比較する。
> 評価方法：1. 研修の成果は，各研修終了後の自己評価結果及び提出レポート，演習の発表，参加態度により評価する。
> 　　　　　2. 研修の過程は，各研修終了後，「研修過程評価スケール―院内教育用―」を用いて，参加者による研修評価結果に基づき評価する。

2) 授業計画案の作成

　以上のように勤務帯リーダーの能力向上を目的とした研修の目標13項目を2回の授業に配分すると，各回の授業としてどのような内容をどのように盛り込んでいけばよいのか，おおよその見当がついてくる。このような過程を経て，次は，いよいよ実際の授業を展開するための具体的な計画を作成する段階である。授業提供の初心者もしくはこれまで授業の経験を持つものの，その授業に自信が持てない教育担当者は，第2章に提示した授業計画案の基本様式(25頁)を使用することを勧める。

　この様式は，時間，行動目標，教授活動，学習活動，授業展開上の留意点，備考から構成されている。教育は，目的的・計画的な営みであり，授業計画案の作成も目標を中心に考えていく。様式の中の時間は，規定の時間のうち，その目標の到達を目指した教授活動に何分を充当するのかを考え決定していく。また，教授活動は，授業提供者が，その目標の到達を目指し，どのような教授活動を展開するのかを考え決定していく。さらに，学習活動は，参加者が，その目標の到達を目指し展開される教授活動に対してどのような学習活動を展開するのかを考え決定していく。

　このように考えた結果，作成できた授業計画案の例を紹介する。記述の詳細さの程度は，授業提供者の経験や力量により異なる。その決定は，決められた時間内に目標を到達できるような授業計画案であるかどうかが基準となる。

勤務帯リーダーレベルアップ研修1－自己評価とキャリア・ディベロップメント－

●日時：●年●月●日，15時00分から16時30分
●場所：院内研修室
●対象：半年程度，勤務帯リーダーの役割を担当してきた看護師20名
●授業形態：Off JT・集合教育
　　　　　　講義(30分)　グループワーク(45分)　発表とまとめ(15分)
●役割分担：講義・まとめ(看護師長M)　ファシリテーター(看護師長Mおよび教育委員)
　　　　　　準備・全体進行の調整(教育委員)

●目標：
1'. 勤務帯リーダーレベルアップ研修全目標の中から本授業の目標を選別する．
1. 「自己評価」という用語を定義する．
2. 「キャリア・ディベロップメント」という用語を定義する．
3. 看護師としてのキャリア・ディベロップメントに向けた自己評価の意義について具体例を挙げ説明する．
4. 看護師としてのキャリア・ディベロップメントに向けた自己評価の意義を自発的に支持する．
5. 勤務帯リーダー役割自己評価尺度活用の意義を説明する．
6. 勤務帯リーダー役割自己評価尺度の測定結果の解釈方法を述べる．
7. 自己の勤務帯リーダー役割遂行状況を測定するために尺度を正確に適用する．
8. 尺度の測定結果を基に役割遂行上の自己の課題を見出す．
9. 自己の課題を克服する方法を見出す．

●教材：①グループメンバー表
　　　　②勤務帯リーダーレベルアップ研修の研修計画書
　　　　③自己評価とキャリア・ディベロップメントの概要
　　　　④「勤務帯リーダー役割自己評価尺度」の概要と測定結果の解釈
　　　　⑤問題克服方法の記載用紙
　　　　⑥参加者が事前課題として提出した「勤務帯リーダー役割自己評価尺度」
　　　　→①から⑤は22部(予備2部)+4部(担当者分)を前日までに印刷する
　　　　→⑥はファシリテーターが担当グループのメンバーに手渡す(本人が回答した尺度)

●教育機器：プロジェクタ，コンピュータ，スクリーン，ホワイトボード

●研修室の設定：グループワーク形式に研修室を準備し，グループ番号を明示する．講義もあるため机をスクリーンに向かって斜めに配置する．

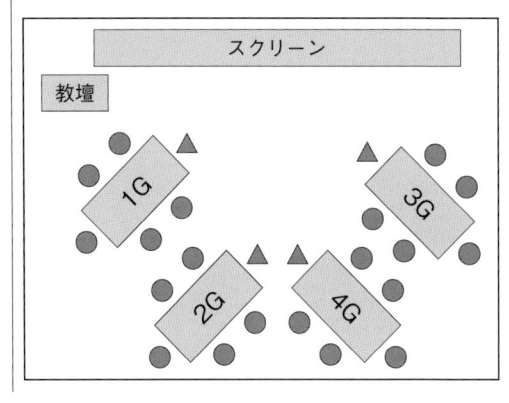

(次頁につづく)

時間	行動目標(SBO)	教授活動(指導方法)	学習活動	教材	授業進行上の留意点
14:50-15:00		グループ編成の確認と調整 教材①②⑥を配付			15:00の授業開始にあたり，当日の出席状況を確認しグループメンバーに偏りが生じた場合は適宜調整する。
15:00-15:05	1'. 勤務帯リーダーレベルアップ研修全目標の中から本授業の目標を選別する。	導入(担当：教育委員) 1. 挨拶と講師の紹介，ファシリテーターの自己紹介 2. 資料の確認 3. 研修目的と構造，第1回の目標 展開1：自己評価とは	→指示に従い資料を確認する。	教材①②⑥	資料の不足，不鮮明等は挙手により確認し直ちに交換する。
15:20-15:40	5. 勤務帯リーダー役割自己評価尺度活用の意義を説明する。 6. 勤務帯リーダー役割自己評価尺度の測定結果の解釈方法を述べる。 7. 自己の勤務帯リーダー役割遂行状況を測定…	展開4：「勤務帯リーダー役割自己評価尺度」の概要 　　　　　(担当：看護師長M) →半年間，勤務帯リーダーを担ってきた感想を尋ねる。 →漠然とした問題を明確にし，克服方法を見つけていく1つの方法として尺度を用いた自己評価があることを説明する。 →「勤務帯リーダー役割自己評価尺度」の総得点，下位尺度得点を計算するよう指示する。 →得点の高い下位尺度から順に番号をつけるよう指示する。 →教材④を配付する。 →「勤務帯リーダー役割自己評価尺度」の開発過程を説明する。 →「勤務帯リーダー役割自己評価尺度」の構造を説明する。 →「勤務帯リーダー役割自己評価尺度」の全国調査の結果を基に，尺度の総得点，下位尺度得点の高得点領域，中得点領域，低得点領域を説明する。	→感想を述べる。 →自分が直面している問題を漠然と述べる。 →説明を聞く。 →自己の役割遂行状況について総得点，下位尺度得点を算出する。 →順番をつける。 →資料を受け取る。 →説明を聞く。 →説明を聞く。 →説明を聞き，自己の得点がどの得点領域にあるのかを把握する。	教材⑥ 教材④	教育委員はファシリテーターとして担当するグループの席に座る。 参加者が自己の役割遂行状況を教育委員や他の参加者から評価されると感じないように配慮する。 参加者の反応を観察し，常に，今回の研修テーマ「自己評価とキャリア・ディベロップメント」に立ち戻れるようにする。 尺度が勤務帯リーダーの実際の行動から導かれており，活用可能性が高いこと，信頼性・妥当性の確保されていることを紹介する。

Ⅲ 患者の安全確保を目的とした研修

　患者の安全確保は，すべての医療従事者にとって恒久的な目標である。また，医療の現場は，常に変化し続け，変化に適合した対策なくして患者の安全を確保することはできない。これらは，看護職のみならず，全医療従事者がその職務に必要な患者安全に関わる知識を獲得，刷新していく必要があることを示す。また，そのために患者の安全確保を目的とした研修は，院内教育の重要要素の1つとなる。このような観点から研修計画の作成と授業展開の具体例として，就職後1年を経過した看護師（以下，2年目看護師とする）を対象とする患者の安全確保を目的とした研修を想定し，その実際を紹介する。対象を2年目とした理由は，看護師にとって2年目が新人時代と異なり，負担する職務量と複雑さの増加に直面するとともに，それらに自立して対応することを求められる時期であることによる。このような状況にある2年目看護師に患者の安全確保を目的とした研修を提供することは，医療事故防止，患者安全の推進に向け効果的であるに違いない。前述したプリセプター養成を目的とした研修，勤務帯リーダーのステップアップを目的とした研修が役割別プログラムであるのに対し，この研修は，経年別プログラムに該当する。

　医療の高度化，複雑化に伴い，医療事故が多発している。看護師は，患者の最も身近に存在し，24時間，看護を提供し続けているため事故当事者となることも多く，看護師にとって，患者の安全確保は，他の医療従事者に勝るとも劣らないほど重要な課題である。また，近年，種々の法律も整備され，患者の安全確保に向けた制度基盤は，確実に進展してきている。このような背景を受け，医療事故に焦点を当てた研究が数多く実施されており，その多くは事故原因を究明し，その結果を受け，組織全体の業務整理，人員配置の工夫などシステムの整備という視点から安全対策構築の必要性を強調している。患者の安全確保に向け，病院組織のシステムを整備していくことは重要である。しかし，そのシステムを構成する看護師個々が，患者の安全確保に向けた対策を講じ，実践しなければ事故そのものを防止することはできない。

　多くの看護師は，患者の安全を守りつつ看護の目標を達成するために，個々に対策を講じている。もし，個々が講じている対策を網羅的に解明できれば，それらは，患者安全に向けた対策として重要な知識となる。このような観点から既に研究[46]が実施されており，この研究は，看護師個々が講じる「患者安全に向けた対策」を明らかにした。また，これらの安全対策を基盤として，「患者安全のための看護実践自己評価尺度－病棟看護師用－」[47]も開発されている。さらに，看護師個々が日々講じている「患者安全に向けた対策」を分析した結果，多くの看護師が多様な方法による「確認」を重要視しており，多様な方法による「確認」が構造[48]を持つことも明らかになった。

　患者の安全確保を目的とした研修を企画するにあたり，研修内容の決定は，重大な課題である。そのためには，患者の安全確保に必要な知識を明確にする必要がある。前述した看護師が講じている「患者安全に向けた対策」，「患者安全のための看護実践自己評価尺度－病棟看護師用－」は，現実の看護実践の場から産出され，看護師個々が患者の安全確保

に向け確実に活かすことができる。また,「確認の構造」についての知識は,確認の適切性を評価する指標となる。評価の指標としてこの構造を用いることを通して,確認したにもかかわらず事故が発生するという事態を回避できる可能性が高い。

以上は,次の3項目を研修内容として構造化することにより,病院,病棟の相違にかかわらず看護師が患者の安全を確保するための実践の質向上に効果的な研修を提供できることを示す。この3項目とは,看護師個々が講じている「患者安全に向けた対策」「患者安全のための看護実践の自己評価」「安全対策としての確認とその構造」である。

そこで,患者の安全確保を目的とした研修計画の作成と授業の展開を例示するために,第1に「患者安全に向けた対策」「患者安全のための看護実践の自己評価」「安全対策としての確認とその構造」を研修の構造に位置づけ,上記の看護教育学研究の成果を紹介する。第2にこれらを研修の構造とした研修計画を紹介する。第3にその研修計画に基づく授業計画案を紹介する。

① 研修の構造となる知識

研修計画と授業計画案の作成に関しては,第2章「Ⅲ.院内教育プログラムの展開に必要な基礎知識」に概説したように4つのステップを必要とする。また,**Step 1**「研修の目的・目標の明確化」は次の4段階を必要とする。この4段階とは,研修内容の特定,研修内容に対する目標領域の決定,研修各内容の目標レベルの決定,決定したレベルに応じた目標の記述である。

以下,患者の安全確保を目的とする研修の構造となる知識を紹介する。これらは,**Step 1**「研修目的・目標の明確化」の4段階のうち,研修内容の特定に該当する。

1) 患者安全に向けた対策

看護師個々が日常的に講じている患者安全に向けた対策を明らかにするために,全国の病院に就業する看護師1,056名に質問紙を郵送し,622名(回収率58.9%)より回答を得た。このうち,患者安全対策に関する自由回答式質問に回答した588名の記述をBerelson, B. の方法論を参考にした看護教育学における内容分析を用いて分析した。その結果,看護師個々が講じている患者安全に向けた対策38種類8要素(図4-4)[49]が明らかになった。

---

①最適な確認による確かで誤りのない実践の実現
②危険の予測・異変の早期発見,対処・看護実践による影響の把握とこれらを強力に意図した観察
③不足知識・技術の補填に向けた自己学習と学習機会の提供
④職務への集中力,緊張感の持続と安全保証への意識の向上
⑤患者の個別状況の査定とその結果を反映した援助の実施
⑥物品の管理と自らの健康の管理
⑦通常および異常時の医療チーム体制の整備とそれに関連する人々との事故発生回避を目指した支援的・協調的関係の形成
⑧情報の正確な伝達と共有,それに必要な記録表現の工夫と報告・連絡・相談の徹底

図4-4 看護師個々が講じている患者安全に向けた対策の8要素

要素①最適な確認による確かで誤りのない実践の実現

1. 与薬・処置・検査などを確実に行うために最適な確認方法を選択すると共に，状況に応じて複数の確認方法を組み合わせて用いる。
2. 原理・原則に則り，生活の援助・与薬・検査・処置を確実に行うと共に，院内の取り決め事項を熟知し，それを遵守する。
3. 多忙なときほど職務を確実に遂行するよう心がけ，確認は省略せず時間をかけて行う。
4. 目立つ標識の活用・同室入院の回避・分離保管などの方法を用い，同姓同名および類似氏名の患者や類似薬品を明確に区別する。
5. 止むを得ず口頭指示を受ける場合には，誤認・失念を回避すると共に，速やかに所定の用紙に記載するよう申し入れる。
6. 割り当てられた職務全体の把握に基づき仕事を開始し，その失念を防ぐため，タイマー・覚え書きなどを活用する。

要素②危険の予測・異変の早期発見，対処・看護実践による影響の把握とこれらを強力に意図した観察

7. 可能な限り患者と直接関わることを通して個別状況を把握し，危険が予測される場合は頻繁に訪室し，要点をとらえた観察を緻密に行う。
8. 患者に起こりうる危険事態を予測し，その回避に向けて最適な方法・物品を選択・活用する。
9. 患者の微細な変化をとらえるために，多角的に収集した情報を組み合わせて活用する。
10. 異変の早期発見と対処に向け，常時観察可能な位置への自らの移動と対象の配置・監視装置の活用をすると共に，患者・家族も異常は即座に連絡するよう説明し，準備状態も整える。
11. 生活の援助・与薬・検査・処置を確実に行うと共に，それによる弊害を防止するために，実施前・中・後患者の状態変化の有無を観察する。
12. 生活の援助・与薬・処置について患者が理解できるように説明し，その開始にあたっては心身の状態を観察すると共に，患者自身の準備状態を整える。
13. 患者に起こりうる危険事態を予測し，その事態に対応できるよう準備状態を整える。

要素③不足知識・技術の補填に向けた自己学習と学習機会の提供

14. 他者への支援要請・研修への参加を通し，不足している知識・技術を習得すると共に，同僚にも学習機会を提供する。
15. 危険に対する患者の理解を促し，安全確保に向けた生活上の留意点・器具の使用方法を指導する。
16. 患者の安全保証に向けスタッフを指導する。

要素④職務への集中力，緊張感の持続と安全保証への意識の向上

17. 惰性に陥ることなく日常業務を遂行し，疑問・不審を感じたときには徹底的にそれを追究する。
18. 職務に対する集中力を持続させるために病棟内での私語を慎むと共に，同僚の職務をむやみに中断しない。
19. 安全保証に対する意識を高めるために，勤務開始前に事故防止に関わる標語を唱和したり，IT機器を用いて情報を流布したりする。
20. 1つの職務を中途交代せず，一人の看護師が一貫して担当する。
21. 職務に対する責任の証として署名・記録を残すと共に，発生してしまった事故に対して看護職者としての責任を見出し受け止める。

要素⑤患者の個別状況の査定とその結果を反映した援助の実施

22. 患者が安全に生活を送り，円滑に診療を受けるために個別状況の査定結果を反映した援助の量・方法・物品を決定する。
23. 患者間の関係性を把握し，不仲な者同士が接近しないよう配慮する。

要素⑥物品の管理と自らの健康の管理

24. 安全な療養環境を維持するために不要物品を片づけ，危険物または危険な状況を発見した場合には直ちに排除・改善する。
25. 安全器具・装置は，最大効果が得られるよう常時整備・活用する。
26. 最良の健康状態を保ち勤務に臨めるよう生活のリズムを整え，必要に応じて勤務調整を申し出る。
27. 医療機器・救急カートは定位置に収納し，常に機能するよう保守・点検・整備する。
28. 院内感染回避に向けて感染予防に努めると共に，清潔な療養環境を維持し自らも感染経路となることを防ぐ。
29. 看護師自身が効率よく確実に職務を遂行できるよう常に物品を整理整頓する。

要素⑦通常および異常時の医療チーム体制の整備とそれに関連する人々との事故発生回避を目指した支援的・協調的関係の形成

30. 患者に関わるすべての職種と連携を図り，事故発生を回避するために問題を指摘し合える関係を形成する。
31. 単独による援助が困難な場合には，同僚・他職種・家族にその状況を説明し，協力を得る。
32. 患者・スタッフの状況に応じて適正に人員を配置する。
33. 異変の連絡には速やかに応じ，発生してしまったインシデント・事故を最小限にとどめるために直ちに報告し必要な対処を行う。
34. 災害・緊急事態の発生に備えて勤務帯ごとに患者の人数・ADLを把握すると共に，支援体制の整備・定期的な訓練を行う。

要素⑧情報の正確な伝達と共有，それに必要な記録表現の工夫と報告・連絡・相談の徹底

35. 積極的にインシデント・事故に関わる情報の開示・共有に努め，共同してその原因を追究し，対策を練り実践する。
36. 情報が正しく伝達されるよう記録には共通理解可能な表現を用いると共に，伝達手段として文書を使用する。
37. 院内のマニュアルを定期的に見直し改善すると共に，決定事項を全員が共有する。
38. 情報を共有し，問題状況を解決・回避するために，報告・連絡・相談を密にする。

　患者安全に向けた対策38種類8要素は，こうすべきだという対策ではなく，看護師が実際に実践の場において実施している対策の集大成である。すなわち，あるがままの状態から取り出した本質であり，「あるべき論」とは異なり，現実への適合性が高い。これらを内容とする研修は，魅力的かつ患者の安全確保に向けて効果的であるに違いない。

2) 患者安全のための看護実践の自己評価

　患者安全に向けた対策8要素は，看護師が看護実践の質を患者の安全確保という視点から自己評価するために活用可能である。自己評価とは，自分で自分の学業，行動，性

格，態度などを査定し，それによって得た知見によって自分を確認し，自分の今後の学習や行動を改善・調整するという一連の行動である[50]。この自己評価は，自己を対象化してみる機会を提供する[51]。しかし，自己評価に外的客観的な視点がない場合，自己評価は単に独善を強化する可能性もある[52]。

　これを前提として，「患者安全のための看護実践自己評価尺度－病棟看護師用－」を開発した。この尺度は，患者安全に向けた対策8要素を基盤に質問項目を作成しており，看護実践の質を患者の安全確保という視点から自己評価するために活用できる。「患者安全のための看護実践自己評価尺度－病棟看護師用－」は，8下位尺度40項目から構成される（図4-5）。「患者安全のための看護実践自己評価尺度－病棟看護師用－」を活用し，総得点と下位尺度得点を算出することにより，看護師は，個々の安全対策の傾向と課題を客観的に把握できる。また，分析結果を用いて，個々の看護実践を改善できる。

3）安全対策としての確認とその構造

　看護師は，患者の安全確保に向け，日常的に次に示す対策を頻繁に用いている。この対策とは，「1．与薬・処置・検査などを確実に行うために最適な確認方法を選択すると共に，状況に応じて複数の確認方法を組み合わせて用いる」すなわち「確認」である。患者安全に向けた対策として「確認」という行動の重要性は高く，それは「確認」が簡便かつ身近な安全対策であることに起因する。しかし，確認を誤り，医療事故に結びついてしまったという報道も後を絶たない。このような観点から，さらに分析を進めた結果，看護師の確認は，13種類に分類された。また，13種類の確認は，何時，どこで，誰と，何を，どのように，すなわち5W1Hの構造を持つ。

看護師が患者安全に向けた対策として実施する確認の構造

●最適な人材による確認（who）
　1．複数の関係者の五感を用いた照合
　2．患者への氏名・患部表明の依頼
●適切な時期を捉えた確認（when）
　3．経時的な照合
●目的を明確にした確認（why）
　4．治療進行のための必須情報の把握
●適切な手段を用いた確認（how）
　5．患者・指示内容と実物の照合
　6．複数回の反復した照合
　7．呼名への反応に基づく患者の同定
　8．正式名称を用いた患者の同定
　9．自らの五感を最大限機能させた照合
　10．多様な標識を用いた患者の同定
　11．多様な資源を用いた職務完了・未完了の識別
　12．原本に戻った正確な指示内容の把握
　13．容貌・特徴の記憶に基づく患者の同定
●確認が必要な内容と必要な場所の選択（what, where）
　1から13に含まれる記述より

これは，病棟に勤務する看護師の皆様が日々の看護実践を患者安全という視点から評価するための尺度です。あなたの日々の行動を思い浮かべて該当する番号に〇をつけてください。

評価尺度：非常に当てはまる(5) / かなり当てはまる(4) / わりに当てはまる(3) / あまり当てはまらない(2) / ほとんど当てはまらない(1)

I．基本を守りながら工夫を凝らし誤りのない実践を目指す
1. 原理・原則に基づき看護を実践している　　5　4　3　2　1
2. 手順書に基づき治療・検査・処置などに伴う看護を実践している　　5　4　3　2　1
3. 状況に応じて複数の確認方法を組み合わせて用いている　　5　4　3　2　1
4. 忙しいときほど丁寧に確認している　　5　4　3　2　1
5. 同姓や似た名前の患者を取り違えないように生年月日など他の情報を用いて本人を確認している　　5　4　3　2　1

II．患者に生じる異変・危険を予測し早期発見・対処する
6. 異変・危険が予測される患者を頻繁に訪室している　　5　4　3　2　1
7. 処置や移動の前など患者に声をかけその反応を観察している　　5　4　3　2　1
8. 患者の病状に応じて必要な項目を自分の目で観察している　　5　4　3　2　1
9. 与薬・処置・検査などの実施前・中・後に患者の状態変化の有無を観察している　　5　4　3　2　1
10. 複数の情報を組み合わせて患者の変化をとらえている　　5　4　3　2　1

III．患者状況のアセスメント結果に基づき安全に援助を実施する
11. 患者の身体機能に応じて必要な援助を行っている　　5　4　3　2　1
12. 患者の日常生活動作に応じて援助方法を選択している　　5　4　3　2　1
13. 患者にあった安全な援助方法を選択している　　5　4　3　2　1
14. 患者にあった用具・物品を選択している　　5　4　3　2　1
15. 患者の理解度に合わせて説明を行っている　　5　4　3　2　1

IV．安全保証に必要な知識を習得し同僚や患者に指導する
16. 新たな薬剤・治療に関する効果・用法・副作用を同僚と確認している　　5　4　3　2　1
17. 新たな器材に関する正しい使用方法を同僚と確認している　　5　4　3　2　1
18. 患者・家族が異常・危険に気づけるように指導している　　5　4　3　2　1
19. 危険防止に配慮できるよう同僚と指摘しあっている　　5　4　3　2　1
20. 研修会等を活用し安全な看護実践に必要な知識・技術を補っている　　5　4　3　2　1

V．安全な環境の維持に向けて物品と自らの健康を管理する
21. 病棟内の医療機器を保守・点検している　　5　4　3　2　1
22. 安全器具・装置の作動状況を常時確認している　　5　4　3　2　1
23. 救急カートをいつでも使えるように整備している　　5　4　3　2　1
24. 体調が悪いときには無理せず上司に勤務調整を申し出ている　　5　4　3　2　1
25. 健康状態を保つため自分なりに生活のリズムを整えている　　5　4　3　2　1

VI．常に緊張感を保ち安全への意識を高める
26. 責任をもって実施した証として署名や記録を残している　　5　4　3　2　1
27. 途中で他者と交替することなく1つの業務を開始から終了まで担当している　　5　4　3　2　1
28. 集中して仕事をしている同僚の妨げにならないように行動を慎んでいる　　5　4　3　2　1
29. 安全を優先するよう自分自身に言い聞かせながら勤務している　　5　4　3　2　1
30. 疑問や不審に感じたことを放置せず同僚と確認している　　5　4　3　2　1

VII．非常事態に備えて医療チームのメンバーと協力しあっている
31. 何でも話し合える雰囲気を作るため積極的に周囲とコミュニケーションを図っている　　5　4　3　2　1
32. 互いの問題を指摘できるように様々な職種と良好な人間関係を築いている　　5　4　3　2　1
33. 非常事態に対応できるようメンバーと協力し休憩・食事時間を確保している　　5　4　3　2　1
34. 危険が生じる可能性がある業務・援助は周囲の協力を得ながら実施している　　5　4　3　2　1
35. 被害を最小限に止めるために応援を要請している　　5　4　3　2　1

VIII．安全保証に必要な情報を正確に伝達し共有する
36. 院内のインシデント・事故報告書に目を通し情報を得ている　　5　4　3　2　1
37. インシデント・事故報告のカンファレンスに参加し情報を共有している　　5　4　3　2　1
38. 伝達事項を示した文書に目を通し正確な情報を得ている　　5　4　3　2　1
39. 変更事項を速やかに周囲へ伝達している　　5　4　3　2　1
40. 事故の再発を防ぐため小さなインシデントでも報告している　　5　4　3　2　1

注：この尺度の使用許諾の手続きは，365から366頁を参照

図4-5　患者安全のための看護実践自己評価尺度―病棟看護師用―

これらは，ただやみくもに「確認」するのではなく，患者安全に向けた対策としての確認が5W1Hとしての構造を持つことを知識として修得し，これを意識した実施を必要とすることを示す。患者安全に向けた対策として「確認」の重要性を知らない看護師はいない。しかし，この「安全対策としての確認とその構造」を知識として修得するとともに，5W1Hの構造に基づいた確認の実施に意義を見出し，実施することを目的に設定した研修は，院内教育に必要不可欠であろう。「患者安全に向けた対策」38種類8要素と「患者安全のための看護実践自己評価尺度－病棟看護師用－」を組み合わせて，患者の安全確保を目的とした研修計画を作成することを推奨する。

2 研修計画の作成

　研修計画と授業計画案の作成に関しては，第2章の「Ⅲ.院内教育プログラムの展開に必要な基礎知識」に概説したように4つのステップを必要とする。また，**Step 1**「研修の目的・目標の明確化」は次の4段階を必要とする。この4段階とは，研修内容の特定，研修内容に対応する目標領域の決定，研修各内容の目標レベルの決定，決定したレベルに応じた目標の記述である。

　以下，「患者安全に向けた対策」「患者安全のための看護実践の自己評価」「安全対策としての確認とその構造」を研修の構造とした研修計画の作成過程を紹介する。これは上記4段階のうち，研修内容に対応する目標領域の決定，研修各内容の目標レベルの決定，決定したレベルに応じた目標の記述に該当する。

1) 目標領域の決定

　研修計画を作成するために，構造化された研修内容「患者安全に向けた対策」「患者安全のための看護実践の自己評価」「安全対策としての確認とその構造」が認知，精神運動，情意の3領域，どれに対応するのかを考え，決定する必要がある。

　「患者安全に向けた対策」「患者安全のための看護実践の自己評価」「安全対策としての確認とその構造」は，いずれも知的活動に関わる内容であり，認知領域の目標設定が必要である。また，看護師は，患者の安全を確保する責務を持っている。「患者安全に向けた対策」「患者安全のための看護実践の自己評価」「安全対策としての確認とその構造」の修得に向け学習すること自体が，患者の安全確保に責務を持つ看護師としての価値観，信念などに影響を受ける。そのため，認知領域に加え，情意領域の目標設定が必要である。

　以上のように検討し，研修計画の作成に向け，構造化された研修内容の目標を認知，情意の2領域に設定することを決定した。

2) 目標レベルの決定

　構造化された研修内容「患者安全に向けた対策」「患者安全のための看護実践の自己評価」「安全対策としての確認とその構造」の目標を認知，情意の2領域に設定することを決定した。次に，何をどこまで学ぶのか，教えるのかの「どこまで」に該当する部分，す

なわち認知領域，情意領域のどのレベルの目標達成を目指すのかを決定する．レベルは，対象者の背景，研修に活用できる時間なども吟味したうえ，決定する必要がある．短時間の研修であるにもかかわらず，高次のレベルの目標を設定しても，達成することはできない．例示する研修は，その対象者を2年目看護師とする．また，研修時間を3時間(1.5時間×2回)と想定した授業計画案を紹介する．

● 「看護師個々が講じる患者安全に向けた対策」

　研修の対象者は，新人看護師として1年間の実践を通して，患者の安全を確保するために，様々な対策を個別に講じ，実践している看護師である．看護師個々の安全対策の質を向上し，より効果的に実践していくためには，個々が実施している安全対策を客観的，分析的に理解する必要がある．また，これまで講じていなかった対策について理解し，現実の状況の中で応用していく必要がある．このように考えたとき，「知識」「理解」「応用」「分析」「総合」「評価」の順に階層化された認知領域の目標のうち，「患者の安全に向けた対策」の理解は，「分析」レベルの目標を設定すべきであると判断できた．分析とは，資料を構成要素や部分に分析し，それら相互の関連を明らかにする能力[53]を意味する．

　また，これまで患者の安全確保について，自己流の対策のみに頼っていた対象者も，「患者安全に向けた対策」の理解を通して，看護師が現実に実行可能な様々な対策についての知識を獲得し，それを活用することの重要性や意義を感じるようになってほしい．情意領域の目標は，「受容」「反応」「価値づけ」「価値の組織化」「価値の個性化」の順に階層化され，このように考えたとき「患者安全に向けた対策」の重要性や意義の理解は，情意領域として，「受容」レベルの目標を設定すべきであると判断できた．また，先述した「患者安全に向けた対策」38種類8要素を使用し，グループワークと発表を計画することを通して，情意領域「受容」レベルの目標も達成できると判断できた．「受容」とは，看護実践に対する重要な価値，態度，信念への気づきであり，臨床状況に対し敏感であること[54]を意味する．

● 「患者安全のための看護実践の自己評価」

　「患者安全に向けた対策」38種類8要素に基づき，看護実践を自己評価することは，患者の安全確保に向けて効果的である．それは，次に示す3点の理由による．第1は，自己評価の機能である．自己評価が自分で自分の学業，行動，性格，態度などを査定し，それによって得た知見によって自分を確認し，自分の今後の学習や行動を改善・調整するという一連の行動であると定義されることは既に述べた．「患者安全のための看護実践の自己評価」をこの定義に合わせると次のように言い換えられる．すなわち，「患者安全のための看護実践の自己評価」とは，看護師が自分で自分の患者安全のための対策を査定し，査定結果を通して自分の安全対策の質を確認し，今後の患者安全に向けた対策を改善・調整するという一連の行動である．この行動が患者の安全確保に向けて効果的であることは説明するまでもない．第2は，看護師が専門職であり，専門職と自律は不可分の関係にあり，自己評価は自律を求められる看護師のキャリア・ディベロップメントに必要不可欠

であることに起因する。第3は，専門職としての道を歩み始めた2年目看護師は，新人看護師時代とは異なり自立した職務遂行を求められ，患者安全に向けた看護実践も先輩に依存することなく自立して行わなければならず，その実践の評価は自身が担わなければならないことに起因する。

　しかし，適正な自己評価を行うためには，適切な評価基準とともにその基準となる測定用具と正確な使用が必要不可欠となる[55]。このように考えたとき「患者安全のための看護実践の自己評価」は，認知領域として，「応用」，「分析」レベルの目標を設定すべきであると判断できた。応用とは，新しい状況における情報の使用であり，新しい状況の中で知識を用いる能力[56]を意味する。分析とは，資料を構成要素や部分に分析し，それら相互の関連を明らかにする能力[57]を意味する。

　また，自己評価は，1回の実施により完了するものではなく，繰り返し行い，時間的な推移の中で自己の状況の変化を確認していく必要がある[58]。その際には，他者との比較ではなく，自分自身の変化を確認することが重要である[59]。研修の対象者には，看護実践の自己評価を繰り返し行い，患者安全に向けた対策の質を向上することに意義を感じるようになってほしい。このように考えたとき，「患者安全のための看護実践の自己評価」は，情意領域として，「価値づけ」レベルの目標を設定すべきであると判断できた。「価値づけ」とは，価値を承認すると共に，行動の基盤としてその価値を主体的に用いること[60]を意味する。

● 「安全対策としての確認とその構造」

　患者の安全は，その対策の理解に加え，それを実践の場に適用し活用することを通して確保される。安全対策として「確認」の重要性は高く，それは「確認」が簡便かつ身近な対策であることに起因する。また，不適切な確認は，誤薬や患者の取り違えなどの深刻な医療事故につながる可能性が高い。安全対策として適切に確認を実施できる知識を修得することは，患者の安全確保に直結する。

　このように考えたとき，認知領域の目標のうち，「安全対策としての確認とその構造」は，「評価」レベルの目標設定が妥当であると判断できた。評価とは，内的外的基準に基づく価値判断[61]を意味する。また，確認とその構造の知識は，確認場面を想定した演習を行うことを通し，修得した知識を実践に応用できるようになる。このような研修を計画できる場合には，「応用」レベルの目標も達成可能である。「応用」とは，新しい状況における情報の使用であり，新しい状況の中で知識を用いる能力[62]を意味する。

　また，安全対策の質の向上を明確に意識していなかった看護師も，研修により構造に沿った確認の重要性を再認識することを通して，より一層，確実な確認へと向かえるようになるかもしれない。また，自分自身の確認の方法を改善することにより，多くの医療事故は防げると思うようになってほしい。このように考えたとき，「受容」「反応」「価値づけ」「価値の組織化」「価値の個性化」の順に階層化される情意領域の目標のうち「安全対策としての確認とその構造」は，「価値の組織化」レベルの目標設定が妥当であると判断できた。「価値の組織化」とは，複雑な価値体系を発展させ，価値体系を組織化するこ

と[63]を意味する。

3）目的・目標の記述

上記の過程を経て次のような目的・目標を設定した。

●研修の目的

日々の看護実践における患者安全に向けた対策の傾向と課題を把握し，課題克服と安全対策の質向上に向けて必要な知識，技術，態度を修得する。

●一般目標

A．患者安全に向け看護師個々が講じうる対策を理解する。
　　　　　　　　　　　　　　　　　「看護師個々が講じる患者安全に向けた対策」
B．患者安全のための看護実践を自己査定し，患者の安全を確保するための課題を明らかにする。　　　　　　　　　　　　　「患者安全のための看護実践の自己評価」
C．看護師が患者安全に向けた対策として実施する確認の構造を理解し，構造に沿った確認を実施する。　　　　　　　　　　　「安全対策としての確認とその構造」

●行動目標

A-1．患者の安全確保が看護師の責務であることを述べる。　　　　　　（認知：理解）
A-2．「患者安全に向けた対策」8要素を列挙する。　　　　　　　　　　（認知：知識）
A-3．「患者安全に向けた対策」8要素を用い，日頃実践している対策を分析する。
　　　　　　　　　　　　　　　　　　　　　　　　　　　　　　　　（認知：分析）
A-4．「患者安全に向けた対策」8要素が，日頃実践している安全対策に存在していることを認める。　　　　　　　　　　　　　　　　　　　　　　　（情意：受容）
B-1．「患者安全のための看護実践自己評価尺度－病棟看護師用－」を用いて自己の安全対策の傾向を分析する。　　　　　　　　　　　　　　　　　　（認知：分析）
B-2．分析結果に基づき患者安全のための看護実践における自己の課題を見出す。
　　　　　　　　　　　　　　　　　　　　　　　　　　　　　　　　（認知：分析）
B-3．患者安全のための看護実践における自己の課題の解決策を見出す。（認知：分析）
B-4．見出した解決策を患者安全のための看護実践に適用する。　　　　（認知：応用）
B-5．自己評価前後の患者安全のための看護実践を比較する。　　　　　（認知：分析）
B-6．患者安全のための看護実践を自己評価する意義を認める。　（情意：価値づけ）
C-1．看護師が安全対策として「確認」を重要視する理由を列挙する。　（認知：知識）
C-2．確認が5W1Hの構造を持つことを説明する。　　　　　　　　　　（認知：理解）
C-3．確認の場面を想起し5W1Hの構造を用いて分析する。　　　　　　（認知：分析）
C-4．確認を行っているにもかかわらず，事故やインシデントが生じている理由をアセスメントする。　　　　　　　　　　　　　　　　　　　　　　　　　（認知：評価）
C-5．5W1Hを用いて確認を行うことを明言する。　　　　（情意：価値の組織化）

C-6. 設定した確認場面に5W1Hの構造を用いた確認を適用する。　　　　　（認知：応用）

　また，このような目的と目標を設定した研修を「患者安全の確保」と命名した。これらを研修計画の書式に入れると**表4-3**のようになる。

表4-3　患者安全の確保研修の研修計画書

研修名	患者安全の確保
対象者	2年目看護師
方　法 （授業形態）	90分の集合教育2回（講義・演習）＋自己学習
目　的	日々の看護実践における患者安全に向けた対策の傾向と課題を把握し，課題克服と患者安全の質向上に向けて，必要な知識，技術，態度を修得する。
目　標	1. 患者の安全確保が看護師としての責務であることを述べる。 2.「安全に向けた対策」8要素を列挙する。 3.「患者安全に向けた対策」8要素を用い，日頃実践している対策を分析する。 4.「患者安全に向けた対策」8要素が，日頃実践している安全対策に存在していることを認める。 5.「患者安全のための看護実践自己評価尺度－病棟看護師用－」を用いて自己の安全対策の傾向を分析する。 6. 分析結果に基づき患者安全のための看護実践における自己の課題を見出す。 7. 患者安全のための看護実践における自己の課題の解決策を見出す。 8. 見出した解決策を患者安全のための看護実践に適用する。 9. 自己評価前後の患者安全のための看護実践を比較する。 10. 患者安全のための看護実践を自己評価する意義を認める。 11. 看護師が安全対策として「確認」を重要視する理由を列挙する。 12. 確認が5W1Hの構造を持つことを説明する。 13. 確認の場面を想起し5W1Hの構造を用いて分析する。 14. 確認を行っているにもかかわらず，事故やインシデントが生じている理由をアセスメントする。 15. 5W1Hを用いて確認を行うことを明言する。 16. 設定した確認場面に5W1Hの構造を用いた確認を適用する。
評価方法	1. 研修の成果は，各研修終了後の自己評価結果及び提出レポート，演習の発表，参加態度により評価する。 2. 研修の過程は，各研修終了後，「研修過程評価スケール－院内教育用－」を用いて，研修に参加した2年目看護師を対象とした研修評価結果により評価する。
参考文献	伊藤正子，舟島なをみ，野本百合子他：患者の安全保証に向けた看護師の対策と実践．看護教育学研究，15(1)；62-75，2006． 伊藤正子，舟島なをみ：患者の安全保証に向けて看護師が実践する確認－臨床知を活用した院内教育を目指して．看護展望，31(5)；52-56，2006．
授業担当	看護師長S　教育委員3名

③ 研修の授業計画案の作成

　院内教育プログラムの中には，外部から専門家を講師として招き提供される研修もある。しかし，研修の多くは，その病院に就業する看護師が授業提供者となる。授業を提供するためには，研修計画に沿って授業計画案を作成する必要があり，授業計画案作成に必要な基本的知識や授業計画案の基本的な様式を第2章(25頁)に示した。次に，これらを使用して，作成できた「患者安全の確保」の授業計画案の作成過程について説明する。

　授業計画案を作成するために次の過程が必要である。作成した研修計画「患者安全の確保」は，1回90分の集合教育を2回，計画されている。そのため，第1に各授業へ目標を配分する必要がある。第2に配分された目標に沿って，授業計画案を作成する必要がある。

1)各授業への目標の配分

　研修が複数回の授業から構成される場合，どの目標を何回目の授業で達成するのか，すなわち，各授業に目標を配分する必要がある。これを実施するために，研修計画書に記述した目標16項目を見直した。

　その結果，次のように考えた。16項目のうち，1から4は，「看護師個々が講じる患者安全に向けた対策」，5から10は，「患者安全のための看護実践の自己評価」，11から16は「安全対策としての確認とその構造」に該当する内容を包含する。このうち5から10の「患者安全のための看護実践の自己評価」，11から16の「安全対策としての確認とその構造」に該当する目標が，認知，情意領域とも最も高度であり，高次のレベルへの到達には時間を費やす必要がある。また，9，10は，ある一定期間をおいて再度自己評価を行うことを通して達成可能である。そのため，目標1から8を第1回，目標9から16を第2回の授業の目標へと配分した。

　また，第1回の授業の効果を確認できるように，目標5を第2回の授業にも配分した。

　さらに，2回の授業の内容が明瞭に理解できるように，第1回の授業を「患者安全の確保1—患者安全に向けた対策の自己評価—」，第2回の授業を「患者安全の確保2—確かで誤りのない確認—」と命名した。

　加えて，第1回，第2回の授業共に「1' 患者安全の確保研修全目標の中から本授業の目標を選別する」という目標を追加することとした。それは，2年目看護師が研修の目的を常に念頭に置き，目的意識を明瞭に持ちながら研修に参加してほしいという授業提供者の意志を反映した結果である。これらは次のように整理できる。

患者安全の確保1－患者安全に向けた対策の自己評価－
　目　　標：1'. 患者安全の確保研修全目標の中から本授業の目標を選別する。
　　　　　　1. 患者の安全確保が看護師の責務であることを述べる。
　　　　　　2. 「患者安全に向けた対策」8要素を列挙する。
　　　　　　3. 「患者安全に向けた対策」8要素を用い，日頃実践している対策を分析する。
　　　　　　4. 「患者安全に向けた対策」8要素が，日頃実践している安全対策に存在していることを認める。
　　　　　　5. 「患者安全のための看護実践自己評価尺度－病棟看護師用－」を用いて自己の安全対策の傾向を分析する。
　　　　　　6. 分析結果に基づき患者安全のための看護実践における自己の課題を見出す。
　　　　　　7. 患者安全のための看護実践における自己の課題の解決策を見出す。
　　　　　　8. 見出した解決策を患者安全のための看護実践に適用する。
　授業形態：講義とグループワーク
　授業担当：看護師長W，教育委員3名
　内　　容：1. 研修の目的・目標と構造，第1回の目標
　　　　　　2. 「患者安全に向けた対策」38種類8要素
　　　　　　3. 専門職としての看護師(専門職の条件)
　　　　　　4. 看護職の倫理綱領
　　　　　　5. 「患者安全のための看護実践自己評価尺度－病棟看護師用－」を用いて自己の安全対策の傾向を分析する。
　　　　　　6. 分析結果に基づき，実践を改善するための課題と解決策を明らかにする。
　　　　　　7. 安全対策の分析と発表
　　　　　　8. まとめ(レポート)
　評価方法：1. 目標1から4の達成度は，終了前10分間を活用し，記載したレポート(テーマ「本日の学び」)の記述内容により評価する。
　　　　　　2. 目標5から8の達成度は，グループワークへの参加状況や発表の態度により評価する。

患者安全の確保2－確かで誤りのない確認－
　目　　標：1'. 患者安全の確保研修全目標の中から本授業の目標を選別する。
　　　　　　5. 「患者安全のための看護実践自己評価尺度－病棟看護師用－」を用いて自己の安全対策の傾向を分析する。
　　　　　　9. 自己評価前後の患者安全のための看護実践を比較する。
　　　　　10. 患者安全のための看護実践を自己評価する意義を認める。
　　　　　11. 看護師が安全対策として「確認」を重要視する理由を列挙する。
　　　　　12. 確認が5W1Hの構造を持つことを説明する。
　　　　　13. 確認の場面を想起し5W1Hの構造を用いて分析する。
　　　　　14. 確認を行っているにもかかわらず，事故やインシデントが生じている理由をアセスメントする。
　　　　　15. 5W1Hを用いて確認を行うことを明言する。
　　　　　16. 設定した確認場面に5W1Hの構造を用いた確認を適用する。
　授業形態：講義とグループワーク，演習
　授業担当：看護師長W，教育委員3名
　内　　容：1. 研修の目的・目標と構造，第2回の目標
　　　　　　2. 「患者安全のための看護実践自己評価尺度－病棟看護師用－」を用いて自己の安全対策の傾向を分析する。
　　　　　　3. 第1回目と第2回目に測定した尺度得点を比較し改善点・課題を確認する。
　　　　　　4. 患者安全に向けた対策としての「確認」の構造
　　　　　　5. 看護師個々が講じる「確認」場面の分析と課題(グループワーク)
　　　　　　6. 5W1Hによる確認の実践
　　　　　　　(演習：注射薬の準備や配薬の場面を設定し，各自確認を実施する)
　　　　　　7. まとめ(レポート)
　評価方法：1. 目標9から15の達成度は，終了前10分間を活用し記載したレポート(テーマ「本日の学び」)の記述内容により評価する。
　　　　　　2. 目標5，16の達成度は，グループワークへの参加状況や発表の態度，および演習への取り組みと終了10分前を使用し記載したレポート(テーマ「本日の学び」)により評価する。

2) 授業計画案の作成

　以上のように患者の安全確保を目的とした研修の目標16項目を2回の授業に配分すると，各回の授業としてどのような内容をどのように盛り込んでいけばよいのか，おおよその見当がついてくる。このような過程を経て，次はいよいよ実際の授業を展開するための具体的な計画を作成する段階である。授業提供の初心者もしくはこれまで授業の経験を持つものの，その授業に自信が持てない教育担当者は，第2章に提示した授業計画案の基本様式(25頁)を使用することを勧める。

　この様式は，時間，行動目標，教授活動，学習活動，授業展開上の留意点，備考から構成されている。教育は目的的計画的な営みであり，授業計画案の作成も目標を中心に考えていく。様式の中の時間は，規定時間のうち，その目標の到達を目指した教授活動に何分を充当するのかを考え決定していく。また，教授活動は，授業提供者が，その目標の到達を目指し，どのような教授活動を展開するのかを考え決定していく。

　このように考えた結果，作成できた授業計画案を紹介する。記述の詳細さの程度は，授業提供者の経験や力量により異なる。その決定は，決められた時間内に目標を到達できるような授業計画案であるかどうかが基準となる。

患者安全の確保1－患者安全に向けた対策の自己評価－

●日時：●年●月●日，9時00分から10時30分
●場所：院内研修室
●対象：2年目看護師
●授業形態：Off JT・集合教育　講義(30分)，グループワークと発表(50分)，まとめ(10分)
●目標：
　1'. 患者安全の確保研修全目標の中から本授業の目標を選別する。
　1. 患者の安全確保が看護師としての責務であることを述べる。
　2. 「患者安全に向けた対策」8要素を列挙する。
　3. 「患者安全に向けた対策」8要素を用い，日頃実践している対策を分析する。
　4. 「患者安全に向けた対策」8要素が，日頃実践している安全対策に存在していることを認める。
　5. 「患者安全のための看護実践自己評価尺度－病棟看護師用－」を用いて自己の安全対策の傾向を分析する。
　6. 分析結果に基づき患者安全のための看護実践における自己の課題を見出す。
　7. 患者安全のための看護実践における自己の課題の解決策を見出す。
　8. 見出した解決策を患者安全のための看護実践に適用する。
●教材：
　①研修計画書
　②資料1．専門職の条件，看護職の倫理綱領
　③資料2．患者安全に向けた対策8要素
　④資料3．「患者安全のための看護実践自己評価尺度－病棟看護師用－」
　⑤資料4．「患者安全のための看護実践自己評価尺度－病棟看護師用－」の概要と測定結果の解釈
　⑥グループメンバー表
●教育機器：プロジェクタ，コンピュータ，スクリーン，ホワイトボード
●研修室の設定：講義形式(机・椅子)に研修室を準備する。

(次頁につづく)

III. 患者の安全確保を目的とした研修

時間	行動目標(SBO)	教授活動	学習活動	教材	授業進行上の留意点
9:00	1'. 患者安全の確保研修全目標の中から本授業の目標を選別する。	**導入** 1. 挨拶と講師の自己紹介 2. 資料の確認 3. 研修の目的・目標と構造，第1回目の目標の確認	指示に従い資料を確認する。	資料①②③	資料の不足，不鮮明等は挙手により確認し直ちに交換する
9:05	1. 患者の安全確保が看護師の責務であることを述べる。	**展開1：専門職としての看護師の責務と患者の安全確保** 1. 専門職としての看護職 →専門職の条件について質問する。	→考える。 →質問に従い挙手する。		
		→専門職の条件に照らし，看護師が専門職であることを確認する。	→説明を聞く。資料に説明内容を書き込む。	資料②	
		2. 看護職の倫理綱領 →看護職の倫理綱領を音読する。			
		→看護職の倫理綱領は，看護師が社会に果たすべき責務を示したものである。	→説明を聞く。資料に説明内容を書き込む。		
		倫理綱領の条文6は，「…人々を保護し安全を確保する」という無危害の原則を示している。これは，患者の安全確保が専門職としての看護師の責務であることを示す。	→うなずく。		
	2.「患者安全に向けた対策」8要素を列挙する。	**展開2：「患者安全に向けた対策」8要素** 3. 患者安全に向けた対策 →看護師は患者の安全を確保するために日々，努力している。皆さんもそうですよね？	→うなずく。		
		→そのような看護師が日々，患者の安全を確保するためにどのような対策を講じているのかを解明した研究が行われています。 8要素を説明する。	→説明を聞く。 →資料に説明内容を書き込む。	資料③	
		→この結果は，看護師が日々，実際に行っている対策を明らかにしていることから，現実に即しているという特徴がある。皆さんが日々行っている対策を思い出してみましょう。	→なるほど，うなずく。資料に書き込む。 →実践を想起しようとする。		

● 引用文献

1) Webster's Third New International Dictionary. p.1784, G & C Merriam Webster Company Publishes Inc, 1981.
2) Mosby's Medical, Nursing & Allied Health Dictionary 6 th Edition. p.1387, Mosby Inc, 2002.
3) 見藤隆子他編：看護学事典．「プリセプター・システム」の項，p.597，日本看護協会出版会，2003.
4) 寺田慎子他：プリセプターの役割遂行に対するストレス・コーピングの経時的変化．第31回日本看護学会論文集－看護教育，pp.110-112，2001.
5) 里田佳代子他：プリセプターのストレス認知とコーピング．第32回日本看護学会論文集－看護管理，pp.132-134，2002.
6) 衛藤由美他：新人教育におけるプリセプターシップの課題－プリセプターの実態調査より．日本看護研究学会雑誌，20(2)；47-48，1997.
7) 吉富美佐江，舟島なをみ他：新人看護師を指導するプリセプター行動の概念化－プリセプター役割の成文化を目指して．看護教育学研究，16(1)；1-14，2007.
8) 森真由美，舟島なをみ他：新人看護師行動の概念化．看護教育学研究，13(1)；51-64，2004.
9) 今野喜清他編：新版学校教育辞典．「ミニマム・エッセンシャルズ」の項，p.662，教育出版，2003.
10) 吉富美佐江，舟島なをみ他：新人看護師の指導体制としてのプリセプターシップに関する研究の動向．看護教育学研究，14(1)；65-75，2005.
11) 永井則子：プリセプターシップの理解と実践－新人ナースの教育法．p.25，日本看護協会出版会，1999.
12) Bain, L.：Preceptorship: a review of the literature. Journal of Advanced Nursing, 24(1)；104-107, 1996.
13) Shamian, J. et al.: The concept and practice of Preceptorship in contemporary nursing: a review of pertinent literature. International Journal of Nursing Studies, 22(2)；79-88, 1985.
14) Gaberson, K. B. et al.: Clinical Teaching Strategies in Nursing. pp.205-207, Springer Publishing Company Inc, 1999.
15) 木内妙子：臨床看護婦のプリセプター制に関する役割認識の分析－プリセプターとプリセプティの比較から．東京都立医療技術短期大学紀要，11；139-146，1998.
16) 市川純子他：看護婦の新人教育に対する意識調査－プリセプターシップ導入による看護婦の意識の変化．第26回日本看護学会集録－看護教育，p.110，1995.
17) 永野京子他：プリセプターシッププログラムの検討－導入後3年を経過して．第21回日本看護学会集録－看護管理，p.178，1990.
18) 鈴木奈緒子他：プリセプターとプリセプター支援者との意識のずれからみたプリセプターシップにおける課題．第32回日本看護学会論文集－看護教育，p.176，2002.
19) 内薗耕二他監：看護学大辞典．第5版，「プリセプター」の項，p.1902，メヂカルフレンド社，2002.
20) 立川京子他：「プリセプター評価」からみたプリセプター教育の課題．第29回日本看護学会論文集－看護管理，p.108，1999.
21) 日本看護協会看護婦職能委員会編：看護婦業務指針．pp.152-156，日本看護協会出版会，1995.
22) 例えば以下のような文献を示している．
　・Hulsmeyer, B. S.: Nurses in transition: first year challenges. University of Kentucky, 1994.
　・Gerrish, K.: Still fumbling along? A comparative study of the newly qualified nurse's perception of the transition from student to qualified nurse. Journal of Advanced Nursing, 32(2)；473-480, 2000.
23) 例えば以下のような文献を示している．
　・Charnley, E.: Occupational stress in the newly qualified staff nurse. Nursing Standard, 13(29)；33-36, 1999.
　・Walker, J.: The transition to registered nurse: the experience of a group of New Zealand degree graduates. Nursing Praxis in New Zealand, 13(2)；36-43, 1998.
24) 例えば以下のような文献を示している．
　・藤田けい子他：新人看護婦の就業意欲を妨げる精神的要因－卒後1年目の看護婦へのインタビュー調査を通して．第28回日本看護学会集録－看護管理，pp.116-118，1997.
　・津久井登子：卒後8ヶ月目の新人看護婦が仕事への意欲を継続している要因－共に成長し合える職場環境に関する一考察．神奈川県立看護教育大学校看護教育研究集録，25；279-286，2000.
25) 例えば以下のような文献を示している．
　・Hamel, E. J.: An interpretive study of the professional socialization of neophyte nurse into the

nursing subculture. University of San Diego, 1990.
- Kelly, B.: Hospital nursing: 'It's a battle!' A follow-up study of English graduate nurses. Journal of Advanced Nursing, 24(5); 1063-1069, 1996.
26) King, I. M. 著, 杉森みど里訳：キング看護理論. p.28, 医学書院, 1985.
27) 本田芳香他：新人看護婦の看護技術能力の分析. 第21回日本看護科学学会学術集会講演集, p.226, 2001.
28) 森岡清美他編：新社会学辞典.「役割」の項, p.1430, 有斐閣, 1993.
29) 見田宗介他編：社会学事典.「役割」の項, p.878, 弘文堂, 1988.
30) 依田新監修：新・教育心理学事典.「役割」の項, p.752, 金子書房, 1983.
31) 細谷俊夫他編：教育学大事典. 第5巻,「役割」の項, p.244, 第一法規, 1978.
32) Oermann, M. H. et al. 著, 舟島なをみ監訳：看護学教育における講義・演習・実習の評価. p.16, 医学書院, 2001.
33) 同上, p.19.
34) 舟島なをみ監修：看護実践・教育のための測定用具ファイル－開発過程から活用の実際まで. 第3版, 第4章看護職の役割遂行状況を測定する B. 勤務帯リーダー役割自己評価尺度. pp.130-140, 医学書院, 2015.
35) 橋本重治：教育評価基本用語解説,「自己評価」の項. 指導と評価, 29(8); 38, 1983.
36) 同上.
37) 34)に同.
38) 山品晴美, 舟島なをみ：病院においてリーダー役割を担う看護師の行動の解明－勤務帯リーダーに焦点を当てて. 看護教育学研究, 15(1); 48-61, 2006.
39) 山品晴美：勤務帯リーダー役割の成文化. 看護教育学研究, 18(2); 14-15, 2009.
40) 山品晴美, 舟島なをみ他：勤務帯リーダー役割自己評価尺度の開発. 看護教育学研究, 20(1); 19-29, 2011.
41) 山品晴美：勤務帯リーダー役割遂行状況の質に関係する特性. 看護教育学研究, 21(2); 10-11, 2012.
42) 32)に同, p.16.
43) 32)に同, p.19.
44) 32)に同, p.16.
45) 32)に同, p.19.
46) 伊藤正子, 舟島なをみ他：患者の安全保証に向けた看護師の対策と実践. 看護教育学研究, 15(1); 62-75, 2006.
47) 34)に同, 第3章看護実践の質を測定する A. 患者安全のための看護実践自己評価尺度. pp.43-53.
48) 伊藤正子, 舟島なをみ：患者の安全保証に向けて看護師が実践する確認－臨床知を活用した院内教育を目指して. 看護展望, 31(5); 52-56, 2006.
49) 46)に同.
50) 35)に同,
51) 梶田叡一：教育評価. 第2版, p.184, 有斐閣, 1992.
52) 51)に同, p.185-186.
53) 32)に同, p.16.
54) 32)に同, p.19.
55) 35)に同, p.307.
56) 32)に同, p.16.
57) 32)に同, p.16.
58) 34)に同, p.32.
59) 34)に同, p.32.
60) 32)に同, p.19.
61) 32)に同, p.16.
62) 32)に同, p.16.
63) 32)に同, p.19.

第5章 院内教育プログラムの展開に活用可能な測定用具

　日本型看護職者キャリア・ディベロップメント支援システムとは，教育ニード・学習ニードの診断結果に基づき，看護職者が自律的な学習へと動機づけられる魅力的な教育プログラムを効率よく提供できる体系的方法である。このシステムの最大の特徴は，教育の対象となる看護職者集団の教育ニードと学習ニードを測定し，その結果を反映した教育プログラムを立案するところにある。教育ニードとは，看護専門職者として望ましい状態に近づくための教育の必要性であり，学習ニードとは，看護職者が要望する学習内容である。これらは，日本型看護職者キャリア・ディベロップメント支援システムを活用した院内教育プログラムがその病院に就業する看護職者が学習しなければならない内容，学習をしたいと思う内容の両者を含むことを示す。

　また，教育ニードと学習ニードを診断するためには，これらを測定する尺度が必要である。既にこのような観点から多種類の教育ニードアセスメントツール，学習ニードアセスメントツールが開発された。第5章は，このうち，特に院内教育プログラムの立案に必要な**教育ニードアセスメントツール―看護師用，助産師用，教育担当者用，実習指導者用，看護師長用―の5種類，学習ニードアセスメントツール―看護師用，助産師用，教育担当者用，実習指導者用，看護師長用―**の5種類，合計10種類を掲載した。

　このうち，看護師用，助産師用は，**免許別プログラムや経年別プログラム**の立案に活用でき，既に，著書『看護実践・教育のための測定用具ファイル』[1]に掲載した。また，教育担当者用，実習指導者用は，病院内の教育役割を担う看護職者，看護基礎教育課程に在籍する学生の実習指導の役割を担う看護職者を対象とした**役割別プログラム**の立案に活用できる。さらに，看護師長用は，看護師長として管理職の役割を担う看護職者を対象とした**役職別プログラム**の立案に活用できる。これらの測定結果を反映したプログラムの立案は，第3章に準ずる。10種類の尺度は，院内教育プログラムの立案者となる看護職者とともに，スタッフ看護師，看護師長，教育担当看護師などが自身の教育ニードと学習ニードを自己診断するためにも活用可能である。

　また，第5章に掲載した尺度のうち，**研修過程評価スケール―院内教育用―**は，院内教育プログラムを構成する各種研修の過程に着眼し，その過程の質を評価する尺度である。院内教育プログラムを構成する研修の多くは，その病院に就業する看護職者が教授者となり，教授者を担った看護職者によって提供される。研修の質は，研修の企画・過程・

成果の 3 側面から評価する必要があり，研修の過程，すなわち教授者となる看護職者が，学習者となる看護職者が満足する研修を展開できたとき，研修の成果，すなわち，教育効果も向上することが明らかになっている[2]。**研修過程評価スケール―院内教育用―**は，これらを前提に開発された尺度であり，効果的な研修を提供できる看護職者としてキャリア・ディベロップメントするために活用可能である。また，この尺度は，日本型看護職者キャリア・ディベロップメント支援システムを活用した院内教育プログラムのみならず，すべての院内教育を構成する研修の過程を評価するために活用可能である。**教育ニードアセスメントツール**，**学習ニードアセスメントツール**がプログラム立案に根拠を与える情報を提供する尺度であるのに対し，**研修過程評価スケール―院内教育用―**は，研修の教授者となった看護職者に研修過程の改善に根拠を与える情報を提供する尺度である。

　いずれも 365 頁に示したウェブサイトから使用許諾の手続きを経て，ダウンロードできる。

● 引用文献

1）舟島なをみ監修：看護実践・教育のための測定用具ファイル―開発過程から活用の実際まで．第 3 版，医学書院，2015．
2）山澄直美，舟島なをみ，中山登志子：「研修過程評価スケール―院内教育用―」を用いた評価活動の有効性検証．看護教育学研究，23(1)；1-14，2014．

A 看護師の学習ニード・教育ニードを測定する

I 学習ニードアセスメントツール―臨床看護師用―
Learning Needs Assessment Tool for Clinical Nurses

1 概要

1 ▶ 特徴

　学習ニードとは，学習者の興味・関心，もしくは，学習者が目標達成に必要であると感じている知識・技術・態度であり，これは学習経験により充足または獲得可能である[1]。また，学習ニードアセスメントツールは，看護職者の学習への要望の高さと要望の高い学習内容を特定する測定用具である。

　看護師は，成人学習者であり，自己の学習ニードを明確に知覚することを通して，効果的に学習を進めていけるという特徴をもつ[2,3]。そのため，病院や看護継続教育機関の教育担当者にとって，看護師の学習ニードに合致した継続教育を提供することは，重要な課題の1つである。対象者の学習ニードに応える教育プログラムを立案するためには，まず，対象者の学習ニードを正確に把握する必要がある。

　「学習ニードアセスメントツール―臨床看護師用―」（Learning Needs Assessment Tool for Clinical Nurses）（図5-1）の構成概念は，病院に就業する看護師の学習ニードであり，質問項目は看護師が要望する学習内容を表す。病院や看護継続教育機関の教育担当者は，「学習ニードアセスメントツール―臨床看護師用―」を教育の対象となる看護師の学習ニードの高さと要望の高い学習内容を把握するために活用できる。

　「学習ニードアセスメントツール―臨床看護師用―」の基盤となった学習ニード28種類は，病院に就業する多様な看護師の学習ニードに関する記述を質的帰納的に分析した結果であり，看護師の知覚を反映し，学習ニードを網羅している。そのため，「学習ニードアセスメントツール―臨床看護師用―」は，病院や看護継続教育機関の教育担当者が教育の対象となる看護師集団の学習ニードを調査し，理解することに役立つ。

2 ▶ 構成

　「学習ニードアセスメントツール―臨床看護師用―」は，28質問項目から構成される（図5-1）。

2 作成過程（図5-2）

1 ▶ 学習ニードの解明

　「学習ニードアセスメントツール―臨床看護師用―」の開発に向け，初めに，病院に就

このアセスメントツールは，看護師の皆様の学習への要望の高さと学習したい内容を把握するためのものです。
あなたは，次の28項目に関する学習を現在どの程度必要としていますか。日々の仕事を振り返り，該当する箇所に○をつけてください。

	とても必要	必要	少し必要	あまり必要なし	必要なし	全く必要なし
1. 所属部署で日々の看護を実践するために必要な基本的な知識・技術・態度	6	5	4	3	2	1
2. 所属部署の特殊性や患者の個別状況にあった看護過程を展開するために必要な知識・技術	6	5	4	3	2	1
3. 所属部署の特殊性や患者の個別状況にあった急変時の対応方法	6	5	4	3	2	1
4. 安全に配慮しながら日々の看護を実践するために必要な感染予防の方法	6	5	4	3	2	1
5. 所属部署の特殊性や患者の個別状況にあった看護記録の方法	6	5	4	3	2	1
6. 患者を理解し日々の看護を実践するために必要な検査データの解釈方法	6	5	4	3	2	1
7. 所属部署で患者と良い関係性を維持・形成するために必要なコミュニケーション技術	6	5	4	3	2	1
8. 所属部署の特殊性や患者の個別状況にあった対象理解の方法	6	5	4	3	2	1
9. 患者の人権を擁護しながら日々の看護を実践するために必要な倫理的配慮	6	5	4	3	2	1
10. 所属部署での学生指導，スタッフ教育，患者教育に必要な理論・知識・技術・態度	6	5	4	3	2	1
11. 職場内で互いに協力し仕事を進めていくために必要なリーダー・メンバーシップ	6	5	4	3	2	1
12. 職場での自分の役割と責任を理解し仕事をしていくために必要な管理に関わる知識・技術	6	5	4	3	2	1
13. 現状の問題を解決するために必要な看護研究の方法	6	5	4	3	2	1
14. 効果的な看護を実践するために必要な研究成果の活用方法	6	5	4	3	2	1
15. 研究の実施や成果活用により業務を整理・改善する方法	6	5	4	3	2	1
16. 日々の進歩に立ち遅れず看護を実践していくために必要な看護・医療・福祉の最新の知識	6	5	4	3	2	1
17. 科学的根拠に基づく看護を実践していくために必要な医学・薬理学・栄養学の知識	6	5	4	3	2	1
18. 看護理論を活用しながら看護を実践していけるようになるために必要な知識	6	5	4	3	2	1
19. 今後も増加し続ける在宅療養患者に対応していくために必要な地域・在宅看護の知識	6	5	4	3	2	1
20. 科学技術の進歩に対応していくために必要な最新の医療機器やコンピュータの操作方法	6	5	4	3	2	1
21. 多様化する患者のニーズに対応していくために必要な法律・制度とその活用方法	6	5	4	3	2	1
22. 社会の変化に対応していくために必要な社会情勢に関わる知識	6	5	4	3	2	1
23. 多様化する患者の価値観を理解していくために必要な宗教的信条に関わる知識	6	5	4	3	2	1
24. 学生やスタッフ・患者の問題解決を支援していくために活用可能なカウンセリング技法	6	5	4	3	2	1
25. 他部署や他領域でも看護を実践していけるようになるために必要な知識・技術	6	5	4	3	2	1
26. 常識ある社会人へと成長していくために必要な知識・教養	6	5	4	3	2	1
27. 看護専門職者として成長していくために必要な看護の専門性に関わる知識	6	5	4	3	2	1
28. 自律性の高い職業人へと成長していくために必要な自己管理・自己評価の方法	6	5	4	3	2	1

注：この尺度の使用許諾の手続きは，365 から 366 頁を参照

図 5-1　学習ニードアセスメントツール―臨床看護師用―

```
           ┌─────────────────────────────────────┐
           │ 質的帰納的研究の成果である学習ニード28種類 │
           │ 病院に就業する看護師の知覚を反映した学習ニード │
           └─────────────────────────────────────┘
                            ↓
                  28質問項目の作成と尺度化
                            ↓           ← パイロットスタディ1による内容的妥当性
                                          の検討
              「学習ニードアセスメントツール―臨床看護師用―」の作成
                                        ← 専門家会議・パイロットスタディ2に
                                          よる内容的妥当性の検討
                                        ← 質問項目の洗練
              1次調査の実施 →            ← クロンバックα信頼性係数の算出による
                                          内的整合性の検討
                                        ← 既知グループ技法による構成概念妥当性
                                          の検討
              2次調査の実施 →            ← 再テスト法による安定性の検討
                 (再テスト法)
              「学習ニードアセスメントツール―臨床看護師用―」の完成
```

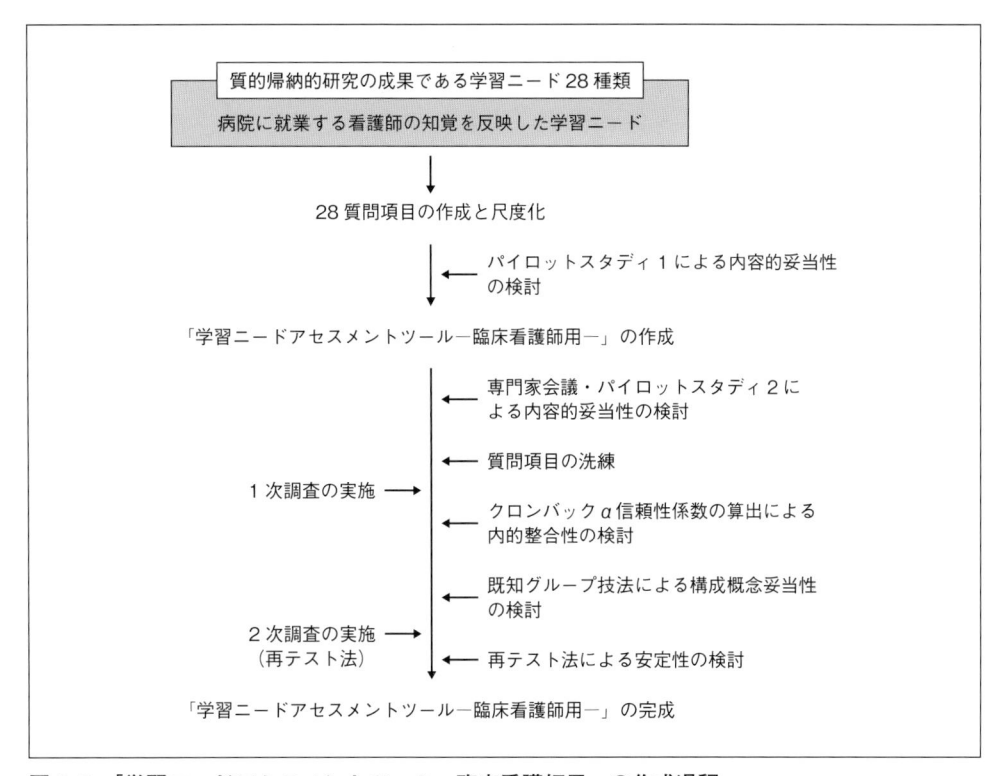

図5-2 「学習ニードアセスメントツール―臨床看護師用」の作成過程

業する看護師の学習ニードの解明を目指し，内容分析を用いて質的帰納的研究[4]を実施した。この研究の対象は，全国の病院に就業する臨床看護師943名であった。学習ニードを問う自由回答式質問を含む質問紙を送付し，590名(回収率62.6％)から返送があり，このうち，自由回答式質問に回答した臨床看護師520名の記述をデータとした。分析の結果，臨床看護師の学習ニード28種類が明らかになった。

2 ▶ 尺度の構成

1) 質問項目の作成・尺度化とレイアウト

尺度の構成に向け，第1に，病院に就業する看護師の学習ニード28種類を用いて質問項目を作成した。この際，学習ニード1種類に対し1質問項目，合計28質問項目を作成した。

第2に，各質問項目を6段階リカート法により尺度化した。各質問項目の選択肢は，「とても必要(6点)」，「必要(5点)」，「少し必要(4点)」，「あまり必要なし(3点)」，「必要なし(2点)」，「全く必要なし(1点)」とした。

第3に，回答しやすい順序を検討し，28質問項目を配置した。

2) 専門家会議とパイロットスタディによるアセスメントツールの修正

アセスメントツールの内容的妥当性を検討するため，看護師60名を対象にパイロットスタディ1を行った。その結果，返送のあった41名中40名(97.6％)が全質問項目に回答しており，28質問項目が看護師にとって回答可能であることを確認できた。

質問項目の洗練と内容的妥当性の検討を目指し，専門家会議を開催した。出席者は，看護部長1名，看護師長1名，副看護師長1名，看護師2名，看護教育学研究者3名であった。前述した過程を経て作成した各質問項目の内容の妥当性，表現の明確性，回答のしやすさなどを検討した。会議の結果を受けて，教示文と質問項目を一部修正した。

　　次に，専門家会議を経て修正したアセスメントツールを用いて，その内容的妥当性を検討するために，看護師65名を対象にパイロットスタディ2を行った。その結果，返送のあった48名中46名（95.8％）が全質問項目に回答しており，28質問項目が看護師にとって回答可能であることを確認できた。

　　以上の結果に基づき，作成したアセスメントツールが内容的妥当性を確保していると判断した。

3) アセスメントツールの信頼性・妥当性の検討に向けた1次調査と2次調査

　　アセスメントツールの信頼性・妥当性の検討に向け，1次調査と2次調査を実施した。1次調査は，内的整合性と構成概念妥当性の検討を目的とした。対象は，全国の病院リストから無作為に抽出した200施設のうち，看護管理責任者の承諾を得た77施設に所属する看護師1,315名であった。質問紙は，看護管理責任者を通じて配布し，対象者が返信用封筒を用いて個別に投函する方法により回収した。返送された質問紙は839部（回収率63.8％）であり，このうち全28質問項目に回答のあった750部を分析対象とした。

　　また，2次調査は，安定性の検討を目的とした。対象は，便宜的に抽出した18施設に就業する看護師59名であった。1次調査と同様に郵送法を用いて質問紙を配布・回収し，再テスト法を実施した。2度の調査にわたり全28質問項目に回答のあった39名のデータを分析対象とした。

③ 信頼性と妥当性

■1▶信頼性

　　「学習ニードアセスメントツール－臨床看護師用－」の内的整合性を検討するために，病院に就業する看護師750名のデータを用いてクロンバックα信頼性係数（以下，α係数）を算出した。その結果，α係数は0.95であった。

　　また，「学習ニードアセスメントツール－臨床看護師用－」の安定性を検討するために，再テスト法を用いて，総得点の相関係数を算出した結果，相関係数は0.86（$p<0.001$）であった。

　　以上の結果に基づき，アセスメントツール全体が内的整合性および安定性を確保していると判断した。

■2▶妥当性

　　「学習ニードアセスメントツール－臨床看護師用－」の妥当性を検討するために，内容的妥当性と構成概念妥当性を検討した。

　　前述したとおり，「学習ニードアセスメントツール－臨床看護師用－」は，専門家会議

とパイロットスタディによる質問項目の検討と修正を経て作成されており，これは，このアセスメントツールが内容的妥当性を確保していることを示す。

これを前提とし，さらに構成概念妥当性を検討するために，既知グループ技法を用いた。文献[5]検討の結果，看護師の学習ニードに関連する変数として抽出された34変数のうち，学習ニードの高さに相違をもたらす可能性の高い2変数を抽出し，次に示す仮説をたて，検証を試みた。

第1の仮説は「看護実践能力の高い者が低い者よりもアセスメントツール総得点が高い」，第2の仮説は「職業継続意思のある者がない者よりもアセスメントツール総得点が高い」である。分析の結果，看護実践能力の高い者($t=6.01$, $p<0.001$)，職業継続意思のある者($t=7.54$, $p<0.001$)がそうでない者よりもアセスメントツール総得点が高いことが明らかになった。

以上の結果に基づき，「学習ニードアセスメントツール－臨床看護師用－」が構成概念妥当性を確保していると判断した。

4 活用方法

1 ▶ 測定の方法

「学習ニードアセスメントツール－臨床看護師用－」の回答者は，日々の職業活動を振り返り，質問項目が示す学習内容への要望の程度に対応する選択肢を選び回答する。病院や看護継続教育機関の教育担当者は，それらの回答を収集し，分析することを通し，教育の対象となる看護師の学習ニードの高さと要望の高い学習内容を正確に把握できる。

教育担当者は，調査に先立ち，対象となる看護師に対し，調査結果を教育プログラムの立案・改善に用いること，無記名で調査することを説明する必要がある。また，調査後は，何らかの形で結果を報告・還元する必要がある。

「学習ニードアセスメントツール－臨床看護師用－」への回答には，約10分を要する。採点は，「とても必要」を6点，「必要」を5点，「少し必要」を4点，「あまり必要なし」を3点，「必要なし」を2点，「全く必要なし」を1点とし，各質問項目の得点を合計してアセスメントツールの総得点を算出する。「学習ニードアセスメントツール－臨床看護師用－」の総得点は，28点から168点の範囲に分布する。

2 ▶ 測定結果の解釈

1) 得点の解釈

「学習ニードアセスメントツール－臨床看護師用－」の質問項目は，病院に就業する看護師が要望する学習内容を表す。また，6点から1点を配する選択肢は，各質問項目が表す学習内容への要望の程度を示す。記入した○印が左寄りにまとまる，すなわち，得点が高くなるほど該当項目が表す学習内容に対する要望が高いことを意味する。さらに，「学習ニードアセスメントツール－臨床看護師用－」の総得点は，学習ニードの全体的な傾向を表す。

例えば，A病院に就業するスタッフ看護師を対象に調査を行った結果，総得点の平均値は低いものの，全質問項目のうち，「3．所属部署の特殊性や患者の個別状況にあった急変時の対応方法」の平均得点が最も高かった場合を想定してみよう．この結果は，A病院のスタッフ看護師の学習への要望が低いが，日々の看護実践に活用可能な急変時の対応に関わる学習への要望は高いと解釈できる．

2) 測定結果を解釈するための基礎資料

「学習ニードアセスメントツール―臨床看護師用―」は，教育の対象となる看護師集団の学習ニードを把握し，その結果を考慮した教育プログラムの立案に活用できる．また，これを一定の期間ごとに用い，その得点の推移を把握することは，教育の対象となる看護師の学習ニードの変化を理解するために役立つ．

以上を前提として，看護師750名のデータを分析した結果に基づき，測定結果を解釈するための基礎資料を提示する．

(1) 参考データの対象特性(表5-1)

対象者の年齢は平均38.5歳(SD 9.3)，臨床経験は平均15.4年(SD 8.7)であった．職位は，看護師長164名(21.9％)，副看護師長・主任184名(24.5％)，スタッフ看護師402名(53.6％)であった．所属看護単位は，一般病棟(内科系)171名(22.8％)，一般病棟(外科系)169名(22.5％)，一般病棟(内科系・外科系混合)129名(17.2％)，外来61名(8.1％)，精神科病棟47名(6.3％)，産科病棟42名(5.6％)，小児病棟32名(4.3％)，手術室30名(4.0％)，ICU／CCU 25名(3.3％)，老人病棟24名(3.2％)，ホスピス／緩和ケア病棟2名(0.3％)であった．

(2) 測定結果と得点領域

「学習ニードアセスメントツール―臨床看護師用―」の総得点は，68点から168点の範囲にあり，平均値は144.2点(SD 14.0)であった．また，各質問項目の平均得点(質問項目別平均得点)は，4.3点から5.5点の範囲にあり，平均値は，5.1点(SD 0.2)であった．

総得点の平均値(144.2点)と標準偏差(SD 14.0)を用い，総得点の平均値の高得点領域

表5-1　対象特性　(n=750)

対象特性項目	範囲	平均値	標準偏差(SD)
年齢	21歳～66歳	38.5歳	9.3
臨床経験年数	1年未満～39年	15.4年	8.7
職位	看護師長　　　　　164名(21.9％)　スタッフ看護師　　　402名(53.6％) 副看護師長・主任　184名(24.5％)		
看護単位	一般病棟(内科系)　　　　　171名(22.8％)　小児病棟　　　　　　　32名(4.3％) 一般病棟(外科系)　　　　　169名(22.5％)　手術室　　　　　　　　30名(4.0％) 一般病棟(内科系・外科系混合)　　　　　　ICU／CCU　　　　　　25名(3.3％) 　　　　　　　　　　　　　129名(17.2％) 外来　　　　　　　　　　　 61名(8.1％)　老人病棟　　　　　　　24名(3.2％) 精神科病棟　　　　　　　　 47名(6.3％)　ホスピス／緩和ケア病棟　2名(0.3％) 産科病棟　　　　　　　　　 42名(5.6％)　その他・不明　　　　　18名(2.4％)		

表 5-2 「学習ニードアセスメントツール―臨床看護師用―」総得点と質問項目別得点の領域

領域	総得点	質問項目別得点
高得点領域	159 点以上	5.4 点以上
中得点領域	131 点以上 158 点以下	4.9 点以上 5.3 点以下
低得点領域	130 点以下	4.8 点以下

(159 点以上)，中得点領域(131 点以上 158 点以下)，低得点領域(130 点以下)の 3 領域を設定した．また，質問項目別平均得点の平均値(5.1 点)と標準偏差(SD 0.2)を用い，質問項目別平均得点の高得点領域(5.4 点以上)，中得点領域(4.9 点以上 5.3 点以下)，低得点領域(4.8 点以下)の 3 領域を設定した(**表 5-2**)．高得点領域は[平均値＋1 標準偏差]をこえた領域，中得点領域は[平均値－1 標準偏差]以上[平均値＋1 標準偏差]以下の領域，低得点領域は[平均値－1 標準偏差]に満たない領域である．

得点領域に着目することは，看護師集団の学習への要望に対する示唆を得るために有用であり，総得点に着目した場合，次の囲み欄に示したような示唆を得られる．

【総得点が高得点領域にある場合】
　総得点の平均値が 159 点以上，すなわち高得点領域にある看護師集団は，学習への要望が高い．
【総得点が中得点領域にある場合】
　総得点の平均値が 131 点以上 158 点以下，すなわち中得点領域にある看護師集団は，学習への要望があるもののその高さは平均的である．
【総得点が低得点領域にある場合】
　総得点の平均値が 130 点以下，すなわち低得点領域にある看護師集団は，学習への要望が低い．

---

(3) 測定結果の解釈の具体例

看護師集団の総得点の平均値が位置する領域，質問項目別平均得点が位置する領域は，その集団の学習ニードに対し，次のような示唆を提示する．

総得点の平均値が 159 点以上の看護師集団は学習への要望が高い．質問項目別平均得点が 5.4 点以上の項目があった場合，その集団の該当項目が示す学習内容への要望は高い．「学習ニードアセスメントツール―臨床看護師用―」を使用する病院，あるいは看護継続教育機関の教育担当者は，「学習ニードアセスメントツール―臨床看護師用―」の総得点の平均値と質問項目別平均得点を算出する．その結果を通して，教育の対象となる看護師集団の学習に対する要望の高さと要望の高い学習内容を特定できる．

例えば，ある病院の教育担当者が臨床経験 5 年以上のスタッフ看護師を対象に調査を行った結果，総得点の平均値は高得点領域に位置し，質問項目別平均得点は 28 項目中 15 項目が高得点領域に位置していた場合を想定してみよう．これは，この病院の臨床経験 5 年以上のスタッフ看護師の学習への要望が高く，多様な学習内容に対する要望が高いこと

を示す．同時に，この病院の臨床経験5年以上のスタッフ看護師が学習目標を焦点化できていない可能性も示す．このような場合，やみくもに学習機会を提供することは不適切であり，対象者が将来の目標を定めるためのコンサルテーションを受けられるような支援体制を整える必要がある．

また，その後，一定の期間を置き，再度「学習ニードアセスメントツール—臨床看護師用—」を用いて調査を実施し，臨床経験5年以上のスタッフ看護師の総得点の平均値と質問項目別平均得点を前回と比較することを通して，どの程度学習目標を焦点化できたのかを把握できる．

3 ▶ 限界と留意点

「学習ニードアセスメントツール—臨床看護師用—」は，病院や看護継続教育機関の教育担当者が，教育の対象となる看護師集団の学習ニードに応えたいと思ったとき，対象者の学習に対する要望の高さと要望の高い学習内容を把握できるという特徴をもつ．

また，看護師個々が自己の学習に対する要望の高さや要望の高い学習内容について理解したいと思ったときにも活用できる．しかし，「学習ニードアセスメントツール—臨床看護師用—」は，その質問項目を作成する際に基盤とした研究成果が，病院に就業する看護師を対象として産出されている．そのため，病院に就業する助産師・保健師，保健所・保健センター，訪問看護ステーションに就業する看護師が「学習ニードアセスメントツール—臨床看護師用—」に回答する場合には，「この質問項目には回答できない」と感じる項目が含まれている可能性がある．

◆ 関連論文

1. 「学習ニードアセスメントツール—臨床看護師用—」の開発過程に関連する研究
   - 三浦弘恵，舟島なをみ他：看護職者の学習ニードに関する研究—病院に就業する看護職に焦点を当てて．看護教育学研究，11(1)；40-53，2002．
   - 三浦弘恵，舟島なをみ：病院に就業する看護職者の学習ニードアセスメントツールの開発—学習ニードに関係する看護職者特性とその教育のあり方．看護教育学研究，12(2)；12-13，2004．
   - 三浦弘恵，舟島なをみ：学習ニードアセスメントツール—臨床看護師用—の開発．看護教育学研究，15(1)；7-19，2006．

2. 「学習ニードアセスメントツール—臨床看護師用—」を測定用具として用いた研究
   - 舟島なをみ，三浦弘恵他：病院に就業する看護職者の学習ニードに関係する特性の解明—院内教育のあり方の検討に向けて．日本看護学教育学会誌，15(2)；13-23，2005．
   - 松田安弘，三浦弘恵，舟島なをみ他：A病院における看護師の教育・学習ニードの診断．第36回日本看護学会抄録集—看護教育，p.31，2005．
   - 永野光子，三浦弘恵，舟島なをみ他：B病院における看護師の教育・学習ニードの診断．第36回日本看護学会抄録集—看護管理，p.129，2005．
   - 三浦弘恵，舟島なをみ：異なる2病院に就業する看護師の教育・学習ニードの比較—院内教育プログラム立案に向けた有用性．第25回日本看護科学学会学術集会講演集，p.233，2005．
   - 三浦弘恵：院内教育・研修計画書の洗練を図る，D県看護協会会員の学習ニード・教育ニードの診断—会員の要望に沿った教育計画の実現に向けて．看護展望，32(3)；136-138，2007．
   - 八島栄子，舟島なをみ，三浦弘恵他：中堅看護師を対象とした8施設合同の教育プログラムの検討—D県立病院の看護職者の教育ニード・学習ニード調査から．日本看護学会論文集—看護管理，37；311-313，2007．

◆ 使用許諾の手続き

「学習ニードアセスメントツール―臨床看護師用―」の使用許諾の手続きは，365から366頁参照

◉ 引用文献

1) 杉森みど里，舟島なをみ：看護教育学．第8版，p.460，医学書院，2024．
2) 細谷俊夫他編：新教育学大事典1．「アンドラゴジー」の項，p.79，第一法規出版，1990．
3) Atwood, H. M., et al.: The Concept of Need: An Analysis for Adult Education. Adult Leadership, 19 (January); 212, 1971.
4) 三浦弘恵，舟島なをみ他：看護職者の学習ニードに関する研究―病院に就業する看護職に焦点を当てて．看護教育学研究，11(1)；40-53，2002．
5) 例えば，次のような文献がある
   - 三浦弘恵，舟島なをみ他：病院に就業する看護職者の学習ニードと臨床経験年数・職位との関連．第21回日本看護科学学会学術集会講演集，p.84，2001．
   - 三浦弘恵，舟島なをみ他：病院に就業する卒後3年未満の看護職者の学習ニード―看護基礎教育課程との関連に焦点を当てて．第22回日本看護科学学会学術集会講演集，p.191，2002．
   - 本田多美枝：『看護の専門的能力』の視点からみた院内教育ニーズの分析―N系病院における看護婦の調査から．日本看護科学会誌，20(2)；29-38，2000．
   - Curran, C. L.: Factors Affecting Participation in Continuing Education Activities and Indentified Learning Needs of Registered Nurses. The Journal of Continuing Education in Nursing, 8(4); 17-22, 1977.
   - Becker, H. A., et al.: Oncology Education Needs Survey of Registered Nurses in Texas. Journal of Cancer Education, 10(1); 41-47, 1995.
   - Poteet, G. W.: Learner Identified Needs for Continuing Education in Nursing in The Commonwealth of Virginia, ed. D. Thesis, University Of Virginia, 1978, Available from University Microfilms International, Order No. 7916272.
   - Timms, J., et al.: Registered Nurses' Perceptions of Gerontological Continuing Education Needs in the United Kingdom and in the USA. Journal of Advanced Nursing, 22; 300-307, 1995.
   - DeSilet, L. D.: Assessing Registered Nurses' Reasons for Participating in Continuing Education. The Journal of Continuing Education in Nursing, 26(5); 202-208, 1995.
   - Knowles, M. S.: The Modern Practice of Adult Education: From Pedagogy to Andragogy. pp. 89-110, Association Press, 1980.

Ⅱ 教育ニードアセスメントツール―臨床看護師用―
Educational Needs Assessment Tool for Clinical Nurses

1 概要

1 ▶ 特徴

　教育ニードとは，望ましい状態と現状の間にある乖離であり，乖離のある看護職者が看護専門職者としての望ましい状態に近づくための教育の必要性である[1]。また，教育ニードアセスメントツールは，看護専門職者としての望ましい状態と現状の乖離の程度を明らかにし，その乖離を小さくするために教育を要する側面を特定する測定用具である。

　近年，わが国の看護職を取り巻く環境は，医療の高度化や在院日数の短縮化などにより，めまぐるしく変化している。そのため，一定水準以上の質を確保した看護の提供を目指し，病院や看護継続教育機関が看護職者を対象とした教育プログラムを立案・実施している。この教育を効果的に展開するためには，病院に就業する看護師の教育の必要性，すなわち教育ニードを正確に把握し，その結果を反映したプログラムを立案する必要がある。

　「教育ニードアセスメントツール―臨床看護師用―」（Educational Needs Assessment Tool for Clinical Nurses）（図5-3）の構成概念は病院に就業する看護師の教育ニードであり，質問項目は病院に就業する看護専門職者としての望ましい状態を表す。病院や看護継続教育機関の教育担当者は，「教育ニードアセスメントツール―臨床看護師用―」を教育対象となる看護師集団の教育の必要性の高さ，病院に就業する看護専門職者としての望ましい状態に近づくために教育を要する側面を特定するために活用できる。

　「教育ニードアセスメントツール―臨床看護師用―」の基盤となった病院に就業する看護専門職者としての望ましい状態は，現実に存在する看護師が示した行動から抽出されており，看護師個々の努力により到達可能である。これは，「教育ニードアセスメントツール―臨床看護師用―」が，病院に就業する看護師個々の現状と望ましい状態の乖離の程度，望ましい状態に近づくために教育提供を必要とする側面への理解を促進することを示す。「教育ニードアセスメントツール―臨床看護師用―」は，教育の必要性の高さ，病院に就業する看護専門職者としての望ましい状態に近づくために教育を要する側面の特定を可能にし，看護師もしくはその集団が望ましい状態に少しでも近づくことに貢献する。

2 ▶ 構成

　「教育ニードアセスメントツール―臨床看護師用―」は，7下位尺度35質問項目から構成される（図5-3）。

　下位尺度Ⅰは，【成熟度の高い社会性を示しながら職業活動を展開する】であり，5項目から構成される。これら5項目は，感情をコントロールする，礼儀正しい態度で接する，周囲の人と良い関係を作るなど，成熟した社会性を発揮しながら仕事を行える状態に近づ

このアセスメントツールは，看護師の皆様の教育の必要性の高さと学習を要する側面を把握するためのものです．あなたが日々行っている職業活動を振り返り，該当する番号に○をつけてください．

	非常に当てはまる	かなり当てはまる	やや当てはまる	ほとんど当てはまらない

Ⅰ．成熟度の高い社会性を示しながら職業活動を展開する
1. 自己の感情をコントロールしながら仕事をしている ……… 1　2　3　4
2. 誰に対しても礼儀正しい態度で接している ……………… 1　2　3　4
3. いつも身だしなみを整えている …………………………… 1　2　3　4
4. 周囲の人と良い関係を作るよう努めている ……………… 1　2　3　4
5. 誰に対しても公平な態度で接している …………………… 1　2　3　4

Ⅱ．信念に従い，目標達成に向けてその責務を全うする
6. 正しいと思うことは主張している ………………………… 1　2　3　4
7. 常に毅然とした態度で仕事に取り組んでいる …………… 1　2　3　4
8. どのような仕事にも積極的に取り組んでいる …………… 1　2　3　4
9. 納得のいく成果が上がるまで仕事に取り組み続けている … 1　2　3　4
10. 自己の倫理観に基づき誠実に仕事に取り組んでいる …… 1　2　3　4

Ⅲ．看護師・社会人として複数の役割を十分に果たす
11. 病棟の日常業務を行いながらクライエントの情報を収集している … 1　2　3　4
12. 食事や清潔の援助を行いながらクライエントの状況をアセスメントしている … 1　2　3　4
13. 状況に応じてリーダー役割とメンバー役割を同時に果たしている … 1　2　3　4
14. 優先順位や効率を考慮しながら複数の役割を同時に果たしている … 1　2　3　4
15. 人的・物的資源を効果的に活用して複数の役割を同時に果たしている … 1　2　3　4

Ⅳ．問題の本質を見極め，計画的に効率よく独創的な発想により目標の達成を目指す
16. 事実に基づき問題の本質を見極めている ………………… 1　2　3　4
17. 優先順位を考え効率よく問題解決に取り組んでいる …… 1　2　3　4
18. 計画的に問題解決に取り組んでいる ……………………… 1　2　3　4
19. 根気強く問題解決に取り組んでいる ……………………… 1　2　3　4
20. 試行錯誤しながら最適な問題解決の方法を見いだしている … 1　2　3　4

Ⅴ．専門的な知識・技術を活用し，クライエントの個別性と人権に配慮しながらあらゆる事態に対処する
21. 専門的な知識・技術に基づき日々の看護を実践している … 1　2　3　4
22. クライエントの個別状況にあった看護を実践している … 1　2　3　4
23. クライエントの苦痛・不安の軽減を最優先し看護を実践している … 1　2　3　4
24. 常にクライエントの人権に配慮しながら看護を実践している … 1　2　3　4
25. 起こりうる事態を予測しながら看護を実践している …… 1　2　3　4

Ⅵ．看護職・病院・病棟全体の発展を考慮し，その機能の維持・向上に努める
26. 組織の人材育成に向け部下・同僚・後輩に教育的に関わっている … 1　2　3　4
27. 部下・同僚・後輩の相談や悩みに親身になって応じている … 1　2　3　4
28. 部下・同僚・後輩と交流をはかり職場のやる気を高めている … 1　2　3　4
29. 看護職・組織の発展に向けた活動にはできる限り主体的に参加している … 1　2　3　4
30. 組織のメンバーと目標を共有する機会を作っている …… 1　2　3　4

Ⅶ．主体的に学習・研究を行い，看護専門職者としての発達を志向する
31. 院内や院外の研修会に主体的に参加している …………… 1　2　3　4
32. 専門誌に目を通して最新の情報を得ている ……………… 1　2　3　4
33. 研究成果を実践に活用している …………………………… 1　2　3　4
34. 一貫したテーマをもって研究に取り組んでいる ………… 1　2　3　4
35. 自己評価の結果に基づき不足部分を補う学習を行っている … 1　2　3　4

注：この尺度の使用許諾の手続きは，365から366頁を参照

図 5-3　教育ニードアセスメントツール―臨床看護師用―

くための教育の必要性を測定する。

下位尺度Ⅱは，【信念に従い，目標達成に向けてその責務を全うする】であり，5項目から構成される。これら5項目は，自己の信念や価値観に基づき仕事に取り組むなど，自律的に職務を遂行できる状態に近づくための教育の必要性を測定する。

下位尺度Ⅲは，【看護師・社会人として複数の役割を十分に果たす】であり，5項目から構成される。これら5項目は，状況に応じて立場を転換したり，並行して複数の役割を果たすなど，複数の役割を十分果たせる状態に近づくための教育の必要性を測定する。

下位尺度Ⅳは，【問題の本質を見極め，計画的に効率よく独創的な発想により目標の達成を目指す】であり，5項目から構成される。これら5項目は，問題の本質を見極める，計画的な解決をはかる，最適な解決方法を探索するなど，効果的・効率的に問題解決をはかれる状態に近づくための教育の必要性を測定する。

下位尺度Ⅴは，【専門的な知識・技術を活用し，クライエントの個別性と人権に配慮しながらあらゆる事態に対処する】であり，5項目から構成される。これら5項目は，クライエントの個別性・人権を重視した看護，起こりうる事態を予測した看護など，専門的な知識・技術を駆使して看護を実践できる状態に近づくための教育の必要性を測定する。

下位尺度Ⅵは，【看護職・病院・病棟全体の発展を考慮し，その機能の維持・向上に努める】であり，5項目から構成される。これら5項目は，組織の人材育成，職場の士気向上，組織活動への参加など，看護職・組織の発展に尽力できる状態に近づくための教育の必要性を測定する。

下位尺度Ⅶは，【主体的に学習・研究を行い，看護専門職者としての発達を志向する】であり，5項目から構成される。これら5項目は，研修会への主体的参加，最新情報の獲得，研究活動への取り組みなど，主体的に自己のキャリア・ディベロップメントをはかれる状態に近づくための教育の必要性を測定する。

❷ 作成過程（図5-4）

■▶望ましい状態の解明

「教育ニードアセスメントツール－臨床看護師用－」の開発に向け，初めに，病院に就業する看護専門職者としての望ましい状態の解明を目指し，内容分析を用いて質的帰納的研究[2]を実施した。この研究の対象は，全国の病院に就業する看護師1,245名であった。臨床看護師の望ましい行動を問う自由回答式質問を含む質問紙を送付し，840名（回収率67.5%）から返送があり，このうち，自由回答式質問に回答した臨床看護師384名の記述をデータとした。分析の結果，望ましい行動43が明らかになり，その考察を通して，臨床看護師としての望ましい状態を表す7側面が明らかになった。

❷▶尺度の構成

1）質問項目の作成・尺度化とレイアウト

尺度の構成に向け，第1に，病院に就業する看護専門職者としての望ましい状態を表

```
┌─────────────────────────────────────────────────────────┐
│         ┌───────────────────────────────────────┐       │
│         │ 病院に就業する看護専門職者としての望ましい状態を表す7側面 │       │
│         ├───────────────────────────────────────┤       │
│         │【成熟度の高い社会性を示しながら職業活動を展開する】  │       │
│         │【信念に従い,目標達成に向けてその責務を全うする】    │       │
│         │【看護師・社会人として複数の役割を十分に果たす】     │       │
│         │【問題の本質を見極め,計画的に効率よく独創的な発想により,│       │
│         │  目標の達成を目指す】                            │       │
│         │【専門的な知識・技術を活用し,クライエントの個別性と人権に│       │
│         │  配慮しながらあらゆる事態に対処する】              │       │
│         │【看護職・病院・病棟全体の発展を考慮し,その機能の維持・│       │
│         │  向上に努める】                                  │       │
│         │【主体的に学習・研究を行い,看護専門職者としての発達を │       │
│         │  志向する】                                      │       │
│         └───────────────────┬───────────────────┘       │
│                             ↓                           │
│     56質問項目からなる「教育ニードアセスメントツール─臨床看護師用─」の作成 │
│                             │                           │
│                             │      ← 専門家会議・パイロットスタディによる │
│                             │        内容的妥当性の検討・修正          │
│             調査の実施 →    │      ← 項目分析                        │
│                             │                                       │
│                             │      ← 質問項目の選択                    │
│                             ↓                                       │
│     35質問項目からなる「教育ニードアセスメントツール─臨床看護師用─」の作成 │
│                             │                                       │
│                             │      ← クロンバックα信頼性係数の算出による  │
│                             │        内的整合性の検討                 │
│                             │      ← 因子分析による構成概念妥当性の検討  │
│                             ↓                                       │
│          「教育ニードアセスメントツール─臨床看護師用─」の完成          │
└─────────────────────────────────────────────────────────┘
```

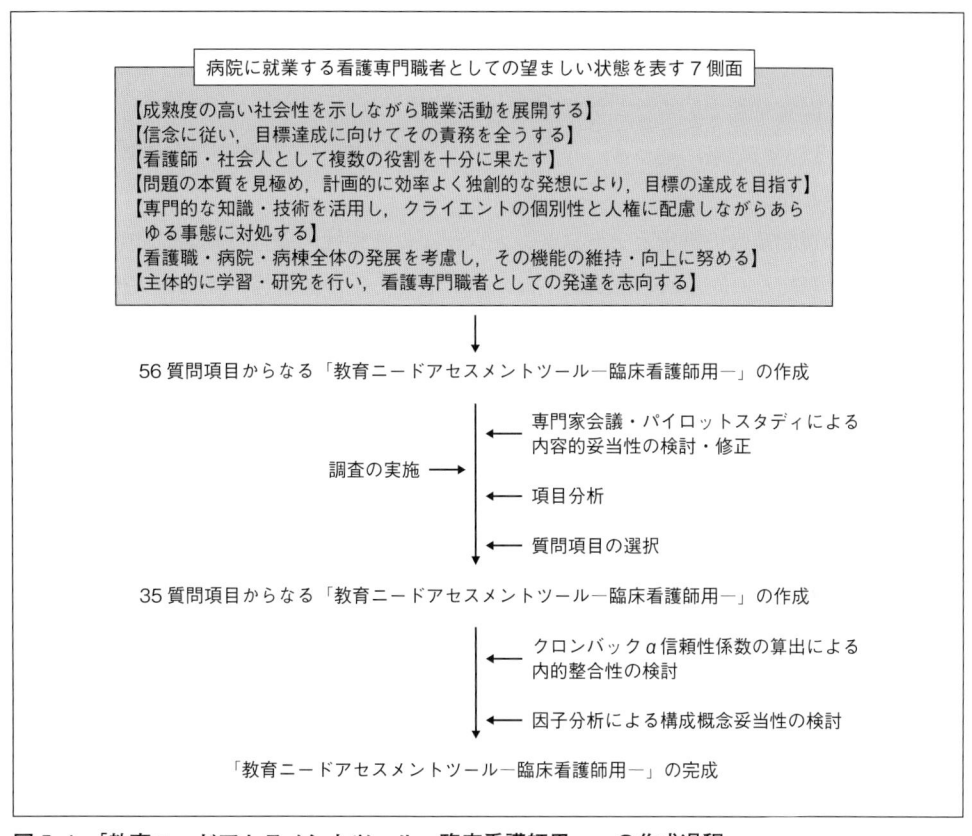

図5-4 「教育ニードアセスメントツール─臨床看護師用─」の作成過程

す7側面を測定する各下位尺度が8質問項目から構成されるように,合計56質問項目を作成した。

　第2に,各質問項目を4段階リカート法により尺度化した。各質問項目の選択肢は,「非常に当てはまる(1点)」,「かなり当てはまる(2点)」,「やや当てはまる(3点)」,「ほとんど当てはまらない(4点)」とした。このアセスメントツールの得点は,病院に就業する看護専門職者としての望ましい状態と現状の乖離の程度を表し,総得点の高い看護師ほど,病院に就業する看護専門職者としての望ましい状態から遠いことを表す。

　第3に,56質問項目を下位尺度ごとに配置した。

　第4に,下位尺度ごとに配置した質問項目の冒頭に下位尺度名を提示した。これは,このアセスメントツールの下位尺度得点が教育を要する側面を特定するために重要な機能を果たし,下位尺度名が教育を要する側面を表すためである。

2) 専門家会議とパイロットスタディによるアセスメントツールの修正

　アセスメントツールの内容的妥当性を検討するため,専門家会議を開催した。出席者は,看護師長1名,主任看護師1名,スタッフ看護師2名,看護教育学研究者4名であった。各質問項目の内容の妥当性,表現の明確性,回答のしやすさ,尺度構成の適切性を検討した。会議の結果を受け,質問項目の表現と下位尺度の順序を一部修正した。

　次に,専門家会議を経て修正したアセスメントツールを用いて,その内容的妥当性を検

討するために，看護師45名を対象にパイロットスタディを行った。その結果，返送のあった40名中37名(92.5%)が全質問項目に回答しており，56質問項目が看護師にとって回答可能であることを確認できた。

以上の結果に基づき，作成したアセスメントツールが内容的妥当性を確保していると判断した。

3) 質問項目の選択とアセスメントツールの信頼性・妥当性検討に向けた全国調査

適切な質問項目の選択とアセスメントツールの信頼性・妥当性の検討に向け，全国調査を実施した。調査の対象は，全国の病院リストから無作為に抽出した300施設のうち，看護管理責任者の承認を得た128施設に所属する看護師1,941名であった。質問紙は，看護管理責任者を通じて配布し，対象者が返信用封筒を用いて個別に投函する方法により回収した。返送された質問紙は1,008部(回収率51.9%)であり，このうち全56質問項目に回答のあった938部を分析対象とした。

質問項目の選択に向け，各項目を除外した場合のクロンバックα信頼性係数(以下，α係数)の算出，項目間相関係数の算出，I-T(項目－全体)相関分析，因子分析を実施した。各質問項目を除外した場合のα係数，I-T(項目－全体)相関分析の結果は，内的整合性を脅かす項目がないことを示した。そこで，項目間相関係数および因子分析の結果を中心に除外する項目を検討した。

具体的には，最終的な尺度を35質問項目から構成することを目指し，各下位尺度を構成する8質問項目から5質問項目を選択した。項目間の相関係数が0.7以上の項目，因子負荷量が0.4以下の項目を除外の候補とした。除外する項目の相違によって生じる因子構造の変化を確認するとともに，採用する質問項目の内容を吟味した。最終的に，構成概念妥当性を脅かす可能性がある21項目を削除し，残る35項目を採用した。

以上の過程を経て，7下位尺度35質問項目からなる「教育ニードアセスメントツール―臨床看護師用―」が完成した。

3 信頼性と妥当性

1 ▶ 信頼性

「教育ニードアセスメントツール―臨床看護師用―」の内的整合性を検討するために，看護師938名のデータを用いてα係数を算出した。その結果，尺度全体のα係数は0.94，各下位尺度のα係数が0.74から0.84の範囲にあった(表5-3)。

これらの結果に基づき，「教育ニードアセスメントツール―臨床看護師用―」が尺度全体および下位尺度ともに内的整合性による信頼性を確保していると判断した。

2 ▶ 妥当性

「教育ニードアセスメントツール―臨床看護師用―」の妥当性を検討するために，内容的妥当性と構成概念妥当性を検討した。前述したとおり，「教育ニードアセスメントツール―臨床看護師用―」は，専門家会議とパイロットスタディによる質問項目の検討と修正

表5-3 「教育ニードアセスメントツール―臨床看護師用―」およびその下位尺度の対応質問項目・寄与率・クロンバックα信頼性係数

尺度・下位尺度		対応質問項目	寄与率[※]	α係数
「教育ニードアセスメントツール―臨床看護師用―」		1～35	50.0%	0.94
下位尺度Ⅰ	【成熟度の高い社会性を示しながら職業活動を展開する】	1～5	6.8%	0.74
下位尺度Ⅱ	【信念に従い，目標達成に向けてその責務を全うする】	6～10	6.5%	0.78
下位尺度Ⅲ	【看護師・社会人として複数の役割を十分に果たす】	11～15	7.8%	0.83
下位尺度Ⅳ	【問題の本質を見極め，計画的に効率よく独創的な発想により目標の達成を目指す】	16～20	6.6%	0.83
下位尺度Ⅴ	【専門的な知識・技術を活用し，クライエントの個別性と人権に配慮しながらあらゆる事態に対処する】	21～25	7.3%	0.84
下位尺度Ⅵ	【看護職・病院・病棟全体の発展を考慮し，その機能の維持・向上に努める】	26～30	6.8%	0.83
下位尺度Ⅶ	【主体的に学習・研究を行い，看護専門職者としての発達を志向する】	31～35	8.2%	0.81

[※]「教育ニードアセスメントツール―臨床看護師用―」の行の寄与率は累積寄与率。それ以外は，全35項目を用いて主因子法（バリマックス回転）による因子分析を行い，固有値1以上の因子を抽出した結果得られた各下位尺度の寄与率。

を経て作成されている。これは，「教育ニードアセスメントツール―臨床看護師用―」が内容的妥当性を確保していることを示す。

これを前提として，さらに，構成概念妥当性を検討するために，看護師938名のデータを用いて主因子法によるバリマックス回転を用いた因子分析を行い，固有値1以上の因子を抽出した。その結果，7因子が抽出された。各下位尺度を構成する5項目は，同一の因子に0.4以上の最も高い因子負荷量を示した。各因子の寄与率は6.5%から8.2%の範囲にあり，累積寄与率は50.0%であった。これらの結果に基づき，「教育ニードアセスメントツール―臨床看護師用―」が構成概念妥当性を確保していると判断した。

4 活用方法

1 ▶ 測定の方法

「教育ニードアセスメントツール―臨床看護師用―」の回答者は，病院に就業する看護師である。病院や看護継続教育機関の教育担当者は，教育の対象となる看護師集団に「教育ニードアセスメントツール―臨床看護師用―」への回答を求め，その結果を用いることにより，その集団の教育の必要性の高さと看護専門職者としての望ましい状態に近づくために教育を要する側面を特定できる。

教育担当者は，調査に先立ち，その対象となる看護師に対し，調査結果を教育プログラムの立案・改善に用いること，無記名で調査することを説明する必要がある。また，調査後は，何らかの形で結果を報告し，還元する必要がある。

「教育ニードアセスメントツール―臨床看護師用―」への回答には，約10分を要する。採点は，「非常に当てはまる」を1点，「かなり当てはまる」を2点，「やや当てはまる」を3点，「ほとんど当てはまらない」を4点とし，下位尺度ごとに集計する。

また，各下位尺度の得点を合計してアセスメントツールの総得点を算出する。「教育ニードアセスメントツール―臨床看護師用―」の総得点は，35点から140点の範囲に分布する。

2 ▶ 測定結果の解釈

1) 得点の解釈

「教育ニードアセスメントツール―臨床看護師用―」の質問項目は，病院に就業する看護専門職者としての望ましい状態を表す。1点から4点を配する選択肢は，各質問項目が表す望ましい状態と現状の乖離の程度を示す。記入した○印が右寄りにまとまる，すなわち，得点が高くなるほど看護専門職者としての望ましい状態に近づくための教育の必要性が高いことを意味する。

また，「教育ニードアセスメントツール―臨床看護師用―」の総得点は教育の必要性の全体的な傾向，各下位尺度の得点は下位尺度が示す側面に関わる教育の必要性を表す。

例えば，某病院に就業する臨床経験7年以上のスタッフ看護師を対象に調査を行い，下位尺度Ⅰ【成熟度の高い社会性を示しながら職業活動を展開する】の得点が低く，下位尺度Ⅶ【主体的に学習・研究を行い，看護専門職者としての発達を志向する】の得点が高かった場合を想定してみよう。これは，その病院に就業する臨床経験7年以上のスタッフ看護師が社会性を発揮しながら実践活動を行えており，下位尺度Ⅰの側面に関する教育を提供する必要性が低いことを示す。しかし，学習・研究に関わる主体的な取り組みは不十分であるため，この側面に関する教育を提供する必要があることを示す。

2) 測定結果を解釈するための基礎資料

病院や看護継続教育機関の教育担当者は，教育の必要性の高い看護師集団を特定したり，病院に就業する看護専門職者としての望ましい状態に近づくために教育を要する側面を特定したりする際に，「教育ニードアセスメントツール―臨床看護師用―」を活用できる。また，これを一定の期間ごとに用い，その得点の推移を把握することを通し，看護師集団の教育の必要性の変化を理解できる。

以上を前提として，看護師938名のデータを分析した結果に基づき，測定結果を解釈するための基礎資料を提示する。

(1) 参考データの対象特性(表5-4)

対象者の年齢は，平均37.9歳(SD 8.9)，臨床経験は平均15.9年(SD 8.8)であった。職位は，看護師長150名(16.0%)，副看護師長・主任223名(23.8%)，スタッフ看護師554名(59.0%)であった。

所属部署は，一般病棟(内科系)205名(21.9%)，一般病棟(内科系・外科系混合)185名(19.7%)，一般病棟(外科系)183名(19.5%)，外来72名(7.7%)，ICU／CCU49名(5.2%)，産科病棟44名(4.7%)，手術室37名(4.0%)，精神科病棟35名(3.7%)，療養病床27名(2.9%)，小児病棟20名(2.1%)であった。

(2) 測定結果と得点領域

「教育ニードアセスメントツール―臨床看護師用―」の総得点は，39点から127点の範

表5-4 対象特性 (*n*=938)

対象特性項目	範囲	平均値	標準偏差(SD)
年齢	20歳〜62歳	37.9歳	8.9
臨床経験年数	1年未満〜38年	15.9年	8.8
職位	看護師長　　　　　150名(16.0%)　スタッフ看護師 副看護師長・主任　223名(23.8%)　その他・不明		554名(59.0%) 11名(1.2%)
所属部署	一般病棟(内科系)　　　　　　　205名(21.9%)　産科病棟 一般病棟(内科系・外科系混合)　　　　　　手術室 　　　　　　　　　　　　　185名(19.7%)　精神科病棟 一般病棟(外科系)　　　　　　183名(19.5%)　療養病床 外来　　　　　　　　　　　　 72名(7.7%)　小児病棟 ICU／CCU　　　　　　　　　 49名(5.2%)　その他・不明		44名(4.7%) 37名(4.0%) 35名(3.7%) 27名(2.9%) 20名(2.1%) 81名(8.6%)

囲にあり，平均83.4点(SD 13.8)であった。また，各下位尺度の平均得点は，下位尺度Ⅰが10.5点(SD 2.4)，下位尺度Ⅱが12.2点(SD 2.5)，下位尺度Ⅲが10.9点(SD 2.8)，下位尺度Ⅳが12.3点(SD 2.5)，下位尺度Ⅴが10.9点(SD 2.5)，下位尺度Ⅵが12.6点(SD 2.9)，下位尺度Ⅶが14.2点(SD 2.9)であった。

　総得点および各下位尺度得点の平均値と標準偏差を用い，高得点，中得点，低得点の3領域を設定した(表5-5，図5-5)。高得点領域は[平均値＋1標準偏差]をこえた領域，中得点領域は[平均値－1標準偏差]以上[平均値＋1標準偏差]以下の領域，低得点領域は[平均値－1標準偏差]に満たない領域である。

　得点領域に着目することは，看護師集団の教育の必要性に対する示唆を得るために有用であり，総得点に着目した場合，次の囲み欄に示したような示唆を得られる。

【総得点が高得点領域にある場合】
　総得点の平均値が98点以上，すなわち高得点領域にある看護師集団は，教育の必要性が高く，病院に就業する看護専門職者としての望ましい状態に近づくために相当な教育を必要とする。
【総得点が中得点領域にある場合】
　総得点の平均値が70点以上97点以下，すなわち中得点領域にある看護師集団は，教育の必要性が中程度であり，病院に就業する看護専門職者として平均的な状態にある。
【総得点が低得点領域にある場合】
　総得点の平均値が69点以下，すなわち低得点領域にある看護師集団は，教育の必要性が低く，病院に就業する看護専門職者として望ましい状態にある。

表5-5 「教育ニードアセスメントツール―臨床看護師用―」の総得点の領域

領域	総得点
高得点領域	98点以上
中得点領域	70点以上97点以下
低得点領域	69点以下

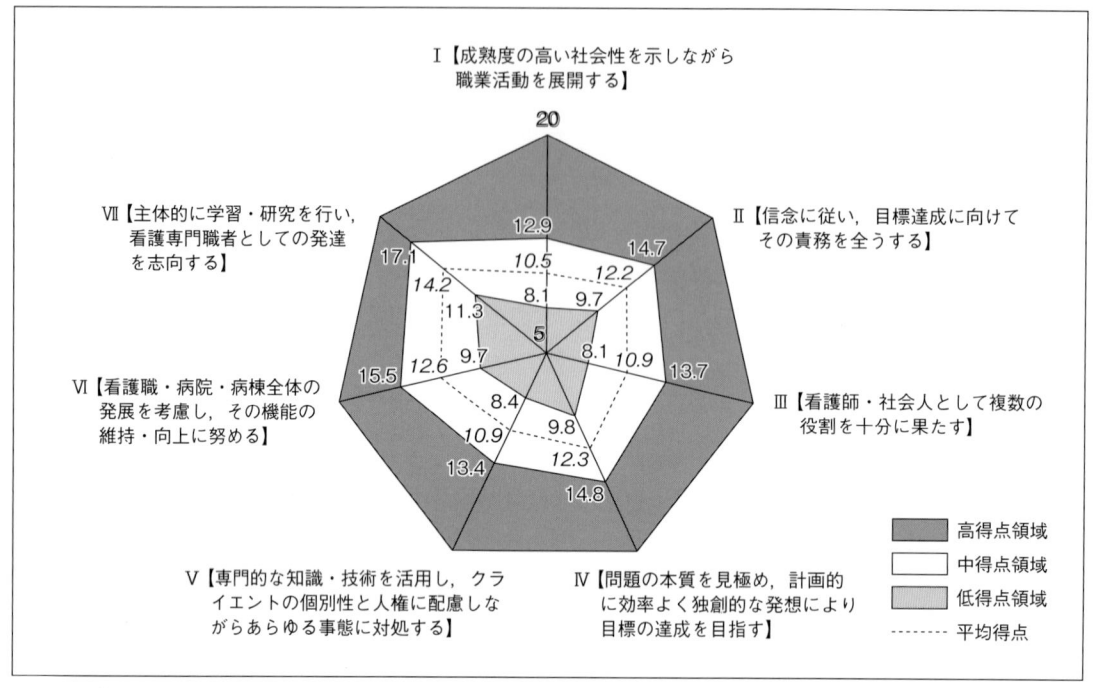

図5-5 「教育ニードアセスメントツール―臨床看護師用―」の下位尺度得点の領域

(3) 測定結果の解釈の具体例

「教育ニードアセスメントツール―臨床看護師用―」を使用する病院や看護継続教育機関の教育担当者は，臨床経験年数，職位，役割などの別に看護師集団のアセスメントツール総得点の平均値と各下位尺度得点の平均値を算出する。総得点の平均値を通して教育の必要性の高い看護師集団を特定できる。また，各下位尺度得点の平均値を通して，病院に就業する看護専門職者として，望ましい状態に近づくために教育を必要とする側面を分析的に把握できる。

例えば，某病院の新人看護師を対象に調査を行った結果，総得点の平均値が高得点領域に位置し，下位尺度Ⅲ【看護師・社会人として複数の役割を十分に果たす】，下位尺度Ⅴ【専門的な知識・技術を活用し，クライエントの個別性と人権に配慮しながらあらゆる事態に対処する】，下位尺度Ⅵ【看護職・病院・病棟全体の発展を考慮し，その機能の維持・向上に努める】，下位尺度Ⅶ【主体的に学習・研究を行い，看護専門職者としての発達を志向する】の平均値が高得点領域にある場合を想定してみよう。総得点および下位尺度得点の結果は，経験が浅く，看護専門職者として未熟な存在である新人看護師として自然な状況であり，この病院の新人看護師が健全な自己評価能力を備えていることを示す。しかし，下位尺度Ⅲ，Ⅵ，Ⅶが高くても，これに対して教育を行う必要性はない。それよりも，新人看護師が自立して日々の実践を行えるようになる必要性を考慮し，下位尺度Ⅴ【専門的な知識・技術を活用し，クライエントの個別性と人権に配慮しながらあらゆる事態に対処する】のレベルを向上するための教育を中心としたプログラムが必要となる。この病院の院内教育担当者は，上記の診断結果をもとに，専門的な知識・技術を獲得する

ための教育プログラムを立案・実施できる。

また，その後，一定の期間をおき，再度「教育ニードアセスメントツール－臨床看護師用－」を用いて調査を実施し，新人看護師の総得点と各下位尺度得点の平均値を前回の得点と比較することにより，どの程度望ましい状態に近づけたのかを把握できる。

3 ▶ 限界と留意点

「教育ニードアセスメントツール－臨床看護師用－」は，病院や看護継続教育機関の教育担当者が，教育の必要性の高い看護師集団を特定し，看護専門職者としての望ましい状態に近づくためにその集団に必要な教育の側面を特定するために活用できる。また，看護師個々が学習を要する内容に迷いを生じたとき，どの側面の学習が必要なのかを特定するためにも活用できる。しかし，このアセスメントツールは，その質問項目を作成する際に基盤とした研究成果が，病院に就業する看護師を対象として産出されている。そのため，病院に就業する助産師・保健師，保健所・保健センター，訪問看護ステーションに就業する看護職者が使用する場合，「この質問項目には回答できない」と感じる項目が含まれている可能性がある。

◆ 関連論文
1. **「教育ニードアセスメントツール－臨床看護師用－」の開発過程に関連する研究**
   - 舟島なをみ他：看護師が知覚する看護師のロールモデル行動．日本看護学会誌，14(2)；40-50，2005．
   - 三浦弘恵，舟島なをみ：教育ニードアセスメントツール－臨床看護師用－の開発．千葉看護学会会誌，11(1)；25-30，2005．
2. **「教育ニードアセスメントツール－臨床看護師用－」を測定用具として用いた研究**
   - 松田安弘，三浦弘恵，舟島なをみ他：A病院における看護師の教育・学習ニードの診断－診断結果に基づく院内教育プログラムの立案に向けて．第36回日本看護学会抄録集－看護教育，p.31，2005．
   - 永野光子，三浦弘恵，舟島なをみ他：B病院における看護師の教育・学習ニードの診断－診断結果に基づく院内教育プログラムの立案に向けて．第36回日本看護学会抄録集－看護管理，p.129，2005．
   - 三浦弘恵，舟島なをみ：異なる2病院に就業する看護師の教育・学習ニードの比較－院内教育プログラム立案に向けた有用性．第25回日本看護科学学会学術集会講演集，p.233，2005．
   - 三浦弘恵：院内教育・研修計画書の洗練を図る．D県看護協会員の学習ニード・教育ニードの診断－会員の要望に沿った教育計画の実現に向けて．看護展望，32(3)；136-138，2007．
   - 八島栄子，舟島なをみ，三浦弘恵他：中堅看護師を対象とした8施設合同の教育プログラムの検討－D県立病院の看護職者の教育ニード・学習ニード調査から．日本看護学会論文集－看護管理，37；311-313，2007．

◆ 使用許諾の手続き
「教育ニードアセスメントツール－臨床看護師用」の使用許諾の手続きは，365から366頁を参照

◉ 引用文献
1) 舟島なをみ：看護教育学研究の累積による看護継続教育の実現．看護教育学研究，14(2)；1，2005．
2) 舟島なをみ他：看護師が知覚する看護師のロールモデル行動．日本看護学会誌，14(2)；40-50，2005．

B 助産師の学習ニード・教育ニードを測定する

I 学習ニードアセスメントツール—助産師用—
Learning Needs Assessment Tool for Midwives

1 概要

1 ▶ 特徴

　学習ニードとは，学習者の興味・関心，もしくは，学習者が目標達成に必要であると感じている知識・技術・態度であり，これは学習経験により充足または獲得可能である[1]。また，学習ニードアセスメントツールは，看護職者の学習への要望の高さと要望の高い学習内容を特定する測定用具である。

　助産師は成人学習者であり，成人学習者は，自己の学習ニードを明確に知覚することを通して効果的に学習を進めていけるという特徴をもつ[2,3]。このような存在である助産師を対象とし，その学習ニードに合致した継続教育を提供することは，病院や看護継続教育機関の教育担当者にとって重要な課題の１つである。そのためには，まず，対象者の学習ニードを正確に把握する必要がある。

　「学習ニードアセスメントツール—助産師用—」(Learning Needs Assessment Tool for Midwives)（図5-6）の構成概念は，助産師の学習ニードであり，質問項目は助産師が要望する学習内容を表す。病院や看護継続教育機関の教育担当者は，「学習ニードアセスメントツール—助産師用—」を教育の対象となる助産師の学習ニードの高さと要望の高い学習内容を把握するために活用できる。

　「学習ニードアセスメントツール—助産師用—」の基盤となった学習ニード30種類は，全国の病院，診療所，助産所に就業する助産師の学習ニードに関する記述を質的帰納的に分析した結果であり，助産師の知覚を反映し，学習ニードを網羅している可能性が高い。そのため，「学習ニードアセスメントツール—助産師用—」は，病院や看護継続教育機関の教育担当者が教育の対象となる助産師の学習ニード全体を広範にわたり調査し，理解することに役立つ。

2 ▶ 構成

　「学習ニードアセスメントツール—助産師用—」は，30質問項目から構成される（図5-6）。

このアセスメントツールは，助産師の皆様の学習への要望の高さと学習したい内容を把握するためのものです。
あなたは，次の30項目に関する学習を現在どの程度必要としていますか。日々の仕事を振り返り，該当する箇所に〇をつけてください。

	とても必要	必要	少し必要	あまり必要なし	必要なし	全く必要なし
1. 助産診断と実践の基盤となる助産学の知識・技術・態度	6	5	4	3	2	1
2. 保健指導を効果的に行うために必要な知識・技術・態度	6	5	4	3	2	1
3. 超音波機器を用いて助産診断を行うために必要な知識・技術	6	5	4	3	2	1
4. 安全・安楽な分娩に向けた支援に必要な知識・技術・態度	6	5	4	3	2	1
5. 自然分娩に向けた支援に必要な知識・技術・態度	6	5	4	3	2	1
6. 産婦の要望にかなった分娩に向けた支援に必要な知識・技術・態度	6	5	4	3	2	1
7. 母乳栄養確立に向けた支援に必要な知識・技術	6	5	4	3	2	1
8. 周産期の異常への対応に必要な知識・技術・態度	6	5	4	3	2	1
9. 周産期の救急看護に必要な知識・技術・態度	6	5	4	3	2	1
10. 科学的根拠に基づく実践に活用可能な看護学・医学・薬理学・栄養学の知識	6	5	4	3	2	1
11. 助産活動に活用可能な代替療法の知識・技術	6	5	4	3	2	1
12. 母子と家族の健康支援に必要な専門的知識・技術	6	5	4	3	2	1
13. 性と生殖に関わる健康教育に必要な知識・技術	6	5	4	3	2	1
14. 不妊治療と不妊女性の支援に必要な知識・技術・態度	6	5	4	3	2	1
15. 生殖に関わる喪失体験をもつ女性の支援に必要な知識・技術・態度	6	5	4	3	2	1
16. 日々の助産活動に必要な倫理的配慮	6	5	4	3	2	1
17. 助産師の経験を通して蓄積された知識・技術	6	5	4	3	2	1
18. スタッフ教育や学生指導に必要な知識・技術・態度	6	5	4	3	2	1
19. 助産業務管理に必要な知識・技術・態度	6	5	4	3	2	1
20. 現状の問題解決に必要な看護研究の方法	6	5	4	3	2	1
21. 周産期医療チームメンバーとの協働に必要な対人関係の知識・技術	6	5	4	3	2	1
22. 医療機関と地域の連携を図るために必要な知識・技術	6	5	4	3	2	1
23. 自立して助産活動を行う場を管理するために必要な知識・技術	6	5	4	3	2	1
24. 助産師としての実践能力を高めるために必要な最新の知識・技術	6	5	4	3	2	1
25. 海外の母子保健の現状と助産師の活動	6	5	4	3	2	1
26. 助産活動に活用可能な保健医療福祉制度	6	5	4	3	2	1
27. 豊かな人間性を備えた助産師となるための知識・教養	6	5	4	3	2	1
28. 助産師の専門性を理解するための知識	6	5	4	3	2	1
29. 助産活動の質向上に必要な自己評価の方法	6	5	4	3	2	1
30. 自己の健康を管理するための方法	6	5	4	3	2	1

注：この尺度の使用許諾の手続きは，365から366頁を参照

図5-6　学習ニードアセスメントツール―助産師用―

2 作成過程(図5-7)

1 ▶ 学習ニードの解明

「学習ニードアセスメントツール—助産師用—」の開発に向け，初めに，助産師の学習ニード解明を目指し，Berelson, B. の方法論を参考にした看護教育学における内容分析[4]を用いて質的帰納的研究[5]を実施した。この研究の対象は，全国の病院，診療所，助産所に就業する助産師1,043名であった。学習ニードを問う自由回答式質問を含む質問紙を送付し，519名(回収率49.8%)から返送があり，このうち，自由回答式質問に回答した助産師465名の記述をデータとした。分析の結果，助産師の学習ニード30種類が明らかになった。

2 ▶ 尺度の構成

1) 質問項目の作成・尺度化とレイアウト

尺度の構成に向け，第1に，助産師の学習ニード30種類を用いて質問項目を作成した。その際，学習ニード1種類に対し1質問項目，合計30質問項目を作成した。

第2に，各質問項目を6段階リカート法により尺度化した。各質問項目の選択肢は，「とても必要(6点)」，「必要(5点)」，「少し必要(4点)」，「あまり必要なし(3点)」，「必要なし(2点)」，「全く必要なし(1点)」とした。

第3に，回答しやすい順序を検討し，30質問項目を配置した。

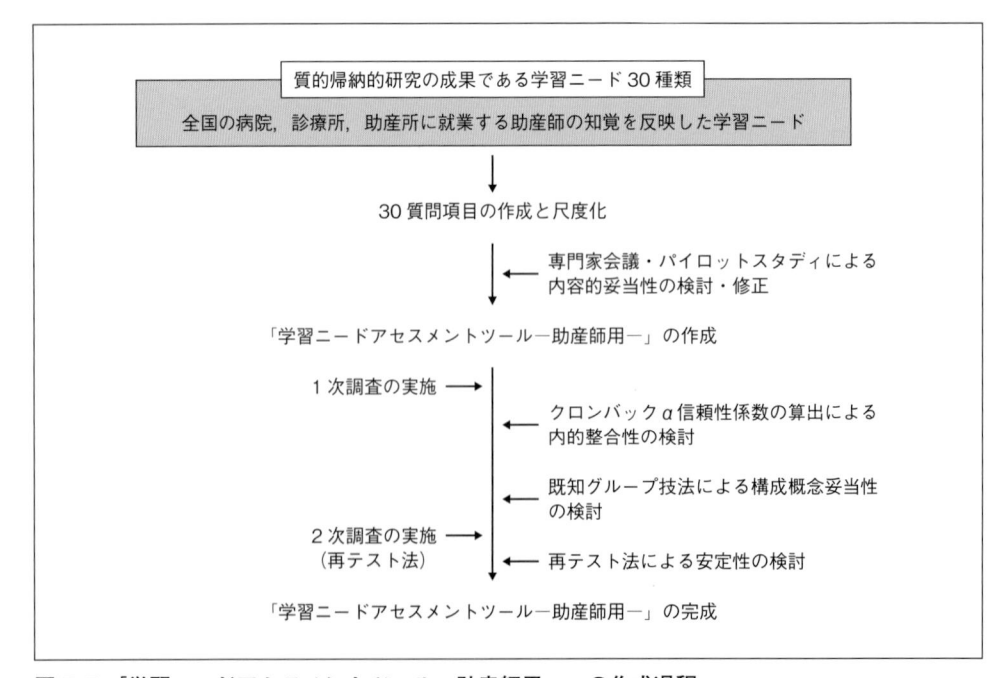

図5-7 「学習ニードアセスメントツール—助産師用—」の作成過程

2) 専門家会議とパイロットスタディによるアセスメントツールの修正

アセスメントツールの内容的妥当性を検討するため，専門家会議を開催し，質問項目の内容の妥当性，表現の適切性，追加すべき質問項目の有無などを検討した。出席者は，病院の産婦人科病棟に就業する助産師1名，助産所に就業する助産師1名，助産師経験をもち看護系短期大学に就業する教員1名であった。会議の結果をもとに，助産師が質問内容をより理解しやすいように質問項目の表現を一部修正するとともに，回答のしやすさを考慮し質問項目の順序を一部変更した。

次に，専門家会議を経て修正したアセスメントツールを用いて，その内容的妥当性を検討するため，便宜的に抽出した病院，診療所，助産所に就業する助産師43名を対象にパイロットスタディを実施した。その結果，返送のあった17名(回収率39.5%)全員が全質問項目に回答しており，30質問項目が助産師にとって回答可能であることを確認した。また，回答には6段階全ての選択肢が用いられており，選択肢が適切に設定されていることを確認した。

3) アセスメントツールの信頼性・妥当性の検討に向けた1次調査と2次調査

アセスメントツールの信頼性・妥当性の検討に向け，1次調査と2次調査を実施した。1次調査は，内的整合性と構成概念妥当性の検討を目的とした。対象は，全国の病院，診療所，助産所，合計314施設のうち，看護管理責任者の承諾を得た121施設の助産師1,185名であった。質問紙は，看護管理責任者を通じて配布し，対象者が返信用封筒を用いて個別に投函する方法により回収した。返送された質問紙は672部(回収率56.7%)であり，このうち全30質問項目に回答のあった618部を分析対象とした。

また，2次調査は，安定性の検討を目的とした。対象は，便宜的に抽出した3病院の助産師130名であった。1次調査と同様に郵送法を用いて質問紙を配布，回収し，再テスト法を実施した。2度の調査にわたり全30質問項目に回答のあった29名のデータを分析対象とした。

３ 信頼性と妥当性

１ ▶ 信頼性

「学習ニードアセスメントツール―助産師用―」の内的整合性を検討するために，助産師618名のデータを用いてクロンバックα信頼性係数(以下，α係数)を算出した。その結果，α係数は0.94であった。

また，「学習ニードアセスメントツール―助産師用―」の安定性を検討するために，再テスト法を用いて，総得点の相関係数を算出した結果，相関係数は0.74($p<0.001$)であった。

以上の結果に基づき，アセスメントツール全体が内的整合性および安定性による信頼性を確保していると判断した。

2 ▶ 妥当性

「学習ニードアセスメントツール―助産師用―」の妥当性を検討するために，内容的妥当性と構成概念妥当性を検討した。前述したとおり，「学習ニードアセスメントツール―助産師用―」は，専門家会議とパイロットスタディによる質問項目の検討と修正を経て作成されている。これは，このアセスメントツールが内容的妥当性を確保していることを示す。

これを前提として，さらに構成概念妥当性を検討するために，既知グループ技法を用いた。看護職者の学習ニードに関する先行研究の結果[6]と成人教育学の知見[7]に基づき，次に示す仮説を設定し，検証を試みた。

第1の仮説は，「助産師経験年数が20年以上25年未満の者が，5年未満の者よりも学習ニードアセスメントツール総得点が高い」，第2の仮説は，「仕事上の目標をもっている助産師が，目標をもっていない助産師よりも学習ニードアセスメントツール総得点が高い」である。分析の結果，助産師経験年数が20年以上25年未満の者（t＝－3.03，$p<0.01$）が5年未満の者よりも学習ニードアセスメントツール総得点が高いことが明らかになった。また，仕事上の目標をもっている助産師（t＝3.86，$p<0.01$）が，目標をもっていない助産師よりも学習ニードアセスメントツール総得点が高いことも明らかになった。以上の結果に基づき，「学習ニードアセスメントツール―助産師用―」が構成概念妥当性を確保していると判断した。

④ 活用方法

1 ▶ 測定の方法

「学習ニードアセスメントツール―助産師用―」の回答者は，日々の職業活動を振り返り，各質問項目が示す学習内容への要望の程度に対応する選択肢を選び回答する。病院や看護継続教育機関の教育担当者は，それらの回答を収集し，分析することを通して，教育の対象となる助産師の学習ニードの高さと要望の高い学習内容を正確に把握できる。

教育担当者は，調査に先立ち，対象となる助産師に対し，調査結果を教育プログラムの立案や改善に用いること，無記名で調査することを説明する必要がある。また，調査後は，何らかの形で結果を報告し，還元する必要がある。

「学習ニードアセスメントツール―助産師用―」への回答には，約10分を要する。採点は，「とても必要」を6点，「必要」を5点，「少し必要」を4点，「あまり必要なし」を3点，「必要なし」を2点，「全く必要なし」を1点とし，各質問項目の得点を合計してアセスメントツールの総得点を算出する。「学習ニードアセスメントツール―助産師用―」の総得点は，30点から180点の範囲に分布する。

2 ▶ 測定結果の解釈

1) 得点の解釈

「学習ニードアセスメントツール―助産師用―」の各質問項目は，助産師の学習内容を表す．6点から1点を配する選択肢は，各質問項目が表す学習内容への要望の程度を示す．記入した○印が左寄りにまとまる，すなわち，得点が高くなるほど，該当項目が表す学習内容に対する要望が高いことを意味する．また，「学習ニードアセスメントツール―助産師用―」の総得点は，学習ニードの全体的な傾向を表す．

例えば，A病院の教育担当者が助産師を対象に調査を行った結果，総得点の平均値が高く，その中でも質問項目「9．周産期の救急看護に必要な知識・技術・態度」の平均得点が最も高かった場合を想定してみよう．この病院の助産師は，学習への要望が全体的に高く，その中でも特に，救急看護にかかわる学習への要望が高いため，教育担当者は，この診断結果を研修内容の特定や企画の優先順位決定に活用できる．

2) 測定結果を解釈するための基礎資料

「学習ニードアセスメントツール―助産師用―」は，教育の対象となる助産師の学習ニードを把握し，その結果を考慮した教育プログラムの立案に活用できる．また，これを一定の期間ごとに用い，その得点の推移を把握することは，教育の対象となる助産師の学習ニードの変化を理解するために役立つ．

以上を前提として，助産師618名のデータを分析した結果[8]に基づき，測定結果を解釈するための基礎資料を提示する．

(1) 参考データの対象特性（表5-6）

対象者の年齢は平均36.3歳（SD 9.7），助産師経験年数は平均11.2年（SD 8.4）であった．就業する施設は，病院542名（87.7％），助産所43名（7.0％），診療所18名（2.9％）であった．また，対象者の職位は，看護師長30名（4.9％），副看護師長・主任93名（15.0％），スタッフ467名（75.6％），助産所の管理責任者23名（3.7％）であった．

表5-6 対象特性 （n=618）

対象特性項目	範囲	平均値	標準偏差（SD）
年齢	23歳～73歳	36.3歳	9.7
助産師経験年数	1年未満～49年	11.2年	8.4
就業する施設	病院 助産所 診療所 不明	542名（87.7％） 43名（7.0％） 18名（2.9％） 15名（2.4％）	
職位	看護師長 副看護師長・主任 スタッフ 助産所の管理責任者 その他・不明	30名（4.9％） 93名（15.0％） 467名（75.6％） 23名（3.7％） 5名（0.8％）	

(2) 測定結果と得点領域

「学習ニードアセスメントツール―助産師用―」の総得点は，105点から180点の範囲にあり，平均値は149.2点(SD 15.9)であった。また，各質問項目の平均得点(質問項目別平均得点)は，3.9点から5.6点の範囲にあり，平均値は5.0点(SD 0.4)であった。

総得点の平均値(149.2点)と標準偏差(SD 15.9)を用い，総得点の平均値の高得点領域(166点以上)，中得点領域(134点以上165点以下)，低得点領域(133点以下)の3領域を設定した。また，質問項目別平均得点の平均値(5.0点)と標準偏差(SD 0.4)を用い，質問項目別平均得点の高得点領域(5.5点以上)，中得点領域(4.6点以上5.4点以下)，低得点領域(4.5点以下)の3領域を設定した(表5-7)。高得点領域は[平均値＋1標準偏差]をこえた領域，中得点領域は[平均値－1標準偏差]以上[平均値＋1標準偏差]以下の領域，低得点領域は[平均値－1標準偏差]に満たない領域である。

得点領域に着目することは，助産師の学習への要望に対する示唆を得るために有用であり，総得点に着目した場合，次の囲み欄に示したような示唆を得られる。

【総得点が高得点領域にある場合】
　総得点の平均値が166点以上，すなわち高得点領域にある助産師は，学習への要望が高い。

【総得点が中得点領域にある場合】
　総得点の平均値が134点以上165点以下，すなわち中得点領域にある助産師は，学習への要望があるものの，その高さは平均的である。

【総得点が低得点領域にある場合】
　総得点の平均値が133点以下，すなわち低得点領域にある助産師は，学習への要望が低い。

---

(3) 測定結果の解釈の具体例

助産師の総得点の平均値が位置する領域，質問項目別平均得点が位置する領域は，学習ニードに対し，次のような示唆を提示する。

総得点の平均値が166点以上の場合，その調査対象となった助産師は，学習への要望が高い。また，質問項目別平均得点が5.5点以上の項目があった場合，該当項目が示す学習内容への要望は高い。「学習ニードアセスメントツール―助産師用―」を使用する病院，あるいは看護継続教育機関の教育担当者は，「学習ニードアセスメントツール―助産師用―」の総得点の平均値と質問項目別平均得点を算出する。その結果を通して，教育の対象

表5-7 「学習ニードアセスメントツール―助産師用―」の総得点と質問項目別得点の領域

領域	総得点	質問項目別得点
高得点領域	166点以上	5.5点以上
中得点領域	134点以上165点以下	4.6点以上5.4点以下
低得点領域	133点以下	4.5点以下

となる助産師の学習に対する要望の高さと要望の高い学習内容を特定できる。

　例えば，B病院の教育担当者が助産師を対象に研修を企画するため，「学習ニードアセスメントツール—助産師用—」を用いて調査したとしよう。アセスメントツールへの回答を集計し，質問項目別平均得点を算出した結果，得点の高い項目が次の順であることが明らかになった。すなわち，「9. 周産期の救急看護に必要な知識・技術・態度」が最も高く，続いて，「8. 周産期の異常への対応に必要な知識・技術・態度」，「4. 安全・安楽な分娩に向けた支援に必要な知識・技術・態度」，「6. 産婦の要望にかなった分娩に向けた支援に必要な知識・技術・態度」，「5. 自然分娩に向けた支援に必要な知識・技術・態度」であった。これは，B病院の助産師が，《周産期の救急看護や異常への対応に必要な知識・技術・態度》に関わる学習内容を強く要望しており，続いて，《安全・安楽かつ産婦の要望にかなった分娩に向けた支援に必要な知識・技術・態度》に関わる学習内容を要望していることを示す。教育担当者は，これらの要望の高い学習内容を含む研修を企画することにより，B病院の助産師の現状に適合した教育プログラムを提供できる。

　また，研修終了後，一定の期間を置き，再度「学習ニードアセスメントツール—助産師用—」を用いて調査を実施し，総得点の平均値と質問項目別平均得点を前回と比較することを通して，学習ニードの変化を理解することに役立つ。

3 ▶ 限界と留意点

　「学習ニードアセスメントツール—助産師用—」は，病院や看護継続教育機関の教育担当者が，教育の対象となる助産師の学習ニードに応えたいと思ったとき，対象者の学習に対する要望の高さと要望の高い学習内容を把握できるという特徴をもつ。

　また，助産師個々が自己の学習に対する要望の高さや要望の高い学習内容について理解したいと思ったときにも活用できる。しかし，病院に就業する助産師であっても小児科や内科などを含む混合病棟に就業する助産師が「学習ニードアセスメントツール—助産師用—」に回答する場合には，「この質問項目のみでは十分な結果が得られない」と感じる可能性がある。この場合，病院に就業する看護師の学習ニードを測定できる「学習ニードアセスメントツール—臨床看護師用—」（第5章，248頁）を活用できる。混合病棟に就業する助産師にとって，「学習ニードアセスメントツール—助産師用—」と「学習ニードアセスメントツール—臨床看護師用—」を併用することは，要望の高い学習内容のより詳細な把握を可能にし，学習目標を焦点化することに役立つ。

◆ 関連論文
1. 「学習ニードアセスメントツール—助産師用—」の開発過程に関連する研究
    - 中山登志子，舟島なをみ：助産師の学習ニードに関する研究．第40回日本看護学会抄録集—母性看護，p.20，2009．
    - 中山登志子，舟島なをみ：助産師の学習ニードアセスメントツールの開発．第41回日本看護学会抄録集—母性看護，p.46，2010．
    - 中山登志子，舟島なをみ：「学習ニードアセスメントツール—助産師用—」の開発—助産師のキャリア発達に向けた看護継続教育の提供．日本看護研究学会雑誌，34(5)；1-10，2011．

2. **「学習ニードアセスメントツール—助産師用—」を測定用具として用いた研究**
   - Nakayama, T., Funashima, N.: Learning Needs of Midwives in Japan: Promoting Evidence-Based Professional Development. Pacific Institute of Nursing Conference: Advancing Practice, Education, and Research, p. 7, 2011.
   - Nakayama, T., Funashima, N.: Learning Needs of Midwives in Japan from the Viewpoint of Work Position: Toward Developing Continuing Professional Education Programs. 41st Biennial Convention, Sigma Theta Tau International, 2011.（http://stti.confex.com/stti/bc41/webprogram/Paper48135.html）
   - Nakayama, T., Funashima, N.: Learning Needs of Midwives in Japan from the Viewpoint of Working Places: Toward Developing Continuing Professional Education Programs. Pacific Institute of Nursing Conference: Advancing Practice, Education, and Research, p. 21, 2012.
   - Nakayama, T., Funashima, N.: Learning Needs of Midwives in Japan Focusing on Clinical Experience: Toward Developing Continuing Professional Education Programs. International Conference, Interprofessional Partnership: Improvement for Global Health Outcomes, p. 170, 2012.
   - Nakayama, T., Funashima, N.: The Relationships Between Personal Attributes and Learning Needs of Midwives in Japan. Pacific Institute of Nursing Conference: Partnership With Parity: The New Paradigm, 2013.

◆ **使用許諾の手続き**

「学習ニードアセスメントツール—助産師用—」の使用許諾の手続きは，365から366頁を参照

◉ **引用文献**

1) 杉森みど里，舟島なをみ：看護教育学．第8版，p. 460, 医学書院，2024.
2) 細谷俊夫他編：新教育学大事典 1.「アンドラゴジー」の項，p. 79, 第一法規出版，1990.
3) Atwood, H. M., et al.: The Concept of Need: An Analysis for Adult Education. Adult Leadership, 19（January）; 212, 1971.
4) 舟島なをみ：看護教育学研究—発見・創造・証明の過程．第3版，pp. 199-239, 医学書院，2018.
5) 中山登志子，舟島なをみ：助産師の学習ニードに関する研究．第40回日本看護学会抄録集—母性看護，p. 20, 2009.
6) 三浦弘恵，舟島なをみ他：病院に就業する看護職者の学習ニードと臨床経験年数・職位との関連．第21回日本看護科学学会学術集会講演集，p. 84, 2001.
7) Knowles, M. S.: The Modern Practice of Adult Education: From Pedagogy to Andragogy. Revised and Updated, pp. 84-85, CAMBRIDGE Adult Education, 1980.
8) Nakayama, T., Funashima, N.: Learning Needs of Midwives in Japan: Promoting Evidence-Based Professional Development. Pacific Institute of Nursing Conference: Advancing Practice, Education, and Research, p. 7, 2011.

Ⅱ 教育ニードアセスメントツール—助産師用—
Educational Needs Assessment Tool for Midwives

1 概要

1 ▶ 特徴

　教育ニードとは，望ましい状態と現状の間にある乖離であり，乖離のある看護職者が看護専門職者としての望ましい状態に近づくための教育の必要性である[1]。また，教育ニードアセスメントツールは，看護専門職者としての望ましい状態と現状の乖離の程度を明らかにし，その乖離を小さくするために教育を要する側面を特定する測定用具である。

　日本の助産師を取り巻く環境は，周産期医学の進歩，助産師数の不足や偏在，少子化や産科医不足による出産場所の集約化など大きく変化している。また，性と生殖に関わる健康問題の多様化に伴い，その解決に向けて，助産師に対する社会の期待は大きい。助産師が，これらの変化に対応し専門職として活動するためには，助産師個々による学習活動に加え，看護継続教育の機会が不可欠である。また，効果的な教育を展開するためには，助産師の教育の必要性，すなわち教育ニードを正確に把握し，その結果を反映したプログラムを立案する必要がある。

　「教育ニードアセスメントツール—助産師用—」(Educational Needs Assessment Tool for Midwives)(図5-8)の構成概念は，助産師の教育ニードであり，質問項目は助産師としての望ましい状態を表す。病院や看護継続教育機関の教育担当者は，「教育ニードアセスメントツール—助産師用—」を教育の対象となる助産師の教育の必要性の高さ，助産師としての望ましい状態に近づくために教育を要する側面を特定するために活用できる。

　「教育ニードアセスメントツール—助産師用—」の基盤となった助産師としての望ましい状態は，現実に存在する助産師が示した行動から導き出されており，助産師個々の努力により到達可能である。これは，「教育ニードアセスメントツール—助産師用—」が助産師個々の現状と望ましい状態の乖離の程度，望ましい状態に近づくために教育を必要とする側面への理解を促進することを示す。

　「教育ニードアセスメントツール—助産師用—」は，教育の必要性の高さ，助産師としての望ましい状態に近づくために教育を要する側面を特定し，助産師が望ましい状態に少しでも近づくことに貢献する。

2 ▶ 構成

　「教育ニードアセスメントツール—助産師用—」は，8下位尺度40質問項目から構成される(図5-8)。

　下位尺度Ⅰは，【妊産褥婦とその家族を尊重し，ニードに応じた援助を提供する】であり，5項目から構成される。これら5項目は，妊産褥婦や新生児，その家族の希望を常に尊重し，個別の状況に応じてニードを充足できるよう援助できる状態に近づくための教育

このアセスメントツールは、助産師の皆様の教育の必要性の高さと学習を要する側面を把握するためのものです。助産師としての職業活動を振り返り、該当する番号に○をつけてください。

	非常に当てはまる	かなり当てはまる	やや当てはまる	ほとんど当てはまらない

Ⅰ．妊産褥婦とその家族を尊重し，ニードに応じた援助を提供する
1. 妊産褥婦だけでなくその家族からの相談にも親身になって応じている …… 1　2　3　4
2. 産婦が目ざす分娩が実現できるようバースプランに沿って継続的に援助している …… 1　2　3　4
3. 産婦の要望にかなった分娩に向けて柔軟に対応している …… 1　2　3　4
4. 時間の許す限り寄り添い産婦の不安や産痛の緩和に努めている …… 1　2　3　4
5. 妊産褥婦・新生児のニードに応じて援助を工夫している …… 1　2　3　4

Ⅱ．コミュニケーション技術を駆使し，妊産褥婦の自立に向けて保健指導を行う
6. 妊産褥婦が自己管理できるよう目標を共有している …… 1　2　3　4
7. 妊産褥婦が意思決定できるよう選択肢を提示している …… 1　2　3　4
8. 妊産褥婦が実行可能な内容を助言している …… 1　2　3　4
9. 問題解決の糸口となるようなヒントを示している …… 1　2　3　4
10. 妊産褥婦の生活に即した保健指導を行っている …… 1　2　3　4

Ⅲ．助産診断を的確に行い，助産師としての専門性を発揮する
11. 問診・視診・聴診・触診技術を駆使して妊娠経過を正確に判断している …… 1　2　3　4
12. 触診技術を用いて胎児・胎盤等の状態を的確に診断している …… 1　2　3　4
13. 知識・技術を基盤に経験を活用しながら妊産褥婦の問題解決を支援している …… 1　2　3　4
14. 女性のライフサイクル各期の健康問題に多角的な視点から助言している …… 1　2　3　4
15. 施設にとどまらず地域にも目を向け助産活動を行っている …… 1　2　3　4

Ⅳ．妊産褥婦・新生児に起こるあらゆる状況を予測しながら，臨機応変に対応する
16. 多角的に情報収集し分娩の進行を予測している …… 1　2　3　4
17. 疾患や病態から起こりうる状況をアセスメントし援助につなげている …… 1　2　3　4
18. 常に優先順位を考え臨機応変に対応している …… 1　2　3　4
19. 妊産褥婦のニードや状況に応じて計画した援助を柔軟に変更している …… 1　2　3　4
20. 緊急時，処置を行いながらも産婦とその家族に丁寧に説明している …… 1　2　3　4

Ⅴ．周産期医療チームの一員として自己の役割を率先して遂行する
21. チームの目標達成に向けて必要な援助や業務を率先して行っている …… 1　2　3　4
22. メンバーの行動を見て必要な支援をしている …… 1　2　3　4
23. メンバーの業務や失敗をフォローしている …… 1　2　3　4
24. 必要に応じてリーダーシップを発揮し的確な指示を出している …… 1　2　3　4
25. 常にメンバー全員を気遣う言葉をかけている …… 1　2　3　4

Ⅵ．後輩の育成に向けて教育的に関わる
26. 根拠を示しながら後輩を指導している …… 1　2　3　4
27. 後輩の自立に向けて静観したり誘導したりしている …… 1　2　3　4
28. 問題を指摘するだけでなく改善策を提案している …… 1　2　3　4
29. 後輩が自己の助産活動を客観的に評価する機会をつくっている …… 1　2　3　4
30. 助産技術や経験知を後輩に惜しみなく伝えている …… 1　2　3　4

Ⅶ．成熟度の高い社会性を示しながら，助産師としての仕事に取り組む
31. 常に笑顔で穏やかに妊産褥婦・新生児に対応している …… 1　2　3　4
32. どんなに忙しくても妊産褥婦・新生児に丁寧に対応している …… 1　2　3　4
33. 仕事には手を抜かないで誠実に取り組んでいる …… 1　2　3　4
34. 誰に対しても公平に対応している …… 1　2　3　4
35. どのようなときにも立居ふるまいに気を配っている …… 1　2　3　4

Ⅷ．助産活動の質向上に向けて継続的に学習する
36. 日々の助産活動に必要な知識・技術の向上に向けて学習を続けている …… 1　2　3　4
37. 研修会や勉強会に主体的に参加している …… 1　2　3　4
38. 最新の知識や技術を日々の助産活動に取り入れている …… 1　2　3　4
39. 助産師としての将来の目標を明確に持っている …… 1　2　3　4
40. 助産師として職業上の目標を達成するために必要な学習に取り組んでいる …… 1　2　3　4

注：この尺度の使用許諾の手続きは，365から366頁を参照

図5-8　教育ニードアセスメントツール―助産師用―

の必要性を測定する。

　下位尺度Ⅱは，【コミュニケーション技術を駆使し，妊産褥婦の自立に向けて保健指導を行う】であり，5項目から構成される。これら5項目は，コミュニケーション技術を使いこなし，多様な方法を用いて妊産褥婦を指導できる状態に近づくための教育の必要性を測定する。

　下位尺度Ⅲは，【助産診断を的確に行い，助産師としての専門性を発揮する】であり，5項目から構成される。これら5項目は，専門的知識と技術に加え助産師としての経験を活用しながら，的確に助産診断を行える状態に近づくための教育の必要性を測定する。

　下位尺度Ⅳは，【妊産褥婦・新生児に起こるあらゆる状況を予測しながら，臨機応変に対応する】であり，5項目から構成される。これら5項目は，多角的な情報収集と正確なアセスメントに基づき状況を判断し柔軟に対応できる状態に近づくための教育の必要性を測定する。

　下位尺度Ⅴは，【周産期医療チームの一員として自己の役割を率先して遂行する】であり，5項目から構成される。これら5項目は，チームの目標達成に向けて，メンバー個々の行動を把握し，必要な援助や業務を見出し行える状態に近づくための教育の必要性を測定する。

　下位尺度Ⅵは，【後輩の育成に向けて教育的に関わる】であり，5項目から構成される。これら5項目は，後輩の職業的発達に向けて，あらゆる機会を通して多側面から惜しみなく指導できる状態に近づくための教育の必要性を測定する。

　下位尺度Ⅶは，【成熟度の高い社会性を示しながら，助産師としての仕事に取り組む】であり，5項目から構成される。これら5項目は，自己を律し節度ある態度を身につけ，どのような相手に対しても公平かつ丁寧に対応するなど，成熟した社会性を発揮しながら仕事を行える状態に近づくための教育の必要性を測定する。

　下位尺度Ⅷは，【助産活動の質向上に向けて継続的に学習する】であり，5項目から構成される。これら5項目は，助産活動と並行して学習を継続し，その成果を反映し質の高い助産活動を志向できる状態に近づくための教育の必要性を測定する。

2 作成過程(図5-9)

1 ▶ 望ましい状態の解明

　「教育ニードアセスメントツール―助産師用―」の開発に向け，初めに，助産師としての望ましい状態の解明を目指し，Berelson, B. の方法論を参考にした看護教育学における内容分析[2]を用いて質的帰納的研究[3]を実施した。この研究の対象は，全国の病院，診療所，助産所に就業する助産師1,043名であった。助産師の望ましい行動を問う自由回答式質問を含む質問紙を送付し，519名(回収率49.8%)から返送があり，このうち，自由回答式質問に回答した助産師302名の記述をデータとした。分析の結果，明らかになった望ましい行動の考察を通して，助産師としての望ましい状態を表す8側面を導出した。

```
┌─────────────────────────────────────────────────────────────────┐
│              助産師としての望ましい状態を表す8側面                    │
│  【妊産褥婦とその家族を尊重し，ニードに応じた援助を提供する】          │
│  【コミュニケーション技術を駆使し，妊産褥婦の自立に向けて保健指導を行う】│
│  【助産診断を的確に行い，助産師としての専門性を発揮する】              │
│  【妊産褥婦・新生児に起こるあらゆる状況を予測しながら，臨機応変に対応する】│
│  【周産期医療チームの一員として自己の役割を率先して遂行する】          │
│  【後輩の育成に向けて教育的に関わる】                                │
│  【成熟度の高い社会性を示しながら，助産師としての仕事に取り組む】      │
│  【助産活動の質向上に向けて継続的に学習する】                         │
│                              ↓                                   │
│      56質問項目からなる「教育ニードアセスメントツール―助産師用―」の作成│
│                              ↓       専門家会議・パイロットスタディによる│
│              1次調査の実施 →     ← 内容的妥当性の検討                │
│                                  ← 項目分析による質問項目の選択      │
│      40質問項目からなる「教育ニードアセスメントツール―助産師用―」の作成│
│                                    クロンバックα信頼性係数の算出による│
│                                  ← 内的整合性の検討                   │
│              2次調査の実施 →     ← 因子分析による構成概念妥当性の検討 │
│                (再テスト法)      ← 再テスト法による安定性の検討       │
│         「教育ニードアセスメントツール―助産師用―」の完成              │
└─────────────────────────────────────────────────────────────────┘
```

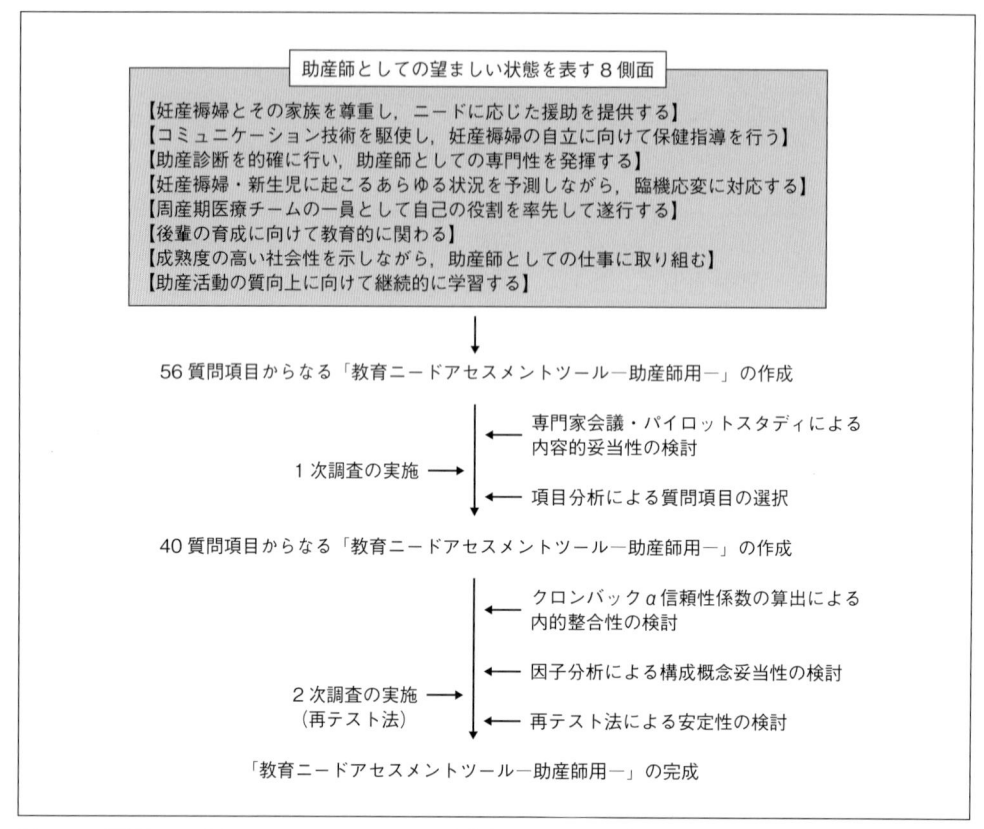

図5-9 「教育ニードアセスメントツール―助産師用―」の作成過程

2 ▶ 尺度の構成

1) 質問項目の作成・尺度化とレイアウト

　尺度の構成に向け，第1に，助産師としての望ましい状態を表す8側面を測定する各下位尺度が7質問項目から構成されるように，合計56質問項目を作成した。

　第2に，各質問項目を4段階リカート法により尺度化した。各質問項目の選択肢は，「非常に当てはまる（1点）」，「かなり当てはまる（2点）」，「やや当てはまる（3点）」，「ほとんど当てはまらない（4点）」とした。このアセスメントツールの得点は，助産師としての望ましい状態と現状の乖離の程度を表し，総得点が高いほど助産師としての望ましい状態から遠いことを表す。

　第3に，56質問項目を下位尺度ごとに配置した。

　第4に，下位尺度ごとに配置した質問項目の冒頭に下位尺度名を提示した。これは，このアセスメントツールの下位尺度得点が教育を要する側面を特定するために重要な機能を果たし，下位尺度名が教育を要する側面を表すためである。

2) 専門家会議とパイロットスタディによるアセスメントツールの修正

　アセスメントツールの内容的妥当性を検討するため，専門家会議を開催し，8下位尺度56質問項目の内容の妥当性，表現の適切性，追加すべき質問項目の有無などを検討した。

出席者は，病院の産婦人科病棟に就業する助産師1名，助産所に就業する助産師1名，助産師経験をもち看護系短期大学に就業する教員1名であった。会議の結果をもとに，教示文の一部を変更するとともに，助産師が質問内容をより理解しやすいように質問項目の表現を一部修正した。また，助産師の回答のしやすさを考慮し，質問項目の順序を一部変更した。

次に，専門家会議を経て修正したアセスメントツールを用いて，その内容的妥当性を検討するため，便宜的に抽出した病院，診療所，助産所に就業する助産師43名を対象にパイロットスタディを実施した。その結果，返送のあった17名（回収率39.5％）全員が全質問項目に回答しており，56質問項目が助産師にとって回答可能であることを確認した。また，回答には4段階全ての選択肢が用いられており，選択肢が適切に設定されていることを確認した。

以上の結果に基づき，作成したアセスメントツールが内容的妥当性を確保していると判断した。

3) 質問項目の選択とアセスメントツールの信頼性・妥当性の検討に向けた1次調査と2次調査

適切な質問項目の選択とアセスメントツールの信頼性・妥当性の検討に向け，1次調査と2次調査を実施した。1次調査は，適切な質問項目の選択，内的整合性と構成概念妥当性の検討を目的とした。対象は，全国の病院，診療所，助産所，合計314施設のうち，看護管理責任者の承諾を得た121施設に就業する助産師1,185名であった。質問紙は，看護管理責任者を通じて配布し，対象者が返信用封筒を用いて個別に投函する方法により回収した。返送された質問紙は672部（回収率56.7％）であり，このうち全56質問項目に回答のあった616部を分析対象とした。

質問項目の選択に向けて，各質問項目を除外した場合のクロンバックα信頼性係数（以下，α係数）の変化の検討，I-T（項目－全体）相関分析，項目間相関係数の算出，因子分析を実施した。その結果，内的整合性を脅かす質問項目，尺度全体との相関がやや低く相対的に尺度の一貫性を損なっている質問項目の計2項目を削除することに決定した。また，項目間相関係数の値を参考に質問項目の内容を検討し，類似性の高い内容を測定している可能性のある2項目を削除した。

次に，各下位尺度を構成する適切な質問項目を選択するために因子分析を実施した。因子負荷量0.3以上を基準に用い，各下位尺度を構成する質問項目と因子の対応関係に着目した。その結果，各下位尺度を構成する質問項目のうち，当該下位尺度が対応関係をもつ因子に0.3以上の因子負荷量を示さなかった4質問項目を削除することに決定した。

以上，合計8質問項目を削除し，残る48質問項目の中から，各下位尺度を構成する質問，各5項目を選択するために，各質問項目の因子負荷量に着目した。原則として，当該下位尺度が対応関係をもつ因子に対する因子負荷量が低い項目を削除し，それが高い項目を採用することにした。また，質問の内容も加味して削除する項目，選択する項目を検討し，最終的に適切な質問として40項目を選択した。その結果，8下位尺度40質問項目からなる「教育ニードアセスメントツール―助産師用―」を作成できた。

また，2次調査は，安定性の検討を目的とした。対象は，便宜的に抽出した3病院に就業する助産師130名であった。1次調査と同様に郵送法を用いて質問紙を配布，回収し，再テスト法を実施した。2度の調査にわたり全56質問項目に回答のあった26名のデータを分析対象とした。

3 信頼性と妥当性

1 ▶ 信頼性

「教育ニードアセスメントツール―助産師用―」の内的整合性を検討するためにα係数を算出した。その結果，尺度全体のα係数は0.97，各下位尺度のα係数は，0.85から0.94の範囲にあった(表5-8)。

また，「教育ニードアセスメントツール―助産師用―」の安定性を検討するために，再テスト法を用いて2回の総得点間の相関係数を算出した結果，相関係数は0.77($p<0.001$)であった。

これらの結果に基づき，アセスメントツール全体が内的整合性および安定性による信頼性を確保していると判断した。

2 ▶ 妥当性

「教育ニードアセスメントツール―助産師用―」の妥当性を検討するために，内容的妥当性と構成概念妥当性を検討した。前述したとおり，「教育ニードアセスメントツール―助産師用―」は，専門家会議とパイロットスタディによる質問項目の検討と修正を経て作成されている。これは，このアセスメントツールが内容的妥当性を確保していることを示す。

これを前提として，さらに構成概念妥当性を検討するために，助産師616名のデータ

表5-8 「教育ニードアセスメントツール―助産師用―」およびその下位尺度の対応質問項目・寄与率・クロンバックα信頼性係数

尺度・下位尺度		対応質問項目	寄与率*	α係数
「教育ニードアセスメントツール―助産師用―」		1～40	66.6%	0.97
下位尺度 I	【妊産褥婦とその家族を尊重し，ニードに応じた援助を提供する】	1～5	7.1%	0.85
下位尺度 II	【コミュニケーション技術を駆使し，妊産褥婦の自立に向けて保健指導を行う】	6～10	9.1%	0.90
下位尺度 III	【助産診断を的確に行い，助産師としての専門性を発揮する】	11～15	4.2%	0.85
下位尺度 IV	【妊産褥婦・新生児に起こるあらゆる状況を予測しながら，臨機応変に対応する】	16～20	7.7%	0.92
下位尺度 V	【周産期医療チームの一員として自己の役割を率先して遂行する】	21～25	6.3%	0.91
下位尺度 VI	【後輩の育成に向けて教育的に関わる】	26～30	12.7%	0.94
下位尺度 VII	【成熟度の高い社会性を示しながら，助産師としての仕事に取り組む】	31～35	10.0%	0.89
下位尺度 VIII	【助産活動の質向上に向けて継続的に学習する】	36～40	9.5%	0.90

＊「教育ニードアセスメントツール―助産師用―」の行の寄与率は累積寄与率。それ以外は，全40項目を用いて主因子法(バリマックス回転)による因子分析を行い，8因子解を求めた結果得られた各下位尺度の寄与率。

を用いて主因子法によるバリマックス回転を用いた因子分析を行い，8因子解を求めた。各因子の寄与率は，4.2％から12.7％の範囲にあり，累積寄与率は66.6％であった（**表5-8**）。また，質問項目が因子負荷量0.3以上を示した因子を下位尺度別に検討した。その結果，全8下位尺度のうち，7下位尺度各々を構成する5質問項目は，同一の因子に0.3以上の因子負荷量を示し，しかもそれは他の因子に示す因子負荷量に比べ最も高い値であった。残る1下位尺度を構成する5質問項目は，同一の因子に0.3以上の因子負荷量を示したが，5項目中2項目は，他の因子に最も高い因子負荷量を示した。

以上の結果に基づき，「教育ニードアセスメントツール―助産師用―」が構成概念妥当性を概ね確保していると判断した。

4 活用方法

1 ▶ 測定の方法

「教育ニードアセスメントツール―助産師用―」の回答者は，病院，診療所，助産所に就業する助産師である。病院や看護継続教育機関の教育担当者は，教育の対象となる助産師に「教育ニードアセスメントツール―助産師用―」への回答を求め，その結果を用いることにより，教育の必要性の高さと助産師としての望ましい状態に近づくために教育を要する側面を特定できる。

教育担当者は，調査に先立ち，対象となる助産師に対し，調査結果を教育プログラムの立案や改善に用いること，無記名で調査することを説明する必要がある。また，調査後は，何らかの形で結果を報告し還元する必要がある。

「教育ニードアセスメントツール―助産師用―」への回答には，約10分を要する。採点は，「非常に当てはまる」を1点，「かなり当てはまる」を2点，「やや当てはまる」を3点，「ほとんど当てはまらない」を4点とし，下位尺度ごとに集計する。

また，各下位尺度の得点を合計してアセスメントツールの総得点を算出する。「教育ニードアセスメントツール―助産師用―」の総得点は，40点から160点の範囲に分布する。

2 ▶ 測定結果の解釈

1）得点の解釈

「教育ニードアセスメントツール―助産師用―」の各質問項目は，助産師としての望ましい状態を表す。1点から4点を配する選択肢は，各質問項目が表す望ましい状態と現状の乖離の程度を示す。記入した○印が右寄りにまとまる，すなわち，得点が高くなるほど，助産師としての望ましい状態に近づくための教育の必要性が高いことを意味する。また，「教育ニードアセスメントツール―助産師用―」の総得点は，教育の必要性の全体的な傾向，各下位尺度の得点は，下位尺度が示す側面にかかわる教育の必要性を表す。

例えば，A病院の教育担当者が助産師16名を対象に調査を行い，下位尺度Ⅶ【成熟度の高い社会性を示しながら，助産師としての仕事に取り組む】の得点が低く，下位尺度Ⅳ【妊産褥婦・新生児に起こるあらゆる状況を予測しながら，臨機応変に対応する】の得点が

高かった場合を想定してみよう。これは，A病院の助産師が社会性を発揮しながら助産活動を行えており，下位尺度Ⅶの側面に関する教育の必要性が低いことを示す。一方，妊産褥婦や新生児に起こりうる状況を多角的に分析し，優先順位を考え計画を変更したり柔軟に対応したりすることを困難に感じており，下位尺度Ⅳの側面に関する教育の必要性が高いことを示す。教育担当者は，この診断結果に基づき下位尺度Ⅳの側面に関する教育内容を組み込んだ研修を企画できる。

2）測定結果を解釈するための基礎資料

　病院や看護継続教育機関の教育担当者は，助産師の教育の必要性の高さを把握したり，助産師としての望ましい状態に近づくために教育を要する側面を特定したりする際に，「教育ニードアセスメントツール―助産師用―」を活用できる。また，これを一定の期間ごとに用い，その得点の推移を把握することを通し，助産師の教育の必要性の変化を理解できる。

　以上を前提として，助産師616名のデータを分析した結果[4]に基づき，測定結果を解釈するための基礎資料を提示する。

（1）参考データの対象特性（表5-9）

　対象者の年齢は平均36.4歳（SD 9.7），助産師経験年数は平均11.5年（SD 8.6）であった。就業する施設は，病院549名（89.1％），助産所40名（6.5％），診療所17名（2.8％）であった。また，対象者の職位は，看護師長31名（5.0％），副看護師長・主任93名（15.1％），スタッフ467名（75.8％），助産所の管理責任者21名（3.4％）であった。

（2）測定結果と得点領域

　「教育ニードアセスメントツール―助産師用―」の総得点は，40点から153点の範囲にあり，平均93.0点（SD 20.8）であった。また，各下位尺度の平均得点は，下位尺度Ⅰが11.4点（SD 3.1），下位尺度Ⅱが10.9点（SD 2.9），下位尺度Ⅲが13.1点（SD 3.3），下位尺度Ⅳが10.8点（SD 3.1），下位尺度Ⅴが11.9点（SD 3.4），下位尺度Ⅵが12.5点（SD 3.9），下位尺度Ⅶが9.9点（SD 2.9），下位尺度Ⅷが12.6点（SD 3.4）であった。

表5-9　対象特性 （$n=616$）

対象特性項目	範囲	平均値	標準偏差（SD）
年齢	23歳～73歳	36.4歳	9.7
助産師経験年数	1年未満～49年	11.5年	8.6
就業する施設	病院 助産所 診療所 不明	549名（89.1％） 40名（ 6.5％） 17名（ 2.8％） 10名（ 1.6％）	
職位	看護師長 副看護師長・主任 スタッフ 助産所の管理責任者 その他・不明	31名（ 5.0％） 93名（15.1％） 467名（75.8％） 21名（ 3.4％） 4名（ 0.7％）	

総得点および各下位尺度得点の平均値と標準偏差を用い，高得点，中得点，低得点の3領域を設定した（表5-10，図5-10）。高得点領域は［平均値＋1標準偏差］をこえた領域，中得点領域は［平均値－1標準偏差］以上［平均値＋1標準偏差］以下の領域，低得点領域は［平均値－1標準偏差］に満たない領域である。

得点領域に着目することは，助産師の教育の必要性に対する示唆を得るために有用であり，総得点に着目した場合，次の囲み欄に示したような示唆を得られる。

【総得点が高得点領域にある場合】
　総得点の平均値が114点以上，すなわち高得点領域にある助産師は，教育の必要性が高く，助産師としての望ましい状態に近づくために相当な教育を必要とする。

【総得点が中得点領域にある場合】
　総得点の平均値が73点以上113点以下，すなわち中得点領域にある助産師は，教育の必要性が中程度であり，助産師として平均的な状態にある。

【総得点が低得点領域にある場合】
　総得点の平均値が72点以下，すなわち低得点領域の助産師は，教育の必要性が低く，助産師として望ましい状態にある。

表5-10 「教育ニードアセスメントツール―助産師用―」の総得点の領域

領域	総得点
高得点領域	114点以上
中得点領域	73点以上113点以下
低得点領域	72点以下

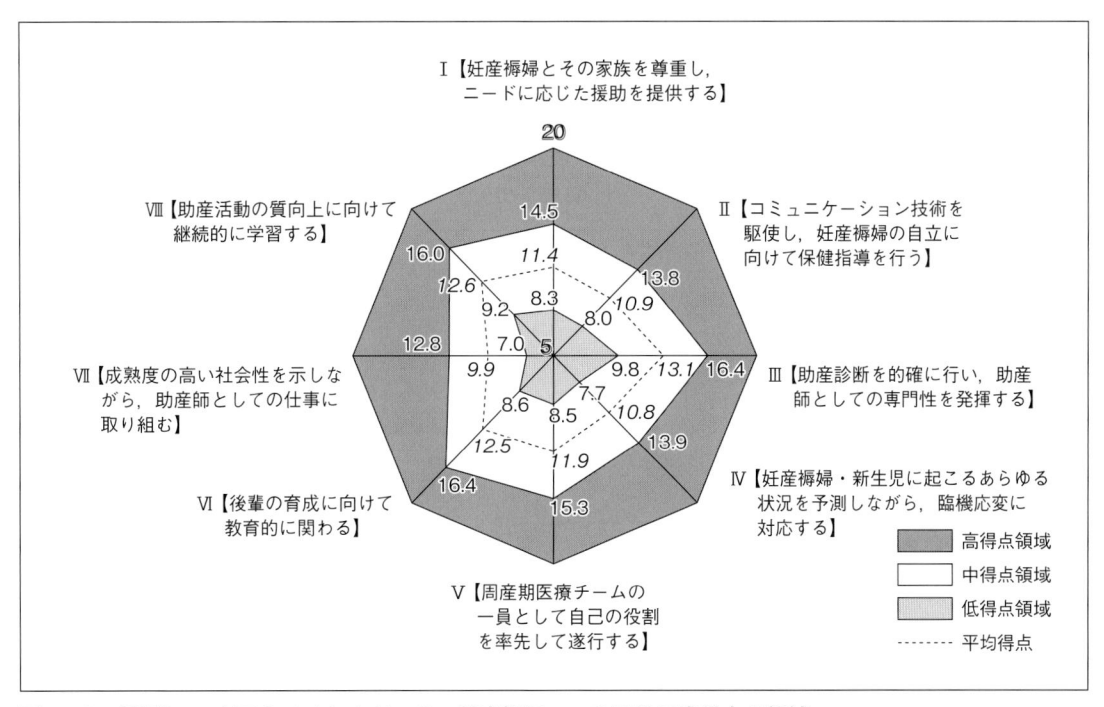

図5-10 「教育ニードアセスメントツール―助産師用―」の下位尺度得点の領域

(3) 測定結果の解釈の具体例

「教育ニードアセスメントツール―助産師用―」を使用する病院や看護継続教育機関の教育担当者は，助産師経験年数，職位，役割などの別に助産師のアセスメントツール総得点の平均値と各下位尺度得点の平均値を算出する。総得点の平均値を通して，助産師の教育の必要性の高さを把握できる。また，各下位尺度得点の平均値を通して，助産師として望ましい状態に近づくために教育を必要とする側面を特定できる。

例えば，B病院の教育担当者は，新人助産師への教育の必要性を感じながらも，これまで研修を行ってこなかった。教育担当者は，新人助産師6名を対象にアセスメントツールを用いて調査を行い，その結果を教育プログラムの立案に次のように活用できる。調査の結果，総得点の平均値が高得点領域に位置し，下位尺度Ⅰ【妊産褥婦とその家族を尊重し，ニードに応じた援助を提供する】，下位尺度Ⅴ【周産期医療チームの一員として自己の役割を率先して遂行する】の平均値が高得点領域にある場合を想定してみよう。

総得点および下位尺度Ⅴの得点結果は，経験が浅く，未熟な新人助産師として自然な状況であり，下位尺度Ⅴの側面に関する研修をこの時期に企画する必要性は低い。一方，下位尺度Ⅰの得点結果は，新人助産師が，妊産褥婦や新生児，その家族の希望を尊重し，個々のニードを充足できるよう援助することを困難に感じており，たとえ新人助産師であっても下位尺度Ⅰに関する教育の必要性が高いことを示す。そのため，B病院の教育担当者は，下位尺度Ⅰの側面に関する内容を組み込んだ研修を企画することにより，新人助産師が望ましい状態に近づくために必要な教育機会を提供できる。

また，その後，一定の期間を置き，再度「教育ニードアセスメントツール―助産師用―」を用いて調査を実施し，新人助産師の総得点および各下位尺度得点の平均値を前回と比較することを通して，どの程度望ましい状態に近づけたのかを把握できる。

3 ▶ 限界と留意点

「教育ニードアセスメントツール―助産師用―」は，調査対象となった助産師がどの程度，教育を必要としているのかを把握し，助産師として望ましい状態に近づくために必要な教育の側面を特定するために活用できる。

また，助産師個々が学習を要する内容に迷いを生じたとき，どの側面の学習が必要なのかを特定するためにも活用できる。しかし，病院に就業する助産師であっても小児科や内科などを含む混合病棟に就業する助産師が「教育ニードアセスメントツール―助産師用―」に回答する場合には，「この質問項目のみでは十分な結果が得られない」と感じる可能性がある。この場合，病院に就業する看護師の教育ニードを測定できる「教育ニードアセスメントツール―臨床看護師用―」（第5章，257頁）が活用可能である。「教育ニードアセスメントツール―助産師用―」と「教育ニードアセスメントツール―臨床看護師用―」を併用することにより，学習が必要な側面を把握でき，学習内容を焦点化することに役立つ。

◆ 関連論文

1. 「教育ニードアセスメントツール―助産師用―」の開発過程に関連する研究
   - 中山登志子, 舟島なをみ他：助産師のロールモデル行動. 第28回日本看護科学学会学術集会講演集, p. 239, 2008.
   - 中山登志子, 舟島なをみ：助産師の教育ニードアセスメントツールの開発. 第29回日本看護科学学会学術集会講演集, p. 251, 2009.
   - 中山登志子, 舟島なをみ：「教育ニードアセスメントツール―助産師用―」の開発. 看護教育学研究, 20(1)；8-18, 2011.

2. 「教育ニードアセスメントツール―助産師用―」を測定用具として用いた研究
   - Nakayama, T., Funashima, N.: Educational Needs of Midwives in Japan: Promoting Evidence-Based Professional Development. Pacific Institute of Nursing Conference: Advancing Practice, Education, and Research, p. 7, 2010.

◆ 使用許諾の手続き

「教育ニードアセスメントツール―助産師用―」の使用許諾の手続きは，365から366頁を参照

● 引用文献

1) 舟島なをみ：看護教育学研究の累積による看護継続教育の実現. 看護教育学研究, 14(2)；1, 2005.
2) 舟島なをみ：看護教育学研究 発見・創造・証明の過程. 第3版, pp. 119-239, 医学書院, 2018.
3) 中山登志子, 舟島なをみ他：助産師のロールモデル行動. 第28回日本看護科学学会学術集会講演集, p. 239, 2008.
4) Nakayama, T., Funashima, N.: Educational Needs of Midwives in Japan: Promoting Evidence-Based Professional Development. Pacific Institute of Nursing Conference: Advancing Practice, Education, and Research, p. 7, 2010.

C 院内教育担当者の学習ニード・教育ニードを測定する

I 学習ニードアセスメントツール —教育担当者用—
Learning Needs Assessment Tool for Hospital Nurse Educators

1 概要

1 ▶ 特徴

　学習ニードとは，学習者の興味や関心，もしくは，学習者が目標達成に必要であると感じている知識・技術・態度であり，これは学習経験により充足または獲得可能である[1]。また，学習ニードアセスメントツールは，看護職者の学習への要望の高さと要望の高い学習内容を特定する測定用具である。

　院内教育は，各病院の教育担当師長や教育委員など教育を担当する看護師によって実施されており，これらの看護師はその企画，運営に携わることに加え，研修の講師となることもある。また，このような役割を担う看護師，すなわち院内教育担当者(以下，教育担当者)は，効果的な教育プログラムの立案や実施，評価等を通して様々な困難に直面し，その困難を克服するための学習の必要性を感じている[2]。さらに，院内教育の体制を構築する責任をもつ看護管理者も，教育担当者の育成に課題を感じている[3]。これらは，教育プログラムを企画し，運営する立場にある教育担当者が，その役割を果たすための学習機会を得る必要があることを示す。また，教育担当者としての役割に特化した教育プログラムが必要であることを示唆する。

　「学習ニードアセスメントツール—教育担当者用—」(Learning Needs Assessment Tool for Hospital Nurse Educators)(図5-11)の構成概念は，教育担当者の学習ニードであり，質問項目は教育担当者が要望する学習内容を表す。病院や看護継続教育機関の教育プログラム立案者は，教育の対象となる教育担当者の学習ニードの高さと要望の高い学習内容を診断するために，「学習ニードアセスメントツール—教育担当者用—」を活用できる。

　「学習ニードアセスメントツール—教育担当者用—」の基盤となった学習ニードは，全国の病院に就業する教育担当者の学習ニードに関する記述を質的帰納的に分析した結果であり，教育担当者の知覚を反映した学習ニードを網羅している。そのため，「学習ニードアセスメントツール—教育担当者用—」は，教育担当者もしくはその候補者を対象とした教育プログラムの立案に際し，学習ニードを調査し，理解することに役立つ。

2 ▶ 構成

　「学習ニードアセスメントツール—教育担当者用—」は，16質問項目から構成される(図5-11)。

このアセスメントツールは，院内教育担当者としての役割を担う皆様の学習への要望の高さと学習したい内容を把握するためのものです。あなたは，次の16項目に関する学習を現在どの程度必要としていますか。院内教育担当者としての活動を振り返り，該当する箇所に○をつけてください。

	とても必要	必要	少し必要	あまり必要なし	必要なし	全く必要なし
1. 院内教育担当者としての役割	6	5	4	3	2	1
2. カリキュラム編成や教授技術，評価など教育に関する知識・技術	6	5	4	3	2	1
3. 教育活動に必要な医療・看護・看護学教育・法律の動向と最新の知識	6	5	4	3	2	1
4. 院内教育プログラムの立案・実施・評価	6	5	4	3	2	1
5. 看護師の臨床経験年数別研修計画の立案・実施・評価	6	5	4	3	2	1
6. 新人・中堅などキャリア段階別研修計画の立案・実施・評価	6	5	4	3	2	1
7. プリセプター・実習指導者など役割別研修計画の立案・実施・評価	6	5	4	3	2	1
8. 看護師長・副看護師長など役職別研修計画の立案・実施・評価	6	5	4	3	2	1
9. クリニカルラダーに基づく研修計画の立案・実施・評価	6	5	4	3	2	1
10. 中途採用看護師を対象とした研修計画の立案・実施・評価	6	5	4	3	2	1
11. 看護職以外の職種を対象とした研修計画の立案・実施・評価	6	5	4	3	2	1
12. 参加率向上に向けた魅力的な研修計画の立案・実施	6	5	4	3	2	1
13. 各研修の授業評価と評価結果を活用した教授活動の改善	6	5	4	3	2	1
14. 各部署別教育プログラムの立案・実施・評価とその支援	6	5	4	3	2	1
15. 他院の院内教育とそのプログラムの実際	6	5	4	3	2	1
16. 病院の個別状況に即した教育体制の構築	6	5	4	3	2	1

注：この尺度の使用許諾の手続きは，365から366頁を参照

図 5-11　学習ニードアセスメントツール―教育担当者用―

❷ 作成過程(図5-12)

■▶学習ニードの解明

「学習ニードアセスメントツール―教育担当者用―」の開発に向け，初めに，教育担当者の学習ニード解明を目指し，Berelson, B.の方法論を参考にした看護教育学における内容分析[4]を用いて質的帰納的研究[5]を実施した。この研究は，研究協力を承諾した全国の病院に就業する教育担当者を対象に，学習ニードを問う自由回答式質問を含む質問紙調査を行い，教育担当者が「学習したいと思う内容」に関する記述をデータとして収集した。また，収集できた311名の記述を分析した結果，教育担当者の学習ニードが20種類からなり，そのうち，教育担当者固有の学習ニードが17種類であることが明らかになった。

■▶尺度の構成

1)質問項目の作成・尺度化とレイアウト

尺度の構成に向け，第1に，教育担当者の学習ニード17種類を用いて質問項目を作成した。その際，学習ニード1種類もしくは2種類に対し1質問項目，合計16質問項目を作成した。

第2に，各質問項目を6段階リカート法により尺度化した。各質問項目の選択肢は，

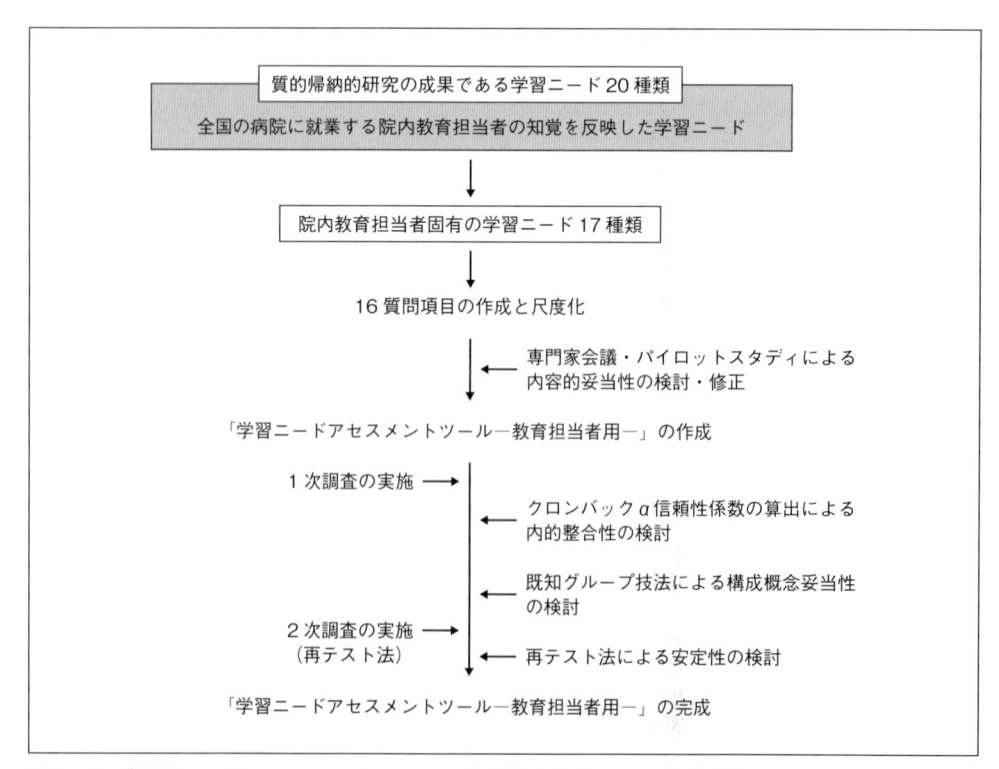

図5-12 「学習ニードアセスメントツール―教育担当者用―」の作成過程

「とても必要(6点)」,「必要(5点)」,「少し必要(4点)」,「あまり必要なし(3点)」,「必要なし(2点)」,「全く必要なし(1点)」とした.

第3に,回答しやすい順序を検討し,16質問項目を配置した.

2) 専門家会議とパイロットスタディによるアセスメントツールの修正

アセスメントツールの内容的妥当性を検討するため,専門家会議を開催した.出席者は,所属する病院の設置主体や看護単位,職位,教育担当経験年数の異なる教育担当者4名,看護職者の学習ニード解明と測定用具開発の経験をもつ研究者2名であった.各質問項目の内容の妥当性,表現の適切性,追加すべき質問項目の有無等を検討した.会議の結果をもとに,教育担当者が質問内容を正確に理解できるよう質問項目の表現を一部修正した.

次に,専門家会議を経て修正したアセスメントツールを用いて,その内容的妥当性を検討するため,便宜的に抽出した4病院に就業する教育担当者42名を対象にパイロットスタディを実施した.その結果,返送のあった28名(回収率66.7%)全員が全質問項目に回答しており,16項目が教育担当者にとって回答可能な内容であることを確認した.また,回答には6段階全ての選択肢が用いられており,選択肢が適切に設定され,かつ識別力をもつことを確認した.

3) アセスメントツールの信頼性・妥当性の検討に向けた1次調査と2次調査

アセスメントツールの信頼性・妥当性の検討に向け,1次調査と2次調査を実施した.1次調査は,内的整合性と構成概念妥当性の検討を目的とした.対象は,全国の330病院のうち,看護管理責任者の承諾を得た157病院に就業する教育担当者1,177名であった.郵送法を用い,看護管理責任者を通じて質問紙を配布し,対象者が返信用封筒を用いて個別に投函する方法により回収した.返送された質問紙は591部(回収率50.2%)であり,このうち全16質問項目に回答のあった492部を分析対象とした.

また,2次調査は,安定性の検討を目的とした.対象は,便宜的に抽出した4病院の教育担当者139名と教育担当者を対象とした研修参加者70名であった.1次調査と同様に郵送法を用いて質問紙を回収し,再テスト法を実施した.2度の調査にわたり全16質問項目に回答のあった52名のデータを分析対象とした.

3 信頼性と妥当性

1 ▶ 信頼性

「学習ニードアセスメントツール―教育担当者用―」の内的整合性を検討するために,教育担当者492名のデータを用いてクロンバックα信頼性係数(以下,α係数)を算出した.その結果,α係数は0.90であった.

また,「学習ニードアセスメントツール―教育担当者用―」の安定性を検討するために,再テスト法を用いて,総得点の相関係数を算出した結果,相関係数は0.83($p<0.001$)であった.以上の結果に基づき,アセスメントツール全体が内的整合性および安定性による信頼性を確保していると判断した.

2 ▶ 妥当性

「学習ニードアセスメントツール―教育担当者用―」の妥当性を検討するために，内容的妥当性と構成概念妥当性を検討した．前述したとおり，「学習ニードアセスメントツール―教育担当者用―」は，専門家会議とパイロットスタディによる質問項目の検討と修正を経て作成されている．これは，このアセスメントツールが内容的妥当性を確保していることを示す．

これを前提として，さらに構成概念妥当性を検討するために，既知グループ技法を用いた．成人教育学の知見[6]に基づき，次に示す仮説を設定し，検証を試みた．

第1の仮説は，「院内教育担当に対してやりがいを感じている者が，感じていない者よりもアセスメントツール総得点が高い」，第2の仮説は，「院内教育担当者としての役割を担う際，問題に直面している者は，問題に直面していない者よりも学習ニードアセスメントツール総得点が高い」である．分析の結果，院内教育担当にやりがいを感じている者（$F=3.12$, $p<0.05$）が，そうでない者よりも学習ニードアセスメントツール総得点が高いことが明らかになった．また，院内教育担当者としての役割を担う際，問題に直面している者（$t=2.40$, $p<0.05$）が，問題に直面していない者よりも学習ニードアセスメントツール総得点が高いことも明らかになった．以上の結果に基づき，「学習ニードアセスメントツール―教育担当者用―」が構成概念妥当性を確保していると判断した．

④ 活用方法

1 ▶ 測定の方法

教育担当者は，「学習ニードアセスメントツール―教育担当者用―」の回答者であると同時に，結果をもとに自身の教育プログラムを立案する教育プログラム立案者にもなりうる．回答者としての教育担当者は，日々の教育活動を振り返り，各質問項目が示す学習内容への要望の程度に対応する選択肢を選び回答する．また，教育プログラム立案者としての教育担当者や看護継続教育機関の教育担当者は，それらの回答を収集し，分析することを通して，教育の対象となる教育担当者の学習ニードの高さと要望の高い学習内容を正確に診断できる．

教育プログラム立案者は，調査に先立ち，対象となる教育担当者に対し，調査結果を教育プログラムの立案や改善に用いること，無記名で調査することを説明する必要がある．また，調査後は，何らかの形で結果を報告し，還元する必要がある．

「学習ニードアセスメントツール―教育担当者用―」への回答には，約10分を要する．採点は，「とても必要」を6点，「必要」を5点，「少し必要」を4点，「あまり必要なし」を3点，「必要なし」を2点，「全く必要なし」を1点とし，各質問項目の得点を合計してアセスメントツールの総得点を算出する．「学習ニードアセスメントツール―教育担当者用―」の総得点は，16点から96点の範囲に分布する．

2 ▶ 測定結果の解釈

1) 得点の解釈

「学習ニードアセスメントツール―教育担当者用―」の各質問項目は，教育担当者の学習内容を表す。6点から1点を配する選択肢は，各質問項目が表す学習内容への要望の程度を示す。記入した○印が左寄りにまとまる，すなわち，得点が高くなるほど，該当項目が表す学習内容に対する要望が高いことを意味する。また，「学習ニードアセスメントツール―教育担当者用―」の総得点は，学習ニードの全体的な傾向を表す。

例えば，ある病院の教育担当者を対象に調査を行った結果，総得点の平均値が高く，その中でも質問項目「2．カリキュラム編成や教授技術，評価など教育に関する知識・技術」の平均得点が最も高かった場合を想定してみよう。この病院の教育担当者は，学習への要望が全体的に高く，その中でも特に，研修の企画や運営に際して必要な教育に関する学習への要望が高いと解釈できる。また，この診断結果をもとに，教育担当者を対象とした研修の内容を特定したり，研修の優先順位を決定することなどに活用できる。

2) 測定結果を解釈するための基礎資料

「学習ニードアセスメントツール―教育担当者用―」は，教育担当者の学習ニードを診断し，その結果を考慮した教育プログラムの立案に活用できる。また，これを一定の期間ごとに用い，その得点の推移を把握することは，教育担当者の学習ニードの変化を理解するために役立つ。

以上を前提として，教育担当者492名のデータを分析した結果に基づき，測定結果を解釈するための基礎資料を提示する。

(1) 参考データの対象特性（表5-11）

対象者の年齢は平均44.5歳(SD 7.4)，看護師経験年数は平均21.4年(SD 7.7)，院内教育担当者としての経験年数は平均4.5年(SD 4.4)であった。対象者の職位は，看護部長8

表 5-11　対象特性　　　　　　　　　　　　　　　　　　　　　　　　　　　　　　($n=492$)

対象特性項目	範囲	平均値	標準偏差(SD)
年齢	25歳～65歳	44.5歳	7.4
看護師経験年数	1年未満～45年	21.4年	7.7
教育担当者としての経験年数	1年未満～28年	4.5年	4.4
職位	看護部長 副看護部長 看護師長 副看護師長・主任 スタッフ その他・不明	8名(1.6%) 46名(9.3%) 152名(30.9%) 177名(36.0%) 105名(21.3%) 4名(0.8%)	
専任・兼任の状況	専任 兼任 その他・不明	84名(17.1%) 381名(77.4%) 27名(5.5%)	

名(1.6％)，副看護部長46名(9.3％)，看護師長152名(30.9％)，副看護師長・主任177名(36.0％)，スタッフ105名(21.3％)であった。また，専任，または兼任の状況は，専任84名(17.1％)，兼任381名(77.4％)であった。

(2) 測定結果と得点領域

　「学習ニードアセスメントツール―教育担当者用―」の総得点は，54点から95点の範囲にあり，平均値は80.9点(SD 8.4)であった。また，各質問項目の平均得点(質問項目別平均得点)は，4.4点から5.4点の範囲にあり，平均値は5.1点(SD 0.8)であった。

　総得点の平均値(80.9点)と標準偏差(SD 8.4)を用い，総得点の平均値の高得点領域(90点以上)，中得点領域(73点以上89点以下)，低得点領域(72点以下)の3領域を設定した。また，質問項目別平均得点の平均値(5.1点)と標準偏差(SD 0.8)を用い，質問項目別平均得点の高得点領域(6.0点以上)，中得点領域(4.3点以上5.9点以下)，低得点領域(4.2点以下)の3領域を設定した(表5-12)。高得点領域は［平均値＋1標準偏差］をこえた領域，中得点領域は［平均値－1標準偏差］以上［平均値＋1標準偏差］以下の領域，低得点領域は［平均値－1標準偏差］に満たない領域である。

　得点領域に着目することは，院内教育担当者の学習への要望に対する示唆を得るために有用であり，総得点に着目した場合，次の囲み欄に示したような示唆を得られる。

【総得点が高得点領域にある場合】
　総得点の平均値が90点以上，すなわち高得点領域にある教育担当者は，学習への要望が高い。

【総得点が中得点領域にある場合】
　総得点の平均値が73点以上89点以下，すなわち中得点領域にある教育担当者は，学習への要望があるものの，その高さは平均的である。

【総得点が低得点領域にある場合】
　総得点の平均値が72点以下，すなわち低得点領域にある教育担当者は，学習への要望が低い。

---

(3) 測定結果の解釈の具体例

　「学習ニードアセスメントツール―教育担当者用―」を使用する病院，あるいは看護継続教育機関の教育プログラム立案者は，「学習ニードアセスメントツール―教育担当者用―」の総得点の平均値と質問項目別平均得点を算出する。その結果を通して，教育の対象となる教育担当者の学習に対する要望の高さと要望の高い学習内容を特定できる。

表5-12 「学習ニードアセスメントツール―教育担当者用―」の総得点と質問項目別得点の領域

領域	総得点	質問項目別得点
高得点領域	90点以上	6.0点
中得点領域	73点以上89点以下	4.3点以上5.9点以下
低得点領域	72点以下	4.2点以下

例えば，A病院の教育プログラム立案者が，教育委員と次年度の教育委員候補者25名を対象にした研修を企画するため，「学習ニードアセスメントツール―教育担当者用―」を用いて調査したとしよう。アセスメントツールへの回答を集計し，質問項目別平均得点を算出した結果，得点の高い項目が次の順であることが明らかになった。すなわち，「6. 新人・中堅などキャリア段階別研修計画の立案・実施・評価」が最も高く，続いて「10. 中途採用看護師を対象とした研修計画の立案・実施・評価」，「12. 参加率向上に向けた魅力的な研修計画の立案・実施」であった。これは，A病院の教育担当者が，教育の対象となる看護職者のキャリアや臨床経験に応じた研修をどのように企画し運営するのか，また，企画した研修の参加率を増加させるにはどうすればよいのかといった疑問に答える学習内容を強く要望していることを示す。

　A病院の教育プログラム立案者は，これらの要望の高い学習内容を含むように次のような研修を企画できる。例えば，1回120分の研修のうち，最初の30分間に新人看護師や中堅看護師，中途採用看護師の特徴を講義する。次の30分間に病院の看護職者が魅力的であると感じる院内教育プログラムの要因について講義する。これらの講義に引き続き，いくつかのグループに分かれて，新人看護師や中堅看護師，中途採用看護師の特徴に応じた研修を企画するにはどのような内容を盛り込めばよいのか，また，参加する看護職者にとって魅力的な研修となるためにはどのような工夫が必要かなど，仮に想定した研修の企画案を討議する。その後，討議した内容を全体で共有し，研修を企画，運営する際に必要な知識を確認する。教育プログラム立案者は，「学習ニードアセスメントツール―教育担当者用―」を用いた調査結果をこのように活用することを通して，対象である教育担当者の学習ニードを反映した教育プログラムを提供できる。

　また，教育プログラム立案者は，研修終了後，一定の期間を置き，再度「学習ニードアセスメントツール―教育担当者用―」を用いて学習ニードを調査し，その結果を前回の結果と比較することにより，受講者の学習への要望の充足状況を把握できる。

3 ▶ 限界と留意点

　「学習ニードアセスメントツール―教育担当者用―」は，病院や看護継続教育機関の教育プログラム立案者が，教育の対象となる教育担当者の学習ニードに応えたいと思ったとき，対象者の学習に対する要望の高さと要望の高い学習内容を診断できるという特徴をもつ。また，教育担当者個々が自己の学習に対する要望の高さや要望の高い学習内容について理解したいと思ったときにも活用できる。

　「学習ニードアセスメントツール―教育担当者用―」は，病院に就業する教育担当者を対象に調査した結果に基づき開発された。そのため，病院以外の保健センターや訪問看護ステーション，ケア施設に就業する教育担当者が，このアセスメントツールを用いて学習ニードを測定する場合，一部の質問項目に対して「回答しにくい」と感じる可能性がある。

◆ 関連論文

1. 「学習ニードアセスメントツール―教育担当者用―」の開発過程に関連する研究
   - 松田安弘，舟島なをみ他：院内教育担当者の学習ニードの解明―学習ニードアセスメントツール「院内教育担当者用」開発に向けて．第43回日本看護学会抄録集―看護管理，p.250，2012．
   - 松田安弘，舟島なをみ他：『学習ニードアセスメントツール―教育担当者用―』の開発．日本看護学教育学会第25回学術集会講演集，p.190，2015．

◆ 使用許諾の手続き

「学習ニードアセスメントツール―教育担当者用―」の使用許諾の手続きは，365から366頁を参照

◉ 引用文献

1）杉森みど里，舟島なをみ：看護教育学．第8版，p.460，医学書院，2024．
2）須田雅美：教育担当者の学習ニーズ―役割遂行の過程で困難と感じる経験から．神奈川県立保健福祉大学実践教育センター看護教育研究集録，33；69-76，2008．
3）松田安弘，舟島なをみ他：看護管理責任者が知覚する院内教育の問題―プログラム立案・展開の充実を目指して．第26回日本看護科学学会学術集会講演集，p.167，2006．
4）舟島なをみ：看護教育学研究―発見・創造・証明の過程．第2版，pp.227-248，医学書院，2010．
5）松田安弘，舟島なをみ他：院内教育担当者の学習ニードの解明―学習ニードアセスメントツール「院内教育担当者用」開発に向けて．第43回日本看護学会抄録集―看護管理，p.250，2012．
6）Knowles, M. S.: The Adult Learner: A Neglected Species. 3rd ed, pp.58-59, Gulf Publishing, 1984.

Ⅱ 教育ニードアセスメントツール―教育担当者用―
Educational Needs Assessment Tool for Hospital Nurse Educators

1 概要

1 ▶ 特徴

　院内教育は，病院にとって看護の質向上および人材育成に必要な活動である。院内教育担当者は，それを提供する責任を担っている。しかし，多くの院内教育担当者(以下，教育担当者)は，その役割を果たすために必要な教育を受ける機会を得られないまま活動している現状もあり[1]，日々の活動に困難を感じ教育を受ける機会を切望している[2]。

　このような状況にある教育担当者に効果的な教育の機会を提供するためには，教育担当者の教育ニードを正確に把握し，その結果を反映したプログラムを立案する必要がある。教育ニードとは，望ましい状態と現状の間にある乖離であり，乖離のある看護職者が看護専門職者としての望ましい状態に近づくための教育の必要性である[3]。また，教育ニードアセスメントツールは，看護専門職者としての望ましい状態と現状の乖離の程度を明らかにし，その乖離を小さくするために教育を要する側面を特定する測定用具である。

　「教育ニードアセスメントツール―教育担当者用―」(Educational Needs Assessment Tool for Hospital Nurse Educators)(図5-13)の構成概念は，教育担当者の教育ニードであり，質問項目は教育担当者としての望ましい状態を表す。病院や看護継続教育機関の教育プログラム立案者は，「教育ニードアセスメントツール―教育担当者用―」を教育担当者の教育の必要性の高さ，教育担当者としての望ましい状態に近づくために教育を要する側面を特定するために活用できる。また，その診断結果に基づき，教育プログラムを立案できる。

2 ▶ 構成

　「教育ニードアセスメントツール―教育担当者用―」は，7下位尺度35質問項目から構成される(図5-13)。

　下位尺度Ⅰは，【質の高い研修を提供する】であり，5項目から構成される。これら5項目は，研修目標の達成に向け，受講者の状況を把握し，学習環境を整え，目標達成状況に応じて助言するなど，研修の質を高められる状態に近づくための教育の必要性を測定する。

　下位尺度Ⅱは，【根拠に基づき研修計画を立案・実施・評価する】であり，5項目から構成される。これら5項目は，実践に活用できる最新の知識や技術，目標達成に必要な研修方法といった根拠を明確にしながら研修計画の立案から評価まで行える状態に近づくための教育の必要性を測定する。

　下位尺度Ⅲは，【必要な対象に必要性に応じた教育を提供する】であり，5項目から構成される。これら5項目は，教育担当者として教育の必要性を感じた看護師に，的確に助

このアセスメントツールは，院内教育担当者としての役割を担う皆様の教育の必要性の高さと学習を要する側面を把握するためのものです。院内教育担当者としての活動を振り返り，該当する番号に○をつけてください。

なお，【Ⅶ．リーダーとして教育委員会のメンバーを院内教育プログラムの立案・実施・評価に巻き込む】は，院内教育プログラムの企画・運営における責任者や各研修の責任者などリーダーとしての役割を担っている方のみお答えください。

	非常に当てはまる	かなり当てはまる	やや当てはまる	ほとんど当てはまらない

Ⅰ．質の高い研修を提供する
　1．受講者の状況を事前に把握している　………………………………………　1　2　3　4
　2．受講者が集中して研修に参加できるよう環境を整えている　………………　1　2　3　4
　3．受講者が理解しやすい研修を提供できるよう関係者と調整している　……　1　2　3　4
　4．受講者が研修目標を達成できるよう適宜助言している　……………………　1　2　3　4
　5．研修に参加する意義を受講者に伝えている　…………………………………　1　2　3　4

Ⅱ．根拠に基づき研修計画を立案・実施・評価する
　6．看護実践に活用できる最新の知識や技術を研修内容に組み入れている　…　1　2　3　4
　7．受講者の要望を取り入れた研修を実施している　……………………………　1　2　3　4
　8．受講者が主体的に参加できるよう研修内容や研修方法を工夫している　…　1　2　3　4
　9．受講者が研修成果を自己評価できるよう評価基準を明確にしている　……　1　2　3　4
　10．研修成果を受講者にフィードバックしている　………………………………　1　2　3　4

Ⅲ．必要な対象に必要性に応じた教育を提供する
　11．教育の必要性を見極め言葉をかけている　……………………………………　1　2　3　4
　12．会議や発表会などどのような場であっても明確に助言している　…………　1　2　3　4
　13．タイミングを逃さず助言している　……………………………………………　1　2　3　4
　14．話を良く聴いて助言している　…………………………………………………　1　2　3　4
　15．理解状況に応じて教授技術を駆使している　…………………………………　1　2　3　4

Ⅳ．教育への活用を意図し自主的に学習を継続する
　16．教育活動への示唆を得られるよう院外の研修会に参加している　…………　1　2　3　4
　17．教育に必要な知識や技術を学ぶために専門書を読んでいる　………………　1　2　3　4
　18．最新の知識や技術を学ぶために学会に参加している　………………………　1　2　3　4
　19．学会や研修に参加した成果を院内教育担当者間で共有している　…………　1　2　3　4
　20．研修計画の立案に向け研修内容について主体的に学習している　…………　1　2　3　4

Ⅴ．必要に応じ教育を改革する
　21．研修計画に対する率直な意見を関係者から聴いている　……………………　1　2　3　4
　22．教育体制を刷新する必要性について院内教育担当者間で話し合っている　1　2　3　4
　23．社会の動向も踏まえて院内教育プログラムを見直している　………………　1　2　3　4
　24．新たな研修計画や教育体制を提案している　…………………………………　1　2　3　4
　25．研修計画の改変に向け各部署の実状を把握している　………………………　1　2　3　4

Ⅵ．教育を担当できる看護師を新たに養成する
　26．教育への適性のあるスタッフ看護師に所属部署の教育係の担当を勧めている　1　2　3　4
　27．後輩指導が専門職としての責務であることをスタッフ看護師に伝えている　1　2　3　4
　28．スタッフ看護師に的確な後輩指導ができていることを伝えている　………　1　2　3　4
　29．スタッフ看護師に教育にかかわる研修会や勉強会への参加を促している　1　2　3　4
　30．スタッフ看護師に教育の重要性を伝えている　………………………………　1　2　3　4

Ⅶ．リーダーとして教育委員会のメンバーを院内教育プログラムの立案・実施・評価に巻き込む
　31．メンバーに教育の目的を説明している　………………………………………　1　2　3　4
　32．研修計画の立案に向け自ら積極的に取り組んでいる　………………………　1　2　3　4
　33．メンバーの意見を引き出し研修計画に反映している　………………………　1　2　3　4
　34．研修会の評価結果をメンバーに伝えている　…………………………………　1　2　3　4
　35．院内教育担当者としての発達を意図しメンバーに助言している　…………　1　2　3　4

注：この尺度の使用許諾の手続きは，365 から 366 頁を参照

図 5-13　教育ニードアセスメントツール―教育担当者用―

言できる状態に近づくための教育の必要性を測定する。

　下位尺度Ⅳは，【教育への活用を意図し自主的に学習を継続する】であり，5項目から構成される。これら5項目は，院外の研修への参加や専門書の購読など主体的な活動を通し，継続的に学習できる状態に近づくための教育の必要性を測定する。

　下位尺度Ⅴは，【必要に応じ教育を改革する】であり，5項目から構成される。これら5項目は，社会の動向や病院の理念に基づき院内教育全体を見直し，必要に応じて刷新できる状態に近づくための教育の必要性を測定する。

　下位尺度Ⅵは，【教育を担当できる看護師を新たに養成する】であり，5項目から構成される。これら5項目は，あらゆる機会を活用して教育の重要性を伝え，適性を見極め教授活動への参加を促すなど，次世代の教育担当者を育てられる状態に近づくための教育の必要性を測定する。

　下位尺度Ⅶは，【リーダーとして教育委員会のメンバーを院内教育プログラムの立案・実施・評価に巻き込む】であり，5項目から構成される。これら5項目は，教育委員会あるいは研修会のリーダーとして，自ら積極的に活動するとともに，メンバーが役割を果たせるように支援できる状態に近づくための教育の必要性を測定する。

2 作成過程(図5-14)

1 ▶ 望ましい状態の解明

　「教育ニードアセスメントツール―教育担当者用―」の開発に向け，まず初めに，教育担当者としての望ましい状態の解明を目指し，Berelson, B.の方法論を参考にした看護教育学における内容分析[4]を用いて質的帰納的研究[5]を実施した。この研究の対象は，全国の病院に就業し，教育担当者の役割を担う看護師1,407名であった。教育担当者の望ましい行動を問う自由回答式質問を含む質問紙を送付し，807名(回収率57.4％)から返送があり，このうち，自由回答式質問に回答した教育担当者238名の記述をデータとした。分析の結果，教育担当者の望ましい行動35が明らかになり，その考察を通し，教育担当者固有の望ましい状態を表す7側面を導出した。

2 ▶ 尺度の構成

1) 質問項目の作成・尺度化とレイアウト

　尺度の構成に向け，第1に，教育担当者固有の望ましい状態を表す7側面を測定する各下位尺度が7質問項目から構成されるように，合計49質問項目を作成した。

　第2に，各質問項目を4段階リカート法により尺度化した。各質問項目の選択肢は，「非常に当てはまる(1点)」，「かなり当てはまる(2点)」，「やや当てはまる(3点)」，「ほとんど当てはまらない(4点)」とした。このアセスメントツールの得点は，教育担当者としての望ましい状態と現状の乖離の程度を表し，総得点が高いほど教育担当者としての望ましい状態から遠いことを表す。

　第3に，49質問項目を下位尺度ごとに配置した。

```
┌─────────────────────────────────────┐
│   院内教育担当者固有の望ましい状態を表す7側面   │
│ 【質の高い研修を提供する】              │
│ 【根拠に基づき研修計画を立案・実施・評価する】  │
│ 【必要な対象に必要性に応じた教育を提供する】  │
│ 【教育への活用を意図し自主的に学習を継続する】 │
│ 【必要に応じ教育を改革する】            │
│ 【教育を担当できる看護師を新たに養成する】   │
│ 【リーダーとして教育委員会のメンバーを院内教育プログラムの │
│   立案・実施・評価に巻き込む】            │
└─────────────────────────────────────┘
                    ↓
49質問項目からなる「教育ニードアセスメントツール―教育担当者用―」の作成

                         ← 専門家会議・パイロットスタディによる
       1次調査の実施 →      内容的妥当性の検討
                         ← 項目分析による質問項目の選択

35質問項目からなる「教育ニードアセスメントツール―教育担当者用―」の作成

                         ← クロンバックα信頼性係数の算出による
                           内的整合性の検討
       2次調査の実施 →   ← 因子分析による構成概念妥当性の検討
       （再テスト法）    ← 再テスト法による安定性の検討

「教育ニードアセスメントツール―教育担当者用―」の完成
```

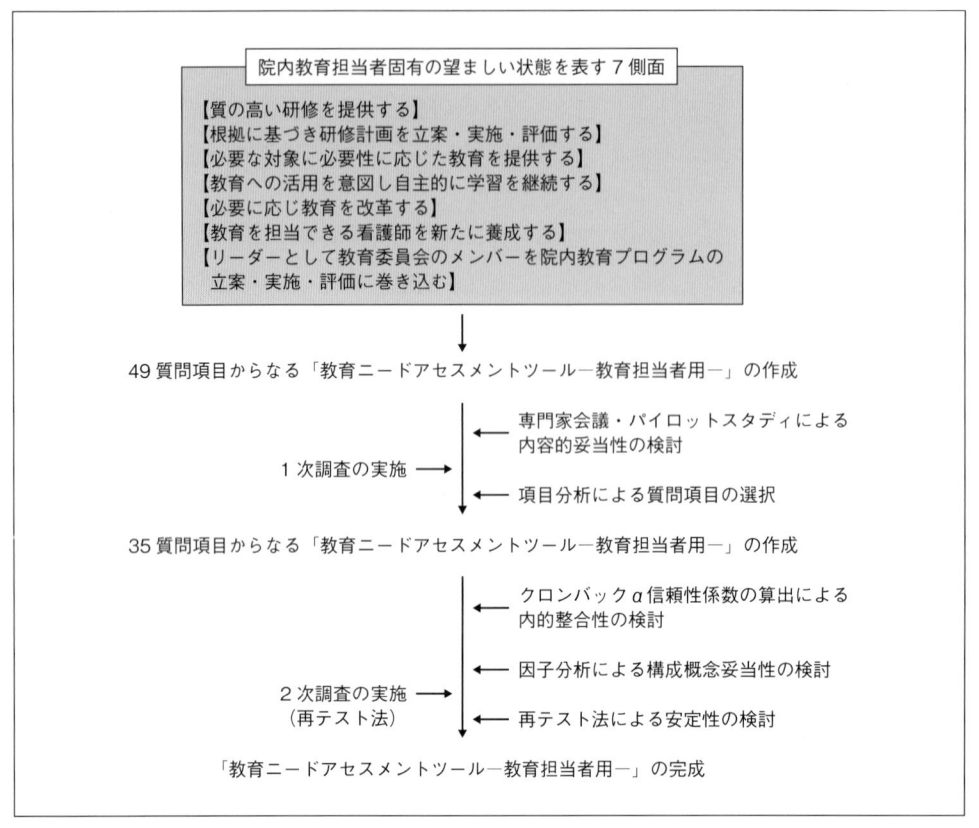

図5-14 「教育ニードアセスメントツール―教育担当者用―」の作成過程

　第4に，下位尺度ごとに配置した質問項目の冒頭に下位尺度名を提示した。これは，このアセスメントツールの下位尺度得点が教育を要する側面を特定するために重要な機能を果たし，下位尺度名が教育を要する側面を表すためである。

　第5に，回答者が日頃の行動を思いだしやすいように教示文を設定するとともに，7下位尺度のうちの1下位尺度を研修や教育プログラム等における責任者のみが回答可能であることを示す説明文を提示した。

2) 専門家会議とパイロットスタディによるアセスメントツールの修正

　アセスメントツールの内容的妥当性を検討するため，専門家会議を開催した。出席者は，病院に就業し教育担当者としての役割を担っている看護師4名と，測定用具開発経験をもつ研究者2名であった。7下位尺度49質問項目の内容の妥当性，表現の適切性，追加すべき質問項目の有無などを検討した。会議の結果をもとに，教育担当者が理解しやすいように質問項目の表現を一部修正した。

　次に，専門家会議を経て修正したアセスメントツールを用いて，その内容的妥当性を検討するため，便宜的に抽出した4病院に就業し教育担当者としての役割を担っている看護師42名を対象にパイロットスタディを実施した。その結果，返送のあった28名(回収率66.7％)のうち責任者の役割を担う15名全員が全質問項目に回答しており，49質問項目が教育担当者にとって回答可能であることを確認した。また，回答には4段階全ての

選択肢が用いられており，選択肢が適切に設定され，かつ識別力をもつことを確認した。

以上の結果に基づき，作成したアセスメントツールが内容的妥当性を確保していると判断した。

3) 質問項目の選択とアセスメントツールの信頼性・妥当性の検討に向けた1次調査と2次調査

適切な質問項目の選択とアセスメントツールの信頼性・妥当性の検討に向け，1次調査と2次調査を実施した。1次調査は，適切な質問項目の選択，内的整合性と構成概念妥当性の検討を目的とした。調査対象は，全国の病院のうち，看護管理責任者の承諾を得た157病院に就業し教育担当者としての役割を担っている看護師1,177名であった。質問紙は，看護管理責任者を通じて配布し，対象者が返信用封筒を用いて個別に投函する方法により回収した。返送された質問紙は591部(回収率50.2％)であり，このうち全49質問項目に回答のあった408部にパイロットスタディの15部を加え，計423部を分析対象とした。

質問項目の選択に向けて，各質問項目を除外した場合のクロンバックα信頼性係数(以下，α係数)の変化の検討，I-T(項目−全体)相関分析，項目間相関係数の算出，因子分析を実施した。その結果は，内的整合性を脅かす質問項目，尺度全体との相関がやや低く相対的に尺度の一貫性を損なっている質問項目がないことを示した。そこで，項目間相関係数および因子分析の結果を中心に削除する項目を検討した。

具体的には，最終的なアセスメントツールを35質問項目から構成することを目指し，各下位尺度を構成する7質問項目から5質問項目を次のように選択した。まず，項目間相関係数の値を参考に質問項目の内容を検討し，類似性の高い内容を測定している可能性のある4項目を削除した。

次に，各下位尺度を構成する適切な質問項目を選択するために因子分析を実施した。因子負荷量0.3以上を基準に用い，各下位尺度を構成する質問項目と因子の対応関係に着目した。また，原則として，当該下位尺度が対応関係を持つ因子に対する因子負荷量が低い質問項目を削除し，それが高い項目を採用することにした。さらに，質問の内容も加味して削除する項目，選択する項目を検討し，最終的に適切な質問として35項目を選択した。その結果，7下位尺度35質問項目からなる「教育ニードアセスメントツール−教育担当者用−」を作成できた。

また，2次調査は，安定性の検討を目的とした。対象は，便宜的に抽出した教育担当者としての役割を担っている看護師142名であった。1次調査と同様に郵送法を用いて質問紙を配布，回収し，再テスト法を実施した。2度の調査にわたり全35質問項目に回答のあった26名のデータを分析対象とした。

3 信頼性と妥当性

1 ▶ 信頼性

「教育ニードアセスメントツール−教育担当者用−」の内的整合性を検討するためにα

係数を算出した。その結果，尺度全体のα係数は 0.95，各下位尺度のα係数は，0.81 から 0.90 の範囲にあった(表 5-13)。また，「教育ニードアセスメントツールー教育担当者用ー」の安定性を検討するために，再テスト法を用いて，総得点の相関係数を算出した結果，相関係数は 0.75($p<0.01$)であった。

以上の結果に基づき，アセスメントツール全体が内的整合性および安定性による信頼性を確保していると判断した。

2 ▶ 妥当性

「教育ニードアセスメントツールー教育担当者用ー」の妥当性を検討するために，内容的妥当性と構成概念妥当性を検討した。前述したとおり，「教育ニードアセスメントツールー教育担当者用ー」は，専門家会議とパイロットスタディによる質問項目の検討と修正を経て作成されている。これは，このアセスメントツールが内容的妥当性を確保していることを示す。

これを前提として，さらに構成概念妥当性を検討するために，教育担当者 423 名のデータを用いて最尤法によるプロマックス回転を用いた因子分析を行い，固有値 1 以上の因子を抽出した。その結果，7 因子が抽出された。これら 7 因子の因子間相関係数は，0.46 から 0.72 の範囲にあった。適合度検定の結果は，良好な値[6]を示した(RMSEA＝0.07)。

各下位尺度を構成する 5 質問項目は，同一の因子に 0.3 以上の因子負荷量を示し，しかもそれは他の因子に示す因子負荷量に比べ最も高い値であった。

以上の結果に基づき，「教育ニードアセスメントツールー教育担当者用ー」が構成概念妥当性を確保していると判断した。

4 活用方法

1 ▶ 測定の方法

「教育ニードアセスメントツールー教育担当者用ー」の回答者は，病院に就業し教育担当者としての役割を担っている看護師である。病院や看護継続教育機関の教育プログラム

表 5-13 「教育ニードアセスメントツールー教育担当者用ー」およびその下位尺度の対応質問項目・クロンバックα信頼性係数

尺度・下位尺度		対応質問項目	α係数
「教育ニードアセスメントツールー教育担当者用ー」		1〜35	0.95
下位尺度Ⅰ	【質の高い研修を提供する】	1〜 5	0.86
下位尺度Ⅱ	【根拠に基づき研修計画を立案・実施・評価する】	6〜10	0.81
下位尺度Ⅲ	【必要な対象に必要性に応じた教育を提供する】	11〜15	0.84
下位尺度Ⅳ	【教育への活用を意図し自主的に学習を継続する】	16〜20	0.84
下位尺度Ⅴ	【必要に応じ教育を改革する】	21〜25	0.85
下位尺度Ⅵ	【教育を担当できる看護師を新たに養成する】	26〜30	0.86
下位尺度Ⅶ	【リーダーとして教育委員会のメンバーを院内教育プログラムの立案・実施・評価に巻き込む】	31〜35	0.90

立案者は，対象となる教育担当者に「教育ニードアセスメントツール―教育担当者用―」への回答を求め，その診断結果を用いることにより，対象の教育の必要性の高さと教育担当者としての望ましい状態に近づくために教育を要する側面を特定できる。

教育プログラム立案者は，調査に先立ち，その対象となる教育担当者に対し，調査，すなわち診断結果を教育プログラムの立案や改善に用いること，無記名で調査することを説明する必要がある。また，調査後は，何らかの形で診断結果を報告し還元する必要がある。

「教育ニードアセスメントツール―教育担当者用―」への回答には，約10分を要する。採点は，「非常に当てはまる」を1点，「かなり当てはまる」を2点，「やや当てはまる」を3点，「ほとんど当てはまらない」を4点とし，下位尺度ごとに集計する。

また，各下位尺度の得点を合計してアセスメントツールの総得点を算出する。「教育ニードアセスメントツール―教育担当者用―」の総得点は，35点から140点の範囲に分布する。

2 ▶ 測定結果の解釈

1）得点の解釈

「教育ニードアセスメントツール―教育担当者用―」の各質問項目は，教育担当者としての望ましい状態を表す。1点から4点を配する選択肢は，各質問項目が表す望ましい状態と現状の乖離の程度を示す。記入した○印が右寄りにまとまる，すなわち，得点が高くなるほど，教育担当者としての望ましい状態に近づくための教育の必要性が高いことを意味する。また，「教育ニードアセスメントツール―教育担当者用―」の総得点は，教育の必要性の全体的な傾向，各下位尺度の得点は，下位尺度が示す側面にかかわる教育の必要性を表す。

例えば，某病院に就業する教育担当者20名を対象に調査を行った結果，下位尺度Ⅱ【根拠に基づき研修計画を立案・実施・評価する】の得点が低く，下位尺度Ⅲ【必要な対象に必要性に応じた教育を提供する】の得点が高かった場合を想定してみよう。これは，某病院の教育担当者が根拠を明確化しながら研修計画の立案から評価までを行えており，下位尺度Ⅱに関する教育の必要性が低いことを示す。しかし，立場や場所にかかわらず教育の必要性のある看護師を見極め，的確に助言することを困難に感じているため，この側面に関する教育を提供する必要があることを示す。

2）測定結果を解釈するための基礎資料

「教育ニードアセスメントツール―教育担当者用―」は，教育担当者の教育の必要性の高さを把握したり，教育担当者としての望ましい状態に近づくために教育を要する側面を特定したりする際に活用できる。また，これを一定の期間ごとに用い，その得点の推移を把握することを通し，教育担当者の教育の必要性の変化を理解できる。

以上を前提として，教育担当者としての役割を担うとともに，研修や教育プログラムの責任者にも該当する423名のデータを分析した結果に基づき，測定結果を解釈するための基礎資料を提示する。

(1) 参考データの対象特性（表5-14）

対象者の年齢は平均45.0歳(SD 7.2)，臨床経験年数は平均22.8年(SD 7.4)，院内教育担当年数は平均5.6年(SD 4.4)であった。また，対象の職位は，看護部長4名(1.0%)，副看護部長45名(10.6%)，看護師長157名(37.1%)，主任／副看護師長144名(34.0%)，スタッフ看護師71名(16.8%)であった。

(2) 測定結果と得点領域

「教育ニードアセスメントツール―教育担当者用―」の総得点は，36点から136点の範囲にあり，平均85.8点(SD 17.5)であった。また，各下位尺度の平均得点は，下位尺度Ⅰが11.2点(SD 3.0)，下位尺度Ⅱが12.5点(SD 3.0)，下位尺度Ⅲが13.3点(SD 2.9)，下位尺度Ⅳが12.8点(SD 3.4)，下位尺度Ⅴが12.6点(SD 3.3)，下位尺度Ⅵが11.5点(SD 3.3)，下位尺度Ⅶが11.9点(SD 3.4)であった。

総得点および各下位尺度得点の平均値と標準偏差を用い，高得点，中得点，低得点の3領域を設定した（**表5-15，図5-15**）。高得点領域は［平均値＋1標準偏差］をこえた領域，中得点領域は［平均値－1標準偏差］以上［平均値＋1標準偏差］以下の領域，低得点領域は［平均値－1標準偏差］に満たない領域である。

得点領域に着目することは，教育担当者の教育の必要性に対する示唆を得るために有用であり，総得点に着目した場合，次の囲み欄に示したような示唆を得られる。

【総得点が高得点領域にある場合】
総得点の平均値が104点以上，すなわち高得点領域にある教育担当者は，教育の必要性が高く，教育担当者としての望ましい状態に近づくために相当な教育を必要とする。

【総得点が中得点領域にある場合】
総得点の平均値が69点以上103点以下，すなわち中得点領域にある教育担当者は，教育の必要性が中程度であり，教育担当者として平均的な状態にある。

【総得点が低得点領域にある場合】
総得点の平均値が68点以下，すなわち低得点領域の教育担当者は，教育の必要性が低く，教育担当者として望ましい状態にある。

表5-14 対象特性 ($n=423$)

対象特性項目	範囲	平均値	標準偏差(SD)
年齢	25歳～65歳	45.0歳	7.2
臨床経験年数	5年～46年	22.8年	7.4
教育担当年数	1年～29年	5.6年	4.4
職位	看護部長 副看護部長 看護師長 主任／副看護師長 スタッフ看護師 その他・不明		4名(1.0%) 45名(10.6%) 157名(37.1%) 144名(34.0%) 71名(16.8%) 2名(0.5%)

表 5-15 「教育ニードアセスメントツール—教育担当者用—」の総得点の領域

領域	総得点
高得点領域	104 点以上
中得点領域	69 点以上 103 点以下
低得点領域	68 点以下

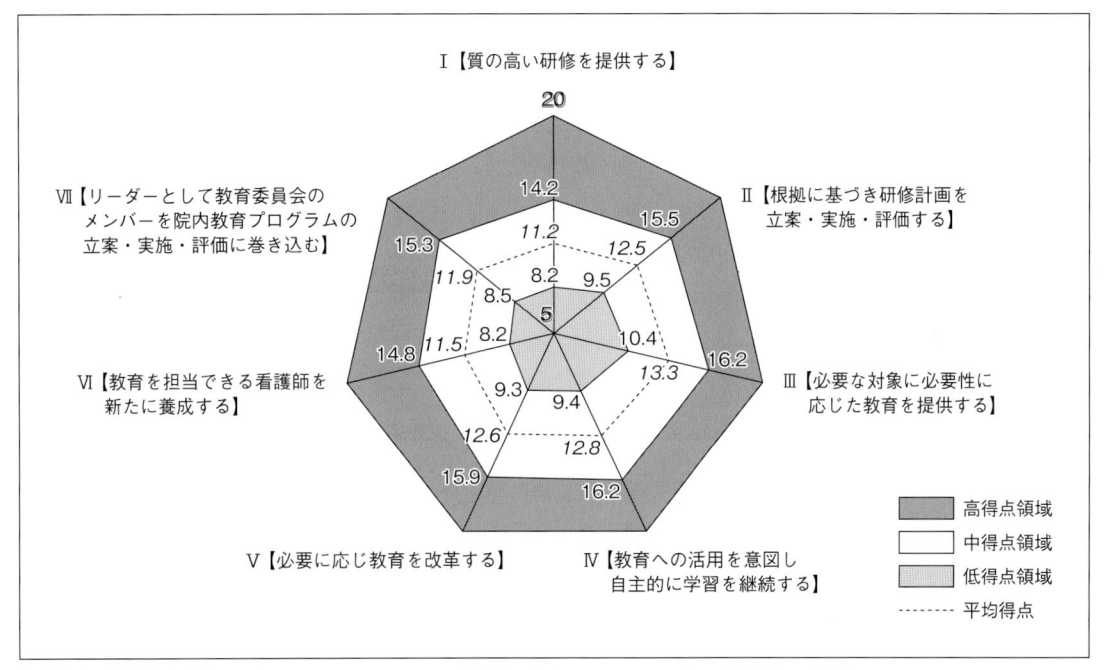

図 5-15 「教育ニードアセスメントツール—教育担当者用—」の下位尺度得点の領域

(3) 測定結果の解釈の具体例

「教育ニードアセスメントツール—教育担当者用—」を使用する病院や看護継続教育機関の教育プログラム立案者は、院内教育担当年数や役割などの別にアセスメントツール総得点の平均値と各下位尺度得点の平均値を算出する。総得点の平均値を通して教育担当者の教育の必要性の高さを把握できる。また、各下位尺度得点の平均値を通して、教育担当者として望ましい状態に近づくために教育を必要とする側面を特定できる。

例えば、ある病院の教育担当者1年目の看護師を対象に調査を行った結果、総得点の平均値が高得点領域に位置し、下位尺度Ⅱ【根拠に基づき研修計画を立案・実施・評価する】、下位尺度Ⅴ【必要に応じ教育を改革する】、下位尺度Ⅵ【教育を担当できる看護師を新たに養成する】の平均値が高得点領域にある場合を想定してみよう。

総得点および下位尺度得点の結果は、経験が浅い教育担当者として自然な状況であり、この病院の1年目の教育担当者が健全な自己評価能力を備えていることを示す。しかし、下位尺度Ⅴ、Ⅵが高くてもこれに対して教育を行う必要性はない。それよりも1年目の教育担当者が自立して日々の教授活動を行えるようになる必要性を考慮し、下位尺度Ⅱ【根拠に基づき研修計画を立案・実施・評価する】のレベルを向上するための教育を中心と

したプログラムが必要となる。この病院の教育プログラム立案者は，上記の診断結果をもとに，院内教育における研修内容や研修方法を設定，実施，評価するために必要な知識・技術の獲得を目的とした研修を企画，運営できる。

また，その後，一定の期間を置き，再度「教育ニードアセスメントツール―教育担当者用―」を用いて調査を実施し，1年目の教育担当者の総得点および各下位尺度得点の平均値を前回と比較することを通して，どの程度望ましい状態に近づけたのかを把握できる。

3 ▶ 限界と留意点

「教育ニードアセスメントツール―教育担当者用―」は，調査対象となった教育担当者がどの程度，教育を必要としているのかを把握し，教育担当者として望ましい状態に近づくために教育を要する側面を特定するために活用できる。また，教育担当者個々が学習を要する内容に迷いを生じたとき，どの側面の学習が必要なのかを特定するためにも活用できる。

しかし，このアセスメントツールは，その質問項目を作成する際に基盤とした研究成果が，病院に就業する教育担当者を対象として産出されている。そのため，病院以外の医療機関の教育プログラム立案者が使用する場合は，それぞれの職業活動と質問項目の内容に差が生じ，「この質問項目のみでは十分な結果が得られない」と感じる可能性がある。

さらに，このアセスメントツールは，下位尺度Ⅶ【リーダーとして教育委員会のメンバーを院内教育プログラムの立案・実施・評価に巻き込む】に回答できる研修や教育プログラムの責任者に該当する教育担当者を対象として開発された。そのため，責任者ではない教育担当者は，下位尺度Ⅶに回答できない。責任者以外の教育担当者も回答できるアセスメントツールの開発は，今後の課題である。

◆ 関連論文
1. 「教育ニードアセスメントツール―教育担当者用―」の開発過程に関連する研究
   - 中山登志子，舟島なをみ他：院内教育担当者としての望ましい行動の解明．第33回日本看護科学学会学術集会講演集，p.423，2013．
   - 服部美香，舟島なをみ他：「教育ニードアセスメントツール―院内教育担当者用―」の開発．看護教育学研究，24(1)；101-113，2015．

◆ 使用許諾の手続き
「教育ニードアセスメントツール―教育担当者用―」の使用許諾の手続きは，365から366頁を参照

◉ 引用文献
1) 原寿子：教育委員の経験を通して語られた思い．神奈川県立保健福祉大学実践教育センター看護教育研究集録，37；172-178，2012．
2) 須田雅美：教育担当者の学習ニーズ―役割遂行の過程で困難と感じる経験から．神奈川県立保健福祉大学実践教育センター看護教育研究集録，33；69-76，2008．
3) 舟島なをみ：看護教育学研究の累積による看護継続教育の実現．看護教育学研究，14(2)；1，2005．
4) 舟島なをみ：看護教育学研究 発見・創造・証明の過程．第3版，pp.119-239，医学書院，2018．
5) 中山登志子，舟島なをみ他：院内教育担当者としての望ましい行動の解明．第33回日本看護科学学会学術集会講演集，p.423，2013．
6) 小田利勝：ウルトラ・ビギナーのためのSPSSによる統計解析入門．p.203，プレアデス出版，2007．

D 実習指導者の学習ニード・教育ニードを測定する

I 学習ニードアセスメントツール—実習指導者用—
Learning Needs Assessment Tool for Clinical Instructors

1 概要

1 ▶ 特徴

　学習ニードとは，学習者の興味・関心，もしくは，学習者が目標達成に必要であると感じている知識・技術・態度であり，これは学習経験により充足または獲得可能である[1]。また，学習ニードアセスメントツールは，看護職者の学習への要望の高さと要望の高い学習内容を特定する測定用具である。

　病院に就業する実習指導者は，学生の看護実践能力の修得に多大なる影響を及ぼす。一方，実習指導者の多くは，「自己の指導に自信がもてない」，「カンファレンスで適切に助言できない」などの問題に直面し，試行錯誤しながら学生を指導している。また，このような問題の克服に向け学習の必要性を感じながらも，その機会を十分に獲得できないまま実習指導の役割を担わざるを得ない現状がある。実習指導者が，これらの問題を克服しその役割を果たすためには，自己の学習ニードを明瞭に把握する必要がある。また，病院や看護継続教育機関の教育担当者は，実習指導者の学習ニードを反映したプログラムを提供することにより，指導者の適切な役割遂行を支援できる。

　「学習ニードアセスメントツール—実習指導者用—」（Learning Needs Assessment Tool for Clinical Instructors）（図5-16）の構成概念は，実習指導者の学習ニードであり，質問項目は実習指導者が要望する学習内容を表す。病院や看護継続教育機関の教育担当者は，「学習ニードアセスメントツール—実習指導者用—」を教育の対象となる実習指導者の学習ニードの高さと要望の高い学習内容を把握するために活用できる。

　「学習ニードアセスメントツール—実習指導者用—」の基盤となった学習ニード22種類は，全国の病院に就業する実習指導者の学習ニードに関する記述を質的帰納的に分析した結果であり，実習指導者の知覚を反映し，その学習ニードを網羅している可能性が高い。そのため，「学習ニードアセスメントツール—実習指導者用—」は，病院や看護継続教育機関の教育担当者が，教育の対象となる実習指導者の学習ニード全体を広範にわたり調査し，理解することに役立つ。

2 ▶ 構成

　「学習ニードアセスメントツール—実習指導者用—」は，21質問項目から構成される（図5-16）。

このアセスメントツールは，実習指導を担当する皆様の学習への要望の高さと学習したい内容を把握するためのものです。

あなたは，次の21項目に関する学習を現在どの程度必要としていますか。日々の実習指導を振り返り，該当する箇所に○をつけてください。

	とても必要	必要	少し必要	あまり必要なし	必要なし	全く必要なし
1. 現代の学生の特徴や青年期にある学生の心理と行動	6	5	4	3	2	1
2. 学生や教員との関係性形成に必要なコミュニケーション技術	6	5	4	3	2	1
3. 実習指導案や教授技術など教育に関する知識・技術・態度	6	5	4	3	2	1
4. 看護基礎教育のカリキュラム	6	5	4	3	2	1
5. 実習指導の基盤となる看護実践に必要な知識・技術・態度	6	5	4	3	2	1
6. 看護理論の実践への適用	6	5	4	3	2	1
7. 学生の思いや発言を引き出すための方法	6	5	4	3	2	1
8. 学生が遭遇した現象を教材として活用する方法	6	5	4	3	2	1
9. 学生の個別状況に応じた指導	6	5	4	3	2	1
10. 効果的な実習指導を行うための教授活動の実際	6	5	4	3	2	1
11. カンファレンスの効果的な展開方法	6	5	4	3	2	1
12. 実習記録へのコメントの書き方や記録を活用した指導方法	6	5	4	3	2	1
13. 看護専門職として必要な倫理観を培うための指導方法	6	5	4	3	2	1
14. 実習目標達成に必要な評価の実際	6	5	4	3	2	1
15. 学生が受け持つ患者の選定方法	6	5	4	3	2	1
16. 学生や患者など実習に関わる人々への倫理的配慮	6	5	4	3	2	1
17. 円滑な実習進行に向けた関係者との連携や調整	6	5	4	3	2	1
18. 実習指導に関するスタッフへの教育方法	6	5	4	3	2	1
19. 実習指導者の役割と役割を果たすために求められる態度	6	5	4	3	2	1
20. 実習指導者としての役割を果たすために必要な自己学習の方法	6	5	4	3	2	1
21. 豊富な経験を持つ実習指導者により蓄積された知識・技術	6	5	4	3	2	1

注：この尺度の使用許諾の手続きは，365から366頁を参照

図5-16　学習ニードアセスメントツール—実習指導者用—

❷ 作成過程(図5-17)

🔳▶学習ニードの解明

「学習ニードアセスメントツール―実習指導者用―」の開発に向け，初めに，実習指導者の学習ニード解明を目指し，Berelson, B. の方法論を参考にした看護教育学における内容分析[2]を用いて質的帰納的研究[3]を実施した。この研究の対象は，全国の病院に就業する実習指導者809名であった。学習ニードを問う自由回答式質問を含む質問紙を送付し，390名（回収率48.2％）から返送があり，このうち，自由回答式質問に回答した実習指導者333名の記述をデータとした。分析の結果，実習指導者の学習ニード22種類が明らかになった。

🔳▶尺度の構成

1) 質問項目の作成・尺度化とレイアウト

尺度の構成に向け，第1に，実習指導者の学習ニード22種類を用いて質問項目を作成した。その際，学習ニード1種類に対し1質問項目を原則とし，回答の容易さを考慮し，合計21質問項目を作成した。

第2に，各質問項目を6段階リカート法により尺度化した。各質問項目の選択肢は，「とても必要(6点)」，「必要(5点)」，「少し必要(4点)」，「あまり必要なし(3点)」，「必要なし(2点)」，「全く必要なし(1点)」とした。

第3に，回答しやすい順序を検討し，21質問項目を配置した。

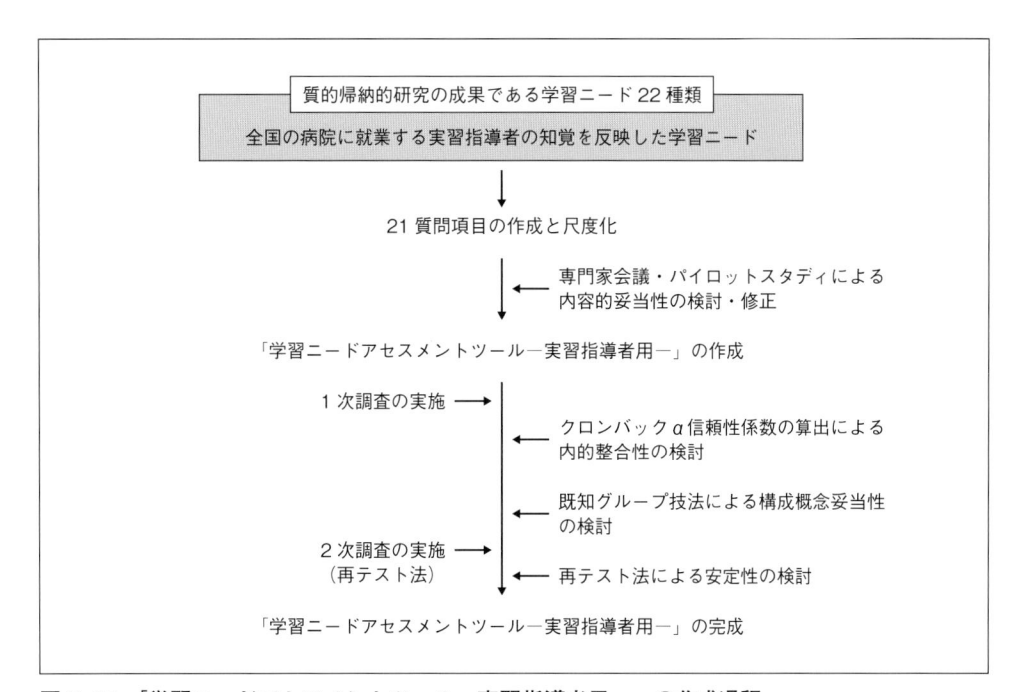

図5-17 「学習ニードアセスメントツール―実習指導者用―」の作成過程

2) 専門家会議とパイロットスタディによるアセスメントツールの修正

アセスメントツールの内容的妥当性を検討するため、専門家会議を開催した。出席者は、3病院に就業し、実習指導の役割を担っている看護師3名であった。各質問項目の内容の妥当性、表現の適切性、追加すべき質問項目の有無などを検討した。会議の結果をもとに、実習指導者が質問内容を正確に理解できるよう質問項目の表現を一部修正した。

次に、専門家会議を経て修正したアセスメントツールを用いて、その内容的妥当性を検討するため、便宜的に抽出した4病院に就業する実習指導者50名を対象にパイロットスタディを実施した。その結果、返送のあった22名(回収率44.0%)のうち20名が全質問項目に回答しており、2名が2質問項目に対して無回答であった。検討の結果、無回答の原因が内容の曖昧さや回答の困難さによるものではないと判断した。また、回答には6段階全ての選択肢が用いられており、選択肢が適切に設定されていることを確認した。

3) アセスメントツールの信頼性・妥当性の検討に向けた1次調査と2次調査

アセスメントツールの信頼性・妥当性の検討に向け、1次調査と2次調査を実施した。1次調査は、内的整合性と構成概念妥当性の検討を目的とした。対象は、全国の299病院のうち、看護管理責任者の承諾を得た143病院に就業する実習指導者1,309名であった。質問紙は、看護管理責任者を通じて配布し、対象者が返信用封筒を用いて個別に投函する方法により回収した。返送された質問紙は753部(回収率57.5%)であり、このうち全21質問項目に回答のあった698部を分析対象とした。

また、2次調査は、安定性の検討を目的とした。対象は、便宜的に抽出した5病院の実習指導者144名であった。1次調査と同様に郵送法を用いて質問紙を配布、回収し、再テスト法を実施した。2度の調査にわたり全21質問項目に回答のあった27名のデータを分析対象とした。

3 信頼性と妥当性

1 ▶ 信頼性

「学習ニードアセスメントツール―実習指導者用―」の内的整合性を検討するために、実習指導者698名のデータを用いてクロンバックα信頼性係数(以下、α係数)を算出した。その結果、α係数は0.92であった。

また、「学習ニードアセスメントツール―実習指導者用―」の安定性を検討するために、再テスト法を用いて、2回の総得点間の相関係数を算出した結果、相関係数は0.75 ($p<0.001$)であった。

以上の結果に基づき、アセスメントツール全体が内的整合性および安定性による信頼性を確保していると判断した。

2 ▶ 妥当性

「学習ニードアセスメントツール―実習指導者用―」の妥当性を検討するために、内容的妥当性と構成概念妥当性を検討した。前述したとおり、「学習ニードアセスメントツー

ル―実習指導者用―」は，専門家会議とパイロットスタディによる質問項目の検討と修正を経て作成されている。これは，このアセスメントツールが内容的妥当性を確保していることを示す。

これを前提として，さらに構成概念妥当性を検討するために，既知グループ技法を用いた。看護職者の学習ニードに関する先行研究の結果[4]と成人教育学の知見[5]に基づき，次に示す仮説を設定し，検証を試みた。

第1の仮説は，「実習指導に意欲的な指導者は，そうでない指導者よりも学習ニードアセスメントツール総得点が高い」，第2の仮説は，「学生を指導する際，問題に直面している指導者は，問題に直面していない指導者よりも学習ニードアセスメントツール総得点が高い」である。分析の結果，実習指導に意欲的な指導者（$t=-4.10$, $p<0.001$）が，そうでない指導者よりも学習ニードアセスメントツール総得点が高いことが明らかになった。また，学生を指導する際，問題に直面している指導者（$t=2.28$, $p<0.05$）が，問題に直面していない指導者よりも学習ニードアセスメントツール総得点が高いことも明らかになった。以上の結果に基づき，「学習ニードアセスメントツール―実習指導者用―」が構成概念妥当性を確保していると判断した。

4 活用方法

1 ▶ 測定の方法

「学習ニードアセスメントツール―実習指導者用―」の回答者は，日々の実習指導を振り返り，各質問項目が示す学習内容への要望の程度に対応する選択肢を選び回答する。病院や看護継続教育機関の教育担当者は，収集した回答を分析し，学習ニードを診断することにより，教育の対象となる実習指導者の学習ニードの高さと要望の高い学習内容を正確に把握できる。

教育担当者は，調査に先立ち，対象となる実習指導者に対し，学習ニードの診断結果を教育プログラムの立案や改善に用いること，無記名で調査することを説明する必要がある。また，調査後は，何らかの形で診断結果を報告し，還元する必要がある。

「学習ニードアセスメントツール―実習指導者用―」への回答には，約10分を要する。採点は，「とても必要」を6点，「必要」を5点，「少し必要」を4点，「あまり必要なし」を3点，「必要なし」を2点，「全く必要なし」を1点とし，各質問項目の得点を合計してアセスメントツールの総得点を算出する。「学習ニードアセスメントツール―実習指導者用―」の総得点は，21点から126点の範囲に分布する。

2 ▶ 測定結果の解釈

1）得点の解釈

「学習ニードアセスメントツール―実習指導者用―」の各質問項目は，実習指導者の学習内容を表す。6点から1点を配する選択肢は，各質問項目が表す学習内容への要望の程度を示す。記入した○印が左寄りにまとまる，すなわち，得点が高くなるほど，該当項目

が表す学習内容に対する要望が高いことを意味する。また,「学習ニードアセスメントツール―実習指導者用―」の総得点は,学習ニードの全体的な傾向を表す。

例えば,ある病院の教育担当者が実習指導者32名を対象に調査を行った結果,総得点の平均値が高く,その中でも質問項目「3. 実習指導案や教授技術など教育に関する知識・技術・態度」の平均得点が最も高かった場合を想定してみよう。この病院の実習指導者は,学習への要望が全体的に高く,その中でも特に,日々の実習指導と密接に関係する教育に関する学習への要望が高いため,教育担当者は,この診断結果を研修内容の特定や企画の優先順位決定に活用できる。

2) 測定結果を解釈するための基礎資料

「学習ニードアセスメントツール―実習指導者用―」は,教育の対象となる実習指導者の学習ニードを診断し,診断結果を反映した教育プログラムの立案に活用できる。また,これを一定の期間ごとに用い,その得点の推移を把握することは,教育の対象となる実習指導者の学習ニードの変化を理解するために役立つ。

以上を前提として,実習指導者698名のデータを分析した結果[6]に基づき,測定結果を解釈するための基礎資料を提示する。

(1) 参考データの対象特性(表5-16)

対象者の年齢は平均37.7歳(SD 7.2),看護師経験年数は平均15.1年(SD 6.8),実習指導者としての経験年数は平均4.8年(SD 4.7)であった。対象者の職位は,看護師長20名(2.9%),副看護師長・主任227名(32.5%),スタッフ442名(63.3%)であった。また,担当している実習領域は,基礎看護学399名(57.2%),成人看護学426名(61.0%),老年看護学292名(41.8%),小児看護学83名(11.9%),母性看護学76名(10.9%),精神看護学47名(6.7%),統合実習252名(36.1%)であった。

表5-16 対象特性 ($n=698$)

対象特性項目	範囲	平均値	標準偏差(SD)
年齢	25歳〜62歳	37.7歳	7.2
看護師経験年数	3年〜40年	15.1年	6.8
実習指導者としての経験年数	1年未満〜30年	4.8年	4.7
職位	看護師長 副看護師長・主任 スタッフ その他		20名(2.9%) 227名(32.5%) 442名(63.3%) 9名(1.3%)
担当実習領域 (複数回答)	基礎看護学 成人看護学 老年看護学 小児看護学 母性看護学 精神看護学 統合実習 その他		399名(57.2%) 426名(61.0%) 292名(41.8%) 83名(11.9%) 76名(10.9%) 47名(6.7%) 252名(36.1%) 27名(3.9%)

(2)測定結果と得点領域

「学習ニードアセスメントツール―実習指導者用―」の総得点は，75点から126点の範囲にあり，平均値は103.8点(SD 10.6)であった。また，各質問項目の平均得点(質問項目別平均得点)は，4.6点から5.2点の範囲にあり，平均値は4.9点(SD 0.5)であった。

総得点の平均値(103.8点)と標準偏差(SD 10.6)を用い，総得点の平均値の高得点領域(115点以上)，中得点領域(94点以上114点以下)，低得点領域(93点以下)の3領域を設定した。また，質問項目別平均得点の平均値(4.9点)と標準偏差(SD 0.5)を用い，質問項目別平均得点の高得点領域(5.5点以上)，中得点領域(4.4点以上5.4点以下)，低得点領域(4.3点以下)の3領域を設定した(表5-17)。高得点領域は[平均値＋1標準偏差]をこえた領域，中得点領域は[平均値－1標準偏差]以上[平均値＋1標準偏差]以下の領域，低得点領域は[平均値－1標準偏差]に満たない領域である。

得点領域に着目することは，実習指導者の学習への要望に対する示唆を得るために有用であり，総得点に着目した場合，次の囲み欄に示したような示唆を得られる。

【総得点が高得点領域にある場合】
　総得点の平均値が115点以上，すなわち高得点領域にある実習指導者は，学習への要望が高い。

【総得点が中得点領域にある場合】
　総得点の平均値が94点以上114点以下，すなわち中得点領域にある実習指導者は，学習への要望があるものの，その高さは平均的である。

【総得点が低得点領域にある場合】
　総得点の平均値が93点以下，すなわち低得点領域にある実習指導者は，学習への要望が低い。

---

(3)測定結果の解釈の具体例

実習指導者の総得点の平均値が位置する領域，質問項目別平均得点が位置する領域は，学習ニードに対し，次のような示唆を提示する。

総得点の平均値が115点以上の場合，その調査対象となった実習指導者は，学習への要望が高い。また，質問項目別平均得点が5.5点以上の項目があった場合，該当項目が示す学習内容への要望は高い。「学習ニードアセスメントツール―実習指導者用―」を使用する病院，あるいは看護継続教育機関の教育担当者は，「学習ニードアセスメントツール

表5-17 「学習ニードアセスメントツール―実習指導者用―」の総得点と質問項目別得点の領域

領域	総得点	質問項目別得点
高得点領域	115点以上	5.5点以上
中得点領域	94点以上114点以下	4.4点以上5.4点以下
低得点領域	93点以下	4.3点以下

―実習指導者用―」の総得点の平均値と質問項目別平均得点を算出する。その結果を通して，教育の対象となる実習指導者の学習に対する要望の高さと要望の高い学習内容を特定できる。

　例えば，A病院の教育担当者が，自施設の実習指導者30名を対象に研修を企画するため，「学習ニードアセスメントツール―実習指導者用―」を用いて調査したとしよう。アセスメントツールへの回答を集計し，質問項目別平均得点を算出した結果，得点の高い項目が次の順であることが明らかになった。すなわち，「9. 学生の個別状況に応じた指導」が最も高く，続いて「7. 学生の思いや発言を引き出すための方法」，「1. 現代の学生の特徴や青年期にある学生の心理と行動」であった。これは，A病院の実習指導者が，個々の学習状況を理解するために学生の思いや考えを引き出したり，また，その状況に応じて具体的にどのように対応したりするのかなどに関わる学習内容を強く要望していることを示す。

　A病院の教育担当者は，これらの要望の高い学習内容を含むように次のような研修を企画できる。例えば，1回90分の研修のうち，最初の30分間に青年期の学生の特徴を講義する。続いて，いくつかのグループに分かれ，「すぐに泣いてしまう学生」や「課題をしてこない学生」など，学生の個別状況に応じた指導について討議する。その後，討議した内容を全体で共有し，よりよい指導に向け指導の方向性を見出す。教育担当者は，「学習ニードアセスメントツール―実習指導者用―」を用いた診断結果をこのように活用することを通して，教育の対象となる実習指導者の学習ニードを反映した教育プログラムを提供できる。

　また，教育担当者は，研修終了後，一定の期間を置き，再度「学習ニードアセスメントツール―実習指導者用―」を用いて学習ニードを調査し，前回の結果との比較を通して，受講者の学習への要望の充足状況を把握できる。

3 ▶ 限界と留意点

　「学習ニードアセスメントツール―実習指導者用―」は，病院や看護継続教育機関の教育担当者が，教育の対象となる実習指導者の学習ニードに応えたいと思ったとき，対象者の学習に対する要望の高さと要望の高い学習内容を把握できるという特徴をもつ。また，実習指導者個々が自己の学習に対する要望の高さや要望の高い学習内容について理解したいと思ったときにも活用できる。

　「学習ニードアセスメントツール―実習指導者用―」は，病院に就業する実習指導者を対象に調査した結果に基づき開発された。そのため，病院以外の保健センターや訪問看護ステーション，ケア施設に就業する実習指導者が，このアセスメントツールを用いて学習ニードを測定する場合，一部の質問項目に対して「回答しにくい」と感じる可能性がある。

◆ 関連論文

1. 「学習ニードアセスメントツール―実習指導者用―」の開発過程に関連する研究
   - 中山登志子, 舟島なをみ：実習指導者の学習ニードに関する研究. 日本看護研究学会雑誌, 34(3)；253, 2011.
   - 中山登志子, 舟島なをみ：実習指導者の学習ニードアセスメントツールの開発. 第44回日本看護学会抄録集―看護総合, p.258, 2013.
   - 中山登志子, 舟島なをみ：「学習ニードアセスメントツール―実習指導者用―」の開発―実習指導者の学習ニードを反映した看護継続教育の提供. 日本看護管理学会誌, 18(1)；17-26, 2014.

◆ 使用許諾の手続き

「学習ニードアセスメントツール―実習指導者用―」の使用許諾の手続きは, 365から366頁を参照

● 引用文献

1) 杉森みど里, 舟島なをみ：看護教育学. 第8版, p.460, 医学書院, 2024.
2) 舟島なをみ：看護教育学研究―発見・創造・証明の過程. 第3版, pp.119-239, 医学書院, 2018.
3) 中山登志子, 舟島なをみ：実習指導者の学習ニードに関する研究. 日本看護研究学会雑誌, 34(3)；253, 2011.
4) Nakayama, T., Funashima, N.: The Relationships Between Personal Attributes and Learning Needs of Midwives in Japan. Pacific Institute of Nursing Conference, p.27, 2013.
5) Knowles, M.S.: The Adult Learner: A Neglected Species. 3rd Edition, pp.58-59, Gulf Publishing, 1984.
6) 中山登志子, 舟島なをみ：「学習ニードアセスメントツール―実習指導者用―」の開発―実習指導者の学習ニードを反映した看護継続教育の提供. 日本看護管理学会誌, 18(1)；17-26, 2014.

II 教育ニードアセスメントツール —実習指導者用—
Educational Needs Assessment Tool for Clinical Instructors

1 概要

1 ▶ 特徴

　教育ニードとは，望ましい状態と現状の間にある乖離であり，乖離のある看護職者が看護専門職者としての望ましい状態に近づくための教育の必要性である[1]。また，教育ニードアセスメントツールは，看護専門職者としての望ましい状態と現状の乖離の程度を明らかにし，その乖離を小さくするために教育を要する側面を特定する測定用具である。

　病院に就業する看護職者は，看護実践とともに勤務帯リーダー，プリセプター，実習指導など多様な役割を担い，複数の役割の並進を求められる。このうち実習指導者は，学生の実習目標達成に向け教員と協同し教授活動の一端を担う。このような実習指導者の役割は，学生の看護実践能力の強化に向け，近年ますます重要になっている。

　現在，実習指導者を対象にした講習会は，指導者の養成を目的に各都道府県の主催により開催されている。一方，実習指導者の多くは，講習会を受講した後もなお問題に直面しながら指導を行っており，学習の機会を要望している。このような実習指導者を対象に効果的な教育プログラムを展開するためには，実習指導者の教育の必要性，すなわち教育ニードを正確に把握し，それを反映したプログラムを立案する必要がある。

　「教育ニードアセスメントツール—実習指導者用—」(Educational Needs Assessment Tool for Clinical Instructors) (図 5-18) の構成概念は，実習指導者の教育ニードであり，質問項目は実習指導者としての望ましい状態を表す。また，このアセスメントツールの基盤となった実習指導者としての望ましい状態は，現実に存在する実習指導者が示した行動から導き出されており，指導者個々の努力により到達可能である。病院や看護継続教育機関の教育担当者は，「教育ニードアセスメントツール—実習指導者用—」を活用することにより，実習指導者に対する教育の必要性の高さ，指導者としての望ましい状態に近づくために教育を要する側面を特定できる。また，実習指導者の教育ニードを反映した教育プログラムを立案できる。

2 ▶ 構成

　「教育ニードアセスメントツール—実習指導者用—」は，7下位尺度35質問項目から構成される(図 5-18)。

　下位尺度Ⅰは，【根拠に基づきわかりやすく指導する】であり，5項目から構成される。これら5項目は，根拠となる知識や看護に対する考え方を示しながら，要点をおさえたり具体的に助言したりするなど，学生にとって理解し易い指導を展開できる状態に近づくための教育の必要性を測定する。

　下位尺度Ⅱは，【学生が意欲的に学習に取り組めるよう指導する】であり，5項目から構

このアセスメントツールは，実習指導を担当する皆様の教育の必要性の高さと学習を要する側面を把握するためのものです。日々の実習指導を振り返り，該当する番号に○をつけてください。

	非常に当てはまる	かなり当てはまる	やや当てはまる	ほとんど当てはまらない

Ⅰ．根拠に基づきわかりやすく指導する
1. 要点をおさえて助言している　1　2　3　4
2. 豊富な知識に基づき助言している　1　2　3　4
3. 具体例を示しながら説明している　1　2　3　4
4. 看護に対する自己の考え方も根拠に指導している　1　2　3　4
5. 学生が計画を修正できるよう具体的に助言している　1　2　3　4

Ⅱ．学生が意欲的に学習に取り組めるよう指導する
6. 学生自身が考えられるよう必要な情報を提供している　1　2　3　4
7. 問題を指摘するだけでなく学生のできたところを伝えている　1　2　3　4
8. 良いところはほめ悪いところは指摘している　1　2　3　4
9. 学習意欲が高まるような言葉かけやコメントの記入をしている　1　2　3　4
10. 自己学習に活用できる資源を提供している　1　2　3　4

Ⅲ．学生個々の実習状況に応じて指導する
11. 学生の良いところや不足部分を把握している　1　2　3　4
12. 学生の行動を注意深く観察し些細な変化に気づいている　1　2　3　4
13. 目標達成状況に応じて指導の優先順位を決定している　1　2　3　4
14. 学生の特徴を見極めそれに合わせた指導をしている　1　2　3　4
15. 学生個々の学習課題に基づき指導している　1　2　3　4

Ⅳ．学生と問題状況を確認し克服に向けて支援する
16. 達成・未達成の目標を学生と共有している　1　2　3　4
17. 問題解決のための方法を学生と共に考え提案している　1　2　3　4
18. 学生が学習の方向性を見出せるように助言している　1　2　3　4
19. 学生が自己評価できる機会をつくっている　1　2　3　4
20. 学生と共に看護を実践しながら模範を示している　1　2　3　4

Ⅴ．学生を個人として尊重し指導する
21. 学生の意見を真剣に聴いている　1　2　3　4
22. 学生がなぜそう考えたのか，その理由を確認している　1　2　3　4
23. うなずくなどして話を聴いていることを伝えている　1　2　3　4
24. 「学生さん」ではなく名前を呼んでいる　1　2　3　4
25. どの学生にも平等に対応している　1　2　3　4

Ⅵ．多忙であっても学生に丁寧に対応する
26. 忙しくても時間をやりくりして学生の話に耳を傾けている　1　2　3　4
27. 学生の発言を遮ることなく最後まで聴いている　1　2　3　4
28. 学生からの質問に確実に答えている　1　2　3　4
29. 学生が理解できるまで根気強く説明している　1　2　3　4
30. 時間を惜しむことなく学生からの相談に応じている　1　2　3　4

Ⅶ．円滑な実習に向け関係者と調整を図る
31. 学生が立案した計画を実施できるようスタッフに働きかけている　1　2　3　4
32. スタッフ間で実習目標を共有できる工夫をしている　1　2　3　4
33. 問題解決に向けて学生と関係者で話し合っている　1　2　3　4
34. 教員と指導計画を調整し役割分担している　1　2　3　4
35. 問題の再発防止に向けて看護師長や教員と対策を検討している　1　2　3　4

注：この尺度の使用許諾の手続きは，365から366頁を参照

図5-18　教育ニードアセスメントツール―実習指導者用―

成される。これら5項目は，問題を指摘するだけでなく良いところをほめたり，自己学習に活用できる資源を提供したりすることを通して，学生が主体的に学習に取り組めるように指導を展開できる状態に近づくための教育の必要性を測定する。

下位尺度Ⅲは，【学生個々の実習状況に応じて指導する】であり，5項目から構成される。これら5項目は，学生の実習状況を把握した上で，学生個々の特徴や目標達成状況に応じて優先順位を決定し指導を展開できる状態に近づくための教育の必要性を測定する。

下位尺度Ⅳは，【学生と問題状況を確認し克服に向けて支援する】であり，5項目から構成される。これら5項目は，未達成の目標や問題の原因を確認し，学生が目標達成のための学習の方向性や問題解決に向けた方法を見出せるように支援できる状態に近づくための教育の必要性を測定する。

下位尺度Ⅴは，【学生を個人として尊重し指導する】であり，5項目から構成される。これら5項目は，学生の発言に耳を傾け，どの学生にも公平かつ誠実に対応できる状態に近づくための教育の必要性を測定する。

下位尺度Ⅵは，【多忙であっても学生に丁寧に対応する】であり，5項目から構成される。これら5項目は，忙しい中でも学生に対応する時間をつくり，学生が理解できるまで根気強く指導を展開できる状態に近づくための教育の必要性を測定する。

下位尺度Ⅶは，【円滑な実習に向け関係者と調整を図る】であり，5項目から構成される。これら5項目は，必要に応じて教員と討議したり，スタッフに協力を求めたりするなど，関係者と調整しながら実習が円滑に進むように環境を整えられる状態に近づくための教育の必要性を測定する。

❷ 作成過程(図5-19)

■▶望ましい状態の解明

「教育ニードアセスメントツール―実習指導者用―」の開発に向け，初めに，実習指導者としての望ましい状態の解明を目指し，Berelson, B. の方法論を参考にした看護教育学における内容分析[2]を用いて質的帰納的研究[3]を実施した。この研究の対象は，全国の病院に就業する実習指導者809名であった。実習指導者の望ましい行動を問う自由回答式質問を含む質問紙を送付し，390名(回収率48.2％)から返送があり，このうち，自由回答式質問に回答した実習指導者191名の記述をデータとした。収集したデータを分析し，実習指導者の望ましい行動27を解明するとともに，考察を通して，実習指導者としての望ましい状態を表す7側面が明らかになった。

②▶尺度の構成

1)質問項目の作成・尺度化とレイアウト

尺度の構成に向け，第1に，実習指導者としての望ましい状態を表す7側面を測定する各下位尺度が7質問項目から構成されるように，合計49質問項目を作成した。

```
┌─────────────────────────────────────────────────────────────┐
│          ┌───────────────────────────────────┐              │
│          │ 実習指導者としての望ましい状態を表す7側面 │              │
│          ├───────────────────────────────────┤              │
│          │【根拠に基づきわかりやすく指導する】      │              │
│          │【学生が意欲的に学習に取り組めるよう指導する】│              │
│          │【学生個々の実習状況に応じて指導する】    │              │
│          │【学生と問題状況を確認し克服に向けて支援する】│              │
│          │【学生を個人として尊重し指導する】        │              │
│          │【多忙であっても学生に丁寧に対応する】    │              │
│          │【円滑な実習に向け関係者と調整を図る】    │              │
│          └───────────────┬───────────────────┘              │
│                          ↓                                    │
│     49質問項目からなる「教育ニードアセスメントツール―実習指導者用―」の作成      │
│                          │      ← 専門家会議・パイロットスタディによる          │
│           1次調査の実施 →      内容的妥当性の検討                    │
│                          │      ← 項目分析による質問項目の選択                  │
│     35質問項目からなる「教育ニードアセスメントツール―実習指導者用―」の作成      │
│                          │      ← クロンバックα信頼性係数の算出による          │
│                          │        内的整合性の検討                              │
│                          │      ← 因子分析および既知グループ技法による          │
│           2次調査の実施 →         構成概念妥当性の検討                │
│           （再テスト法）  │      ← 再テスト法による安定性の検討                  │
│     「教育ニードアセスメントツール―実習指導者用―」の完成                │
└─────────────────────────────────────────────────────────────┘
```

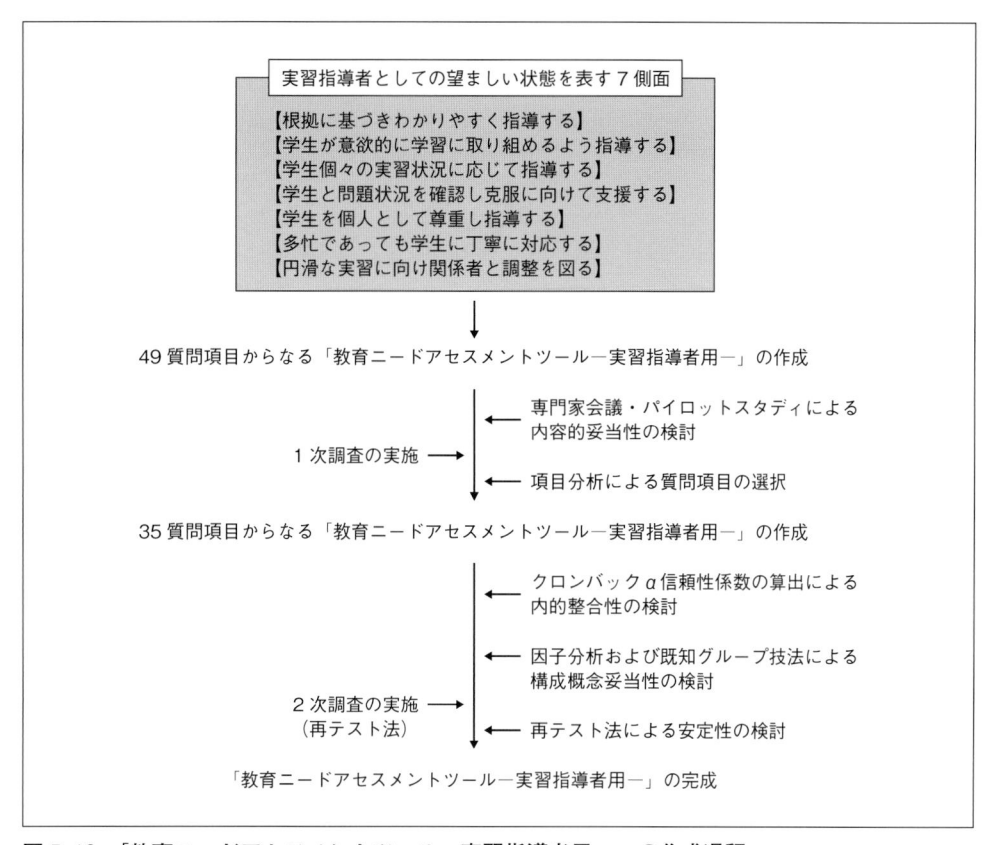

図5-19 「教育ニードアセスメントツール―実習指導者用―」の作成過程

第2に，各質問項目を4段階リカート法により尺度化した。各質問項目の選択肢は，「非常に当てはまる（1点）」，「かなり当てはまる（2点）」，「やや当てはまる（3点）」，「ほとんど当てはまらない（4点）」とした。このアセスメントツールの得点は，実習指導者としての望ましい状態と現状の乖離の程度を表し，総得点が高いほど実習指導者としての望ましい状態から遠いことを表す。

第3に，49質問項目を下位尺度ごとに配置した。

第4に，下位尺度ごとに配置した質問項目の冒頭に下位尺度名を提示した。これは，このアセスメントツールの下位尺度得点が教育を要する側面を特定するために重要な機能を果たし，下位尺度名が教育を要する側面を表すためである。

2) 専門家会議とパイロットスタディによるアセスメントツールの修正

アセスメントツールの内容的妥当性を検討するため，専門家会議を開催した。出席者は，3病院に就業し，実習指導の役割を担っている看護師3名であった。7下位尺度49質問項目の内容の妥当性，表現の適切性，追加すべき質問項目の有無等を検討した。会議の結果をもとに，実習指導者の現状に即した内容にするため一部の質問項目の表現を変更した。

次に，専門家会議を経て修正したアセスメントツールを用いて，その内容的妥当性を検討するため，便宜的に抽出した4病院に就業する実習指導者50名を対象にパイロットス

タディを実施した。その結果，返送のあった22名(回収率44.0%)のうち20名が全質問項目に回答しており，2名が2質問項目に対して無回答であった。無回答の2質問項目のうち1項目は，実習指導者が回答し易い状況を問う内容に変更する必要があると判断し，質問項目の表現を一部変更した。残る1項目は，無回答の原因が内容の曖昧さや回答の困難さによるものではないと判断し，修正しなかった。また，回答には4段階全ての選択肢が用いられており，選択肢が適切に設定されていることを確認した。

3) 質問項目の選択とアセスメントツールの信頼性・妥当性の検討に向けた1次調査と2次調査

適切な質問項目の選択とアセスメントツールの信頼性・妥当性の検討に向け，1次調査と2次調査を実施した。1次調査は，適切な質問項目の選択，内的整合性と構成概念妥当性の検討を目的とした。対象は，全国の299病院のうち，看護管理責任者の承諾を得た143病院に就業する実習指導者1,309名であった。質問紙は，看護管理責任者を通じて配布し，対象者が返信用封筒を用いて個別に投函する方法により回収した。返送された質問紙は753部(回収率57.5%)であり，このうち全49質問項目に回答のあった726部を分析対象とした。

質問項目の選択に向けて，各質問項目を除外した場合のクロンバックα信頼性係数(以下，α係数)の変化の検討，I-T(項目－全体)相関分析，項目間相関係数の算出，因子分析を実施した。α係数の変化の検討，I-T(項目－全体)相関分析の結果は，内的整合性を脅かす項目がないことを示した。そこで，項目間相関係数の値を参考に質問項目の内容を検討し，類似性の高い内容を測定している可能性のある2項目を削除した。

次に，各下位尺度を構成する適切な質問項目を選択するために因子分析を実施した。因子負荷量0.3以上を基準に用い，各下位尺度を構成する質問項目と因子の対応関係に着目した。その結果，各下位尺度を構成する質問項目のうち，当該下位尺度が対応関係をもつ因子に0.3以上の因子負荷量を示さなかった6質問項目を削除した。

以上，合計8質問項目を削除し，残る41質問項目の中から，各下位尺度を構成する質問，各5項目を選択するために，各項目の因子負荷量に着目した。原則として，当該下位尺度が対応関係をもつ因子に対する因子負荷量が低い項目を削除し，それが高い項目を採用することにした。また，質問の内容も加味して削除する項目，選択する項目を検討し，最終的に適切な質問として35項目を選択した。その結果，7下位尺度35質問項目からなる「教育ニードアセスメントツール―実習指導者用―」を作成できた。

また，2次調査は，安定性の検討を目的とした。対象は，便宜的に抽出した5病院に就業する実習指導者144名であった。1次調査と同様に郵送法を用いて質問紙を配布，回収し，再テスト法を実施した。2度の調査にわたり全35質問項目に回答のあった29名のデータを分析対象とした。

3 信頼性と妥当性

1 ▶ 信頼性

「教育ニードアセスメントツール―実習指導者用―」の内的整合性を検討するためにα係数を算出した。その結果，尺度全体のα係数は0.93，各下位尺度のα係数は0.76から0.85の範囲にあった(**表5-18**)。

また，「教育ニードアセスメントツール―実習指導者用―」の安定性を検討するために，再テスト法を用いて，2回の総得点間の相関係数を算出した結果，相関係数は0.77（$p<0.001$）であった。

以上の結果に基づき，アセスメントツール全体が内的整合性および安定性による信頼性を確保していると判断した。

2 ▶ 妥当性

「教育ニードアセスメントツール―実習指導者用―」の妥当性を検討するために，内容的妥当性と構成概念妥当性を検討した。前述したとおり，「教育ニードアセスメントツール―実習指導者用―」は，専門家会議とパイロットスタディによる質問項目の検討と修正を経て作成されている。これは，このアセスメントツールが内容的妥当性を確保していることを示す。

これを前提として，構成概念妥当性を検討するために，実習指導者726名のデータを用いて主因子法によるプロマックス回転を用いた因子分析を行い，固有値1以上の因子を抽出した。その結果，7因子が抽出された。これら7因子の因子間相関係数は，0.40から0.72の範囲にあった。また，質問項目が因子負荷量0.3以上を示した因子を下位尺度別に検討した。その結果，全7下位尺度のうち，6下位尺度各々を構成する5質問項目は，同一の因子に0.3以上の因子負荷量を示し，しかもそれが他の因子に示す因子負荷量に比べ最も高い値であることを示した。残る1下位尺度を構成する4質問項目は，同一の因子に0.3以上の因子負荷量を示したが，1項目は他の因子に最も高い因子負荷量を示した。

表5-18 「教育ニードアセスメントツール―実習指導者用―」およびその下位尺度の対応質問項目・クロンバックα信頼性係数

対応質問項目	対応質問項目	α係数
「教育ニードアセスメントツール―実習指導者用―」	1～35	0.93
下位尺度Ⅰ　【根拠に基づきわかりやすく指導する】	1～5	0.76
下位尺度Ⅱ　【学生が意欲的に学習に取り組めるよう指導する】	6～10	0.77
下位尺度Ⅲ　【学生個々の実習状況に応じて指導する】	11～15	0.85
下位尺度Ⅳ　【学生と問題状況を確認し克服に向けて支援する】	16～20	0.82
下位尺度Ⅴ　【学生を個人として尊重し指導する】	21～25	0.77
下位尺度Ⅵ　【多忙であっても学生に丁寧に対応する】	26～30	0.83
下位尺度Ⅶ　【円滑な実習に向け関係者と調整を図る】	31～35	0.76

さらに，構成概念妥当性を検討するために，既知グループ技法を用いた。看護学実習中の教授活動に関する先行研究[4)5)]の結果に基づき，次の2仮説を設定し検証した。

第1の仮説は，「看護実践能力の高い実習指導者は，それが低い指導者よりも教育ニードアセスメントツール総得点が低い」，第2の仮説は，「実習指導者としての役割遂行に自信のある指導者は，自信のない指導者よりも教育ニードアセスメントツール総得点が低い」である。分析の結果，看護実践能力の高い実習指導者（$F=22.35$, $p<0.001$）が，それが低い指導者よりも教育ニードアセスメントツール総得点が低いことが明らかになった。また，実習指導者としての役割遂行に自信のある指導者（$F=74.77$, $p<0.001$）が，自信のない指導者よりも教育ニードアセスメントツール総得点が低いことも明らかになった。

以上の結果に基づき，「教育ニードアセスメントツール―実習指導者用―」が構成概念妥当性を概ね確保していると判断した。

4 活用方法

1 ▶ 測定の方法

「教育ニードアセスメントツール―実習指導者用―」の回答者は，病院に就業する実習指導者である。病院や看護継続教育機関の教育担当者は，教育の対象となる実習指導者に「教育ニードアセスメントツール―実習指導者用―」への回答を求め，その回答を分析し教育ニードを診断することにより，教育の必要性の高さと実習指導者としての望ましい状態に近づくために教育を要する側面を特定できる。

教育担当者は，調査に先立ち，対象となる実習指導者に教育ニードの診断結果を教育プログラムの立案や改善に用いること，無記名で調査することを説明する必要がある。また，調査後は，何らかの形で診断結果を報告し還元する必要がある。

「教育ニードアセスメントツール―実習指導者用―」への回答には，約10分を要する。採点は，「非常に当てはまる」を1点，「かなり当てはまる」を2点，「やや当てはまる」を3点，「ほとんど当てはまらない」を4点とし，下位尺度ごとに集計する。

また，各下位尺度の得点を合計してアセスメントツールの総得点を算出する。「教育ニードアセスメントツール―実習指導者用―」の総得点は，35点から140点の範囲に分布する。

2 ▶ 測定結果の解釈

1) 得点の解釈

「教育ニードアセスメントツール―実習指導者用―」の各質問項目は，実習指導者としての望ましい状態を表す。1点から4点を配する選択肢は，各質問項目が表す望ましい状態と現状の乖離の程度を示す。記入した○印が右寄りにまとまる，すなわち，得点が高くなるほど，実習指導者としての望ましい状態に近づくための教育の必要性が高いことを意味する。また，「教育ニードアセスメントツール―実習指導者用―」の総得点は，教育の必要性の全体的な傾向，各下位尺度の得点は，下位尺度が示す側面にかかわる教育の必要

性を表す。

例えば，ある病院の教育担当者が実習指導者31名を対象に調査を行い，下位尺度Ⅴ【学生を個人として尊重し指導する】の得点が低く，下位尺度Ⅳ【学生と問題状況を確認し克服に向けて支援する】の得点が高かった場合を想定してみよう。これは，この病院の実習指導者が学生個々を尊重し公平かつ誠実に対応できており，下位尺度Ⅴの側面に関する教育の必要性が低いことを示す。一方，学習上の課題や目標を達成できない原因を学生と確認し，学生自身がこれらの問題を解決できるよう支援することを困難に感じており，下位尺度Ⅳの側面に関する教育の必要性が高いことを示す。教育担当者は，この診断結果に基づき下位尺度Ⅳの側面に関する教育内容を組み込んだ研修を企画できる。

2) 測定結果を解釈するための基礎資料

病院や看護継続教育機関の教育担当者は，実習指導者の教育の必要性の高さを把握したり，実習指導者としての望ましい状態に近づくために教育を要する側面を特定したりする際に，「教育ニードアセスメントツール―実習指導者用―」を活用できる。また，これを一定の期間ごとに用い，その得点の推移を把握することを通し，実習指導者に対する教育の必要性の変化を理解できる。

以上を前提として，実習指導者726名のデータを分析した結果[6]に基づき，測定結果を解釈するための基礎資料を提示する。

(1) 参考データの対象特性(表5-19)

対象者の年齢は平均37.7歳(SD 7.3)，看護師経験年数は平均15.1年(SD 6.9)，実習指導者としての経験年数は平均4.8年(SD 4.7)であった。対象者の職位は，看護師長20名(2.8%)，副看護師長・主任223名(30.7%)，スタッフ483名(66.5%)であった。また，担当している実習領域は，基礎看護学420名(57.9%)，成人看護学443名(61.0%)，老年看護学302名(41.6%)，小児看護学89名(12.3%)，母性看護学83名(11.4%)，精神

表5-19 対象特性 ($n=726$)

対象特性項目	範囲	平均値	標準偏差(SD)
年齢	25歳～62歳	37.7歳	7.3
看護師経験年数	3年～40年	15.1年	6.9
実習指導者としての経験年数	1年未満～30年	4.8年	4.7
職位	看護師長 副看護師長・主任 スタッフ		20名(2.8%) 223名(30.7%) 483名(66.5%)
担当実習領域 (複数回答)	基礎看護学 成人看護学 老年看護学 小児看護学 母性看護学 精神看護学 統合実習 その他		420名(57.9%) 443名(61.0%) 302名(41.6%) 89名(12.3%) 83名(11.4%) 45名(6.2%) 275名(37.9%) 30名(4.1%)

看護学 45 名(6.2%)，統合実習 275 名(37.9%)であった。

(2) 測定結果と得点領域

「教育ニードアセスメントツール―実習指導者用―」の総得点は，35 点から 123 点の範囲にあり，平均 83.5 点(SD 14.5)であった。また，各下位尺度の平均得点は，下位尺度Ⅰが 11.9 点(SD 2.5)，下位尺度Ⅱが 11.8 点(SD 2.7)，下位尺度Ⅲが 13.7 点(SD 2.8)，下位尺度Ⅳが 13.3 点(SD 2.8)，下位尺度Ⅴが 9.2 点(SD 2.6)，下位尺度Ⅵが 11.1 点(SD 2.8)，下位尺度Ⅶが 12.4 点(SD 2.9)であった。

総得点および各下位尺度得点の平均値と標準偏差を用い，高得点，中得点，低得点の 3 領域を設定した(**表 5-20**，**図 5-20**)。高得点領域は[平均値＋1 標準偏差]をこえた領域，中得点領域は[平均値－1 標準偏差]以上[平均値＋1 標準偏差]以下の領域，低得点領域は[平均値－1 標準偏差]に満たない領域である。

得点領域に着目することは，実習指導者の教育の必要性に対する示唆を得るために有用であり，総得点に着目した場合，次の囲み欄に示したような示唆を得られる。

【総得点が高得点領域にある場合】
　総得点の平均値が 99 点以上，すなわち高得点領域にある実習指導者は，教育の必要性が高く，実習指導者としての望ましい状態に近づくために相当な教育を必要とする。

【総得点が中得点領域にある場合】
　総得点の平均値が 69 点以上 98 点以下，すなわち中得点領域にある実習指導者は，教育の必要性が中等度であり，実習指導者として平均的な状態にある。

【総得点が低得点領域にある場合】
　総得点の平均値が 68 点以下，すなわち低得点領域にある実習指導者は，教育の必要性が低く，実習指導者として望ましい状態にある。

---

(3) 測定結果の解釈の具体例

「教育ニードアセスメントツール―実習指導者用―」を使用する病院や看護継続教育機関の教育担当者は，看護師としての経験年数や実習指導者としての経験年数，職位などの別に，教育の対象となる実習指導者のアセスメントツール総得点の平均値と各下位尺度得点の平均値を算出する。総得点の平均値を通して実習指導者の教育の必要性の高さを把握できる。また，各下位尺度得点の平均値を通して，実習指導者として望ましい状態に近づくために教育を必要とする側面を把握できる。

例えば，A 病院の教育担当者は，今年度より新たに実習指導の役割を担っている看護師

表 5-20　「教育ニードアセスメントツール―実習指導者用―」の総得点の領域

領域	総得点
高得点領域	99 点以上
中得点領域	69 点以上 98 点以下
低得点領域	68 点以下

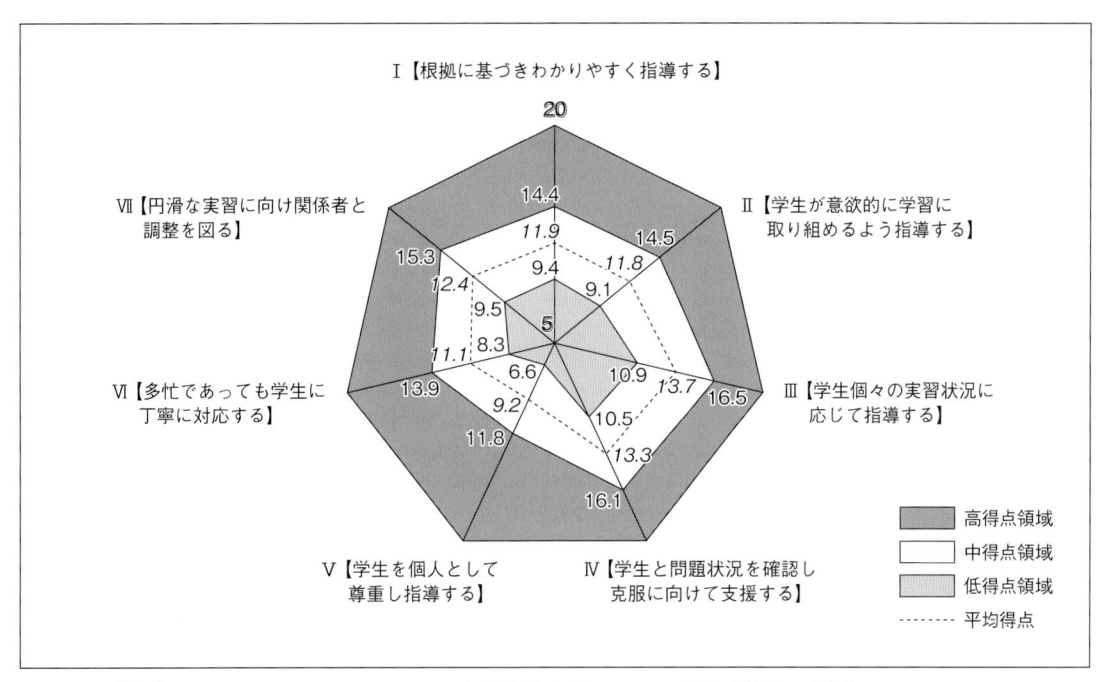

図 5-20 「教育ニードアセスメントツール―実習指導者用―」の下位尺度得点の領域

への教育の必要性を感じながらも，これまで研修を行ってこなかった。教育担当者は，これらの実習指導者18名を対象にアセスメントツールを用いて調査を行い，その結果を教育プログラムの立案に次のように活用できる。調査の結果，総得点の平均値が高得点領域に位置し，下位尺度Ⅰ【根拠に基づきわかりやすく指導する】，下位尺度Ⅶ【円滑な実習に向け関係者と調整を図る】の平均値が高得点領域にある場合を想定してみよう。

総得点および下位尺度Ⅶの得点結果は，経験が浅く，実習指導の役割を初めて担う看護師として自然な状況であり，下位尺度Ⅶの側面に関する研修をこの時期に企画する必要はない。一方，下位尺度Ⅰの得点結果は，対象となった実習指導者が，根拠となる知識や具体例を示しながら学生にわかりやすく指導することを困難に感じており，たとえ1年目であっても指導者としての役割を果たすために下位尺度Ⅰに関する教育の必要性が高いことを示す。そのため，A病院の教育担当者は，下位尺度Ⅰの側面に関する内容を組み込んだ研修を企画することにより，1年目の実習指導者が望ましい状態に近づくために必要な教育機会を提供できる。

また，その後，一定の期間を置き，再度「教育ニードアセスメントツール―実習指導者用―」を用いて調査を実施し，これらの指導者の総得点および各下位尺度得点の平均値を前回と比較することを通して，どの程度望ましい状態に近づけたのかを把握できる。

3 ▶ 限界と留意点

「教育ニードアセスメントツール―実習指導者用―」は，病院や看護継続教育機関の教育担当者が，調査対象となった実習指導者の教育の必要性の高さを把握し，実習指導者として望ましい状態に近づくために必要な教育の側面を特定するために活用できる。また，

実習指導者個々が学習を要する内容に迷いを生じたとき，どの側面の学習が必要なのかを特定するためにも活用できる。

「教育ニードアセスメントツール―実習指導者用―」は，病院に就業する実習指導者を対象に調査した結果に基づき開発された。そのため，病院以外の保健センターや訪問看護ステーション，ケア施設等をフィールドとする短期間の実習や見学実習を担当する指導者が，このアセスメントツールを用いて教育ニードを測定する場合，一部の質問項目に対して「回答しにくい」と感じる可能性がある。

◆ 関連論文
1. 「教育ニードアセスメントツール―実習指導者用―」の開発過程に関連する研究
    - 中山登志子，舟島なをみ：実習指導者のロールモデル行動．第43回日本看護学会抄録集―看護総合，p.222，2012．
    - 中山登志子，舟島なをみ：実習指導者の教育ニードアセスメントツールの開発．日本看護研究学会雑誌，36(3)；158，2013．
    - 中山登志子，舟島なをみ：「教育ニードアセスメントツール―実習指導者用―」の開発―実習指導者の役割遂行を支援する看護継続教育の実現に向けて．日本看護研究学会雑誌，38(1)；73-83，2015．

◆ 使用許諾の手続き
「教育ニードアセスメントツール―実習指導者用―」の使用許諾の手続きは，365 から 366 頁を参照

◉ 引用文献
1）舟島なをみ：看護教育学研究の累積による看護継続教育の実現．看護教育学研究，14(2)；1，2005．
2）舟島なをみ：看護教育学研究 発見・創造・証明の過程．第3版，pp.119-239，医学書院，2018．
3）中山登志子，舟島なをみ：実習指導者のロールモデル行動．第43回日本看護学会抄録集―看護総合，p.222，2012．
4）定廣和香子，舟島なをみ，廣田登志子他：看護学実習における教授活動に関する研究―教授活動の質と教員特性との関係．第22回日本看護科学学会学術集会講演集，p.201，2002．
5）Nakayama, T., Funashima, N., et al.: Relationships Between Personal Attributes and Quality of Clinical Teaching Behaviors of Nursing Faculty in Diploma Programs in Japan. 17 th International Nursing Research Congress, Sigma Theta Tau International, 2006.
6）中山登志子，舟島なをみ：「教育ニードアセスメントツール―実習指導者用―」の開発―実習指導者の役割遂行を支援する看護継続教育の実現に向けて．日本看護研究学会雑誌，38(1)；73-83，2015．

E 看護師長の学習ニード・教育ニードを測定する

I 学習ニードアセスメントツール―看護師長用―
Learning Needs Assessment Tool for Head Nurses

1 概要

1 ▶ 特徴

　看護師長は，1看護単位の責任者であり，そこで提供される看護の責任を負う[1]。また，その役割遂行の場は1看護単位に留まらない。院内の感染管理やリスクマネジメントの専任者になったり，多職種連携を要する委員会に参画したりなど，病院全体に拡大している。そのため，看護師長がどのように役割を果たしているのか，その遂行状況が，所属看護単位の看護の質，そして病院組織全体の運営にも影響を与えることになる。

　しかし，看護師長の多くは，その役割遂行に伴い「労務管理が上手くいかない」「医師との交渉ができない」などの問題に直面している[2,3]。また，このような問題を解決するために何らかの学習を要望していても，得られる学習機会は十分とはいえず，試行錯誤しながら看護師長としての役割遂行に取り組んでいる。これらは，看護師長としての役割遂行に必要な知識や技術を修得できる教育プログラムの提供が求められていることを表す。

　学習ニードとは，学習者の興味・関心，もしくは，学習者が目標達成に必要であると感じている知識・技術・態度であり，これは学習経験により充足または獲得可能である[4]。また，学習ニードアセスメントツールは，看護職者の学習への要望の高さと要望の高い学習内容を特定する測定用具である。

　「学習ニードアセスメントツール―看護師長用―」(Learning Needs Assessment Tool for Head Nurses)(図5-21)の構成概念は，看護師長の学習ニードであり，質問項目は看護師長が要望する学習内容を表す。病院や看護継続教育機関の教育担当者は，「学習ニードアセスメントツール―看護師長用―」を教育の対象となる看護師長の学習ニードの高さと要望の高い学習内容を把握するために活用できる。また，「学習ニードアセスメントツール―看護師長用―」の基盤となった学習ニード27種類は，全国の病院に就業する看護師長の学習ニードに関する記述を質的帰納的に分析した結果であり，看護師長の知覚を反映し，その学習ニードを網羅している。さらに，27種類のうち18種類は，看護師長固有の学習ニードであり，これらの学習ニードを基盤として開発する「学習ニードアセスメントツール―看護師長用―」は，病院や看護継続教育機関の教育担当者が，教育の対象となる看護師長の学習ニード全体を広範にわたり診断し，理解することに役立つ。加えて，看護師長自身が，自律して学習を継続していくために，自分がどの程度学習したいと思っているのか，学習への要望と要望の高い学習内容を把握するためにも活用できる。

このアセスメントツールは，看護師長としての役職を担う皆様の学習への要望の高さと学習したい内容を把握するためのものです。あなたは，次の25項目に関する学習を現在どの程度必要としていますか。日々の看護管理を振り返り，該当する箇所に○をつけてください。

	とても必要	必要	少し必要	あまり必要なし	必要なし	全く必要なし
1. 看護管理・マネジメントの基本的知識・技術	6	5	4	3	2	1
2. 人事管理に必要な看護師の配置・活用・考課に関する知識	6	5	4	3	2	1
3. 労務管理に必要な業務・関係法規・心身の健康への配慮に関する知識	6	5	4	3	2	1
4. 目標管理に必要な目標設定・目標面接・計画・評価に関する知識	6	5	4	3	2	1
5. 情報管理に必要な情報の収集・分析・解釈・活用の方法	6	5	4	3	2	1
6. 医療安全に必要な知識・技術	6	5	4	3	2	1
7. 所属する看護単位の専門性・特徴に応じた組織運営	6	5	4	3	2	1
8. より良い看護の提供に向けた組織と組織分析の知識・技術	6	5	4	3	2	1
9. 業務改善に必要な知識・技術	6	5	4	3	2	1
10. 他職種との連携に必要な知識・技術とその実際	6	5	4	3	2	1
11. 退院調整に必要な知識とその実際	6	5	4	3	2	1
12. 人材育成に必要なキャリア開発・教育的支援の知識	6	5	4	3	2	1
13. 院内教育プログラムの立案・実施・評価に必要な知識・技術	6	5	4	3	2	1
14. 看護実践能力・役割・目標に応じたスタッフ教育の方法	6	5	4	3	2	1
15. スタッフを動機づけ，活気ある職場をつくる方法	6	5	4	3	2	1
16. 人材確保のための職場環境整備と離職防止の実際	6	5	4	3	2	1
17. 問題をもつスタッフへの個別状況に応じた対応	6	5	4	3	2	1
18. 会議・委員会組織を円滑に運営する方法	6	5	4	3	2	1
19. 病院経営への参画に必要な経営・経済の知識	6	5	4	3	2	1
20. 災害への対応に必要な知識・技術	6	5	4	3	2	1
21. 看護実践・看護管理の質向上に向けた研究と成果活用	6	5	4	3	2	1
22. 看護管理に活用可能な理論	6	5	4	3	2	1
23. 人間理解とコミュニケーションのための知識・技術	6	5	4	3	2	1
24. 管理職としての看護師長の役割とリーダーシップ	6	5	4	3	2	1
25. 看護師長としての役割遂行に必要な自己管理	6	5	4	3	2	1

注：この尺度の使用許諾の手続きは，365から366頁を参照

図5-21 学習ニードアセスメントツール―看護師長用―

2 ▶ 構成

「学習ニードアセスメントツール―看護師長用―」は，25質問項目から構成される（図5-21）。

2 作成過程（図5-22）

1 ▶ 学習ニードの解明

「学習ニードアセスメントツール―看護師長用―」の開発に向け，初めに，看護師長の学習ニード解明を目指し，Berelson, B.の方法論を参考にした看護教育学における内容分析[5]を用いて質的帰納的研究[6]を行った。この研究の対象は，全国の病院に就業する看護師長1,252名であった。学習ニードを問う自由回答式質問を含む質問紙を送付し，649名（回収率51.8％）から返送があり，このうち，自由回答式質問に回答した看護師長503名の記述をデータとした。分析の結果，看護師長の学習ニードが27種類からなり，このうち18種類が看護師長固有の学習ニードであることが明らかになった。

2 ▶ 尺度の構成

1）質問項目の作成・尺度化とレイアウト

尺度の構成に向け，第1に，看護師長固有の学習ニード18種類を用いて25質問項目

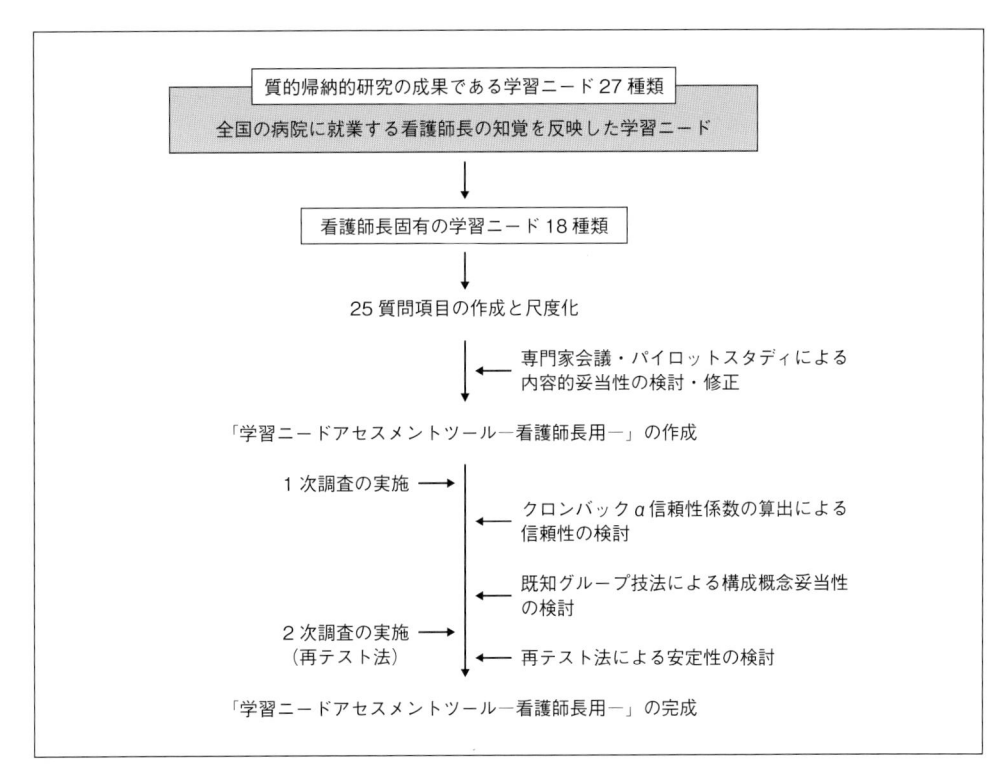

図5-22 「学習ニードアセスメントツール―看護師長用―」の作成過程

を作成した。第2に，各質問項目を6段階リカート法により尺度化した。各質問項目の選択肢は，「とても必要(6点)」，「必要(5点)」，「少し必要(4点)」，「あまり必要なし(3点)」，「必要なし(2点)」，「全く必要なし(1点)」とした。第3に，回答しやすい順序を検討し，25質問項目を配置した。

2) 専門家会議およびパイロットスタディによるアセスメントツールの修正

アセスメントツールの内容的妥当性を検討するため，専門家会議を開催した。出席者は，看護師長4名，看護管理の専門家1名，看護教育学研究者2名であった。各質問項目の内容の妥当性，表現の明確性，回答のしやすさ，質問項目の順序性を検討した。会議の結果をもとに，看護師長が質問内容を正確に理解できるよう，質問項目の表現を洗練し，質問項目の配列を一部修正した。

次に，専門家会議を経て修正したアセスメントツールを用いて，その内容的妥当性を検討するために，看護師長74名を対象にパイロットスタディを実施した。その結果，返送のあった56名(回収率75.7%)全員が全質問項目に回答しており，25質問項目が看護師長にとって回答可能であることを確認できた。

3) アセスメントツールの信頼性・妥当性検討に向けた1次調査と2次調査

アセスメントツールの信頼性・妥当性の検討に向け，1次調査と2次調査を実施した。

1次調査は，内的整合性と構成概念妥当性の検討を目的とした。対象は，無作為抽出した全国の435病院のうち，看護管理責任者の承諾を得た168施設に就業する看護師長1,191名であった。質問紙は，看護管理責任者を通じて配布し，対象者が返信用封筒を用いて個別に投函する方法により回収した。返送された質問紙は611部(回収率51.3%)であり，このうち全質問項目に回答のあった512部を分析対象とした。

また，2次調査は，安定性の検討を目的とした。対象は，便宜的に抽出した21病院に就業する看護師長156名であった。1次調査と同様に郵送法を用いて質問紙を配布，回収し，再テスト法を実施した。2度の調査にわたり全質問項目に回答のあった44名のデータを分析対象とした。

3 信頼性と妥当性

1 ▶ 信頼性

「学習ニードアセスメントツール―看護師長用―」の内的整合性を検討するために，看護師長512名のデータを用いてクロンバックα信頼性係数(以下，α係数)を算出した。その結果，α係数は0.94であった。

また，「学習ニードアセスメントツール―看護師長用―」の安定性を検討するために，再テスト法を用いて，総得点の相関係数を算出した結果，相関係数は0.75($p<0.001$)であった。

以上の結果に基づき，アセスメントツール全体が内的整合性および安定性による信頼性を確保していると判断した。

2 ▶ 妥当性

「学習ニードアセスメントツール―看護師長用―」の妥当性を検討するために，内容的妥当性と構成概念妥当性を検討した．前述したとおり，「学習ニードアセスメントツール―看護師長用―」は，専門家会議とパイロットスタディによる質問項目の検討と修正を経て作成されている．これは，このアセスメントツールが内容的妥当性を確保していることを示す．

これを前提として，さらに構成概念妥当性を検討するために，既知グループ技法を用いた．先行研究の結果[7,8]に基づき，次に示す仮説を設定し，検証を試みた．

第1の仮説は，「所属看護単位の経験年数が短い看護師長群は，経験年数が長い看護師長群よりも学習ニードが高い」，第2の仮説は，「自己の看護管理能力を低いと評価している看護師長は，看護管理能力を高いと評価している看護師長よりも学習ニードが高い」である．分析の結果，所属看護単位の経験年数が2年未満の看護師長($t=2.84$, $p<0.01$)が，所属看護単位の経験年数5年以上の看護師長よりも学習ニードアセスメントツール総得点が高いことが明らかになった．また，自己の看護管理能力を低いあるいはやや低いと評価している看護師長($t=2.68$, $p<0.01$)が，自己の看護管理能力をふつう，あるいはわりに高いと評価している看護師長よりも学習ニードアセスメントツール総得点が高いことが明らかになった．

以上の結果に基づき，「学習ニードアセスメントツール―看護師長用―」が構成概念妥当性を確保していると判断した．

4 活用方法

1 ▶ 測定の方法

「学習ニードアセスメントツール―看護師長用―」の回答者は，日々の看護管理を振り返り，各質問項目が示す学習内容への要望の程度に対応する選択肢を選び回答する．病院や看護継続教育機関の教育担当者は，それらの回答を収集し，分析することを通して，教育の対象となる看護師長の学習ニードの高さと要望の高い学習内容を把握できる．また，看護師長は，自分の回答を集計し，分析することを通して，自身の学習ニードの高さと要望の高い学習内容を把握できる．

「学習ニードアセスメントツール―看護師長用―」への回答には，約10分を要する．採点は，「とても必要」を6点，「必要」を5点，「少し必要」を4点，「あまり必要なし」を3点，「必要なし」を2点，「全く必要なし」を1点とし，各質問項目の得点を合計してアセスメントツールの総得点を算出する．「学習ニードアセスメントツール―看護師長用―」の総得点は，25点から150点の範囲に分布する．

2 ▶ 測定結果の解釈

1）得点の解釈

「学習ニードアセスメントツール―看護師長用―」の各質問項目は，看護師長が学習を要望する内容を表す．6点から1点を配する選択肢は，各質問項目が表す学習内容への要望の程度を示す．記入した○印が左寄りにまとまる，すなわち，得点が高くなるほど，当該項目が表す学習内容への要望が高いことを意味する．また，「学習ニードアセスメントツール―看護師長用―」の総得点は，学習ニードの全体的な傾向を表す．

例えば，ある病院の教育担当者が看護師長22名を対象に調査を行った結果，総得点の平均値は低いものの，全質問項目のうち，「24．管理職としての看護師長の役割とリーダーシップ」の平均得点が高かった場合を想定してみよう．この結果は，調査対象となった看護師長22名が，学習への要望が低い傾向にあるものの，看護師長の担う管理職としての役割やリーダーシップに関わる学習への要望が高いと解釈できる．また，この内容を含む研修の提供は，看護師長22名にとって魅力ある学習機会となる可能性が高い．

2）測定結果を解釈するための基礎資料

「学習ニードアセスメントツール―看護師長用―」は，教育の対象となる看護師長の学習ニードを把握し，その結果を考慮した研修計画立案に活用できる．また，これを一定の期間ごとに行い，その得点の推移を把握することは，看護師長の学習ニードの変化を理解するために役立つ．

さらに，「学習ニードアセスメントツール―看護師長用―」は，看護師長が，自己の学習に対する要望の高さとその内容を特定し，効率的かつ効果的に学習を進める際に活用できる．優先度の高い学習が終了した時には，再度アセスメントツールを用いて評価し，次の学習内容を特定することができる．

以上を前提として，看護師長512名のデータを分析した結果に基づき，測定結果を解釈するための基礎資料を提示する．

（1）参考データの対象特性（表5-21）

対象者の年齢は平均49.0歳（SD 5.8）であった．看護師長経験年数は，平均6.4年（SD 5.2），臨床経験年数は，平均25.8年（SD 6.4）であった．所属する看護単位の種類は，2つ以上の診療科の患者を中心とした病棟145名（28.3％），1つの診療科の患者を中心とした病棟100名（19.5％），外来51名（10.0％），介護・療養型病棟40名（7.8％），手術室29名（5.7％），ICU／CCU 14名（2.7％），ホスピス／緩和ケア病棟3名（0.6％），教育担当など看護単位を担当しない64名（12.5％）であった．

（2）測定結果と得点領域

「学習ニードアセスメントツール―看護師長用―」の総得点は，95点から150点の範囲にあり，平均値は128.4点（SD 12.1）であった．また，各質問項目の平均得点（質問項目別平均得点）は，4.7点から5.4点の範囲にあり，平均値は5.1点（SD 0.2）であった．

総得点の平均値（128.4点）と標準偏差（SD 12.1）を用い，総得点の平均値の高得点領域（141点以上），中得点領域（117点以上140点以下），低得点領域（116点以下）の3領域を

表 5-21 対象特性　　　　　　　　　　　　　　　　　　　　　　　　　　　　　　　　($n=512$)

対象特性項目	範囲	平均値	標準偏差(SD)
年齢	32歳～65歳	49.0歳	5.8
看護師長経験年数	1年未満～29年	6.4年	5.2
臨床経験年数	4年～42年	25.8年	6.4
担当部署	2つ以上の診療科の患者を中心とした病棟 1つの診療科の患者を中心とした病棟 外来 介護・療養型病棟 手術室 ICU／CCU ホスピス／緩和ケア病棟 看護単位を担当しない その他 不明		145名(28.3%) 100名(19.5%) 51名(10.0%) 40名(7.8%) 29名(5.7%) 14名(2.7%) 3名(0.6%) 64名(12.5%) 46名(9.0%) 20名(3.9%)

表 5-22 「学習ニードアセスメントツール―看護師長用―」の総得点と質問項目別得点の領域

領域	総得点	質問項目別得点
高得点領域	141点以上	5.4点以上
中得点領域	117点以上140点以下	4.9点以上5.3点以下
低得点領域	116点以下	4.8点以下

設定した。また，質問項目別平均得点の平均値(5.1点)と標準偏差(SD 0.2)を用い，質問項目別平均得点の高得点領域(5.4点以上)，中得点領域(4.9点以上5.3点以下)，低得点領域(4.8点以下)の3領域を設定した(表 5-22)。高得点領域は［平均値＋1標準偏差］をこえた領域，中得点領域は［平均値－1標準偏差］以上［平均値＋1標準偏差］以下の領域，低得点領域は［平均値－1標準偏差］に満たない領域である。

　得点領域に着目することは，看護師長の学習への要望に対する示唆を得るために有用であり，総得点に着目した場合，次の囲み欄に示したような示唆を得られる。

【総得点が高得点領域にある場合】
　総得点の平均値が141点以上，すなわち高得点領域にある看護師長は，学習への要望が高い。
【総得点が中得点領域にある場合】
　総得点の平均値が117点以上140点以下，すなわち中得点領域にある看護師長は，学習への要望があるものの，その高さは平均的である。
【総得点が低得点領域にある場合】
　総得点の平均値が116点以下，すなわち低得点領域の看護師長は，学習への要望が低い。

(3) 測定結果の解釈の具体例

「学習ニードアセスメントツール―看護師長用―」の総得点の平均値が位置する領域，質問項目別平均得点が位置する領域は，その看護師長の学習ニードに対し，次のような示唆を提示する。

総得点の平均値が141点以上の場合，その調査対象となった看護師長は，学習への要望が高い。また，質問項目別平均得点が5.4点以上の場合，調査対象となった看護師長は，その項目が示す学習内容への要望が高い。「学習ニードアセスメントツール―看護師長用―」を使用する病院，あるいは看護継続教育機関の教育担当者は，「学習ニードアセスメントツール―看護師長用―」の総得点の平均値と質問項目別平均得点を算出する。その結果を通して，教育の対象となる看護師長の学習への要望の高さと要望の高い学習内容を特定できる。

例えば，A病院の教育担当者が，自施設の看護師長20名を対象に研修を企画するため，「学習ニードアセスメントツール―看護師長用―」を用いて調査したとしよう。アセスメントツールへの回答を集計し，質問項目別平均得点を算出した結果，次の2項目が5.4点以上であることが明らかになった。この2項目とは，「12．人材育成に必要なキャリア開発・教育的支援の知識」，「15．スタッフを動機づけ，活気ある職場をつくる方法」である。

A病院の教育担当者は，これらの要望の高い学習内容を含むように次のような研修を企画できる。例えば，1日の研修のうち，午前中に教育的支援を提供するための基礎知識に関する講義を行う。続いて，研修参加者のうち特にユニークな「スタッフのキャリア開発」や「活気ある職場づくり」を行っている看護師長が，その実際を発表する。午後には，いくつかのグループに分かれ，発表された「スタッフのキャリア開発」や「活気ある職場づくり」の活動を検討し，教育的支援を提供するために活用できるヒントを討議する。その後，討議した内容を全体で共有し，よりよい「スタッフのキャリア開発」や「活気ある職場づくり」の方向性を見出す。教育担当者は，「学習ニードアセスメントツール―看護師長用―」を用いた調査結果をこのように活用することを通して，看護師長の学習ニードを反映した教育プログラムを提供できる。

また，教育担当者は，研修終了後，一定の期間を置き，再度「学習ニードアセスメントツール―看護師長用―」を用いて学習ニードを調査し，前回の結果との比較を通して，受講者の学習への要望の充足状況を把握できる。

3 ▶ 限界と留意点

「学習ニードアセスメントツール―看護師長用―」は，病院や看護継続教育機関の教育担当者が，看護師長が，参加したいと思える魅力的な研修の企画立案の際に活用できる。また，自己の学習に対する要望の高さと要望の高い学習内容について理解したいと思ったときに活用できる。

なお，このアセスメントツールは，その質問項目を作成する際に基盤とした研究成果が，病院に就業する看護師のうちの看護師長を対象として産出されている。そのため，看

護師長と同様に管理的役割を果たす主任やリーダーといった看護師が使用する場合は，「この質問項目には回答できない」と感じる項目が含まれている可能性がある。

◆ 関連論文

1. 「学習ニードアセスメントツール―看護師長用―」の開発過程に関連する研究
   - 中山登志子，舟島なをみ他：看護師長の学習ニードの解明―「学習ニードアセスメントツール―看護師長用―」の開発に向けて．日本看護学教育学会第25回学術集会講演集，p. 233, 2015.
   - Nakayama, T., Funashima, N., et al.: Development of a Learning Needs Assessment Tool for Nurse Managers to Offer Continuing Education Programs Which Reflect Their Learning Needs. 43rd Biennial Convention, Sigma Theta Tau International, 2015.

◆ 使用許諾の手続き

「学習ニードアセスメントツール―看護師長用―」の使用許諾の手続きは，365から366頁を参照

● 引用文献

1) 中西睦子他編：看護・医学事典．第6版，「婦長」の項，p. 802, 医学書院, 2002.
2) 勝京子：師長が困難と認識している問題とその取り組み―大学病院病棟師長の経験に焦点を当てて．第40回日本看護学会論文集―看護管理, pp. 186-188, 2010.
3) 原井美佳他：中小規模病院に勤務する看護師長の職務上の困難についての検討．第44回日本看護学会論文集―看護管理, pp. 321-324, 2014.
4) 杉森みど里，舟島なをみ：看護教育学．第8版, p. 518, 医学書院, 2024.
5) 舟島なをみ：看護教育学研究―発見・創造・証明の過程．第2版, pp. 223-261, 医学書院, 2010.
6) 中山登志子，舟島なをみ他：看護師長の学習ニードの解明―「学習ニードアセスメントツール―看護師長用―」の開発に向けて．日本看護学教育学会第25回学術集会講演集, p. 233, 2015.
7) 吉川三枝子他：新任の中間看護管理者が認識する役割遂行上の困難と必要とする支援．茨城県立医療大学紀要, 17;1-10, 2012.
8) 菊地悦子他：埼玉県内の中小規模病院の看護管理者の学習と情報交換の場に関するニーズ．埼玉県立大学紀要, 12;67-71, 2011.

II 教育ニードアセスメントツール —看護師長用—
Educational Needs Assessment Tool for Head Nurses

1 概要

1 ▶ 特徴

　看護師長は，担当部署の目標達成を目指して管理機能を専門に担う職位にあり，看護部の中間管理者として，担当部署の看護に責任をもつ。そのため，看護師長の役割遂行状況は，患者に提供される医療・看護に密接に関わり，病院の医療・看護の質を決定づける。また，看護師長には，社会の動きや保健医療福祉体制の変化に伴い，リーダーやマネージャーに加え，教育者，アドボケーターなど，様々な役割が期待されている。しかし，看護師長の多くは，「看護管理に自信をもてない」，「業務量やスタッフの負担を考慮した病床管理が難しい」等と感じながら，期待されている役割を遂行するために必要な能力を実践の中で経験的に獲得しているという現状にある[1]。看護師長が期待されている役割の遂行に必要な能力を修得するためには，看護師長個々の自己学習を系統的に支援するための看護継続教育が不可欠である。また，自己学習の活性化に向け，看護師長の教育ニードを正確に測定し，その結果を反映した院内教育プログラムの展開が有効である。

　教育ニードとは，望ましい状態と現状の間にある乖離であり，乖離のある看護職者が看護専門職者としての望ましい状態に近づくための教育の必要性である[2]。また，教育ニードアセスメントツールは，看護専門職者としての望ましい状態と現状の乖離の程度を明らかにし，その乖離を小さくするために教育を要する側面を特定する測定用具である。

　「教育ニードアセスメントツール—看護師長用—」(Educational Needs Assessment Tool for Head Nurses)(図5-23)の構成概念は，看護師長の教育ニードであり，質問項目は，看護師長としての望ましい状態を表す。院内教育担当者は，「教育ニードアセスメントツール—看護師長用—」を活用することにより，対象となる看護師長が看護師長としての望ましい状態に近づくために，どのような教育を提供する必要があるかを特定できる。また，教育ニードの測定結果を反映した教育プログラムを提供できる。

2 ▶ 構成

　「教育ニードアセスメントツール—看護師長用—」は，7下位尺度35質問項目から構成される(図5-23)。

　下位尺度Ⅰは，【スタッフの教育に取り組むとともに自らも学習する】であり，5項目から構成される。これら5項目は，職業的発達に向けて，スタッフの教育とともに自己の学習を続け，両者の専門性を確保できる状態に近づくための教育の必要性を測定する。

　下位尺度Ⅱは，【勤務や業務を公平かつ適切に管理する】であり，5項目から構成される。これら5項目は，均質な看護の提供に向けて，担当部署の状況を正確に把握し，スタッフの勤務や業務などを柔軟に管理できる状態に近づくための教育の必要性を測定

このアセスメントツールは，看護師長としての役職を担う皆様の教育の必要性の高さと学習を要する側面を把握するためのものです。

日々，あなたが行っている職業活動を振り返り，該当する番号に○をつけてください。

	非常に当てはまる	かなり当てはまる	やや当てはまる	ほとんど当てはまらない
Ⅰ．スタッフの教育に取り組むとともに自らも学習する				
1. 途中経過を見守りながら継続的にスタッフを指導している	1	2	3	4
2. 問題に直面しているスタッフには細かく指導している	1	2	3	4
3. 指導の根拠をスタッフに説明している	1	2	3	4
4. スタッフが看護上の問題に気づけるよう意図的に質問している	1	2	3	4
5. 研修や学会への参加をスタッフに勧めるとともに自らも参加している	1	2	3	4
Ⅱ．勤務や業務を公平かつ適切に管理する				
6. 部署の業務量に応じて勤務者の人数を変更している	1	2	3	4
7. 時間外勤務を適正に承認している	1	2	3	4
8. スタッフの能力に応じて業務を割り当てている	1	2	3	4
9. 部署の忙しさに応じて業務を調整している	1	2	3	4
10. 部署の状況を把握したうえで病床を管理している	1	2	3	4
Ⅲ．部署の目標達成に向けてスタッフと計画を立案・実施・評価する				
11. 部署の目標設定に向けてスタッフと話し合っている	1	2	3	4
12. 部署の目標をスタッフに明確に伝えている	1	2	3	4
13. スタッフと相談しながら部署の年間計画を立案している	1	2	3	4
14. 部署の年間計画についてスタッフに説明している	1	2	3	4
15. スタッフと部署の目標達成度について振り返りを行っている	1	2	3	4
Ⅳ．スタッフを巻き込みながら業務改善に積極的に取り組む				
16. 新たな試みをスタッフに提案している	1	2	3	4
17. 定期的に業務を見直している	1	2	3	4
18. スタッフに業務改善への協力を呼びかけている	1	2	3	4
19. 業務改善に自らも率先して取り組んでいる	1	2	3	4
20. 業務改善に対するスタッフの取り組みを承認している	1	2	3	4
Ⅴ．部署の責任者としてスタッフを擁護する				
21. 医師とのトラブルが起きた時には仲介している	1	2	3	4
22. 病院や医師からスタッフへの無理な要求を阻止している	1	2	3	4
23. 患者や家族からの苦情をスタッフ任せにせず自ら対応している	1	2	3	4
24. スタッフが業務過多に陥らないよう必要な時には手伝っている	1	2	3	4
25. 常にスタッフを守るという姿勢を示している	1	2	3	4
Ⅵ．職種，職位，立場の異なる相手と調整を図る				
26. 看護の視点に立って医師と意見交換している	1	2	3	4
27. 部署の意見を主張するとともに他部署や他部門の意見も受け入れている	1	2	3	4
28. 看護部長の考えを分かりやすくスタッフに説明している	1	2	3	4
29. スタッフの意見を組織に伝えている	1	2	3	4
30. スタッフの意見や考えを十分に聞き話し合っている	1	2	3	4
Ⅶ．スタッフ個々を積極的に承認し励ます				
31. スタッフ一人ひとりをほめている	1	2	3	4
32. スタッフの些細な変化も見逃さずに励ましている	1	2	3	4
33. スタッフの長所を見つけて本人に伝えている	1	2	3	4
34. 業務遂行に対する期待をスタッフに伝えている	1	2	3	4
35. スタッフと積極的に交流をもち理解するように努めている	1	2	3	4

注：この尺度の使用許諾の手続きは，365 から 366 頁を参照

図 5-23　教育ニードアセスメントツール―看護師長用―

する。

　下位尺度Ⅲは，【部署の目標達成に向けてスタッフと計画を立案・実施・評価する】であり，5項目から構成される。これら5項目は，担当部署の計画を，スタッフとともに計画的に展開できる状態に近づくための教育の必要性を測定する。

　下位尺度Ⅳは，【スタッフを巻き込みながら業務改善に積極的に取り組む】であり，5項目から構成される。これら5項目は，スタッフの協力をうまく引き出し一緒に業務改善を推進できる状態に近づくための教育の必要性を測定する。

　下位尺度Ⅴは，【部署の責任者としてスタッフを擁護する】であり，5項目から構成される。これら5項目は，理不尽な要求や叱責，業務過重などからスタッフを保護し安全を確保できる状態に近づくための教育の必要性を測定する。

　下位尺度Ⅵは，【職種，職位，立場の異なる相手と調整を図る】であり，5項目から構成される。これら5項目は，看護師長が，どのような相手に対しても自己の要求や意見を協調的に主張し話し合える状態に近づくための教育の必要性を測定する。

　下位尺度Ⅶは，【スタッフ個々を積極的に承認し励ます】であり，5項目から構成される。これら5項目は，スタッフ個々への支持をあらゆる機会を通して伝え，意欲を喚起できる状態に近づくための教育の必要性を測定する。

❷ 作成過程（図5-24）

■▶望ましい状態の解明

　「教育ニードアセスメントツール―看護師長用―」の開発に向け，初めに，質的帰納的研究[3]を行った。この研究は，看護師長が知覚する看護師長としての望ましい状態の解明を目指し，Berelson, B. の方法論を参考にした看護教育学における内容分析を用いた。研究対象は，全国の病院に就業する看護師長1,221名であった。看護師長の望ましい行動を問う自由回答式質問を含む質問紙を送付し，615名（回収率50.4%）から返送があり，このうち，自由回答式質問に回答した看護師長335名の記述をデータとした。分析の結果，望ましい行動25が明らかになり，その考察を通して，看護師長固有の望ましい状態を表す7側面が明らかになった。

②▶尺度の構成

1）質問項目の作成・尺度化とレイアウト

　尺度の構成に向け，第1に，看護師長固有の望ましい状態を表す7側面を測定する各下位尺度が8項目から構成されるように，合計56質問項目を作成した。

　第2に，各質問項目を4段階リカート法により尺度化した。各質問項目の選択肢は，「非常に当てはまる（1点）」，「かなり当てはまる（2点）」，「やや当てはまる（3点）」，「ほとんど当てはならない（4点）」とした。このアセスメントツールの得点は，看護師長としての望ましい状態と現状の乖離の程度を表し，総得点の高い看護師長ほど，看護師長としての望ましい状態から遠いことを表す。

```
┌─────────────────────────────────────────────────────────────┐
│          ┌─────────────────────────────────────┐            │
│          │   看護師長固有の望ましい状態を表す7側面   │            │
│          ├─────────────────────────────────────┤            │
│          │【スタッフの教育に取り組むとともに自らも学習する】│
│          │【均質な看護の提供に向け勤務や業務を管理する】  │
│          │【部署の目標達成に向けスタッフと計画を立案・実施・評価する】│
│          │【スタッフを巻き込みながら業務改善に積極的に取り組む】│
│          │【部署の責任者としてスタッフを擁護する】      │
│          │【職種,職位,立場の異なる相手と調整を図る】    │
│          │【スタッフ個々を積極的に承認し励ます】        │
│          └─────────────────────────────────────┘            │
│                         ↓                                    │
│   56質問項目からなる「教育ニードアセスメントツール―看護師長用―」の作成│
│                                                              │
│                         ← 専門家会議とパイロットスタディによる │
│   1次調査の実施 →          内容的妥当性の検討                  │
│                         ← 項目分析による質問項目の選択         │
│                                                              │
│   35質問項目からなる「教育ニードアセスメントツール―看護師長用―」の作成│
│                                                              │
│                         ← クロンバックα信頼性係数の算出による  │
│                            内的整合性の検討                   │
│   2次調査の実施 →       ← 因子分析による構成概念妥当性の検討    │
│   (再テスト法)          ← 再テスト法による安定性の検討         │
│                                                              │
│        「教育ニードアセスメントツール―看護師長用―」の完成       │
└─────────────────────────────────────────────────────────────┘
```

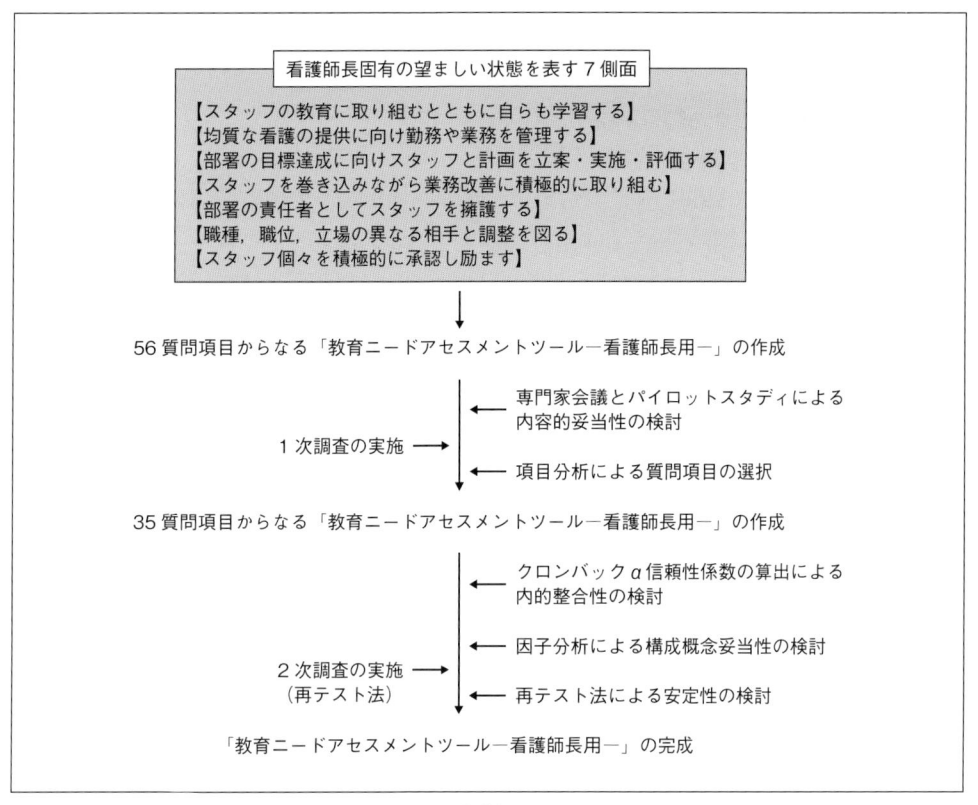

図5-24 「教育ニードアセスメントツール―看護師長用―」の作成過程

　第3に,56質問項目を下位尺度ごとに配置した。
　第4に,下位尺度ごとに配置した質問項目の冒頭に下位尺度名を提示した。これは,このアセスメントツールの下位尺度得点が教育を要する側面を特定するために重要な機能を果たし,下位尺度名が教育を要する側面を表すためである。

2) 専門家会議とパイロットスタディによる尺度の修正

　アセスメントツールの内容的妥当性を検討するため,専門家会議を開催した。出席者は,看護師長4名,看護管理の専門家1名,看護教育学研究者2名であった。7下位尺度56質問項目の内容の妥当性,表現の明確性,回答のしやすさ,尺度構成の適切性を検討した。会議の結果をもとに,回答のしやすさを考慮し文字のサイズを調整した。

　次に,専門家会議を経て修正したアセスメントツールを用いて,その内容的妥当性を検討するために,看護師長74名を対象にパイロットスタディを行った。その結果,返送のあった56名(回収率75.7%)全員が全質問項目に回答しており,56質問項目が看護師長にとって回答可能であることを確認した。また,回答には,4段階全ての選択肢が用いられており,選択肢が適切に設定され,かつ識別力をもつことを確認した。

　以上の結果に基づき,作成したアセスメントツールが内容的妥当性を確保していると判断した。

3) 質問項目の選択とアセスメントツールの信頼性・妥当性の検討に向けた1次調査と2次調査

適切な質問項目の選定とアセスメントツールの信頼性・妥当性の検討に向け，1次調査と2次調査を実施した．1次調査は，適切な質問項目の選択，内的整合性と構成概念妥当性の検討を目的とした．対象は，無作為抽出した全国の病院435施設のうち，看護管理責任者の承諾を得た154施設に就業する看護師長1,117名であった．質問紙は，看護管理責任者を通じて配布し，対象者が返信用封筒を用いて個別に投函する方法を用いて回収した．返送された質問紙は611部（回収率54.7％）であり，このうち全質問項目に回答があり，かつ，特性調査紙の設問4分の3以上[4]に回答のあった有効回答426部にパイロットスタディの有効回答48部を加えた474部を分析対象とした．

質問項目の選択に向けて，各質問項目を除外した場合のクロンバックα信頼性係数（以下，α係数）の変化の検討，I-T（項目－全体）相関分析，項目間相関係数の算出，因子分析を行った．得点分布を検討するために，各質問項目の天井効果と床効果を確認し，分布に歪みがあると考えられる6項目を除外した．また，項目間相関係数を算出し，他の項目との間に0.70以上の相関係数が認められた質問項目の組み合わせがあることを確認し，その一方を削除した．さらに，I-T（項目－全体）相関係数を算出し，0.37から0.71の範囲であり（$p<0.05$），削除する質問項目がないことを確認した．加えて，因子分析を行い，最終的に全体を35質問項目，各下位尺度が5質問項目から構成されることを目指し，各下位尺度のうち同一の因子に最も高い因子負荷量を示していない質問項目，あるいはいずれの因子に対しても因子負荷量が0.30未満であった質問項目を削除した．そして，除外する質問項目によって生じる因子構造の変化を確認する手続きを繰り返した．この際，同一因子への因子負荷量が低い質問項目であっても下位尺度を問う内容として欠くことができないと判断した場合には，除外しなかった．最終的には，各下位尺度を構成する質問項目数が5となるように，合計35質問項目を選定した．

また，2次調査は，安定性の検討を目的とした．対象は，便宜的に抽出した21病院に就業する看護師長156名であった．1次調査と同様に郵送法を用いて質問紙を配布，回収し，再テスト法を実施した．2回の調査とも全質問項目に回答のあった43名のデータを分析対象とし，総得点の相関係数を算出した．

③ 信頼性と妥当性

1 ▶ 信頼性

「教育ニードアセスメントツール―看護師長用―」の内的整合性を検討するために，α係数を算出した．その結果，尺度全体のα係数は0.94，各下位尺度のα係数は0.72から0.89の範囲にあった（表5-23）．また，「教育ニードアセスメントツール―看護師長用―」の安定性を検討するために，再テスト法を用いて総得点の相関係数を算出した結果，相関係数は，0.72（$p<0.001$）であった．これらは，「教育ニードアセスメントツール―看護師長用―」が尺度全体および下位尺度ともに信頼性を確保していることを示す．

表5-23 「教育ニードアセスメントツール―看護師長用―」およびその下位尺度の対応質問項目・クロンバックα信頼性係数

尺度・下位尺度		対応質問項目	α係数
「教育ニードアセスメントツール―看護師長用―」		1～35	0.94
下位尺度Ⅰ	【スタッフの教育に取り組むとともに自らも学習する】	1～5	0.72
下位尺度Ⅱ	【勤務や業務を公平かつ適切に管理する】	6～10	0.79
下位尺度Ⅲ	【部署の目標達成に向けてスタッフと計画を立案・実施・評価する】	11～15	0.89
下位尺度Ⅳ	【スタッフを巻き込みながら業務改善に積極的に取り組む】	16～20	0.84
下位尺度Ⅴ	【部署の責任者としてスタッフを擁護する】	21～25	0.76
下位尺度Ⅵ	【職種,職位,立場の異なる相手と調整を図る】	26～30	0.83
下位尺度Ⅶ	【スタッフ個々を積極的に承認し励ます】	31～35	0.87

2 ▶ 妥当性

　前述したとおり,専門家会議およびパイロットスタディを実施し,それらの結果に基づいて質問項目やレイアウトの検討と修正を行い,「教育ニードアセスメントツール―看護師長用―」を作成した。これらの過程は,この尺度が必要な手続きを経て内容的妥当性を確保していることを示す。

　これを前提として,構成概念妥当性を検討するために看護師長474名のデータを用いて最尤法プロマックス回転による因子分析を行い,固有値1以上の因子を抽出した。その結果,7因子が抽出された。これら7因子の因子間相関係数は,0.41から0.65の範囲にあった。適合度検定の結果は,満足な値[5]を示した(RMSEA＝0.04)。

　7下位尺度のうち,5下位尺度を構成する5項目は,同一の因子に0.3以上の因子負荷量を示し,しかもそれが他の因子に示す因子負荷量に比べ,最も高い因子負荷量を示した。また,下位尺度Ⅰは,これを構成する5質問項目のうち,4質問項目が同一因子に0.5以上の最も高い因子負荷量を示した。残る1質問項目は,他の因子に最も高い因子負荷量を示し,その値は,0.23であった。下位尺度Ⅵは,これを構成する5質問項目のうち,4質問項目が同一因子に0.4以上の最も高い因子負荷量を示した。残る1質問項目は,他の因子に最も高い因子負荷量を示し,その値は,0.49であった。これらの結果に基づき,「教育ニードアセスメントツール―看護師長用―」が構成概念妥当性を概ね確保していると判断した。

4 活用方法

1 ▶ 測定の方法

　「教育ニードアセスメントツール―看護師長用―」の回答者は,病院に就業する看護師長である。院内教育担当者は,看護師長を対象として「教育ニードアセスメントツール―看護師長用―」を用い,データを収集する。収集したデータを分析,診断することにより,対象とした看護師長の教育の必要性の高さと看護師長としての望ましい状態に近づく

ためにどのような側面の教育がどの程度必要なのかを特定できる。院内教育担当者は，調査の実施に先立ち，対象となる看護師長に対し，結果を教育プログラムの立案や改善に用いること，無記名で調査することを説明する必要がある。

　看護師長は，日々の職業活動を振り返り，各質問項目が示す行動にどの程度合致するのかを査定し，当てはまる選択肢を選び回答する。看護師長は，日々の職業活動を通して看護管理に疑問を感じたとき，看護師長として望ましい状態に近づいているかどうか判断できないとき，この尺度を用いて教育を要する側面を特定できる。

　「教育ニードアセスメントツール―看護師長用―」への回答には，約15分を要する。採点は，「非常に当てはまる」を1点，「かなり当てはまる」を2点，「やや当てはまる」を3点，「ほとんど当てはまらない」を4点とし，各下位尺度の得点を算出する。また，各下位尺度の得点を合計して尺度全体の総得点を算出する。

　各下位尺度の得点は5点から20点，総得点は35点から140点の範囲に分布する。

2 ▶ 測定結果の解釈

1) 得点の解釈

　「教育ニードアセスメントツール―看護師長用―」の各質問項目は，看護師長としての望ましい状態を表す。1点から4点を配する選択肢は，各質問項目が表す望ましい状態と現状の乖離の程度を示す。記入した○印が右寄りにまとまる，すなわち，得点が高くなるほど，看護師長としての望ましい状態に近づくための教育の必要性が高いことを意味する。また，「教育ニードアセスメントツール―看護師長用―」の総得点は，教育の必要性の全体的な傾向，各下位尺度の得点は，下位尺度の示す側面にかかわる教育の必要性を表す。

　例えば，ある病院に就業する看護師長を対象に測定した結果，下位尺度Ⅳ【スタッフを巻き込みながら業務改善に積極的に取り組む】の得点が低く，下位尺度Ⅰ【スタッフの教育に取り組むとともに自らも学習する】の得点が高かった場合を想定してみよう。これは，その病院に就業する看護師長がスタッフの協力をうまく引き出し一緒に業務を改善できており，下位尺度Ⅳの側面に関する教育の必要性が低いことを示す。しかし，スタッフ個々の職務満足度を高め自らキャリア開発に臨めるような職場環境の整備に困難を感じており，この側面に関する教育を提供する必要があることを示す。

2) 測定結果を解釈するための基礎資料

　院内教育担当者は，調査対象となった看護師長の教育の必要性の高さを把握したり，看護師長としての望ましい状態に近づくために教育を要する側面を特定したりする際に，「教育ニードアセスメントツール―看護師長用―」を活用できる。また，これを一定期間ごとに用い，その得点の推移を把握することを通して，教育の対象となる看護師長の教育の必要性の変化を理解できる。さらに，看護師長自身が，自己の状態と看護師長としての望ましい状態との乖離を客観的に把握し，学習を通して教育を要する側面の改善に取り組むことにも活用できる。

　以上を前提として，病院に就業する看護師長474名を対象に行った調査に基づき，測

定結果を解釈するための基礎資料を提示する。

(1)参考データの対象特性(表5-24)

　調査対象となった看護師長の年齢は，平均48.8歳(SD 5.9)，看護師長経験年数は，平均6.4年(SD 5.1)，臨床経験年数は，平均25.5年(SD 6.5)であった。担当部署は，2つ以上の診療科の患者を中心とした病棟151名(31.9%)，1つの診療科の患者を中心とした病棟104名(21.9%)，介護・療養型病棟43名(9.1%)，手術室28名(5.9%)，集中ケアユニット14名(3.0%)，ホスピス／緩和ケア病棟3名(0.6%)，外来51名(10.8%)であった。

(2)測定結果と得点領域

　尺度の総得点は，35点から140点の範囲にあり，平均75.8点(SD 14.6)であった。また，各下位尺度の平均得点は，下位尺度Ⅰが11.6点(SD 2.4)，下位尺度Ⅱが10.5点(SD 2.8)，下位尺度Ⅲが11.2点(SD 3.3)，下位尺度Ⅳが11.2点(SD 2.7)，下位尺度Ⅴが9.6点(SD 2.5)，下位尺度Ⅵが10.7点(SD 2.7)，下位尺度Ⅶが11.1点(SD 2.9)であった。

　総得点および各下位尺度得点の平均値と標準偏差を用い，高得点，中得点，低得点の3領域を設定した(表5-25，図5-25)。高得点領域は[平均値＋1標準偏差]をこえた領域，中得点領域は[平均値－1標準偏差]以上[平均値＋1標準偏差]以下の領域，低得点領域は[平均値－1標準偏差]に満たない領域である。

表5-24　対象特性　　　　　　　　　　　　　　　　　　　　　　　　　　　　　　(n=474)

対象特性項目	範囲	平均値	標準偏差(SD)
年齢	32歳～69歳	48.8歳	5.9
看護師長経験年数	1年未満～26年	6.4年	5.1
臨床経験年数	8年～42年	25.5年	6.5
担当部署	2つ以上の診療科の患者を中心とした病棟 1つの診療科の患者を中心とした病棟 介護・療養型病棟 手術室 集中ケアユニット ホスピス／緩和ケア病棟 外来 その他・不明	151名(31.9%) 104名(21.9%) 43名(9.1%) 28名(5.9%) 14名(3.0%) 3名(0.6%) 51名(10.8%) 80名(16.8%)	

表5-25　「教育ニードアセスメントツール―看護師長用―」の総得点の領域

領域	総得点
高得点領域	91点以上
中得点領域	62点以上90点以下
低得点領域	61点以下

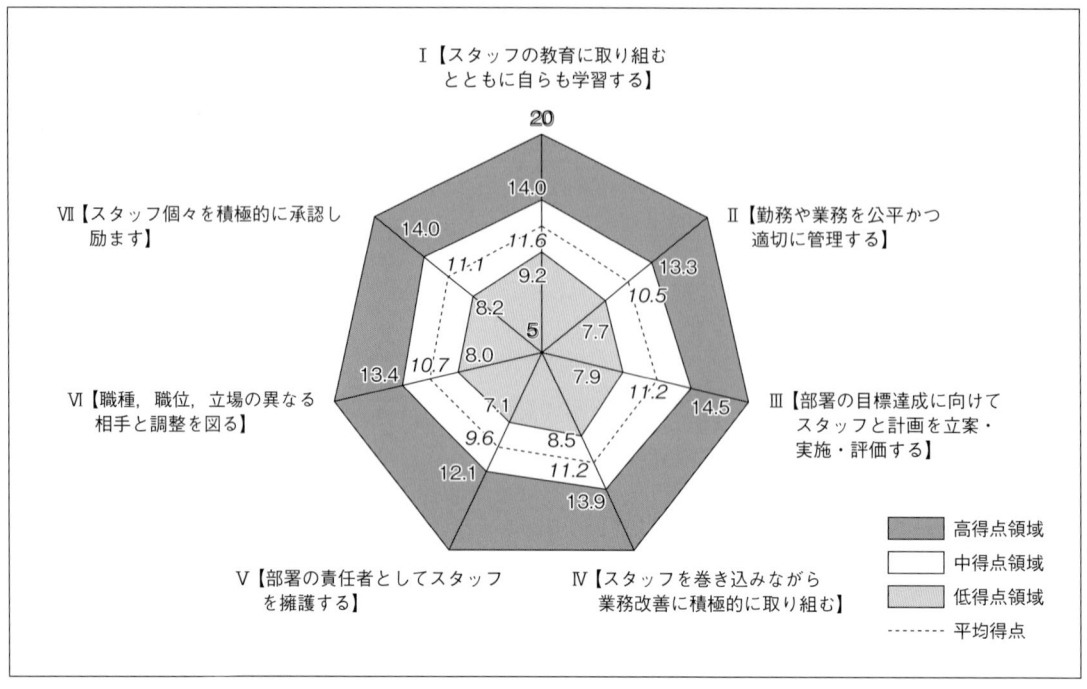

図5-25 「教育ニードアセスメントツール―看護師長用―」の下位尺度得点の領域

得点領域に着目することは，看護師長の教育の必要性に対する示唆を得るために有用であり，総得点に着目した場合，次の囲み欄に示したような示唆を得られる。

【総得点が高得点領域にある場合】
　総得点の平均値が91点以上，すなわち高得点領域にある看護師長は，教育の必要性が高く，看護師長としての望ましい状態に近づくために相当な教育を必要とする。
【総得点が中得点領域にある場合】
　総得点の平均値が62点以上90点以下，すなわち中得点領域にある看護師長は，教育の必要性が中程度であり，看護師長として平均的な状態にある。
【総得点が低得点領域にある場合】
　総得点の平均値が61点以下，すなわち低得点領域にある看護師長は，教育の必要性が低く，看護師長としての望ましい状態にある。

---

(3) 測定結果の解釈の具体例

「教育ニードアセスメントツール―看護師長用―」を用いる院内教育担当者は，臨床経験年数，看護師長経験年数などの別に，対象とした看護師長のアセスメントツール総得点の平均値と各下位尺度得点の平均値を算出する。総得点の平均値に基づき，調査対象となった看護師長の教育の必要性の高さを把握できる。また，各下位尺度の平均値に基づき，看護師長としての望ましい状態に近づくために教育を必要とする側面を特定できる。例えば，A病院の看護師長25名を対象に測定した結果，総得点の平均値が中得点領域に

位置し，下位尺度Ⅲ【部署の目標達成に向けてスタッフと計画を立案・実施・評価する】の平均値が高得点領域にある場合を想定してみよう。

　総得点の平均値が中得点領域にあるという結果は，A病院の看護師長25名の教育の必要性が平均的な状態にあることを示す。しかし，下位尺度Ⅲの得点の平均値が高得点領域にあるという結果は，看護師長が，担当部署の目標達成をめざし，スタッフとともに計画を展開するための教育を必要とすることを意味する。また，これに関する教育を提供することにより，看護師長25名はさらに看護師長としての望ましい状態に近づくことを示す。A病院の教育担当者は，これらの結果をもとに，次のような研修を企画できる。例えば，1日の研修のうち，午前に，看護師長25名の教育ニードの診断結果を報告する。続いて，いくつかのグループに分かれ，【部署の目標達成に向けてスタッフと計画を立案・実施・評価する】ことを困難にする原因を検討し，発表する。午後には，個別の状況に応じて部署の目標達成に向けてスタッフと計画を立案・実施・評価するための方策についてグループごとに討議する。その後，討議内容を発表して全体が共有する。

　また，研修終了後，一定の期間を置き，再度「教育ニードアセスメントツール―看護師長用―」を用いて教育ニードを調査し，前回の得点との比較を通して，対象とした看護師長の教育ニードが，どの程度充足されたのか，どの程度看護師長としての望ましい状態に近づけたのかを把握できる。

3 ▶ 限界と留意点

　「教育ニードアセスメントツール―看護師長用―」は，院内教育担当者が，調査対象となった看護師長の教育の必要性の高さを把握し，看護師長としての望ましい状態に近づくために必要な教育の側面を特定する際に活用できる。また，院内教育担当者がどのような教育を提供する必要があるのか，看護師長自身がどのような学習を行えば望ましい状態に近づけるのか，優先順位の高い側面を特定したいと思ったときに活用できる。

　なお，このアセスメントツールの質問項目は，多様な部署を担当する看護師長を対象とした研究成果に基づき作成されている。そのため，担当部署によって，「この質問項目には回答できない」と感じる項目が含まれている可能性がある。

◆ 関連論文
1. 「教育ニードアセスメントツール―**看護師長用**―」の開発過程に関する研究
    - 森山美香，舟島なをみ他：看護師長としての望ましい行動―看護師長の知覚を通して．看護教育学研究，24(1)：57-68，2015.
    - 森山美香，舟島なをみ他：教育ニードアセスメントツール（看護師長用）の開発―信頼性と妥当性の検証．第34回日本看護科学学会学術集会講演集，p.235，2014.
        →この文献投稿後，因子分析による下位尺度や結果の解釈方法の検討に向けデータを精査したため，本書掲載のデータ数は，文献と異なる。

◆ 使用許諾の手続き
　「教育ニードアセスメントツール―看護師長用―」の使用許諾の手続きは，365から366頁を参照

● 引用文献
　1）山本雅子他：病院看護職における新任中間管理者の職務動機づけに影響する要因．日本職業・災害

医学会会誌，61(1)；62-68，2013．
2）舟島なをみ：看護教育学研究の累積による看護継続教育の実現．看護教育学研究，14(2)；1，2005．
3）森山美香，舟島なをみ：看護師長としての望ましい行動―看護師長の知覚を通して．看護教育学研究，24(1)；57-68，2015．
4）辻新六他：アンケート調査の方法―実践ノウハウとパソコン支援．p.145，朝倉書店，1987．
5）朝野熙彦他：入門共分散構造分析の実際．p.120，講談社，2005．

F 研修を測定する

I 研修過程評価スケール ―院内教育用―
Teaching-Learning Process Evaluation Scale for In-Service Education

1 概要

1 ▶ 特徴

　院内教育は，各病院の教育担当師長や教育委員など教育を担当する看護師によって担われており，これらの看護師はその企画，運営に携わることに加え，研修の講師すなわち教授者の役割を担うこともある。また，教育委員会などの依頼を受け，認定看護師，専門看護師あるいは一定の経験を重ねた看護師がこの役割を担うこともある。研修の教授者の役割を担った看護師の多くは，果たして自分が提供した研修はこれでよいのか，よりよい研修を提供するためにどうすればよいのかと思い悩んだ経験をもっている。

　「研修過程評価スケール―院内教育用―」（Teaching-Learning Process Evaluation Scale for In-Service Education）（図5-26）は，研修に参加した看護師が評価者となり，その過程（以下，研修過程）を評価し，研修の教授者の役割を担った看護師がその結果を解釈し，自己の教授活動の改善に役立てられるという機能をもつ尺度である。

　尺度の構成概念は，院内教育として提供される研修過程の質である。院内教育として提供される研修は，企画，成果，過程の3側面から評価する必要がある。企画の評価は，研修目的や内容，講師や受講条件，開始終了時間や会場など企画段階に決定され，研修開始後には変更が不可能な側面に焦点を当てる。成果の評価は，参加者の知識の獲得や技術の修得，態度や行動の変容など研修の目標達成度に焦点を当てる。これに対して，過程の評価は，研修を提供する教授者と参加者の相互行為に焦点を当てる。そのため，過程の評価は，研修の過程を通して教授者が展開する教授活動の改善に直接的に結びつく結果を提供する。

　「研修過程評価スケール―院内教育用―」は，看護師が研修過程を評価する基準を質的帰納的に解明し，それに基づき質問項目を作成した尺度である。すなわち，この尺度の質問項目は，院内教育に参加した看護師の生の声を反映した評価基準に基づき作成されている。そのため，教授者は，尺度を用いて参加者から評価を受け，その結果に基づき教授活動を改善することにより，参加者の要望を充足した研修へと近づけることができる。参加者の要望を充足した研修は，参加者の満足度[1]を高め，さらに，研修の目標である知識の獲得や技術の修得，態度や行動の変容を促進する。

　「研修過程評価スケール―院内教育用―」は，院内教育として提供される研修過程の評価を通して，研修の教授者の役割を担う看護師の教授活動の質改善に活用できる。その結果として，研修の成果である目標達成度を向上させ，研修全体の質を向上させる。

この尺度は，研修に参加した皆様から本日の研修を評価していただくためのものです。
評価していただいた結果は，研修を担当した講師が，教授活動を改善していくために活用させていただきます。本日の研修について，あなたの感じたままをお答えください。

※該当する番号に○をつけてください。

	非常に当てはまる	かなり当てはまる	わりに当てはまる	あまり当てはまらない	全く当てはまらない
1. 研修の目的は明確であった	5	4	3	2	1
2. 研修の目的と内容は一致していた	5	4	3	2	1
3. 研修の内容は過不足なく厳選されていた	5	4	3	2	1
4. 看護実践に活用できる内容であった	5	4	3	2	1
5. 臨床の現状に合う内容であった	5	4	3	2	1
6. 研修の内容は一貫しており順序立てて整理されていた	5	4	3	2	1
7. グループワークや技術演習など主体的に参加できる活動があった	5	4	3	2	1
8. 一方的な説明だけでなく質問などのやりとりもあった	5	4	3	2	1
9. 質問や発言がしやすい研修であった	5	4	3	2	1
10. 抽象論に終始することなく具体的な説明があった	5	4	3	2	1
11. 実践例や事例なども取り入れられた研修であった	5	4	3	2	1
12. パワーポイントや配布資料を読みあげるだけでなく説明が加えられていた	5	4	3	2	1
13. パワーポイントや配布資料の内容と説明にくい違いはなかった	5	4	3	2	1
14. 配布資料などの教材は多すぎることも少なすぎることもなかった	5	4	3	2	1
15. 実物を見せたり写真や動画を取り入れるなど工夫された教材が用いられていた	5	4	3	2	1
16. 使用された用語の難易度や専門性は高すぎることも低すぎることもなかった	5	4	3	2	1
17. なぜそうするのかなど実践の根拠も提示されていた	5	4	3	2	1
18. 講師は受講者の理解度を確認しながら研修を進めていた	5	4	3	2	1
19. 取り組んだ課題や成果に対して講師から助言が得られた	5	4	3	2	1
20. 目標達成に向けて講師や研修担当者から十分な支援があった	5	4	3	2	1
21. 講師の声や話す速度は聞き取りやすかった	5	4	3	2	1
22. 講師の話し方は単調でなくメリハリがあった	5	4	3	2	1
23. 講師が十分に準備していることが伝わる研修であった	5	4	3	2	1
24. 講師は受講者やその所属組織を尊重した態度で研修を展開していた	5	4	3	2	1
25. 講師の熱意が伝わる研修であった	5	4	3	2	1
26. 受講前後に取り組む課題の量は多すぎることも少なすぎることもなかった	5	4	3	2	1
27. 参考文献など自己学習に活用できる情報の提供があった	5	4	3	2	1
28. 時間配分は適切であった	5	4	3	2	1
29. 時間通りに開始し，終了した研修であった	5	4	3	2	1
30. 室温や照明などの環境は適切であった	5	4	3	2	1
31. 受講者の緊張をやわらげるように配慮された研修であった	5	4	3	2	1
32. 学習の機会が平等に得られるように配慮された研修であった	5	4	3	2	1
33. 他の受講者の意見を知る機会がある研修であった	5	4	3	2	1
34. 終了後に回答するアンケートの必要性を理解できる説明があった	5	4	3	2	1

注：この尺度の使用許諾の手続きは，365 から 366 頁を参照

図 5-26　研修過程評価スケール―院内教育用―

2 ▶ 構成

「研修過程評価スケール―院内教育用―」は，34質問項目から構成される（図5-26）。

② 作成過程（図5-27）

1 ▶ 研修過程を評価する基準の解明

「研修過程評価スケール―院内教育用―」の開発に向け，初めに，看護師が研修過程を評価する基準を解明する必要があった。この目的の達成を目指し，次のように質的帰納的研究[2]を実施した。全国の病院に所属する看護師1,477名を対象に質問紙調査を行い，看護師が「よいと思う研修」と「よくないと思う研修」に関する自由回答式質問への回答をデータとして収集した。877名（回収率59.4％）から返送があり，そのうち有効回答823を分析した。分析の結果，看護師が院内教育として提供される研修を評価する視点32カテゴリが明らかになった。さらに，これらの32カテゴリを文献と照合し評価の側面別に分類した結果，研修の過程を評価する基準23カテゴリが導出された。

2 ▶ 尺度の構成

1）質問項目の作成・尺度化とレイアウト

尺度の構成に向け，第1に，看護師が研修の過程を評価する基準23カテゴリを用いて33質問項目を作成した。その際，各基準が示す内容を複数に分離した方が，評価結果を

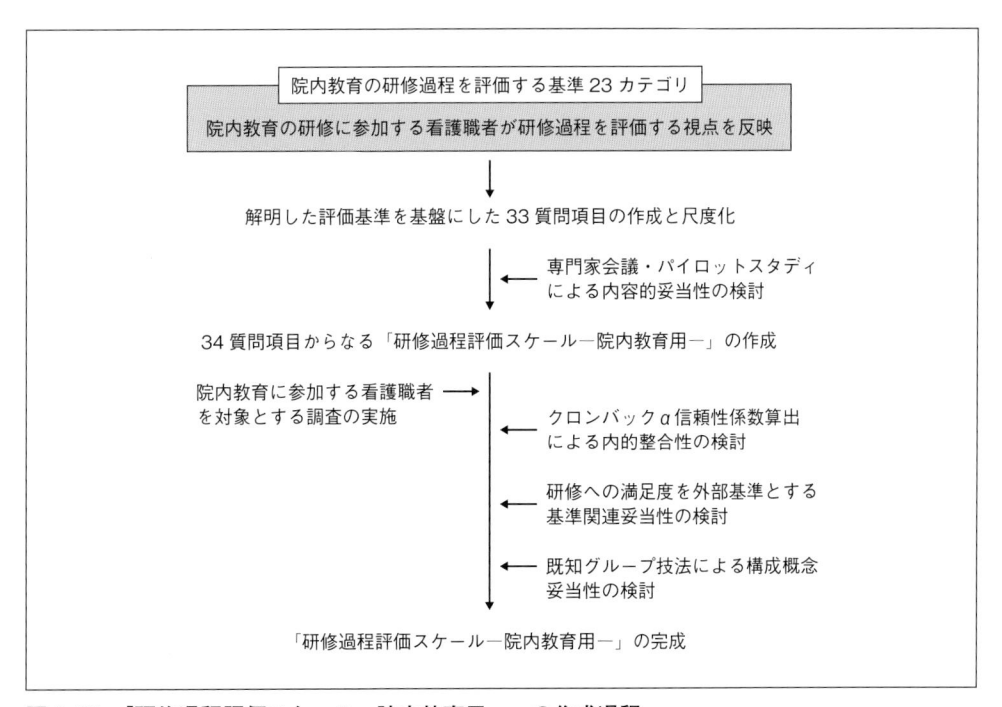

図5-27 「研修過程評価スケール―院内教育用―」の作成過程

教授活動の改善に活用できると判断した場合には，1基準から複数の質問項目を作成した。

第2に，各質問項目を5段階リカート法により尺度化した。各質問項目の選択肢は，「非常に当てはまる(5点)」，「かなり当てはまる(4点)」，「わりに当てはまる(3点)」，「あまり当てはまらない(2点)」，「全く当てはまらない(1点)」とした。

第3に，回答しやすさを考慮し，質問項目を配置した。

2) 専門家会議とパイロットスタディによる尺度の修正

尺度の内容的妥当性を検討するため，専門家会議を2回開催し，質問項目の内容の妥当性，表現の適切性，追加すべき質問項目等を検討した。第1回の出席者は，研修参加者の立場にある臨床経験4年から10年の看護師3名，院内教育の教授者経験をもつ看護師2名であった。会議の結果をもとに，回答者が質問内容を理解しやすいように一部の表現を修正した。また，開始，終了時間の厳守に関する新たな質問項目を作成し追加した。第2回専門家会議の出席者は，臨床経験2年から3年の看護師3名であり，修正を加えた34質問項目の内容の妥当性，表現の適切性等を検討した。会議の結果をもとに1項目の表現をわかりやすく修正した。

次に，尺度の内容的妥当性を検討するために便宜的に抽出した3病院の院内教育参加者134名を対象にパイロットスタディを実施した。その結果，回答した111名中100名(90.1%)が全質問項目に回答していた。無回答のあった質問項目は34項目中12項目であった。無回答のあった質問項目に関し，該当する研修の特徴や回答者の回答状況を検討した。その結果，質問項目への回答が研修の特徴に多少の影響を受けるものの，回答が可能であることを確認した。また，5段階の選択肢は，すべてに回答があり，選択肢が適切に設定されかつ識別可能な表現であることを示した。

3 信頼性と妥当性

尺度の信頼性と妥当性の検討に向け，調査を実施した。対象は，便宜的に抽出し，研究協力への承諾が得られた12病院の院内教育として提供された23研修の教授者23名と参加者642名であった。研修の教授者には，予め研究協力を依頼し，承諾を得た。質問紙は，研究者が研修当日に各病院を訪問し，研修の参加者に直接研究協力を依頼し，配布した。回収は，回収用の箱等を用いて行った。質問紙の回収数は493部(回収率76.8%)であり，有効回答454部を分析対象とした。

1 ▶ 信頼性

「研修過程評価スケール―院内教育用―」の内的整合性を検討するために，看護師454名のデータを用いてクロンバックα信頼性係数(以下，α係数)を算出した。その結果，α係数は，0.96であった。この結果に基づき，尺度が内的整合性による信頼性を確保していると判断した。

2 ▶ 妥当性

「研修過程評価スケール―院内教育用―」の内容的妥当性，基準関連妥当性，構成概念妥当性を検討した。前述したとおり，「研修過程評価スケール―院内教育用―」は，専門家会議とパイロットスタディによる質問項目の検討と修正を経て作成されている。これは，この尺度が内容的妥当性を確保していることを示す。

これを前提として，基準関連妥当性と構成概念妥当性を次の通り検討した。

基準関連妥当性は，調査を通して得た参加者の研修への満足度に関するデータを得点化し，外部基準とし，この基準との相関を検討した。その結果，尺度の総得点と研修への満足度の相関係数は 0.64 ($p<0.001$) であった。

構成概念妥当性の検討は，既知グループ技法を用いて実施した。院内教育の研修過程の質に関する研究は存在しないため，継続教育の教授活動の質に関する先行研究の結果[3,4]に基づき，次に示す仮説を設定し，検証を試みた。

第1の仮説は，「院内教育の教授者経験がある看護職者が提供する研修の参加者は，経験がない看護職者が提供する研修の参加者よりも研修過程の質が高いと評価する」，第2の仮説は，「教授者として必要な教育を受けている看護職者が提供する研修の参加者は，教育を受けていない看護職者が提供する研修の参加者よりも研修過程の質が高いと評価する」である。

分析の結果，教授者経験のある看護職者が提供した研修の参加者の得点は，経験のない看護職者が提供した研修の参加者よりも有意に高かった。また，教授者経験をもち，教授者として必要な教育を受けている看護職者が提供した研修の参加者の得点は，教授者経験をもつが必要な教育を受けていない教授者の提供した研修の参加者よりも有意に高かった。これらは，仮説1および2が支持されたことを示す。

以上の結果に基づき，「研修過程評価スケール―院内教育用―」が，基準関連妥当性，構成概念妥当性を概ね確保していると判断した。

④ 活用方法

1 ▶ 測定の方法

1）実施時期

「研修過程評価スケール―院内教育用―」は，研修の教授者の役割を担う看護師が，評価の結果を解釈して教授活動を改善するために活用する尺度である。そのため，教授者が「教授活動を改善したい」と思ったその時が，尺度を用いた評価の実施時期である。

院内教育の場合，教授者が研修を担当する状況は多様である。例えば，1年に1回のみ研修を担当する場合や1年に複数回担当する場合などがある。また，翌年も同じ研修を担当する場合もあれば，1年のみで終わる場合もある。

1年に複数回担当する，もしくは翌年も研修を担当する場合，教授者はその研修の終わりに参加者から評価を受けて，次回の研修に向けた教授活動の改善点を明確化できる。ま

た，数回からなる研修を担当する場合には，その中間の時点に評価を受けることにより，評価結果に基づき，それ以降の研修を改善できる。

　さらに，その研修が1回のみで完結する場合であっても，次に何かの研修を担当する機会に向けて評価結果に基づき，自己の教授活動の改善点を確認しておくことは重要であろう。加えて，院内教育の性質上，同じ内容の研修を翌年は別の看護師が担当する可能性がある。そのような場合には，評価結果とそれに伴う改善点の明確化が，次年度の担当者にとって重要な資料となる。

2) 参加者への協力依頼および配布と回収

　研修評価の目的は，研修の質改善であり，正確な評価結果を得るためには，研修に参加した看護師が率直に回答できる環境を整える必要がある。まず，回答は任意であり，匿名性を保証すること，回答の有無が業務の評価等に影響することはないことを説明する。また，研修評価の目的をわかりやすく説明し，必要性の十分な理解を促す。このことは，回答を任意としてもなお，より多くの参加者から協力を得ることにつながる。さらに，参加者が質問内容を理解し，十分に考えて回答できるように回答時間を10分程度確保する。尺度の回収は，会場の出口などに回収用の箱を設置するなどして個人が特定されない方法により行う。

3) 採点方法

　採点は，「非常に当てはまる」を5点，「かなり当てはまる」を4点，「わりに当てはまる」を3点，「あまり当てはまらない」を2点，「全く当てはまらない」を1点とし，各質問項目の得点を合計して総得点を算出する。「研修過程評価スケール─院内教育用─」の総得点は，34点から170点の範囲に分布する。

　「研修過程評価スケール─院内教育用─」は，研修の参加者が評価者となり評価した結果を教授者が解釈し，自己の教授活動改善に役立てられるという機能をもつ。そのため，教授者は，尺度の総得点のみではなく，質問項目ごとの得点を解釈する必要がある。そこで，質問項目ごとの平均得点と全質問項目の平均値（質問項目ごとの平均得点の平均値）を算出する。全質問項目の平均値は，これを基準として各質問項目の得点を他の項目と相対的に比較し解釈するために使用できる。

2 ▶ 測定結果の解釈

1) 得点の解釈

　「研修過程評価スケール─院内教育用─」は，得点が高くなるほど研修の参加者が研修の過程をよりよいと評価していることを意味する。総得点の平均値は，その研修に対する参加者の評価の全体的な傾向を表している。

　前述したとおり，「研修過程評価スケール─院内教育用─」は，研修参加者が評価者となり評価した結果を研修の教授者が解釈し，自己の教授活動改善に役立てられるという機能をもつ。そのため，各質問項目の得点の解釈が最も重要である。質問項目ごとの得点の高低は，参加者の評価が高い項目とそうでない項目を表しており，得点が低い項目はその項目に関わる教授活動が改善を必要としている可能性を示す。

質問項目ごとの得点は，例えば，次の3つの方法により解釈できる。第1は，5段階による選択肢の中間に位置づく3点を基準として解釈する方法である。第2は，「1▶測定の方法　3)採点方法」の項に示した全質問項目の平均値を基準として他の質問項目との比較により解釈する方法である。第3は，複数回の評価を実施した場合，前回の得点と比較し解釈する方法である。

　しかし，いずれの場合にも，研修の内容，目的，授業形態など各研修がもつ特徴により，得点が低くならざるをえず，得点の低さが改善の必要性を示していないと判断できる場合もある。

　例えば，参加者と対話しながら研修を進行し，視聴覚教材をほとんど使用しなかった研修の場合を想定してみよう。評価の結果，質問項目「15．実物を見せたり写真や動画を取り入れるなど工夫された教材が用いられていた」の得点が低かった。このような場合，参加者と対話しながらの進行が研修の目標達成に効果的だったと判断できれば，その研修に視聴覚教材を用いる必然性はなく質問項目15が示す内容の改善は必要ない。

　一方，講義のみの研修に対して質問項目「7．グループワークや技術演習など主体的に参加できる活動があった」の得点が低かったとしよう。研修の目標達成のためには，グループワークや演習ではなく講義という授業形態により展開する方が適切であると判断していたとする。しかし，講義のみの展開であっても，例えば，研修中の質問や取り上げた問題について参加者間で話し合う時間を設けるなど，主体的に参加できる活動を取り入れることができる。これは，質問項目7が示す内容に改善の余地があることを示す。

2)測定結果を解釈するための基礎資料

　「研修過程評価スケール－院内教育用－」は，院内教育の教授者の役割を担う看護師が自己の教授活動を改善するために活用する尺度であり，他の看護師が提供する研修と相対的に比較するために用いることは開発の直接的なねらいではない。そのため，研修ごとに5段階評価の中間に位置づく3点を基準とする，全質問項目の平均値を用いる，前回の得点と比較するといった解釈が適している。

　しかし，研修過程の質をより客観的に把握したいと考える教授者のために，ここでは，「研修過程評価スケール－院内教育用－」の作成過程を通して収集したデータ(12病院の院内教育として提供された23研修)の分析結果を示す。

(1)参考データの特性(23研修の概要)

　調査対象は，12病院の院内教育として提供された23研修であった。23研修の内容は，リーダー業務，看護過程，看護技術，医療安全等であった。参加者数は10名から60名，研修時間は45分から360分であった。研修の授業形態は講義，グループワークのみ，講義とグループワーク，演習の組み合わせなど多様であった。研修の教授者23名は，教育委員7名，教育担当師長4名，専門看護師2名，認定看護師4名，その他の看護師6名であった。23研修の参加者は総数642名であり，このうち全項目に回答した看護師454名のデータを分析対象とした。

(2)測定結果と得点領域

　参考データの「研修過程評価スケール－院内教育用－」の総得点は，55点から170点

の範囲にあり，平均133.6点(SD 21.8)であった。また，質問項目各々の平均得点は3.3点から4.3点の範囲にあり，全質問項目の平均値は3.9点(SD 0.2)であった。

総得点および全質問項目の平均値と標準偏差を用い，高得点，中得点，低得点の3領域を設定した(表5-26)。高得点領域は[平均値＋1標準偏差]をこえた領域，中得点領域は[平均値－1標準偏差]以上[平均値＋1標準偏差]以下の領域，低得点領域は[平均値－1標準偏差]に満たない領域である。

得点領域に着目することは，教授者が提供した研修過程の質に対し示唆を得るために有用であり，総得点に着目した場合，次の囲み欄に示したような示唆を得られる。

【総得点が高得点領域にある場合】
　総得点が156点以上，すなわち高得点領域にある研修は，参加者がよいと思う研修の基準に適合しており，参加者はその研修を高く評価している。

【総得点が中得点領域にある場合】
　総得点が112点以上155点以下，すなわち中得点領域にある研修は，参加者の評価が平均的な研修である。研修の特徴をふまえて各質問項目の得点を解釈し，改善の必要性がある内容を見極め，具体的な教授活動の改善方法を検討し，次の研修に取り入れることにより，参加者からの評価を向上できる。

【総得点が低得点領域にある場合】
　総得点が111点以下，すなわち低得点領域にある研修は，研修過程に対する参加者の評価が低い。中得点領域にある研修と同様に，研修の特徴をふまえて各質問項目の得点を解釈し，改善の必要性がある内容を見極め，具体的な教授活動の改善方法を検討し，次の研修に取り入れることにより，中得点領域，高得点領域への移行を期待できる。

---

(3) 測定結果の解釈の具体例

「2▶測定結果の解釈　1)得点の解釈」の項に示した各質問項目の得点の3つの解釈方法のうち，第1と第2の方法を用いた測定結果の解釈の具体例を示す。

研修A「糖尿病患者の看護」は，血糖マネジメントの基本的知識の修得を目的とした。参加者は20名，60分間の講義により実施された。「研修過程評価スケール－院内教育用－」総得点の平均は，129.9点であり，中得点領域に位置した。また，質問項目各々の平均得点は2.2点から4.5点の範囲にあり，全質問項目の平均値は3.9点であった。34質問項目のうち3.9点を下回った項目は，10項目であった(表5-27)。これは，研修過程の質改善に向けて，これらの項目の内容に関わる教授活動を改善する必要がある可能性を示

表5-26　「研修過程評価スケール－院内教育用－」の総得点と質問項目得点の領域

領域	総得点	質問項目得点
高得点領域	156点以上	4.1点以上
中得点領域	112点以上155点以下	3.8点以上4.0点以下
低得点領域	111点以下	3.7点以下

表 5-27　全質問項目の平均値を下回った項目と平均得点(研修 A)

質問項目	研修 A の平均
7. グループワークや技術演習など主体的に参加できる活動があった	2.3
8. 一方的な説明だけでなく質問などのやりとりもあった	3.2
9. 質問や発言がしやすい研修であった	3.1
11. 実践例や事例なども取り入れられた研修であった	3.4
19. 取り組んだ課題や成果に対して講師から助言が得られた	2.2
20. 目標達成に向けて講師や研修担当者から十分な支援があった	2.9
26. 受講前後に取り組む課題の量は多すぎることも少なすぎることもなかった	2.9
27. 参考文献など自己学習に活用できる情報の提供があった	3.3
33. 他の受講者の意見を知る機会がある研修であった	3.2
34. 終了後に回答するアンケートの必要性を理解できる説明があった	3.7

す。また、質問項目 7, 19, 20, 26 は、5 段階評価の中央に該当する 3 点を基準としても、これを下回っている。

　研修 A の教授者は、血糖マネジメントの基本的知識の修得という目的達成のため、授業形態として講義を選択した。質問項目「7. グループワークや技術演習など主体的に参加できる活動があった」の得点が低いことは当然とも言える。しかし、講義のみの研修であっても、主体的に参加できる活動を取り入れることはできる。例えば、参加者が血糖マネジメントについてこれまでにどのような問題にぶつかったかを考える時間をとり、数名に発表してもらうことなどができよう。他の平均得点を下回った項目をみると、「33. 他の受講者の意見を知る機会がある研修であった」があり、さらに各々が直面している問題について他の参加者と話し合う時間を数分間でも取り入れれば、2 つの項目が示す内容の改善につながる可能性が高い。

　また、項目「19. 取り組んだ課題や成果に対して講師から助言が得られた」「26. 受講前後に取り組む課題の量は多すぎることも少なすぎることもなかった」は、参加者が取り組む課題に関する項目である。研修 A の教授者は、事前課題を明確に提示していなかった。事前、事後の課題は、研修の目標達成という視点からその必要性を検討する必要があり、必ず課さなければならないものではない。しかし、事前課題の提示は、参加者が研修への準備状態を整えることを促す。例えば、研修の案内に「糖尿病の患者さんの血糖マネジメントについて病棟で困っていることやわからないことをひとつ以上考えてきてください」など、参加者が負担を感じない程度の課題を提示することもできる。これらの課題の提示は、それをきっかけとして、参加者の発言を促し、質問項目「8. 一方的な説明だけでなく質問などのやりとりもあった」「9. 質問や発言がしやすい研修であった」に関わる改善にもつながる可能性がある。

　このような修正を加え、次の研修を計画し、実施することを通して、参加者が満足する研修に近づいていく。

　なお、以上に述べた活用方法の内容は、第 2 章「Ⅳ-❻ 研修過程の評価」に「『研修過程評価スケール―院内教育用―』活用ガイド」(52 頁参照)として簡潔に解説している。また、活用ガイドは、「研修過程評価スケール―院内教育用―」を用いて評価活動をどの

ように行うかを具体的に提示している。そのため，スケールを用いた評価活動を実際に行う際には，この活用ガイドを参考にすることをお勧めする。

3 ▶ 限界と留意点

「研修過程評価スケール－院内教育用－」は，院内教育に参加する看護師が評価者となり，研修の過程を評価し，教授者の役割を担う看護師がその結果を解釈し，自己の教授活動の改善に役立てられるという機能をもつ尺度である。この尺度は，院内教育として提供される多様な研修に使用することを想定して作成した。そのため，講義に限らず，演習やグループワークを含めた多様な授業形態の研修評価に使用できる。しかし，授業形態の特徴により得点に差異が生じる可能性はある。例えば，質問項目「7．グループワークや技術演習など主体的に参加できる活動があった」などは，演習やグループワークの授業形態の場合には，当然高くなる。その逆に，講義のみの場合には低くなる可能性がある。「2 ▶ 測定結果の解釈」の項に述べたとおり，研修の目標達成に向けて特定の授業形態の選択が必然であった時には，その点を加味して得点を解釈する必要がある。「研修過程評価スケール－院内教育用－」を用いた評価は，あくまでも教授活動の改善を目指して行う。そのため，研修過程の質を示す総得点をめやすにしながらも，各質問項目の内容を研修の特徴に基づき解釈していくことが重要である。

また，「研修過程評価スケール－院内教育用－」は，研修の過程，すなわち参加者と教授者の相互行為に焦点を当てた尺度である。研修評価は，研修過程のほかに，研修の企画と研修の成果に焦点を当てた評価がある。研修は，あくまでも研修の成果である参加者の目標達成を目指す。研修の企画や過程の評価は，これらが成果に影響することを前提にしている。そのため，研修の成果が得られなければ，研修の企画や過程に対する参加者の評価が高くても，その研修の質が高いと判断することはできない。研修の成果は，各研修が設定した目標に基づき参加者の目標達成度を評価する必要がある。評価の方法は，設定された目標により異なる。また，研修の企画は，予め決定され，研修開始後には変更が不可能な側面であり，研修の過程と同様に参加者から評価を受ける。企画の評価には，第2章「Ⅳ-5 看護職者が研修を評価する基準とその側面」に示した32基準(47頁参照)のうち11の基準が活用できる。例えば，「研修の目的と内容は十分周知されていたか」「開催日時の設定は適切であったか」「会場の広さは適切であったか」「研修内容に対して講師は適切であったか」「学習ニードに合致した研修であったか」などを評価する。

企画，過程，成果の3側面の総合的な評価が，研修の質改善には必要である。

◆ 関連論文
1.「研修過程評価スケール－院内教育用－」の開発過程に関連する研究
- 山澄直美，舟島なをみ他：「研修過程評価スケール－院内教育用－」の開発．看護教育学研究，22(1)：25-40，2013．

◆ 使用許諾の手続き
「研修過程評価スケール－院内教育用－」の使用許諾の手続きは，365から366頁を参照

● 引用文献

1) Abruzzese, R. S.: Nursing Staff Development: Strategies for Success. 2nd ed., p. 248, Mosby Year Book Inc., 1996.
2) 山澄直美, 舟島なをみ他:「研修過程評価スケール－院内教育用－」の開発. 看護教育学研究, 22 (1); 25-40, 2013.
3) Viau, P. A.: Adult educational principles and strategies employed by nursing staff development educators within the hospital milieu: An exploratory study. The University of Connecticut, Ph. D., 1991.
4) Martin, S. J.: Self-assessment of present and required competencies by nurse educators in continuing education. The University of Akron, Ed. D., 1989.

用語解説 （用語解説の最後にある丸数字は，参照の章を示す）

院内教育
　組織の一員である看護職者が組織の目標達成に向け看護専門職者としての責務を遂行するために必要な能力の獲得・維持・向上とともに看護職者個々の教育ニード，学習ニードを充足することへの支援を目的とし，病院の教育担当者が企画・実施する教育活動。②

院内教育プログラム
　病院が看護職者を対象に企画・実施する教育計画の全般，もしくは一定のまとまりを指し，これらが包含する個々の計画を研修あるいは研修会として区別する。②

OJT
　職場(内)訓練と呼ばれ，職員が実際の仕事を通して業務遂行に必要な能力を身につけるための教育。②

Off JT
　職場外訓練と呼ばれ，職員が仕事を離れ，職場の内外において，一堂に会して仕事上の必要な知識，技能・技術を習得するための教育。②

外発的動機づけ
　学習の結果として第三者の賞賛等が重要な目標となり生じる学習への意欲とその実現過程，もしくは他者からの圧力によって不本意ながらも学習に取り組もうとする状況。②

学習ニード
　学習者の興味・関心，もしくは，学習者が目標達成に必要であると感じている知識・技術・態度。②

学習ニードアセスメントツール―臨床看護師用―
　看護職者の学習への要望の高さと要望の高い学習内容を特定する測定用具である。学習ニードアセスメントツールは，28質問項目により構成されており，総得点が高いほど学習への要望が高いことを示し，総得点が低いほど学習への要望は低いことを示す。また，各質問項目の得点も総得点と同様に解釈する。②

学習ニード・教育ニード診断書
　学習ニード優先型プログラムの立案に向け，その集団がどのような内容の学習をどの程度要望しているか，その集団がどのような側面の教育をどの程度要するのかを診断し，教育プログラム立案に向けた総合判定を記述するための書類。③

学習ニード優先型プログラム
「看護職者の要望に応じ，どのような学習内容を提供する必要があるか」，すなわち，学習ニードを優先的に検討し，教育対象・内容などを構築した教育計画。③

看護基礎教育
学習者がこの教育の終了後，看護師国家試験受験資格を取得でき，厚生労働省・文部科学省によりその認可を受けた教育機関により提供される教育。①

看護継続教育
看護基礎教育の上に積み上げられる学習経験であり，看護基礎教育課程を修了し，保健師助産師看護師法による免許を受けた全ての看護職者を対象とし，看護継続教育機関や看護職者が所属する組織により提供される教育。①

看護卒後教育
看護の実践および特定の能力を伸ばすことを目的とし，看護系大学院により提供される教育。①

キャリア
人が一生を通過する過程を通して得た役割や経歴を表す広義の意味，また，職業上の能力の獲得と職業人としての成長の過程を述べる狭義の意味を持つ用語。①

キャリア・ディベロップメント
個々人が社会のニードや各人の能力およびその生活に応じて，職業上の能力の獲得と職業人としての成長の過程をデザインし，自己の責任の基にその目標達成に必要な能力の向上に取り組むこと。①

教育機器
教育活動に際し，教員が用いる各種器具や機械類の総称。②

教育ニード
望ましい状態と現状の間にある乖離であり，乖離のある看護職者が看護専門職者としての望ましい状態に近づくための教育の必要性。②

教育ニードアセスメントツール―臨床看護師用―
看護職者が教育を要する程度とその側面を特定する測定用具である。教育ニードアセスメントツールは，7下位尺度35質問項目により構成されており，総得点が高いほど教育の必要性が高いことを示し，総得点が低いほど教育の必要性は低いことを示す。また，各下位尺度の得点も総得点と同様に解釈する。②

教育ニード・学習ニード診断書
教育ニード優先型プログラムの立案に向け，その集団がどのような側面の教育をどの程度要するのか，その集団がどのような内容の学習をどの程度要望しているかを診断し，教育プログラム立案に向けた総合判定を記述するための書類。③

教育ニード優先型プログラム
　「どのような特性を持つ看護職者集団にどのような教育を提供する必要があるか」，すなわち，教育ニードを優先的に検討し，教育対象・内容などを構築した教育計画。③

教育評価
　主体者が何らかの教育上の目的をもって，何らかの方法で対象に関するデータを収集し，それを一定の基準に照らして解釈する過程。②

教育目的
　教育が全体として，究極的に目ざすもの，または，全体としての教育を方向づけるもの。②

教育目標
　教育目的を達成する過程における中間目標，または，部分目標，あるいは，具体的な教育活動を方向づけるもの。②

形成的評価
　教授者が，授業の過程を通して，学習者の学習状況を把握し，その結果に基づき，教授活動の軌道を修正したり，確認したりするために行われる評価活動。②

経年・全職員型
　臨床経験に基づき対象を設定した経年別プログラムと，その病院に就業するすべての看護師に提供される全職員対象プログラムから成る院内教育プログラム。②

経年別プログラム
　臨床経験年数に基づき対象を設定し，その経験年数にある看護師の役割と責務の修得と発展を目的として，内容を検討・構成した教育計画。②

経年・役職型
　臨床経験年数に基づき対象を設定した経年別プログラムと，役職に基づき対象を設定した役職別プログラムから成る院内教育プログラム。②

経年・役職・全職員型
　臨床経験年数に基づき対象を設定した経年別プログラムと，役職に基づき対象を設定した役職別プログラム，その病院に就業するすべての看護師を対象に設定した全職員対象プログラムから成る院内教育プログラム。②

経年・役割型
　臨床経験年数に基づき対象を設定した経年別プログラムと，役割に基づき対象を設定した役割別プログラムから成る院内教育プログラム。②

経年・役割・全職員型
　臨床経験年数に基づき対象を設定した経年別プログラムと，役割に基づき対象を設定し

た役割別プログラム，その病院に就業するすべての看護師を対象に設定した全職員対象プログラムから成る院内教育プログラム。②

経年・役割・役職・全職員型
　臨床経験年数に基づき対象を設定した経年別プログラムと，役割に基づき対象を設定した役割別プログラム，役職に基づき対象を設定した役職別プログラム，その病院に就業するすべての看護師を対象に設定した全職員対象プログラムから成る院内教育プログラム。②

講義
　教授者が事前に計画した思考の道筋に即しながら，口述によって一定の知識内容を正確に，体系的に，能率的に学習者に伝達する授業の一形態。②

個人内評価
　学習者個人について個別に基準を設けて評価するものであり，横断的個人内評価と縦断的個人内評価に分けられる。②

自己評価
　評価主体が自分自身で行う評価であり，学習者の自己評価，教授者の自己評価などがある。②

実習
　技術の教育において，技法を身につけたり，知識を応用・実践したりするために，実際に働きかける授業の一形態。②

集合教育
　対象となる学習者が，一堂に会して受ける教育。②

授業計画案
　教授者が授業を行う際に立てる指導計画を一定の形式で記述したもの。②

授業設計
　授業の実施に先立って行われる授業についての計画,分析,教材作成などの準備活動。②

授業の組織化
　授業の目的の達成に向け，内容の選択と決定，学習方法の適切性を考え，それらを与えられた条件のなかで最適なものにするために諸因子を組み合わせて，授業の効率を高めていくこと。②

授業評価
　学習者の目標達成度を向上させるために教授活動を見直し，問題がある場合には修正・改善することを目的とする活動。②

情意領域
教育目標分類学における目標の3領域のうち，価値，態度，信念の発達に関わる教育目標を扱う領域。②

職業倫理
働くこと・仕事・職業の意味の追求と，職業や労働という行為に対する心構え・態度・行動基準などを含む社会倫理。①

診断的評価
教授者が，実際の教授活動に先立ち，学習者の現状・実態を把握し，最適な教授活動を準備するために行われる評価活動。②

精神運動領域
教育目標分類学における目標の3領域のうち，様々な技術を展開するときに必要となる能力や技能に関わる教育目標を扱う領域。②

絶対評価
教育目標を基準とし，教育目標の達成の有無やその程度を判定する方法。②

全職員プログラム
その病院に就業するすべての看護師に提供される教育計画。②

総括的評価
教授者が，単元終了時，研修終了時などに，目的・目標の達成度を総括的に明らかにしようとする評価活動。②

相対評価
集団の中における学習者個人や，ある集団の他集団との相対的位置を示すもの。②

相互評価
評価主体と評価対象が相互に行う評価であり，学習者同士の相互評価，教授者と学習者の相互評価，教授者同士の相互評価などがある。②

その他のプログラム
臨床経験年数，役職，役割，免許以外の基準に基づき対象者を設定し，その看護師に提供される教育計画。②

他者評価
他者が評価主体となって行う評価であり，教授者が学習者を評価したり，学習者が教授者の評価をする場合の他，第三者機関による評価がある。②

動機づけ
動因と誘因の存在が動機を成立させ，その活動性を維持し，パターンを統制していく力学的関係を作り出す過程。②

内発的動機づけ
学習以外に明らかな目標がない状況で生じる学習への意欲とその実現過程，もしくは自ら進んで学習に取り組む意欲やその実現過程。②

日本型看護職者キャリア・ディベロップメント支援システム
日本の看護職養成教育に関わる負の文化を受け止めつつも自律的な学習支援を目指し，教育ニード・学習ニードの診断結果に基づき，看護職者が自律的な学習へと動機づけられる魅力的な教育プログラムを効率よく提供できる体系的方法。②

認知領域
教育目標分類学における目標の3領域のうち，知的活動に関わる教育目標を扱う領域。②

能力別プログラム
看護実践能力別に対象を設定し，その能力の向上を目的として，内容を検討・構成した教育計画。②

能力・役割・役職・全職員型
看護実践能力に基づき対象を設定した能力別プログラムと，役割に基づき対象を設定した役割別プログラム，役職に基づき対象を設定した役職別プログラム，その病院に就業するすべての看護師を対象に設定した全職員対象プログラムから成る院内教育プログラム。②

評価
教育の目的・目標を基準として，学習者の知識・技術・態度を調べ，あるいは測定した結果などの様々な条件を含めた上で，総合的に価値決定を行うこと。②

評価主体
教育評価における資料の収集を行う者を評価主体といい，自己評価，他者評価，相互評価の3種類は評価主体別による評価の形態。②

分散教育
対象となる学習者が，各々の所属する部署において受ける教育。②

マグネットホスピタル
看護師不足の社会環境下にあっても，必要な質と量の看護職員を安定して確保できる病院。①

ミニマムエッセンシャルズ
教育内容の選択や学力の要求水準について「最小限必要なもの」。④

免許別プログラム
免許に基づき対象を設定し，その免許に伴う役割，機能を果たすための能力の修得と発展を目的として，内容を検討・構成した教育計画。②

役職別プログラム
　役職に基づき対象を設定し，その役職に付随する役割と責務の遂行と発展を目的として，内容を検討・構成した教育計画。②

役割別プログラム
　役割に基づき対象を設定し，その役割を果たすための能力の修得と発展を目的として，内容を検討・構成した教育計画。②

付録

① 使用許諾手続きの流れ

本書に掲載された測定用具の使用を希望する方は，本書出版元(医学書院)の Web サイトにアクセスし，以下の流れに沿って使用許諾を得てください。

1) 『看護実践・教育のための測定用具ファイル―開発過程から活用の実際まで 第 4 版』(舟島なをみ監修，医学書院)第 2 章 ⑧測定用具活用上の留意点を読み，測定用具活用の留意点，使用許諾の必要性について理解する。

2) 本書出版元(医学書院)の Web サイトにて本書『院内教育プログラムの立案・実施・評価 第 2 版』のページ(http://www.igaku-shoin.co.jp/prd/02395/)中にある 使用許諾申請 をクリックする。

3) 「使用許諾申請にあたって」画面の注意点等を確認し，[次へ]をクリックする。

4) 「使用許諾申請」画面にて，[ID]欄に innaikyouiku を，[パスワード]欄に 02395 を入力し，[ログイン]ボタンをクリックする。

5) 「使用許諾申請フォーム入力」画面にて，申請者情報を入力し，[測定用具]プルダウンメニューから使用する測定用具を選択する。[使用目的]と[使用方法概要]をそれぞれ全角 500 文字までにて入力し，[内容を確認する]をクリックする。

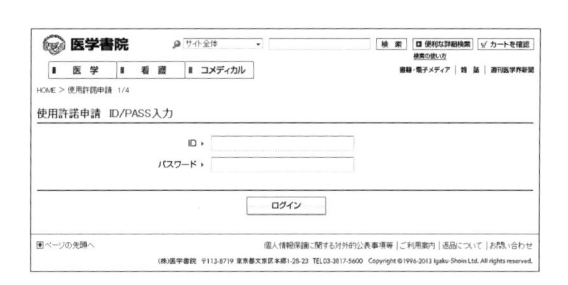

6)「使用許諾申請フォーム入力確認」画面にて，申請内容を確認し，[送信]ボタンをクリックする。
　※送信された申請者および申請内容は記録され，医学書院より著作者(開発者)に報告されます。

7)「使用許諾申請フォーム入力完了」画面が表示される。
　[使用許諾書ダウンロード]ボタンより「使用許諾書」をダウンロードし，必ず各自で保管する(再発行はできません)。
　[測定用具ダウンロード]ボタンより測定用具をダウンロードし，許諾を得た目的どおりに使用する。

以上となります。

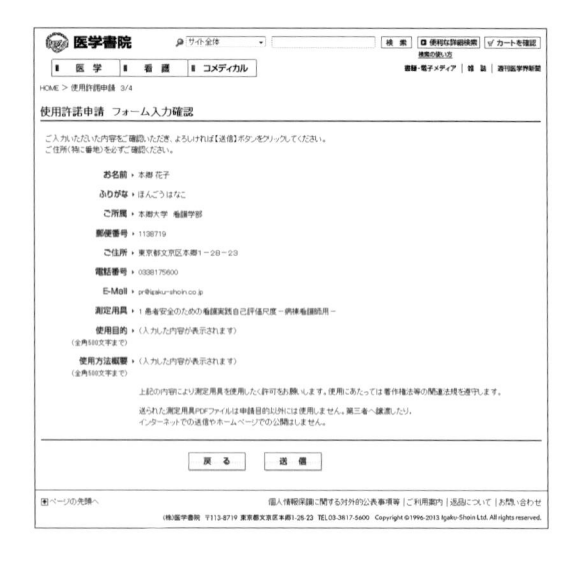

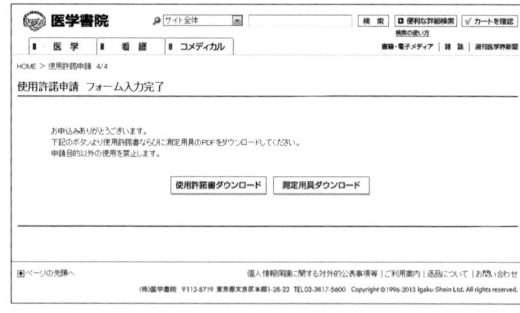

索引

欧文

faculty development(FD)　40
Off JT　32, 357
OJT　32, 357
staff development(SD)　13, 40

人名

アブデラ(Abdellah, F.)　198
ウェーバー(Weber, M.)　2
オレム(Orem, D.)　198
ゴードン(Gordon, M.)　198
鈴木正三　2
ブルーム(Bloom, B. S.)　26
ベナー(Benner, P.)　15
ヘンダーソン(Henderson, V.)　198
ロイ(Roy, S. C.)　198

和文

〔あ〕

アクション・リサーチ　65

〔い〕

院内教育　7, 11, 18, 357
院内教育担当者の学習ニードの測定
　　286, 295
院内教育の定義　12
　── の変遷（日本）　12
　── の変遷（米国）　13
院内教育プログラム　14, 357
　── 各タイプの組み合わせ　16
　── の全体構造　16, 17, 99, 163
　── の対象別分類　14
　── のタイプ　14
　── の内容　18, 134
　── 分析表　175
院内教育プログラムの教育内容としての7側面　19
　── の活用　20
院内教育プログラムの展開　22, 245
　── に必要な基礎知識　22
院内教育プログラム立案
　── に影響する14要因　21

　── に必要な基礎知識
　　14, 69, 134, 175

〔え〕

演習　30

〔か〕

外発的動機づけ　357
　── となるシステム　105, 169
　── となる要素
　　40, 103, 127, 167, 189
学習形態　30
各集団のデータ抽出・分析
　　79, 91, 142, 155, 184
各集団のデータ分析・診断
　　79, 113, 142, 177
学習ニード　18, 40, 43, 65, 357
　── 内容別分析表　163, 164
　── に基づく診断
　　95, 122, 158, 185
　── の定義　43
学習ニードアセスメントツール─看護師長用─　325, 326
　── 作成過程　327
　── 測定結果の解釈　330
学習ニードアセスメントツール─教育担当者用─　286, 287
　── 作成過程　288
　── 測定結果の解釈　291
学習ニードアセスメントツール─実習指導者用─　305, 306
　── 作成過程　307
　── 測定結果の解釈　309
学習ニードアセスメントツール─助産師用─　266, 267
　── 作成過程　269
　── 測定結果の解釈　271
学習ニードアセスメントツールの得点解釈　44
学習ニードアセスメントツール─臨床看護師用─
　　44, 45, 247, 248, 357
　── 作成過程　249
　── 測定結果の解釈　253
　── の項目得点　95, 122, 158, 185
　── の総得点　95, 122, 158, 185

学習ニード・教育ニード診断書
　　142, 155, 358
　── 記入例　159, 160
学習ニード優先型プログラム
　　144, 358
　── 展開の実際　171
　── の進行方法　144
　── の展開過程　131
学習への要望の高い看護職者集団の特定　136, 176
各授業への目標の配分
　　210, 222, 238
看護学教育の分類　4
看護基礎教育　4, 358
看護継続教育　4, 358
　── の特徴　5
　── の必要性　4
看護継続教育活用の目的　6
看護継続教育機関　4
　── が提供する教育　5
看護研究の推進と成果の活用　19
看護師が院内教育を魅力的だと感じる33要素　44
看護師が患者安全に向けた対策として実施する確認の構造　231
看護師個々が講じる患者安全に向けた対策　234
看護師長の学習ニードの測定　325
看護師長の教育ニードの測定　334
看護師の学習と院内教育　7
看護師の学習ニードの測定　247
看護師の教育ニードの測定　256
看護師の問題解決行動自己評価尺度
　　15
看護者の倫理綱領　3
看護職者が所属する組織が提供する教育　5
看護職者が所属する組織の教育　40
看護職者が魅力を感じる教育プログラムの明確化　99, 124, 163, 187
看護職者に研修過程の改善に根拠を与える情報　246
看護職者のキャリア・ディベロップメント　5
　── に向けた取り組み　6
看護職者の自己学習　5

看護卒後教育　4, 358
看護部の理念　18, 66, 106, 132, 173
患者安全に関する研究成果　194
管理的機能の発揮と円滑化　19

〔き〕

基準別にみた評価の分類　38
基本情報に基づく診断　93, 157, 184
　──に向けた分析手順　93, 157
キャリア　1, 358
キャリア・ディベロップメント
　　　　　　　　　　　　1, 358
　──, 看護職者の　5
教育機器　22, 33, 358
教育的機能の発揮と円滑化　19
教育ニード　18, 39, 40, 65, 358
　──に基づく診断
　　　　　22, 94, 158, 160, 185
　──の定義　41
教育ニードアセスメントツール─看
　護師長用─　334, 335
　──作成過程　337
　──測定結果の解釈　340
教育ニードアセスメントツール─教
　育担当者用─　295, 296
　──作成過程　298
　──測定結果の解釈　301
教育ニードアセスメントツール─実
　習指導者用─　314, 315
　──作成過程　317
　──測定結果の解釈　320
教育ニードアセスメントツール─助
　産師用─　275, 276
　──作成過程　278
測定結果の解釈　281
教育ニードアセスメントツールの下
　位尺度得点　94
教育ニードアセスメントツールの総
　得点　94
教育ニードアセスメントツールの得
　点解釈　41
教育ニードアセスメントツール─臨
　床看護師用─
　　　　　41, 42, 256, 257, 358
　──作成過程　259
　──測定結果の解釈　262
　──の下位尺度得点
　　　　　94, 122, 158, 160, 185
　──の総得点
　　　　　94, 122, 158, 160, 185
教育ニード・学習ニード診断書
　　　　　　　　　91, 92, 358
　──記入例　96

教育ニード優先型プログラム
　　　　　　　　　65, 66, 359
　──の実際　106
　──の進行方法　78
　──の展開過程　67
教育の必要性の高い看護職者集団の
　特定　66, 70, 111
教育評価　359
　──の定義　35
教育プログラムの再構築
　　　　　　　101, 125, 167, 188
教育プログラム立案に向けた総合判
　定　162, 185
教育目標　359
教育目標分類学　24, 26, 28, 30
教育目標分類学における目標の3領
　域　26
　──のレベルとそれを表す動詞
　　　　　　　　　　　　31
教育目標分類学の特徴　26
教材提示装置　33
　──の種類と特徴　34
　──の使用上の留意点　34
教授技術　22, 32
　──の種類と特徴　33
教授形態　31
勤務帯リーダー　16, 20, 194
　──としての能力向上を目的とし
　た研修　214
　──の行動を表す研究成果　194
　──の養成を目的とする研修
　　　　　　　　　　　　216
勤務帯リーダー役割自己評価尺度
　　　　　　　　　　　　218
勤務帯リーダー役割遂行状況の自己
　評価　219

〔け〕

形成的評価　37, 359
経年・全職員型　17, 359
経年別プログラム　14, 245, 359
経年・役職型　17, 359
経年・役職・全職員型　18, 359
経年・役割型　17, 359
経年・役割・全職員型　18, 359
経年・役割・役職・全職員型
　　　　　　　　　　　18, 360
決定したレベルに応じた目標の記述
　　　　　　　　　　　　30
現行の教育プログラムの分析
　　　　　　　69, 110, 134, 135, 175
研修　14
　──の測定　345
　──の評価　35

　──の目的・目標　24
　──の目標設定に必要な4段階
　　　　　　　　　　　　29
研修会　14
研修各内容の目標レベルの決定　30
研修過程評価スケール─院内教育用
　─　345, 346
　──作成過程　347
　──測定結果の解釈　350
研修計画書　24
　──に基づく授業の提供
　　　　　　　105, 130, 169, 190
　──の作成　103, 127, 167, 189
　──の様式　25
研修計画の作成と授業計画案作成
　　　　　　　　　　　　193
研修内容　28
　──に対応する目標領域の決定
　　　　　　　　　　　　28
　──の決定　163, 186
　──の特定　28
現状把握　40
現状分析フォーム
　　　66, 68, 106, 109, 132, 133, 173, 174

〔こ〕

講義　32, 360
個人内評価　38, 360
個別学習装置　33

〔し〕

自己学習の支援　7
自己評価　38, 360
実習　32, 360
実習指導者の学習ニードの測定
　　　　　　　　　　305, 314
質問紙の回答の確認
　　　　　　　　90, 113, 145, 177
社会情勢の先取りと対応　20
集合教育　32, 360
授業
　──の組織化　22, 23
　──の提供　23
　──の展開に関する知識　23
　──の内容　23
　──の目的・目標の設定　24, 30
授業計画案　22, 360
　──の作成　212, 224, 240
　──の様式　25
授業形態　22, 31
　──の種類と特徴　31
授業設計　22
　──と授業の組織化の4ステップ
　　　　　　　　　　　　23

索引

授業の組織化　360
授業評価　36, 105, 170, 360
　── の定義　36
受講状況調査紙　70〜72, 90, 138
　── −D病院版−　136, 140, 167
　── −G病院版−　74, 99, 103
　── −H病院版−　176, 178, 184, 187
　── −Y病院版−　111, 113, 122, 124, 136, 138
情意領域　26, 361
情意領域各レベルと目標例　28
職業の継続と看護の専門職性の理解　20
職業倫理　2, 361
職場内教育　4
助産師の学習ニードの測定　266
助産師の教育ニードの測定　275
所属施設の現状把握　66, 106, 132, 173
新人看護師　194
　── の行動を表す概念　199
　── の理解　198
診断が必要な看護職者集団のデータ収集　76, 112, 137, 176
診断的評価　37, 361
診断に必要な調査項目の検討　111, 176
診断を必要とする看護職者集団の検討　111, 176

〔せ〕

精神運動領域　26, 361
　── 各レベルと目標例　27
成人学習者　38
　── の特徴　38
絶対評価　38, 361
全職員プログラム　16, 361
専門職　1
　── の条件　2

〔そ〕

総括的評価　37, 361
相互評価　38, 361
測定用具（尺度）　245
組織の理解　18
組織の理念　24, 40, 65
その他のプログラム　16, 361

〔た〕

対象者の人権擁護　4, 76, 142
対象別プログラムの組み合わせの決定　99, 124

対象別プログラム立案に向けた総合判定　97, 123
他者評価　38, 361
他の集団との比較　95, 123, 160, 185
他律から自律への移行　39, 43

〔ち〕

調査協力を求めるポスター　77, 143
調査項目の検討　111, 176
調査実施　112, 177
調査実施に向けた準備　112, 176
調査紙の配布・回収方法　112, 176

〔つ〕

ツールの使用許諾　112, 176

〔て〕

データ収集　112, 176
データ入力　79, 113, 144, 177
データの分析・診断　79, 113, 142, 177

〔と〕

動機づけ　361

〔な〕

内発的動機づけ　362

〔に〕

日常看護の刷新と専門化　18, 20
日本型看護職者キャリア・ディベロップメント支援システム　39, 245, 362
　── の主要概念　39
乳房切除術後のリンパ浮腫に関する研修　28
入力状態の確認・修正　91, 113, 145, 184
入力手順書　79, 80, 144, 146
　── −D病院版−　145, 151
　── −G病院版−　85, 90
　── −H病院版−　177, 180
　── −Y病院版−　113, 116
認知領域　26, 362
　── 各レベルと目標例　27

〔の〕

能力別プログラム　15, 362
能力・役割・役職・全職員型　18

〔ひ〕

比較表　97, 123, 161, 185
病院　7, 8
病院の理念　66, 106, 132, 173

評価　362
評価主体　35, 37, 362
　── と評価対象別にみた評価の分類　38
評価対象　35, 38
評価の基本形態　37

〔ふ〕

プリセプター　197
　── の行動を表す概念　203
　── の役割　202
　── の理解　201
プリセプター研修　195
　── の研修計画書　209
　── の授業計画案の作成過程　210
プリセプターシップ　194, 196
　── の理解　207
プリセプター養成を目的とした研修　194
　── 計画の作成　206
プリセプティ　196, 197
プログラム立案に根拠を与える情報　246
分散教育　32, 362

〔ま〕

マグネットホスピタル　8, 362

〔み〕

ミニマムエッセンシャルズ　196, 362
魅力ある院内教育を提供する意義　8
魅力順位表　100, 124, 166, 187
魅力的な教育プログラム　40
　── の要素　40, 125

〔め〕

免許別プログラム　16, 245, 362

〔も〕

目的別にみた評価の分類　37
目的・目標の記述　208
目標領域の決定　28, 206, 217, 233
目標レベルの決定　219, 233

〔や〕

役職別プログラム　15, 245, 363
役割別プログラム　15, 363

〔ゆ〕

有効回答　91, 121, 155, 184
有効回答の選定　91, 155

〔 り 〕
倫理的配慮　15, 71, 136